JN169490

人体のメカニズムから学ぶ臨床工学

手術治療学

監修　平田　哲　旭川医科大学病院 病院長（手術部教授）
編集　髙橋典彦　北海道大学病院 手術部 副部長
加藤伸彦　北海道大学医学部 臨床指導准教授

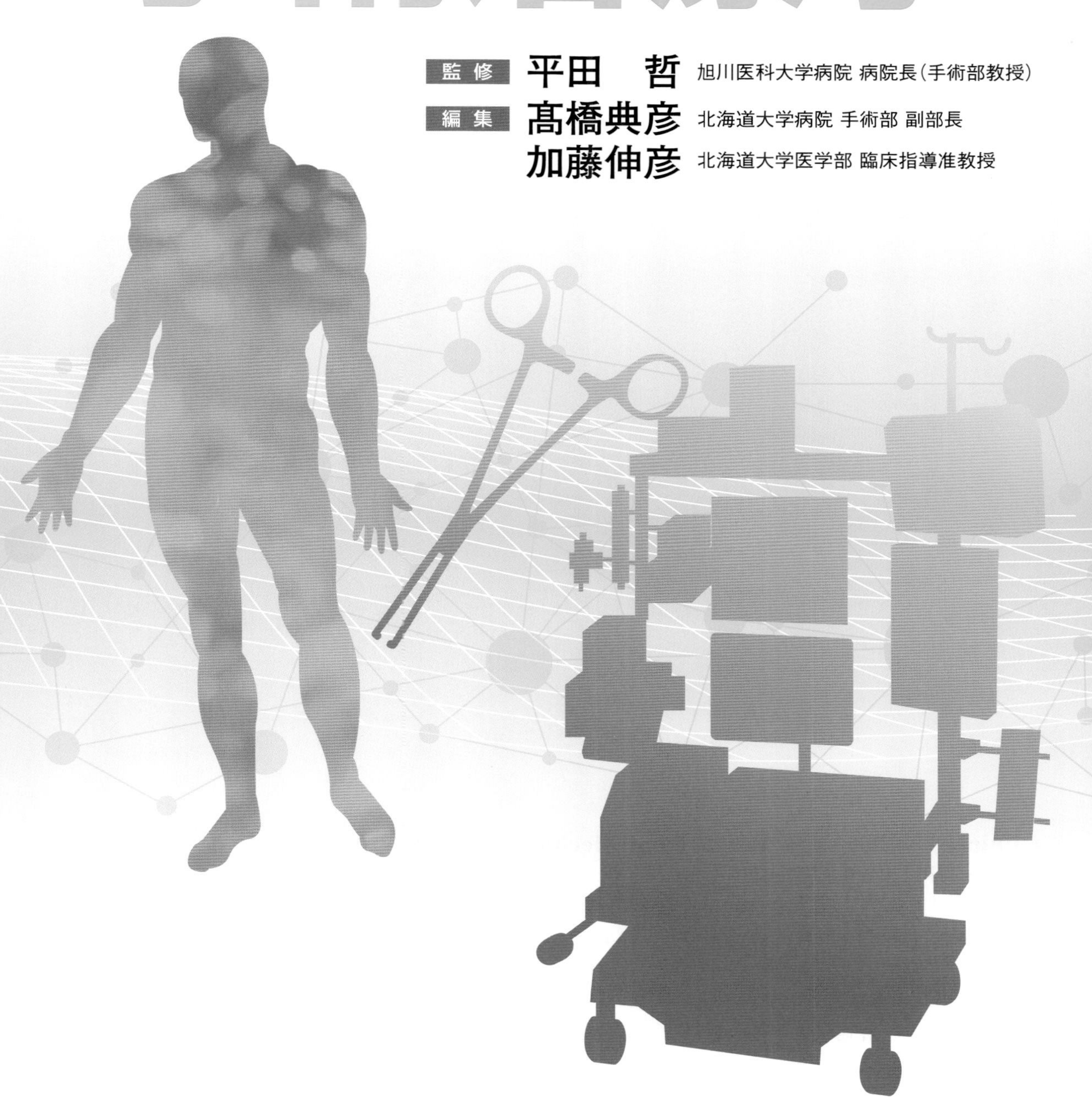

MEDICAL VIEW

Clinical Engineers to Learn from Mechanism of The Human Body : Operation Therapeutics
(ISBN 978-4-7583-1713-9 C3347)

Chief Editor : Satoshi Hirata
Editor : Norihiko Takahashi
Nobuhiko Katoh

2016. 12.25 1st ed

Printed and Bound in Japan

Medical View Co., Ltd.
2-30 Ichigayahonmuracho, Shinjyukuku, Tokyo, 162-0845, Japan
E-mail ed@medicalview.co.jp

監修の序

医学と科学の進歩により手術医療は大きく変化している。特に近年は，患者の痛みや負担が軽減するように侵襲の少ない検査や手術がもたらされている。院内には新たな医療機器の導入がはかられ，手術室内の運用も大きく変わり，新たなる術式も開発されている。手術室では機器の進歩以外に，チーム医療の重要性が求められてきているが，なかでも手術室における臨床工学技士の専門家としての仕事の守備範囲は広がり，医師や看護師等の周りの職種からも大きく期待されている。

このような状況を背景に，この度，時代に即した最新の知識をまとめた『人体のメカニズムから学ぶ臨床工学　手術治療学』を発刊する運びとなった。本書の特徴は，Up to Dateの知識と情報を提供し，日々進歩する手術現場における臨床工学技士としての知識を確実に習得できるように作られている。構成は4章48項目で構成され，基礎的な「人体のメカニズム」「外科手術領域の基礎知識と基本業務指針」から始まり，その理解のもと，臓器別の手術治療にかかわる「医療機器の構造・役割」までをわかりやすく解説している。また，本書には多くのイラスト・写真・表などが駆使されており，「解剖」「生理」「病態」「手術治療学」と「医療機器」を有機的に関連づけた理解しやすいテキストとなっている。臨床工学技士を目指す学生の知識の向上のみならず，現役の臨床工学技士の日常診療の場面でも各分野の再確認ができると考えられる。本書のような書はこれまでにはなく，読者の皆さんに役立つことになれば何よりの喜びである。

監修者として執筆者各位のご苦労に感謝し，本書の完成をともに喜びたい。

最後に，本書の発刊にご尽力戴いたメジカルビュー社のスタッフの方に深甚なる謝意を表します。

2016年11月

平田　哲

編集の序

手術治療学の歴史は，わずか百年足らずではあるが，この間に外科手術は急激な進歩・発展を遂げてきた。手術治療の代表的疾患であるがん治療では，拡大手術から機能温存のための縮小手術へと移行し，低侵襲手術としての腹腔鏡・胸腔鏡手術，そしてロボット手術が導入され，体にやさしい外科治療へと推移してきている。一方，心臓血管・脳外科などでは高難度の技術・器機を必要とする手術治療が開発され，血管造影・CT・MRIなどの高機能医療機器を設備したハイブリッド手術室の運用も実施され始めてきた。このように手術治療の現場では，様々な使用不可避な高難度の医療機器が数多く存在し，かつ適宜新規導入されている。これらの器機・器材を正確に把握し，安全に管理・操作できる臨床工学技士の存在が必然的に必要不可欠となってきている。

適正かつ優秀な臨床工学技士育成のためには，手術治療で使用される医療機器の構造・役割についての理解はもちろんのこと，まず人体の正常なメカニズムを正確に理解した上で，正常な機能が損なわれた際，どのような異常が起こり，どのような疾患が誘発されるかなどの病態生理も含めて深く知識を習得していなければならない。

本書では，臨床において重要な内容，注意すべき点などの基本的な事項に加えて，病院実習あるいは実際に臨床の場にでてからも役に立つように，できるだけ多くの臨床経験に基づいた事例を盛り込み，学生が一気に読み通せるように，わかりやすくスリムに編集した。そのために本書はできるだけ多くのイラスト・写真・図・表などを駆使し冗長な文章を避け，「解剖」「生理」「病態生理」から「手術治療学」までを有機的に関連づけて解説していることから講義のテキストとしての使用のみならず臨床工学技士国家試験対策の参考書としても有用な内容である。

各章の執筆は，それぞれの分野で先進的かつ実際に深く臨床に携わっている専門の先生方にお願いした。本書が，臨床工学技士養成校における医学教育の場に広く活用され，ひいては日本の医学教育に新しい風を吹き込んでくれることを願っている。

2016年11月

高橋 典彦
加藤 伸彦

執筆者一覧

監　修

平田　哲　旭川医科大学病院 病院長（手術部教授）

編　集

髙橋典彦　北海道大学病院 手術部 副部長
加藤伸彦　北海道大学医学部 臨床指導准教授

編集協力

柏　公一　東京大学医学部附属病院 医療機器管理部 主任

執筆者（掲載順）

高階雅紀　大阪大学医学部附属病院 病院教授
久田友治　琉球大学医学部附属病院 手術部 副部長（診療教授）
縄田　寛　東京大学医学部附属病院 心臓外科 講師
柏　公一　東京大学医学部附属病院 医療機器管理部 主任
水野友裕　東京医科歯科大学大学院 医歯学総合研究科 心臓血管外科 准教授
倉島直樹　東京医科歯科大学病院 ME センター 技師長
木下　修　東京大学医学部附属病院 心臓外科 特任講師
平田康隆　東京大学医学部附属病院 心臓外科 准教授
堤　善充　社会医療法人 雪の聖母会 聖マリア病院 臨床工学室 主任
庄司文裕　九州大学大学院 消化器・総合外科 診療講師
豊川剛二　九州大学大学院 がん先端医療応用学 助教
岡本龍郎　九州大学大学院 がん先端医療応用学 准教授
佐々野浩一　九州大学病院 ME センター 臨床工学技士
臼杵尚志　香川大学医学部附属病院 手術部 部長
小松崇俊　香川大学医学部附属病院 ME 機器管理センター 主任臨床工学技士
鈴木秀謙　三重大学大学院医学系研究科 脳神経外科 教授
岩田英城　三重大学医学部附属病院 臨床工学部 副部長（兼）技士長
長谷敬太郎　北海道大学大学院医学研究科 眼科学分野
水門由佳　北海道大学大学院医学研究科 眼科学分野
南場研一　北海道大学大学院医学研究科 眼科学分野 診療准教授
矢萩亮児　北海道大学病院 ME 機器管理センター 臨床工学技士
堀田哲夫　新潟大学医歯学総合病院 手術部 准教授（病院教授）
熊倉強史　新潟大学医歯学総合病院 診療支援部臨床工学部門 臨床工学技士
加藤伸彦　北海道大学医学部 臨床指導准教授
久保　仁　東京大学医学部附属病院 医療機器管理部 副部長（兼）技士長
宗万孝次　旭川医科大学病院 診療技術部 臨床工学技術部門 主任
菊地昭二　東北大学病院 診療技術部 臨床工学部門 臨床工学部門長
林　裕樹　東海記念病院 施設課整備室 係長
中嶋辰徳　大分大学医学部附属病院 ME 機器センター

CONTENT

用語アラカルト・補足・POINT 一覧

す

せ

そ

た

ち

つ

略語一覧

A	ACE	angiotensin-converting enzyme	アンジオテンシン変換酵素	26
	ACS	acute coronary syndrome	急性冠症候群	102
	ACT	activated clotting time	活性凝固時間	11, 99
	ACTH	adrenocorticotropic hormone	副腎皮質刺激ホルモン	3
	ADL	Activities of Daily Living	日常生活動作	318
	af	atrial fibrillation	心房細動	33
	ALI	acute lung injury	急性肺障害	147
	APC	activated protein C	活性化プロテインC	9
	APTT	activated partial thromboplastin time	活性化部分トロンボプラスチン時間	11
	ASD	atrial septal defect	心房中隔欠損症	84
	AT	antithrombin	アンチトロンビン	11
B	BAS	balloon atrial septostomy	中隔裂開術	136
	BMS	bare metal stent	ベアメタルステント	103
C	CABG	coronary artery bypass grafting	冠動脈バイパス術	81, 102, 106
	CCC	cholangiocellular carcinoma	胆管細胞がん	217
	CCD	Charge Coupled Device	電荷結合素子	180
	CD	*Clostridium difficile*	クロストリジウム・ディフィシル	45
	CRT	Cardiac Resynchronization Therapy	心臓再同期療法	124
	CVP	central venous pressure	中心静脈圧	25
D	DAPT	dual antiplatelet therapy	抗血小板剤2剤併用療法	103
	DES	drug eluting stent	薬物溶出性ステント	103
	DVT	Deep Vein Thrombosis	深部静脈血栓症	377
E	ECCE	extracapsular cataract extraction	水晶体嚢外摘出術	291
	ECF	extracellular fluid	細胞外液	2
	ECG	electrocardiogram	心電図	30
	ENBD	endoscopic nasobiliary drainage	内視鏡的経鼻胆管ドレナージ	220
	ERV	expiratory reserve volume	予備呼気量	14
	ESBI	extended-spectrum β-lactamase	基質特異性拡張型βラクタマーゼ	45
F	FDP	fibrinogen degradation products	フィブリン分解産物	10
	$FEV_{1.0}$	forced expiratory volume 1.0	一秒量	14
	FRC	functional residual capacity	機能的残気量	14, 166
	FVC	forced vital capacity	努力肺活量	14, 166
G	GIST	gastrointestinal stromal tumor	消化管間質腫瘍	213
	GVHD	graft-versus-host disease	移植片対宿主病	320
H	HBV	hepatitis B virus	B型肝炎ウイルス	67
	HCC	hepatocellular carcinoma	肝細胞がん	217
	HCV	hepatitis C virus	C型肝炎ウイルス	67
	HEPA	High-Efficiency Particulate Air Filter	ヘパフィルタ	56, 379
	HIT	Heparin Induced Thrombocytopenia	ヘパリン起因性血小板減少症	100
	HIV	human immunodeficiency virus	ヒト免疫不全ウイルス	40, 67, 69
	HPV	hypoxic pulmonary vasoconstriction	低酸素性肺血管収縮	16
I	IABP	Intraaortic Balloon Pumping	大動脈内バルーンポンピング	125, 130, 354

	IBP	Invasive Blood Pressure	観血式血圧	361
	IC	inspiratory capacity	最大吸気量	14
	ICD	Implantable Cardioverter Defibrillator	植込み型除細動器	124
	ICF	intracellular fluid	細胞内液	2
	INTERMACS	Interagency Registry for Mechanically Assisted Circulatory Support		123
	IOL	intraocular lens	眼内レンズ	291
	IRV	inspiratory reserve volume	予備吸気量	14, 166
	ISI	Inter Stimulus Interval	刺激-刺激間隔, 刺激間時間間隔	373
J	JCS	Japan Coma Scale	ジャパン・コーマ・スケール	247
	J-MACS	Japanese Registry for Mechanically Assisted Circulatory Support		123
L	Laser	Light Amplifi cation by means of Stimulated Emission of Radiation	レーザ	356
	LECS	Laparoscopy and Endoscopy Cooperative Surgery	腹腔鏡・内視鏡合同手術	213
M	MDRP	multidrug-resistant *Pseudomonas aeruginosa*	多剤耐性緑膿菌	45
	MEP	motor evoked potential	運動誘発電位	254, 372
	MRSA	Methicillin-resistant *Staphylococcus aureus*	メチシリン耐性黄色ブドウ球菌	45, 294
N	NIBP	Non-invasive Blood Pressure	非観血式血圧	361
	NYHA	New York Heart Association	ニューヨーク心臓協会	122
O	OA	osteoarthrosis	変形性関節症	316
	OCT	Optical Coherence Tomography	光干渉断層計, 光干渉断層法	288, 289
P	PAC	premature atrial contraction	心房性期外収縮	33
	PAI	plasminogen activator inhibitor	プラスミノゲンアクチベータインヒビター	10
	PCI	percutaneous coronary intervention	経皮的冠動脈形成術	81, 102
	PCPS	Percutaneous Cardio-Pulmonary Support	経皮的心肺補助法	125, 130
	PCWP	pulmonary capillary wedge pressure	肺動脈楔入圧	25
	PEA	phacoemulsification and aspiration	超音波水晶体乳化吸引術	291
	PLSVC	persistent left superior vena cava	左上大静脈遺残	140
	PM	pacemaker	ペースメーカ	354
	POBA	plain old balloon angioplasty	経皮的冠動脈バルーン拡張術	102
	PSVT	paroxysmal supraventricular tachycardia	発作性上室性頻拍	33
	PT	prothrombin time	プロトロンビン時間	11
	PTCD	percutaneous transhepatic cholangiodrainage	経皮経肝胆道ドレナージ	220
	PTMC	Percutaneous Transluminal Mitral Commissurotomy	経皮的僧帽弁交連切開術	124
	PVC	premature ventricular contraction	心室性期外収縮	33
	PZT	$PbZrTiO_3$, lead zirconate titanate	チタン酸ジルコン酸鉛	225, 227, 299
R	rSO_2	regional cerebral oxygen saturation	脳内酸素飽和度	147
	RV	residual volume	残気量	14, 166
S	SAT	subacute stent thrombosis	亜急性ステント内血栓症	103
	SAVE	septal anterior ventricular exclusion	SAVE型手術	107
	SCEP	Spinal Cord Evoked Potentials	脊髄誘発電位	369
	SEP	Somatosensory Evoked Potentials	体性感覚誘発電位	372

	SO_2	O_2 saturation	酸素飽和度	168
	SSS	sick sinus syndrome	洞不全症候群	34
T	TAVI	Transcatheter Aortic Valve Implantation	経カテーテル大動脈弁留置術	124
	TFPI	tissue factor pathway inhibitor	組織因子経路インヒビター	9
	TGA	transposition of great arteries	完全大血管転位	135
	THA	Total Hip Arthroplasty	人工股関節全置換術	316
	TKA	Total Knee Arthroplasty	人工膝関節全置換術	316, 317
	TLC	total lung capacity	全肺気量	14, 166
	TM	thrombomodulin	トロンボモジュリン	9
	tPA	tissue plasminogen activator	組織型プラスミノゲンアクチベータ	10
	TV	tidal volume	一回換気量	14, 166
V	VAD	Ventricular Assist Device	補助人工心臓	123, 127
	VC	vital capacity	肺活量	14, 166
	VF	ventricular fibrillation	心室細動	33
	VRE	vancomycin-resistant *Enterococcus*	バンコマイシン耐性腸球菌	45
	VSD	ventricular septal defect	心室中隔欠損症	84
	VSP	ventricular septal perforation	心室中隔穿孔	107
	VT	ventricular tachycardia	心室頻拍	33
W	WPW	Wolf-Parkinson-White (syndrome)	WPW症候群	34
記号	$\%FEV_{1.0}$	forced expiratory volume 1.0 (sec)%	一秒率	14

本書の使い方

■本書を活用する前に，本書の使い方をご覧の上，読み進めてみてください。

■本書の特長は以下のような点です。

❶解剖・生理・病態生理といった人体のメカニズムから臨床工学までを1冊の中で解説しています。

❷本文はできるだけスリムに解説し，一気に読み通せるようにしてあります。

❸詳細に覚えるべきこと，本文の補足解説，用語解説(「用語アラカルト」)，国試既出問題を解くための知識(「POINT !!」)については，煩雑にならないようにできるだけ欄外に配置してあります。

❹冗長な解説で理解の難しい内容に関しては，イラストや写真を数多く用いて視覚的に理解できるように工夫しました。

❺手術中のおもなトラブルとその対処方法についても詳細に解説してあります。

❻内容を確実に理解したかどうか，またおさらいに役立つように「まとめのチェック」を項目の最後に設けてあります。是非活用してみてください。

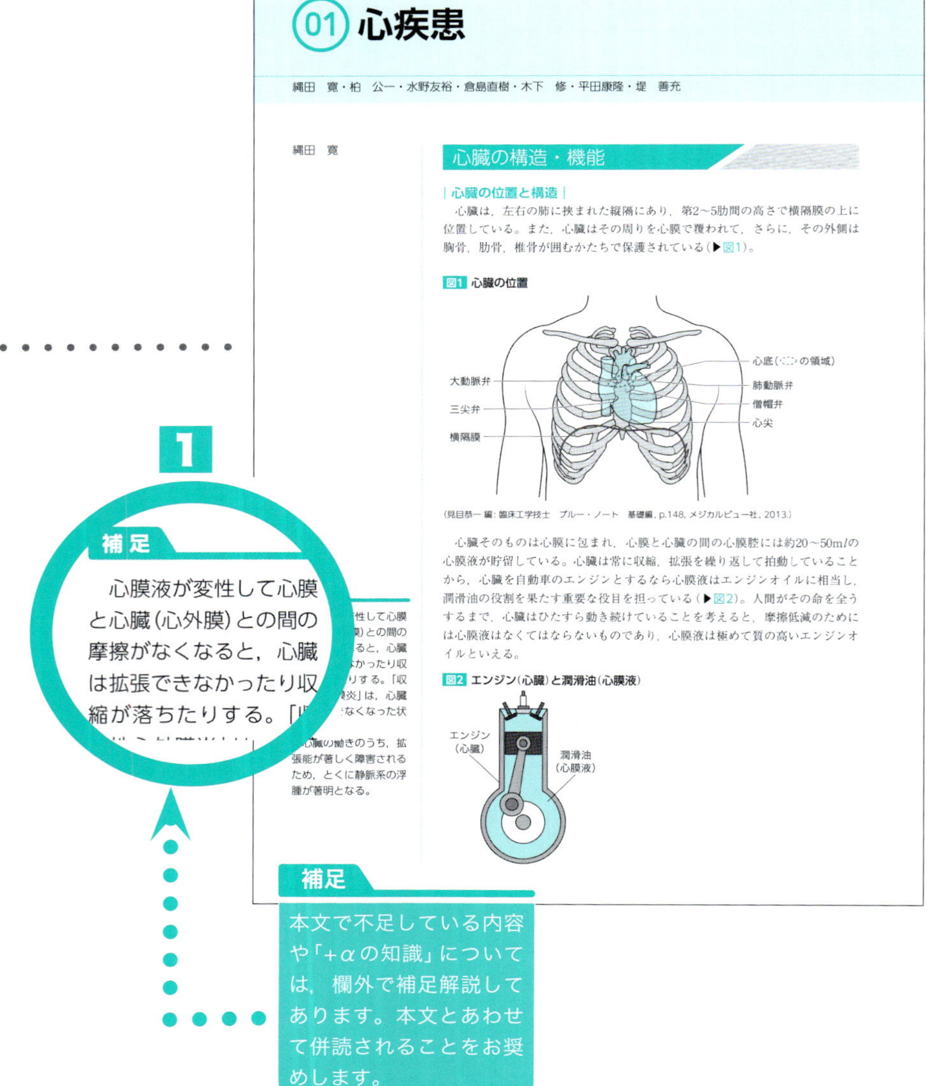

01 心疾患

縄田　寛・柏　公一・水野友裕・倉島直樹・木下　修・平田康隆・堤　善充

縄田　寛

心臓の構造・機能

｜心臓の位置と構造｜

心臓は，左右の肺に挟まれた縦隔にあり，第2～5肋間の高さで横隔膜の上に位置している。また，心臓はその周りを心膜で覆われて，さらに，その外側は胸骨，肋骨，椎骨が囲むかたちで保護されている(▶図1)。

図1 心臓の位置

(見目恭一 編：臨床工学技士　ブルー・ノート　基礎編，p.148，メジカルビュー社，2013.)

心臓そのものは心膜に包まれ，心膜と心臓の間の心膜腔には約20～50mlの心膜液が貯留している。心臓は常に収縮，拡張を繰り返して拍動していることから，心臓を自動車のエンジンとするなら心膜液はエンジンオイルに相当し，潤滑油の役割を果たす重要な役目を担っている(▶図2)。人間がその命を全うするまで，心臓はひたすら動き続けていることを考えると，摩擦低減のためには心膜液はなくてはならないものであり，心膜液は極めて質の高いエンジンオイルといえる。

図2 エンジン(心臓)と潤滑油(心膜液)

1

補足

心膜液が変性して心膜と心臓(心外膜)との間の摩擦がなくなると，心臓は拡張できなかったり収縮が落ちたりする。「収

心臓の働きのうち，拡張能が著しく障害されるため，とくに静脈系の浮腫が著明となる。

補足

本文で不足している内容や「+αの知識」については，欄外で補足解説してあります。本文とあわせて併読されることをお奨めします。

User's Guide

2

■装置の準備

①…本体と電源の確保(200 Vで動作する装置がある)

②ハ…ス(洗浄および滅菌状態の確認)

③導光ファ…端が破損していないか)

図2 耳鼻咽喉科でのレーザ使用時の…使用時の手術部内機器配置の一例(顕微鏡を用いる場合)

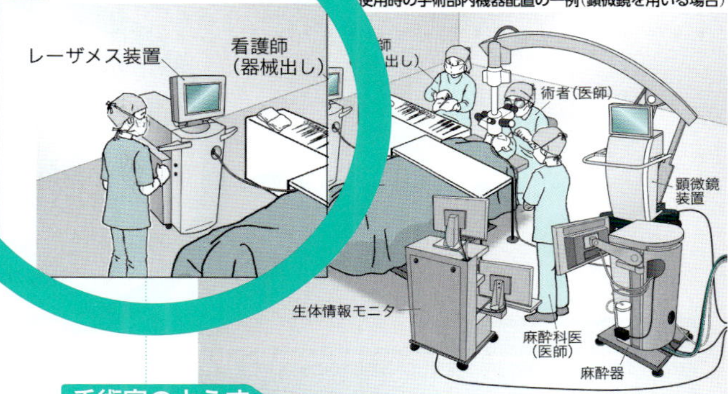

手術室のようす

実際の手術室のようすについて，写真ではなく，あえてイラストにて読者の方々にわかりやすいように表現しました。臨床工学技士の方が手術中にどの医療機器を操作・管理しているのか，また医師や看護師の配置，看護師がどの位置でサポートしているのかについてもわかるようにイラスト化しています。

3

用語アラカルト

＊17 キセノンランプ

キセノンガスが封入されたガラス管の中での放電発光を利用した放電灯の一種である。ランプの寿命が長く，一番太陽光に近いと…

＊19 プラスファイバ

ガラスを溶かして糸状に引き伸ばしたもので，原料のガラスは石英ガラスが使用されている。

用語アラカルト

冗長になる用語解説は，できるだけ欄外に配置してあります。専門用語が理解できなければなかなか読み進めることは難しくなりますので，是非ともご活用ください。

補足

石英ガラスは，約1000度まで耐えることが可能な耐熱ガラスである。また，金属不純物の割合が極端に少ないため，透明度が高いガラスである。

補足

一般的に内視鏡手術は，非化器外科分野の手術に多く使用されている状況である。消化器外科分野の内視鏡手術では，今回説明した肺手術の内視鏡装置にプラスして使用する装置がある。それが「気腹装置」である。

気腹装置は，腹腔内を炭酸ガスで充満させること…体内で内視鏡器…する空間を確保…に使用される。…炭酸ガスは不燃…に吸収されや…をもっている。

高輝度の…ランプは…太陽光と…きる。ラン…

■ファイバ…

光源装置…由してスコ…は高耐熱素材…ることで高温となっており，そのため敷布カバーの発火や患者の皮膚を火傷させる原因となりうるため，取り扱いには十分な注意が必要である。

■モニタ

一般にフルハイビジョンに対応した液晶ディスプレイが使用され，カメラコントロールユニットより出力された映像信号を表示させる表示装置である。また最近では，4Kハイビジョンに対応した液晶ディスプレイも使用され始めた。

■硬性鏡

外装はステレンスのカバーに覆われており，内部はレンズと光を伝達するための導光路が組み込まれている。カメラユニットのカメラヘッドとファイバライトケーブルを接続して使用する(▶図20)。

図20 硬性鏡，Full HD カメラ，ファイバライトケーブルの組立図

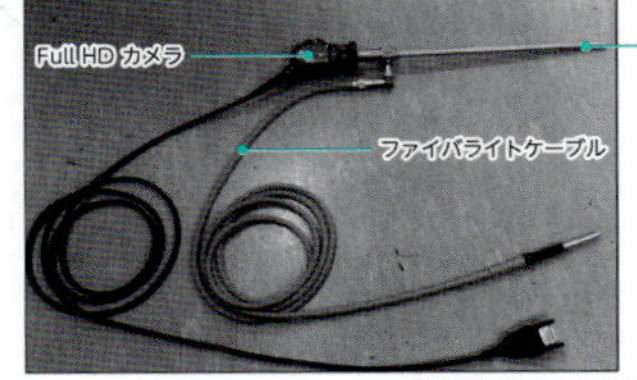

(IMAGE 1 カメラヘッド：カール・ストルツ社)
(ファイバーライトケーブル：カール・ストルツ社)

■鉗子類

内視鏡を用いた手術において組織を把持，剥離，また切離するための器具である。

鉗子の構造は，細く長いシャフト，絶縁カバーおよびハンドルから構成され，先端部分はそれぞれ用途によって形状が異なる。

| 保守点検の方法について |

■カメラユニット(▶図21)

外観点検はカメラヘッドに破損などの異常がないこと，カメラコントロール

肺疾患

4

POINT!!

気腹装置を使用する手術では，腹腔内を炭酸ガスで充満させるため，腹腔内圧が上昇し，血液循環を悪くしてしまう。その結果，肺血栓塞栓症な…が必要である。

Point!!

国試既出問題を解くための知識について，本文該当箇所の欄外にて簡単に触れています。講義のみならず，国試にも役立つ知識の習得に役立ててみてください。

User's Guide

5

人工心肺駆動中における
おもなトラブルと対処方法

人工心肺装置は，心疾患そのものを治療する装置ではなく，心臓外科手術中を代行するための装置である。手術中，患者は心停止状態でねることになる。したがって，手術前・中・後においてなにが発生することは常に想定されることであり，トラブル発生なければ患者の生命に関わることになる。

トラブル事例

❶ 人工心肺装置の装着・離脱時における患者の容体の急変

①人工心肺を導入し送血量が増加するに伴い，患者の動脈血酸素飽和度（SpO_2）が低下した

【対処方法】

・人工肺の換気不良が考えられる。
・酸素チューブの接続，酸素流量，医療ガスアウトレットのガス供給状態の確認を行う。
・院内配管からの供給が途絶えている場合は，酸素ガスボンベを使用する。酸素ガスボンベが確保できない場合は，酸素チューブから息を吹き込み最低限ガス交換を維持する。
・酸素チューブを予備のローラポンプに取り付け人工肺に空気を送気する。
・酸素供給がされているにもかかわらずガス交換の維持が不可能な場合は，導入期であるため心臓外科医，麻酔科医に状況を伝え離脱を試みる。

②人工心肺導入中にイニシャルドロップにより急激に血圧が低下した

【対処方法】

・イニシャルドロップは一過性に起こる場合が多いが，低血圧が持続するようであれば人工心肺灌流量を増加させるか薬剤にて末梢血管を収縮させる。
・過度な血液希釈が原因であれば輸血を考慮する。
・急性大動脈解離を起こしている場合は，離脱を行い術式の変更などに対応できるように準備する。

…が急上昇し，血圧が低下した

急性大動脈解離を起こしている疑いがあ…に準備する。
…(epiaortic echo) にて確認し，送血部位を

心疾患

トラブル対処方法

手術現場で実際に遭遇するおもなトラブルとその対処方法について，実例をあげて解説しています。病院実習や実臨床の場で役立つ内容です。是非ともご活用ください。

6

まとめのチェック

■心臓の構造・機能

□□ 1	心臓の位置を述べよ。	▸▸ 1 左右の肺に挟まれた縦隔にあり，第2〜5肋間の高さで，横隔膜の上に位置する。
□□ 2	心臓の大きさを述べよ。	▸▸ 2 250〜300gの重量で，人の手拳大の大きさ。
□□ 3	…筋について述べよ。	▸▸ 3 横紋筋であり不随意筋。左心室の心筋層のほうが右心室の心筋層よりも厚い。
□□ 4	心臓に関わる血管をあげよ。またその働きについても述べよ。	▸▸ 4 ①動脈(artery)：心臓から血液を送り出す血管。上行大動脈，肺動脈など。 ②静脈(vein)：心臓へ血液が戻ってくる血管。上大静脈，肺静脈など。 ③毛細血管(capillary)：物質交換を行う血管。 ④冠循環：心臓自体への血液の供給。冠状動脈が担う。
□□ 5	冠状動脈の障害で引き起こされる疾患はなにか述べよ。	▸▸ 5 冠状動脈の閉塞や狭窄などで，狭心症や心筋梗塞などの虚血性心疾患を引き起こす。
□□ 6	循環障害による病態について述べよ。	▸▸ 6 動脈側で血液を送り出せないと，静脈側は血液が滞って「うっ血」し，うっ血性心不全を引き起こす。リンパ系の還流も低下し，全身に浮腫(むくみ)が生じ，肝臓や脾臓も腫大する。
□□ 7	心臓における血液の流れ(経路)を述べよ。	▸▸ 7 上・下大静脈 → 右心房 → 右心室 → 肺動脈 → 肺毛細血管 → 肺静脈 → 左心房 → 左心室 → 大動脈 → 全身毛細血管
□□ 8	心房中隔と心室中隔に障害が生じた場合，どのような病態を呈するか述べよ。	▸▸ 8 心房中隔は右心房と左心房を仕切る壁であり，心室中隔は右心室と左心室を仕切る壁である。心房中隔あるいは心室中隔に穴(孔)が空いた状態(欠損)になると心房中隔欠損症(左房→右房シャント)や心室中隔欠損症(左室→右室シャント)を引き起こす。
□□ 9	心臓の刺激伝導系の経路を述べよ。	▸▸ 9 洞結節 → 房室結節 → ヒス束 → 右脚・左脚 → プルキンエ線維→ 心筋

150

まとめのチェック

学習到達度の確認やおさらいに役立つように，項目の最後に「Q & A」形式で配置してあります。学内試験の勉強や国試の勉強の際に活用されることをお奨めします。

Chapter 1

人体のメカニズム

01 体液と血液

高階雅紀

体液とは

用語アラカルト

＊1　細胞内液
体液のうち細胞内にあるものをいう。カリウムを多く含む。

＊2　細胞外液
体液のうち細胞の外側にあるものをいう。血漿・リンパ液・組織間液，体腔液などの総称。ナトリウムを多く含む。

＊3　血漿
血液から赤血球，白血球，血小板の有形成分を除いた液体成分をいう。

体液とは，人体の体内にあるすべての液体を意味する。

体液は，大きく分けると**細胞内液**＊1（ICF：intracellular fluid）と**細胞外液**＊2（ECF：extracellular fluid）に分けられる。さらに，細胞外液（ECF）は，**血漿**＊3やリンパ液，血管外の細胞の間に存在する組織間液，および体腔内の各所に存在する液体（体腔液）に分類される（▶図1）。

体液（▶図1）

ヒトの成人男性において，通常の体液量〔細胞内液（ICF）＋細胞外液（ECF）〕は体重の60 %程度である。その内訳は，細胞内液（ICF）が体重の40 %，細胞外液（ECF）のうち組織間液が体重の15 %，血漿とリンパ液が体重の4.5 %，体腔液などが0.5 %である。ちなみに，成人女性では脂肪の比率が高いため，体液量は体重の約50 %である。

体重60 kgの成人男性の場合，全体液量は36 *l*。細胞内液（ICF）が24 *l*で細胞外液（ECF）が12 *l*。そのうち，血漿が2.6 *l*，組織間液が9 *l*となる。

図1　体液の構成

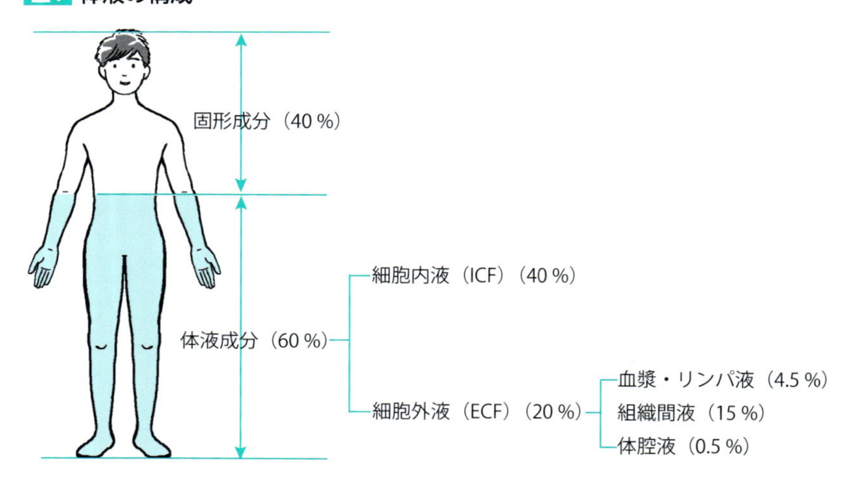

体液の構成は年齢とともに変化していく。全体液量は新生児では体重の約80 %であるが，高齢者では約50 %に減少する。小児では細胞外液量（ECF）が多く，高齢者では細胞内液（ICF）が減少する。

細胞内液（ICF）は細胞膜で包まれた細胞質基質として，さまざまな生命代謝活動の基盤となる。その組成は，陽イオンとしてカリウムイオン，陰イオンとしてリン酸イオンとタンパク質が多い。一方，細胞外液（ECF）は細胞の生命代謝活動を支える環境である。その組成は，陽イオンとしてナトリウムイオン，陰イオンとして塩化物イオンが多く含まれる。これらの電解質バランスは

ATPというエネルギーを用いて駆動するイオンポンプによって常に一定に保たれ，細胞の浸透圧と静止膜電位が維持されている。

また，カリウムとナトリウムの濃度勾配は，神経細胞の興奮や筋肉の収縮などの際に活動電位を生じさせるために必要である（▶表1）。

表1 細胞内液と細胞外液の組成（単位：mEq/L）

	血漿	組織間液	細胞内液
陽イオン	154	152	194
Na^+	142	144	15
K^+	4	4	150
Ca^{2+}	5	2.5	2
Mg^{2+}	3	1.5	27
陰イオン	154	152	194
Cl^-	103	114	1
HCO_3^-	27	30	10
HPO_4^{2-}	2	2	100
SO_4^{2-}	1	1	20
有機酸	5	5	0
タンパク質	16	0	63

Na^+とCl^-が多い　　K^+とリン酸イオンが多い

■体液量の調節（▶図2）

細胞外液の量と電解質組成はおもに腎臓で調節される。なんらかの理由で脱水が起こり細胞外液の電解質濃度が上昇すると脳の視床下部が浸透圧の上昇を検知し，脳下垂体後葉から抗利尿ホルモン（バソプレシン）が分泌される。抗利尿ホルモンは腎臓の尿細管に働き，水分の再吸収を増やすことによって体液量を維持する。逆に浸透圧が低下した場合は，抗利尿ホルモンの分泌が低下し水分の再吸収が抑制されて尿量が増加する。

一方，視床下部から下垂体前葉への刺激により副腎皮質刺激ホルモン（ACTH：adrenocorticotropic hormone）が分泌され，それにより副腎皮質からはアルドステロンが分泌される。アルドステロンは腎尿細管に作用し，水分とNa^+の再吸収を促進し細胞外液を増加させる。

図2 体液量の調節

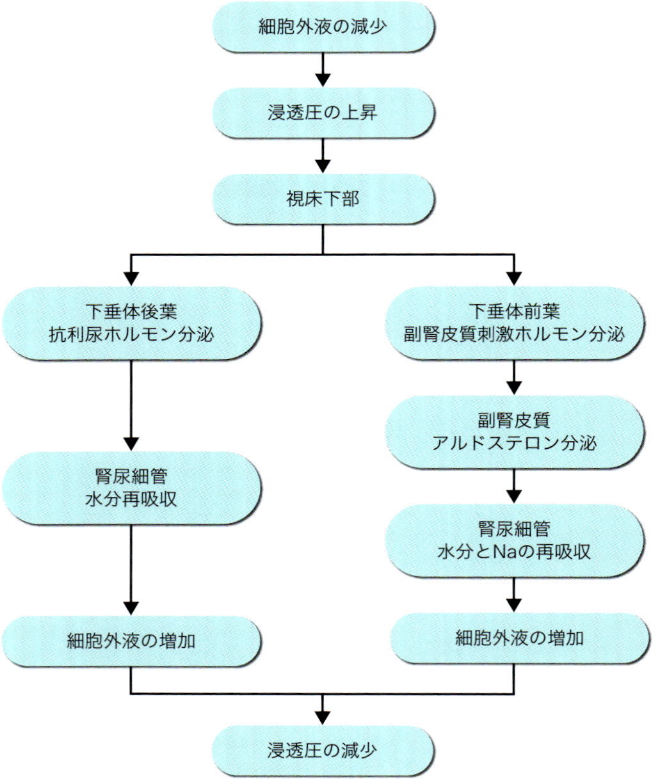

細胞外液の減少
浸透圧の上昇
視床下部
下垂体後葉
抗利尿ホルモン分泌
下垂体前葉
副腎皮質刺激ホルモン分泌
副腎皮質
アルドステロン分泌
腎尿細管
水分再吸収
腎尿細管
水分とNaの再吸収
細胞外液の増加
細胞外液の増加
浸透圧の減少

血液とは

血液は，体液である血漿と有形細胞性分の血球から構成されている。

血液

血液は体重の約7～8 %を占め，体重60 kgの成人の場合，約4.5 lとなる。おおよそ血漿が55～60 %，血球が40～45 %である。血漿のうちその90 %は水分であり，その他，タンパク質（**アルブミン**[*4]，**グロブリン**[*5]，**フィブリノゲン**[*6]）が8 %，脂質が1 %，糖分が0.1 %程度である。血球は**赤血球**[*7]，**白血球**[*8]，**血小板**[*9]から成り，それぞれ96 %，3 %，1 %を占める。

図3 血液の組成

血液
血清
血餅
抗凝固剤
なし
抗凝固剤
あり
血漿
(55～60%)
バフィーコート
血小板
白血球
赤血球
(40～45%)

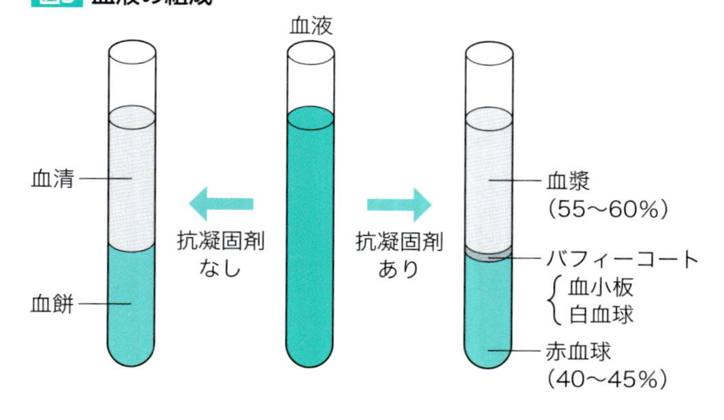

用語アラカルト

＊4　アルブミン
血漿中にもっとも多く含まれるタンパク質。浸透圧の維持や物質の運搬の役割をもつ。

＊5　グロブリン
血漿中のタンパク質の一種。免疫機能に関与する。

＊6　フィブリノゲン（繊維素原）
血漿中に含まれるタンパク質の一種。血液凝固因子の1つで，肝細胞でつくられる。

＊7　赤血球
血球の有形成分のうち，ヘモグロビンを有し，末梢組織へ酸素を運ぶ役割をもつ。

＊8　白血球
血液の有形成分の1つ。顆粒球（好中球・好酸球・好塩基球）と無顆粒球（リンパ球・単球）に分けられる。好中球や単球は細菌や異物を貪食（どんしょく）し，リンパ球は免疫機能に関与する。

＊9　血小板
血液の有形成分の1つ。血液凝固に重要な働きをする。

■血液の生理的作用

①酸素と二酸化炭素の運搬
②栄養素，老廃物の運搬
③ホルモンなどの液性因子の運搬
④免疫機能
⑤ホメオスタシス（体温，血圧，電解質，浸透圧，pH，血糖など）の維持

■血液の構成成分

①赤血球（erythrocyte）

・直径7～8μmの両面が凹んだ円盤状。核をもたない。
・500万/mm^3（男性），450万/mm^3（女性）。
・内部のヘモグロビンが酸素と結合し，全身組織へ酸素を運搬する。
・骨髄で新生され，寿命は約120日。肝臓や脾臓で処理される。

②白血球（leukocyte）

・顆粒球（好中球，好酸球，好塩基球）と無顆粒球（単球，リンパ球）がある（▶表2）。
・赤血球よりもやや大きい。
・4000～9000/mm^3。
・免疫機能（貪食（どんしょく）作用，抗体産生）
・骨髄やリンパ節で新生され，寿命は数日から数年である。

表2 白血球の種類と機能

		大きさ	割　合	機　能	核の形
顆粒球	好中球 (neutrophil)	12～15μm	40～70％	病原体の貪食作用	桿状～分葉
	好酸球 (eosinophil)	13～17μm	2～4％	寄生虫や虫卵を殺傷 アレルギー反応	分葉
	好塩基球 (basophil)	10～15μm	1％以下	ヒスタミン放出 アレルギー反応	不定形
無顆粒球	単球 (monocyte)	20～30μm	3～6％	血管外へ遊走しマクロファージへ分化 貪食作用	球状
	リンパ球 (lymphocyte) B細胞 ヘルパーT細胞 キラーT細胞 サプレッサーT細胞 NK細胞	6～15μm	20～40％	免疫グロブリン産生（液性免疫） B細胞を分化 腫瘍細胞やウイルス感染細胞を殺傷 B細胞を抑制 腫瘍細胞やウイルス感染細胞を殺傷	球状

③血小板

・直径2～3μm。核をもたない。
・15～40万/mm^3。
・血液凝固に関与する。
・骨髄で新生され，寿命は約10日である。

④血漿タンパク質

アルブミン

- タンパク質の60〜70 %。
- 膠質浸透圧の維持機能。
- ネフローゼ，肝硬変，肝障害，慢性炎症などで低下する。

グロブリン

- α1，α2，β，γの分画がある。
- α1分画はα1-anti-trypsin（α1-AT）というプロテアーゼインヒビター。
- α2分画はHaptoglobin（ハプトグロビン）（Hb）というヘモグロビンのキャリア，およびα2 macroglobulin（マクログロブリン）（α2-M）というプロテアーゼインヒビター。
- β分画はTransferrin（トランスフェリン）（Tf）という鉄のキャリア，および補体第3成分（C3）。
- γ分画はIgG，IgAおよびIgMの免疫グロブリンとして免疫機能に関与する。

フィブリノゲン（fibrinogen）

- 線維素原といわれ，血液凝固の役割を果している。
- 分子量約 40万。
- トロンビンの作用によりフィブリンモノマーとフィブリノペプチドに分解される。フィブリンモノマーが重合してフィブリンポリマーになる。

補足

●**体液の定義**

一般的に体液は細胞外液の「血漿」「リンパ液」「組織間液」「体腔液」の総称であるが，ときに広義に用いられることがある。その場合，「消化液」「唾液」「胃液」「胆汁」「膵液」「腸液」「汗」「涙」「鼻水」「尿」「精液」「腟液」「羊水」「乳汁」なども体液と称される。

●**代表的な体腔液とは**

「胸水」「腹水」「心嚢液」「脳脊髄液」「関節液」「眼房水」などがある。

●**血漿（plasma）と血清*10（serum）**

血液を試験管などの中でそのまま静置しておくと，上澄みの血清と凝固した血餅（けっぺい）とに分離する。血餅は血球と凝固因子が固まったものである。一方，血液を抗凝固剤を含んだ採血管に採取して遠心分離すると，上澄みの血漿と沈降した赤血球とに分離できる。血漿は血清と凝固因子を含む。血清と血球の間には白血球と血小板からなるバフィーコート（buffy coat）とよばれる白い層ができる。

用語アラカルト

＊10 血清

血漿から凝固因子を除いたもの。血液が凝固したときの上澄み成分。

●**文献**

1) 見目恭一 編：臨床工学技士　イエロー・ノート　臨床編，メジカルビュー社，2013.
2) 見目恭一 編：臨床工学技士　先手必勝！ 弱点克服完全ガイド，メジカルビュー社，2015.
3) 坂井建雄 編：カラーイラストで学ぶ　集中講座　解剖学，メジカルビュー社，2012.
4) 坂井建雄 編：カラーイラストで学ぶ　集中講座　生理学　改訂2版，メジカルビュー社，2014.
5) アーサー・C. ガイトン 著，御手洗玄洋など 訳：ガイトン生理学　第11版，エルゼビア・ジャパン，2010.

まとめのチェック

□□ 1	体液の構成について述べよ。	▸▸ 1 体液量は体重の約60 %。そのうち細胞内液が体重の約40 %，細胞外液が約20 %である(体液の2/3が細胞内液，1/3が細胞外液)。
□□ 2	細胞外液と細胞内液のイオン組成の特徴について述べよ。	▸▸ 2 細胞外液はNa^+，Cl^-イオンが多い。細胞内液はK^+，HPO_4^{2-}(リン酸)イオンが多い。
□□ 3	体液量の調節について述べよ。	▸▸ 3 脱水により細胞外液が減少すると脳の視床下部が浸透圧の上昇を検知して下垂体後葉から抗利尿ホルモン(バソプレシン)を分泌し，腎臓の尿細管での水分再吸収が増加する。また，下垂体前葉から副腎皮質刺激ホルモン(ACTH)が分泌され，それにより副腎皮質からアルドステロンが分泌され，腎臓の尿細管での水分とNaイオンの再吸収が増加する。
□□ 4	血液のおもな構成成分について述べよ。	▸▸ 4 血球成分として，赤血球，白血球，血小板，血漿タンパク質として，アルブミン，グロブリン，フィブリノゲンなどが存在する。
□□ 5	血液の生理作用について5つ述べよ。	▸▸ 5 ・酸素と二酸化炭素の運搬 ・栄養素と老廃物の運搬 ・ホルモンなどの液性因子の運搬 ・免疫機能 ・ホメオタシス(体温，血圧，電解質，血糖，浸透圧，pHなど)の維持。
□□ 6	血漿と血清の違いについて述べよ。	▸▸ 6 血清は血液が凝固したときの上澄み部分であり，血漿から凝固因子(フィブリノゲン)を除いたものに相当する。
□□ 7	白血球の種類と機能について述べよ。	▸▸ 7 好中球，好酸球，好塩基球の顆粒球，および単球，リンパ球の無顆粒球がある。貪食作用や抗体産生によって免疫機能をつかさどる。

02 凝固系と線溶系

高階雅紀

凝固系と線溶系とは

外傷などによって血管壁が損傷し出血した場合，人体は自己を防衛するために素早く血塊をつくり出血を止める仕組みを有する。これを**血液凝固系**とよぶ。血管内で凝固した血塊は血管壁の修復が終了するとその必要がなくなるため消褪していく。これを**血液線溶系**とよぶ。血液凝固系の反応は幾重のカスケードを形成して増幅され，ひとたび出血が起こると急速に止血機構が働く仕組みを有する。血液線溶反応が速すぎると再出血の危険が生じ，反応が遅いと血栓症の危険があるため，血液線溶反応は繊細にコントロールされている。

止血のしくみ

一次止血

外傷などにより血管壁が損傷して出血が起こると，血管内皮細胞の下にある膠原線維（コラーゲン）に血小板が付着する。付着した血小板は活性化され，周囲に存在する血小板を凝集させて血栓が形成される。これを**一次止血**とよぶ。

二次止血

一次止血を契機として，血液凝固系がカスケード反応を開始してフィブリンを形成する。これを**二次止血**とよぶ。二次止血には内因系凝固反応と外因系凝固反応がある（▶図1）。

内因性凝固反応の機序

①血液中の第XII因子（ハゲマン因子）が血管の内皮細胞下にある膠原線維（コラーゲン）に接触して活性化（XIIa）する。
②XIIaはXI因子（血漿トロンボプラスチン前駆物質）を活性化（XIa）する。
③XIaはCaイオンの存在下にIX因子（クリスマス因子）を活性化（IXa）する。
④IXaは第VIII因子（抗血友病因子）とともに第X因子（スチュワート・ブラウアー因子）を活性化（Xa）する。
⑤Xaは第II因子（プロトロンビン）を活性化しIIa（トロンビン）とする。
⑥IIa（トロンビン）はフィブリノゲンに作用してフィブリン（モノマー）を生成する。
⑦IIa（トロンビン）は第XIII因子を活性化しXIIIaとする。
⑧フィブリン（モノマー）はXIIIaによって不溶性のフィブリン（ポリマー）となる。

補足

●凝固因子の名称

第I因子：フィブリノゲン/フィブリン
第II因子：プロトロンビン/トロンビン
第III因子：トロンボプラスチン
第IV因子：Ca^{2+}
第V因子：プロアクセレリン
第VI因子：欠番
第VII因子：プロコンペルチン
第VIII因子：抗血友病因子。von Willebrand因子と複合体を形成して存在する（この因子の欠損が血友病A）。
第IX因子：クリスマス因子Christmas factor（この因子の欠損が血友病B）。
第X因子：スチュアート・ブラウアー因子
第XI因子：血漿トロンボプラスチン前駆物質
第XII因子：ハゲマン因子
第XIII因子：フィブリンモノマーをポリマーへと安定化させる。

図1 血液凝固反応

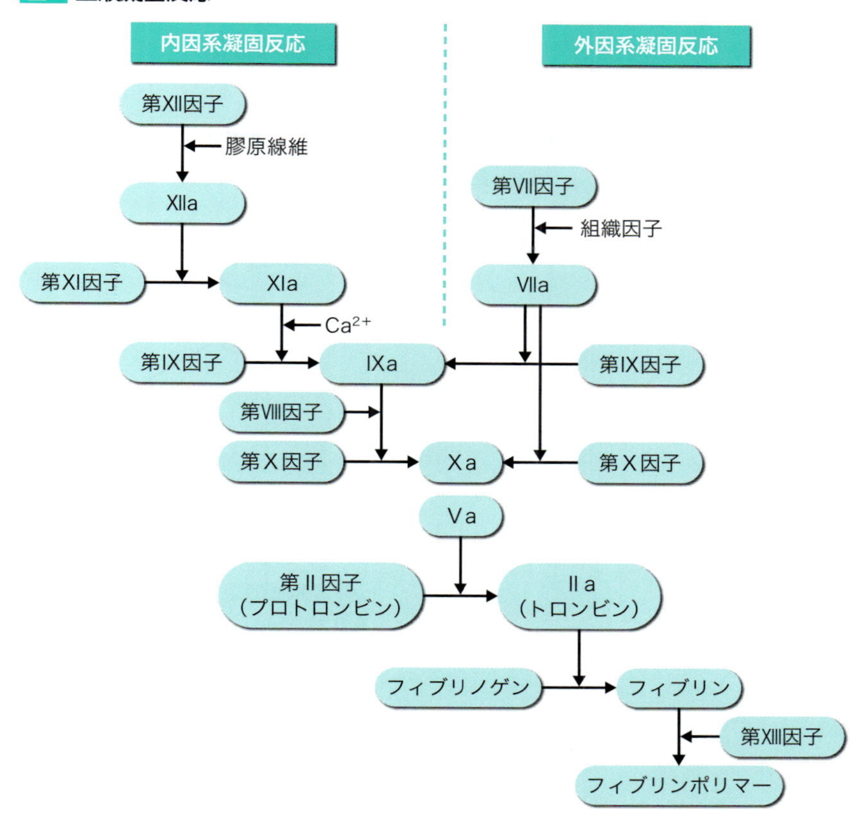

外因系凝固反応の機序

①血管が損傷して出血が起こると，血液が血管外の組織因子と接する。
②組織因子により第VII因子（プロコンペルチン）が活性化（VIIa）する。
③VIIaは第IX因子（クリスマス因子）を活性化（IXa）する。
④IXaは第X因子（スチュワート・ブラウアー因子）を活性化（Xa）する。
⑤これ以降は内因性凝固反応と同様に，フィブリンが形成される。

凝固反応を抑制するしくみ

凝固反応が無制限に活性化されると血栓症が発生する危険があるため，生体には凝固反応を抑制してコントロールするしくみが存在する。

①**アンチトロンビン：**トロンビンと複合体を形成し，その活性を抑制する。また，第X因子，第XII因子，第IX因子，第XI因子の不活化作用もある。血管内皮細胞上のヘパリン様物質はアンチトロンビンの作用を増強する。

②**トロンボモジュリン：**トロンボモジュリン（TM：thrombomodulin）はトロンビンと接合し，プロテインCを活性化（APC）する。活性化プロテインC（APC）は補酵素であるプロテインSと結合し，VaやVIIIaを不活化する。

③**TFPI（組織因子経路阻害因子）：**血管内皮細胞上に存在するTFPI（tissue factcr pathway inhibitor）はXaと結合し，TFPI-Xa複合体をつくる。TFPI-Xa複合体はVIIaを不活化し外因系凝固反応を抑制する。

先天的なアンチトロンビンやプロテインCおよびプロテインSの欠損症では，凝固系の抑制ができずに血栓症を発症する。

図2 凝固反応の抑制のしくみ

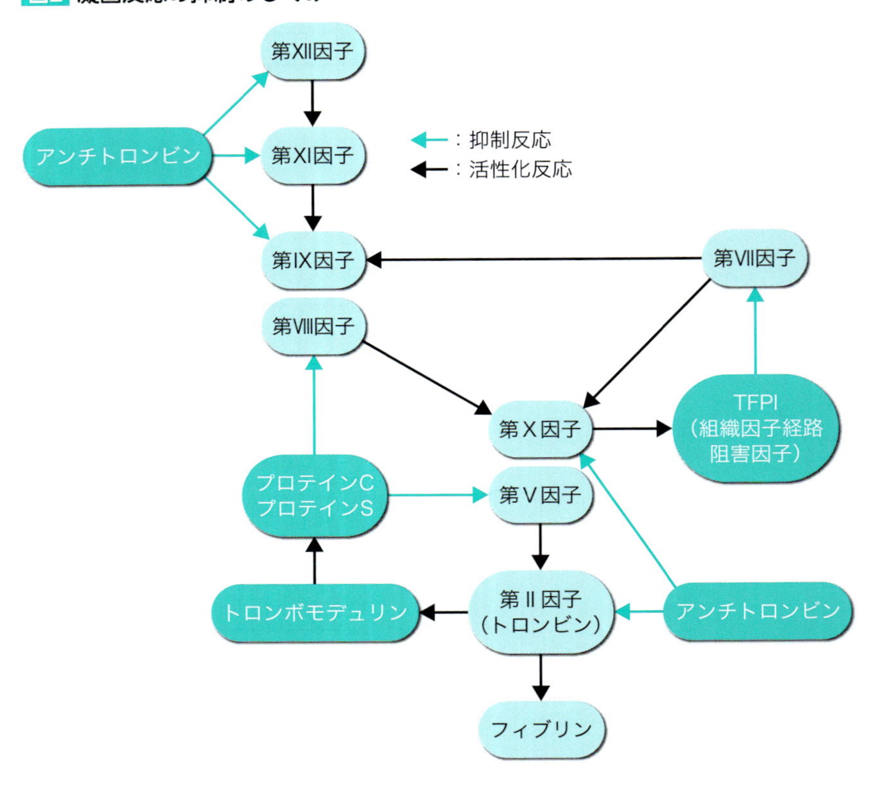

血液線溶系のしくみ

血液凝固により形成されたフィブリン血栓は血管内皮が修復されるに従い線溶系によって分解される。フィブリンおよびフィブリノゲンを分解する酵素を**プラスミン**という。

線溶は一般的に**一次線溶**と**二次線溶**に分類される。二次線溶は出血によって形成されたフィブリン血栓がプラスミンによって分解除去されることを意味する（▶図3）。一次線溶はフィブリン血栓形成とは関係なく線溶反応が更新した状態を意味する。フィブリノゲンやフィブリンがプラスミンによって分解されるとフィブリノゲン/フィブリン分解産物(FDP)とDダイマー(DD)となるため，FDPやDDを測定すると線溶反応のモニタリングができる。とくにDDはフィブリンポリマーの架橋部分の分解物であるためフィブリノゲンの分解では生成されず，フィブリンの分解時に特異的である。

血栓が形成されるとその周囲の血管内皮細胞から組織型プラスミノゲンアクチベータ(tPA)産出される。tPAはフィブリン表面でプラスミノゲンを活性化しプラスミンを生成する。

また，過度に線溶反応が進行して再出血しないように，生体には線溶系をコントロールするしくみが存在する。プラスミノゲンアクチベータインヒビター(PAI)はtPAの作用を抑制し，α_2アンチプラスミン(α_2-AP)はプラスミンと接合することによってプラスミンを不活化する。

補足

●一次線溶と二次線溶

臨床的には一次線溶と二次線溶は同時に存在する概念であり，プラスミンがフィブリノゲンを分解することを一次線溶，フィブリンを分解することを二次線溶というように単純に線引きできる訳ではない。一次線溶において線溶系が活性化された状態ではプラスミンによってフィブリノゲンもフィブリンも分解される。また，二次線溶においてプラスミンはおもにフィブリンを分解するために活性化される訳であるが，決してフィブリノゲンを分解しない訳ではない。

用語アラカルト

＊1 トラネキサム酸

抗線溶作用を有し止血薬として広く用いられる。プラスミノゲンに結合してプラスミン生成を抑制する。線溶反応亢進による出血に効果がある。

図3 血液線溶反応（二次線溶）のしくみ

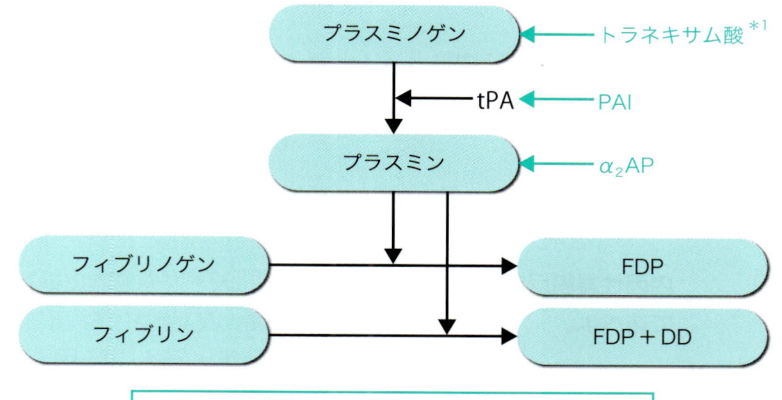

青字は抑制反応
tPA ：組織型プラスミノゲンアクチベータ
PAI ：プラスミノゲンアクチベータインヒビター
α_2AP：α_2アンチプラスミン
FDP ：フィブリノゲン/フィブリン分解産物
DD ：Dダイマー

補足

●おもな凝固機能検査

①プロトロンビン時間（PT）⇒ 外因系凝固系

クエン酸で抗凝固した血漿に組織トロンボプラスチン（組織因子とリン脂質を含むもの）とCa（カルシウム）を加えてフィブリン形成が始まるまでの時間を測定する。外因系凝固系の検査であり，第Ⅰ因子（フィブリノゲン），第II因子（プロトロンビン），第Ⅴ因子，第VII因子，第Ⅹ因子の異常や減少で延長する。第II因子，第VII因子，第Ⅹ因子はビタミンK依存の因子であるため，ビタミンK欠乏症やワーファリン服用時にはPTは延長する。

②活性化部分トロンボプラスチン時間（APTT）⇒ 内因系凝固系

クエン酸で抗凝固した血漿に部分トロンボプラスチン（組織因子を除去したリン脂質のみを含むもの）とCaおよびカオリンなどの陰性荷電物質を加えてフィブリン形成が始まるまでの時間を測定する。内因系凝固系の検査であり，第Ⅰ因子（フィブリノゲン），第II因子（プロトロンビン），第Ⅴ因子，第VIII～XII因子の異常や減少で延長する。第VIII因子欠損が血友病A，第IX因子欠損が血友病Bである。von Willebrand（フォン ヴィレブランド）病（von Willebrand因子欠損症）では複合体形成ができないため第VIII因子活性が低下し，APTTが延長する。第IX因子はビタミンK依存の因子であるため，ビタミンK欠乏症やワーファリン服用時にはPTは延長する。未分化ヘパリンはアンチトロンビン（AT）の作用を増強し，第X因子，第VII因子，第IX因子，第XI因子を不活化するためAPTTは延長する（ただし，大量に使用するとトロンビン活性が低下するのでPTも延長する）。

③活性凝固時間（ACT）

カオリンやセライトなどの凝固活性剤と血液を混合し，血液が凝固するまでの時間を測定する。体外循環や血液透析時の未分化ヘパリンによる抗凝固のモニタリングに便利である。

●文献

1) 見目恭一 編：臨床工学技士 イエロー・ノート 臨床編，メジカルビュー社，2013.
2) 見目恭一 編：臨床工学技士 先手必勝！ 弱点克服完全ガイド，メジカルビュー社，2015.
3) 坂井建雄 編：カラーイラストで学ぶ 集中講座 解剖学，メジカルビュー社，2012.
4) 坂井建雄 編：カラーイラストで学ぶ 集中講座 生理学 改訂2版，メジカルビュー社，2014.
5) アーサー・C. ガイトン 著，御手洗玄洋など 訳：ガイトン生理学 第11版，エルゼビア・ジャパン，2010.

まとめのチェック

□□	1	一次止血と二次止血について述べよ。	▶▶ 1	血管壁の損傷部位に対して血小板が付着して血栓が形成されることを一次止血という。血液凝固系の凝固因子が活性化されてフィブリノゲンがフィブリン重合体(ポリマー)を形成することを二次止血という。
□□	2	内因性凝固反応について述べよ。	▶▶ 2	第XII因子が血管内皮細胞下にあるコラーゲンに接触して活性化されることを契機とし，第XI因子，第IX因子，第X因子，第II因子を介してフィブリン重合体を形成する。
□□	3	外因性凝固反応について述べよ。	▶▶ 3	第VII因子が血管外の組織因子と接触して活性化されることを契機とし，第IX因子，第X因子，第II因子を介してフィブリン重合体を形成する。
□□	4	凝固反応を抑制する因子を3つ述べよ。	▶▶ 4	アンチトロンビン，トロンボモジュリン，組織因子経路阻害物質(TFPI)
□□	5	血液線溶反応について述べよ。	▶▶ 5	血栓形成部位の血管内皮細胞からtPA(組織型プラスミノゲンアクチベータ)が分泌され，プラスミノゲンがプラスミンに活性化されてフィブリンを分解する。
□□	6	血液線溶反応を抑制する因子を2つ述べよ。	▶▶ 6	プラスミノゲンアクチベーターインヒビター(PAI)，α_2アンチプラスミン
□□	7	おもな血液凝固機能検査とその目的を3組述べよ。	▶▶ 7	・プロトロンビン時間(PT)⇒ 外因系凝固系検査 ・活性化部分トロンボプラスチン時間(APTT)⇒ 内因系凝固系検査 ・活性凝固時間(ACT)⇒ 未分化ヘパリンによる抗凝固のモニタリング

03 呼吸代謝

高階雅紀

補足

●**内呼吸(細胞呼吸)の代謝系**

①**解糖系**:グルコースなどの糖がピルビン酸に変換させる代謝反応。細胞基質内で行われる。

②**クエン酸回路**:ピルビン酸およびその代謝物のアセチルCoAを二酸化炭素に分解する代謝反応。ミトコンドリア内で行われる。この過程でNADHと$FADH_2$が産生される。

③**酸化的リン酸化(電子伝達系)**:クエン酸回路で産生されたNADHと$FADH_2$を用い,ADPとリン酸からATPを合成する。

かつてはグルコース1分子から38ATPが合成されるとされたが,近年は約30ATPと解釈されている。

用語アラカルト

＊1 死腔(V_D)

気道のうちガス交換に関与しない部分を死腔という。解剖学的死腔は約150 m*l*である。人工呼吸時の回路のうち,吸気回路と呼気回路が合流する部分より末梢側も死腔である。また,肺梗塞などで血流が途絶えてガス交換が行われない肺胞も死腔であり,**肺胞死腔**とよばれる。解剖学的死腔と肺胞死腔を合わせて**生理学的死腔**という。

呼吸代謝とは

呼吸代謝には,**内呼吸(細胞呼吸)**と**外呼吸**の2種類の概念が含まれる。内呼吸(細胞呼吸)はグルコースなどの炭水化物を酸化し,最終的に二酸化炭素と水に異化する過程でエネルギーを産生する代謝反応であり,細胞内のミトコンドリアで行われる。外呼吸は肺において外界から酸素を摂取し,二酸化炭素を排出することである。外呼吸は延髄の呼吸中枢でコントロールされる。

| 肺の解剖 |

肺は気道と肺胞からなり,鼻腔/口腔,咽頭・喉頭までを上気道,それ以下を下気道という。下気道は気管・気管支・細気管支と分岐を繰り返し,約17分岐で終末細気管支から呼吸細気管支となる。下気道は最終的には21〜24分岐でガス交換が行われる肺胞に到達する。肺胞の数は約3億個,その総面積は約60 m^2に及ぶ。気道ではガス交換は行われないのでこれを**死腔**＊1とよび,解剖学的死腔量は約150 m*l*である。

肺は胸壁内壁を覆う壁側胸膜と肺を覆う臓側胸膜の2つの膜によって覆われており,この2つの膜の間は陰圧が保たれている(胸腔内圧)。

肺や胸郭はそれ自体が弾性収縮力をもつ。また,肺の弾性収縮力には肺胞内の表面張力が大きな役割をもつ。過剰な表面張力は肺胞の虚脱をまねくため,肺胞II型細胞から分泌されるサーファクタントが肺胞の表面張力を調整している。

| 換気のメカニズム |

呼吸は睡眠中でも維持される不随意運動であるとともに,自由に吸気や呼気が行える随意運動でもある。呼吸筋には,内肋間筋,外肋間筋,横隔膜などがある。安静時の呼吸数は10〜12回/分であり,吸気時間と呼気時間の比率は約1:2,一回換気量は8〜10×体重(kg)m*l*である。

①**吸気運動**:横隔膜や外肋間筋の収縮により胸郭が広がり吸気が行われる。努力吸気時には胸鎖乳突筋や斜角筋も用いられる。

②**呼気運動**:安静呼気は肺や胸郭の弾性収縮力によって行われる努力呼気時には,内肋間筋と腹筋群が用いられる。

| 肺気量分画(▶図1) |

肺容量や換気機能などの肺機能検査はスパイロメータで測定される。

図1 肺気量分画

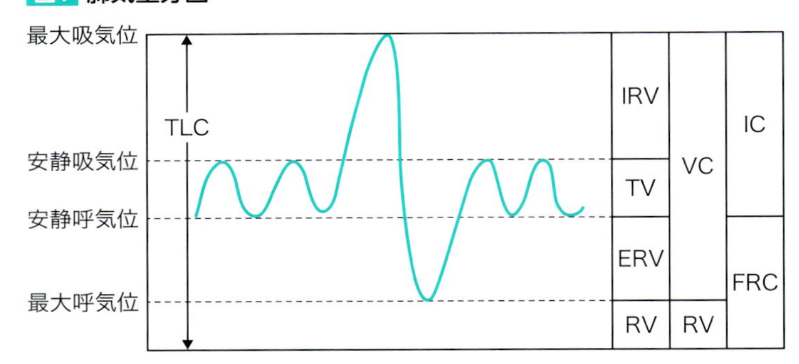

一回換気量(TV)：安静呼吸時の換気量。
予備吸気量(IRV)：安静吸気位から最大努力吸気によりさらに吸入できる吸気量。
予備呼気量(ERV)：安静呼気位から最大努力呼気によりさらに呼出できる呼気量。
肺活量(VC)：最大吸気位から呼出できる最大呼気量。一回換気量，予備吸気量，および予備呼気量の和である。
残気量(RV)：最大呼気位において肺内に残っている体積(スパイロメトリーでは測定不可)。
機能的残気量(FRC)：安静呼気位において肺内に残っている体積。残気量と予備呼気量の和である。機能的残気量が過剰であると換気率が低下して肺胞内の酸素分圧が低下する。また，過少であると無気肺を起こす。CPAPやPEEPなどの呼気中の陽圧を付加することにより機能的残気量を保つことができる。
最大吸気量(IC)：一回換気量と予備吸気量の和である。
全肺気量(TLC)：肺活量と残気量の和である。
努力肺活量(FVC)：最大吸気位から最大努力を用いて速やかに呼出させて測定する肺活量。
一秒量($FEV_{1.0}$)：努力肺活量のうち最初の1秒間に呼出できた量。
一秒率($\%FEV_{1.0}$)：一秒量の努力肺活量に対する割合。
%VC：予測肺活量に対する肺活量の割合。

図2 換気障害の分類

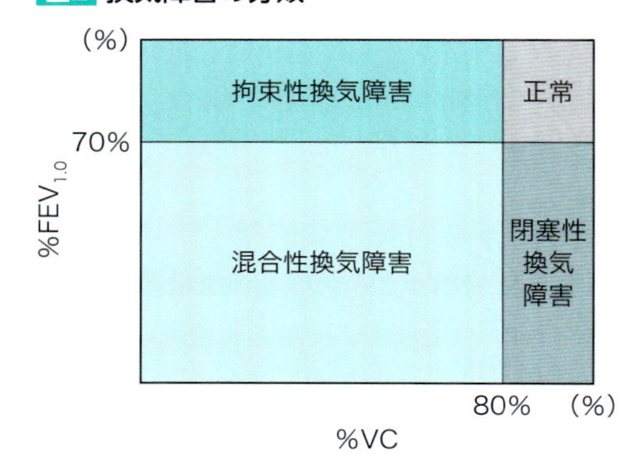

閉塞性換気障害：$FEV_{1.0}$が70％以下。気管支喘息，肺気腫，慢性気管支炎など。
拘束性換気障害：％VCが80％以下。間質性肺炎，胸膜肥厚など。
混合性換気障害：$FEV_{1.0}$が70％以下，かつ，％VCが80％以下。

換気血流比（$\dot{V}_A/\dot{Q}$）

肺胞においてガス交換が効率よく行われるためには，肺胞換気と肺血流の比率が偏りなく保たれていなければならない。通常，肺胞換気量（$\dot{V}_A$）は4～5 L/min，肺血流（$\dot{Q}$）は5～6 *l*/minであり，$\dot{V}_A/\dot{Q}$は0.8～1.0に保たれ，適切なガス交換が行われている。

①$\dot{V}_A/\dot{Q}$が正常な場合（▶図3）

図3 $\dot{V}_A/\dot{Q}$正常

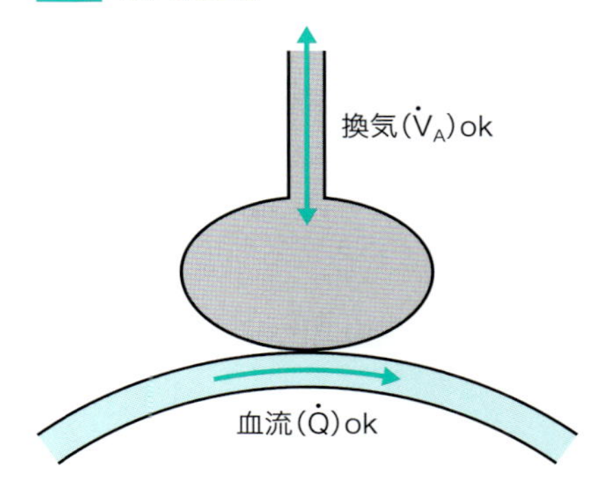

②$\dot{V}_A/\dot{Q}$が高い場合（▶図4）

換気＞血流。肺梗塞などで血流が途絶えた肺胞（肺胞死腔）では$\dot{V}_A/\dot{Q}$は無限大になる。これを**死腔換気**とよぶ。

図4 $\dot{V}_A/\dot{Q}$が高い

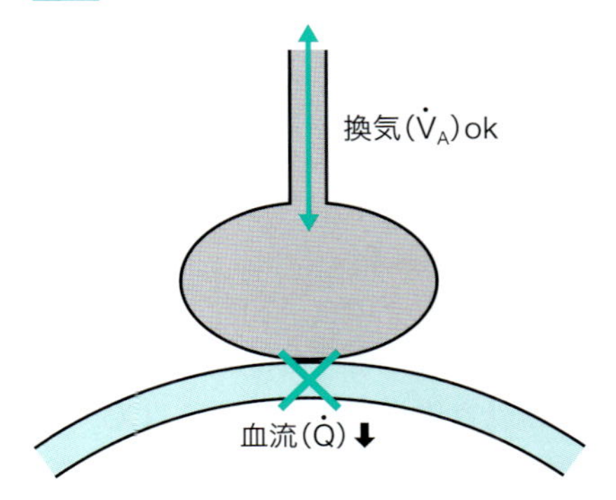

③$\dot{V}_A/\dot{Q}$が低い場合（▶図5）

換気＜血流。無気肺などで換気が行われない部分では$\dot{V}_A/\dot{Q}$は限りなく0となる。これを**肺シャント**とよぶ。混合静脈血が酸素化されずに体循環へ混じるために低酸素血症となる。

図5 $\dot{V}_A/\dot{Q}$が低い

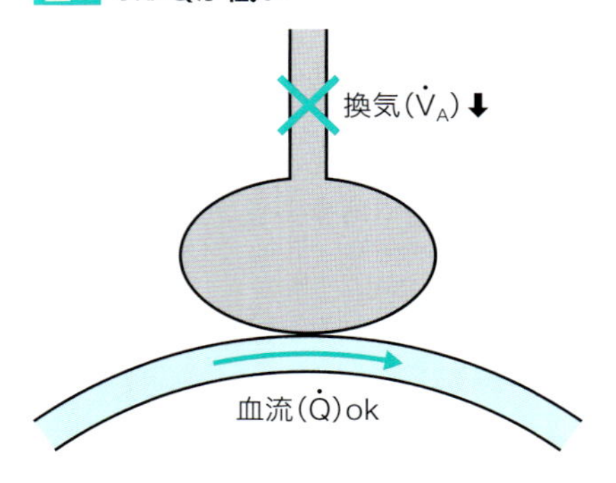

肺胞換気と肺血流は重力の影響を受けるため，正常の肺においても肺の部分によって換気血流比は一様ではない。例えば，立位の場合は肺底部では重力の影響で血流が豊富となるため$\dot{V}_A/\dot{Q}$は小さくなる。一方，肺尖部では血流が低下するため$\dot{V}_A/\dot{Q}$は大きくなる。

図6 肺の部位における換気血流比（$\dot{V}_A/\dot{Q}$）の分布

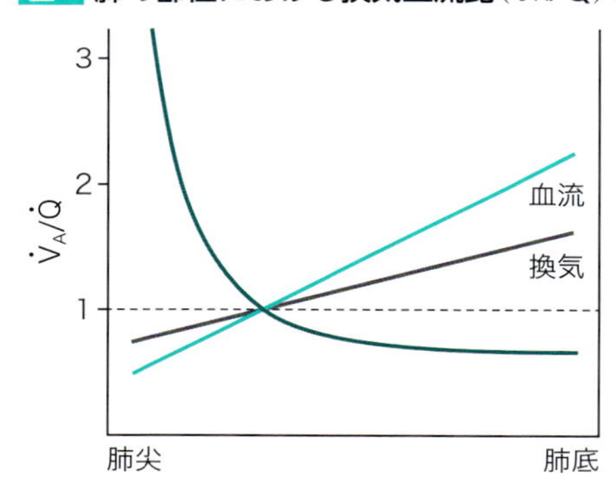

呼吸の調節

呼吸の調節は延髄の呼吸中枢で行われる。調節には，化学的調節，神経性調節，行動性調節の3種がある。

①**化学的調節**：動脈血の$PaCO_2$，pH，PaO_2値によって呼吸が調節され，血液ガスの値が正常値を保つようにコントロールされる。中枢化学受容器というCO_2を検知する受容体が延髄に存在し，CO_2の上昇によるpHの低下が呼吸を促進する。麻薬などの薬剤はこの中枢化学受容器を抑制するために呼吸抑制が起こる。PaO_2が低下した場合，頸動脈の頸動脈小体は舌咽神経を介し，大動脈弓部の大動脈小体は迷走神経を介し，呼吸中枢を刺激して呼吸を促進する。これらを**末梢化学受容器**とよぶ。

②**神経性調節**：咳反射など，気道に存在する感覚受容器への刺激が契機となり，主として呼気運動が発生する。

③**行動性調節**：情動や行動の変化により呼吸回数や一回換気量は変化する。また，意識レベルの変化が換気量や呼吸パターンにも影響する。これらは延髄

補足

●**低酸素性肺血管収縮（HPV：hypoxic pulmonary vasoconstriction）**

無気肺などで肺胞換気が低下して低酸素状態になると肺動脈は血管収縮を起こし血管抵抗が上昇する。そのため換気の少ないところの肺胞血流は低下，肺シャントが減少し換気血流比の悪化を防ぐ。これを低酸素性肺血管収縮といい，生体の防御反応の1つである。

肺の外科手術における一側肺換気時には，手術側肺の低酸素性肺血管収縮によって血流が健側肺に集中することと，重力の作用により健側肺に血流がシフトすることにより血液の酸素化が改善する。

の呼吸中枢よりも高位の脳内活動が呼吸に影響すると考えられている。

｜ガス交換と血液ガス分析｜

肺胞換気や肺胞におけるガス交換の状態は，動脈血の血液ガス分析を行うことにより診断が可能である。以下におもな指標を示す。

①**動脈血酸素分圧（PaO_2）**：血液の酸素化の指標である。低換気，無気肺や肺梗塞などの換気血流比の異常，拡散障害など，さまざまな原因により発生する。正常値はルームエアー下において「104－0.27×年齢mmHg」である。60 mmHg以下は呼吸不全と診断される。

②**動脈血二酸化炭素分圧（$PaCO_2$）**：肺胞換気の指標である。中枢性および末梢性の換気障害，発熱やシバリングによる代謝亢進によって上昇する。過換気症候群では減少する。約40±5 mmHgが正常値である。

③**pH**：体内の酸塩基平衡状態の指標である。呼吸性因子の$PaCO_2$と代謝性因子の重炭酸イオン（HCO_3^-）によって変動し，以下に分類される。正常値は約7.4である。

・呼吸性アシドーシス　：$PaCO_2$上昇によりpHが低下したもの
・呼吸性アルカローシス：$PaCO_2$減少によりpHが上昇したもの
・代謝性アシドーシス　：HCO_3^-減少によりpHが低下したもの
・代謝性アルカローシス：HCO_3^-増加によりpHが上昇したもの

④**肺胞気動脈血酸素分圧較差（$A\text{-}aDO_2$）**：肺胞内の酸素分圧と動脈血の酸素分圧の差を意味し，肺胞での酸素拡散の指標である。正常値はルームエアー下では10～20 mmHgである。肺水腫，間質性肺炎，肺線維症などの拡散障害，肺胞低換気，換気血流比異常などで増加する。

⑤**呼吸酸素化係数（RI）**：肺胞気動脈血酸素分圧較差（$A\text{-}aDO_2$）を動脈血酸素分圧（PaO_2）で除した数値であり，肺胞換気の状態を示す指標である。正常値は0.25以下である。2以上では人工呼吸による治療が必要となる。

●文献
1) 見目恭一 編：臨床工学技士　イエロー・ノート　臨床編，メジカルビュー社，2013.
2) 見目恭一 編：臨床工学技士　先手必勝！　弱点克服完全ガイド，メジカルビュー社，2015.
3) 坂井建雄 編：カラーイラストで学ぶ　集中講座　解剖学，メジカルビュー社，2012.
4) 坂井建雄 編：カラーイラストで学ぶ　集中講座　生理学　改訂2版，メジカルビュー社，2014.
5) アーサー・C. ガイトン 著，御手洗玄洋など 訳：ガイトン生理学　第11版，エルゼビア・ジャパン，2010.

まとめのチェック

□□ 1	内呼吸（細胞呼吸）と外呼吸について述べよ。	▶▶ 1 細胞内のミトコンドリアにおいて，グルコースなどの炭水化物を酸化して水と二酸化炭素に異化する過程でエネルギーを得ることを内呼吸という。肺において外界から酸素を摂取し二酸化炭素を排出することを外呼吸という。
□□ 2	死腔について述べよ。	▶▶ 2 気道のうちガス交換に関与しない部分を死腔という。成人の解剖学的死腔は約150m*l*である。ガス交換の行われない肺胞も死腔であり，肺胞死腔とよぶ。解剖学的死腔と肺胞死腔を合わせて生理学的死腔という。
□□ 3	機能的残気量について述べよ。	▶▶ 3 安静呼気位にて肺内に残っている体積。残気量と予備呼気量の和である。過少であると無気肺を起こすので，CPAPやPEEPなどの呼気中陽圧を付加して予防する。
□□ 4	換気障害の分類と代表的な疾患について述べよ。	▶▶ 4 %VCが低下すると拘束性換気障害（間質性肺炎，胸膜肥厚など），%$FEV_{1.0}$が低下すると閉塞性換気障害（気管支喘息，肺気腫，慢性気管支炎など），双方が低下すると混合性換気障害である。
□□ 5	換気血流比（$\dot{V}_A/\dot{Q}$）について述べよ。	▶▶ 5 通常，肺胞換気量（$\dot{V}_A$）は4～5 L/min，肺血流（$\dot{Q}$）は5～6 L/minであるので，換気血流比（$\dot{V}_A/\dot{Q}$）は0.8から1.0程度に保たれる。大きくても小さくても効率的なガス交換は行われない。また，重力の影響を受けるため，肺尖では大きく肺底では小さくなる。
□□ 6	呼吸の調節機能にについて述べよ。	▶▶ 6 化学的調節としては，延髄の化学受容器がCO_2の上昇によるpH低下を検知して呼吸を促進する（中枢化学受容器）。頸動脈小体はPaO_2の低下を検知して呼吸を促進する（末梢化学受容器）。その他，咳反射などの神経性調節や情動や行動の変化による行動性調節がある。
□□ 7	血液ガス分析によって得られる指標を5つ述べよ。	▶▶ 7 ・動脈血酸素分圧（PaO_2） ・動脈血二酸化炭素分圧（$PaCO_2$） ・pH ・肺胞気動脈血酸素分圧較差（$A-aDO_2$） ・呼吸酸素化係数（RI）など

04 体温管理

高階雅紀

体温管理とは

人体の**中枢体温**[*1]（核心温度，深部体温）は約37 ℃に保たれている。これをホメオスタシスといい，体温のほかに血圧や体液浸透圧，血糖など多くの生体内環境が一定の状態に保たれている。しかし，全身麻酔のもとで行われる手術中はこのホメオスタシスが維持されなくなるため，いろいろな方法で人為的に維持する必要がある。

体温調節のしくみ

生体機能のもととなる酵素反応は約37 ℃が至適温度であり，最も反応速度が速くなる。そのため，体温のセットポイントは約37 ℃に設定されている。体温中枢は脳の視床下部に存在し，皮膚の温度受容器などで検知した温度とこのセットポイントとの差を認識することで体温を調節している。

図1 体温調節のしくみ

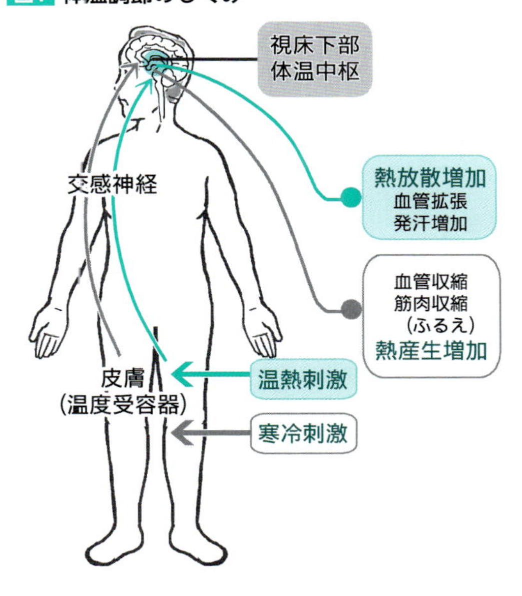

①体温が低下した場合

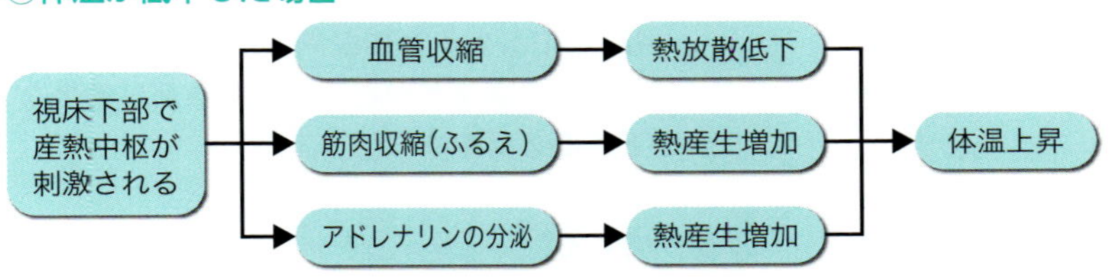

用語アラカルト

＊1 中枢体温
核心温度，深部体温ともいわれ，外部環境の温度に影響されずに一定している。脳内や体腔深いところの温度である。血液温，食道温，鼓膜温などが中枢体温をよく反映する。

②体温が上昇した場合

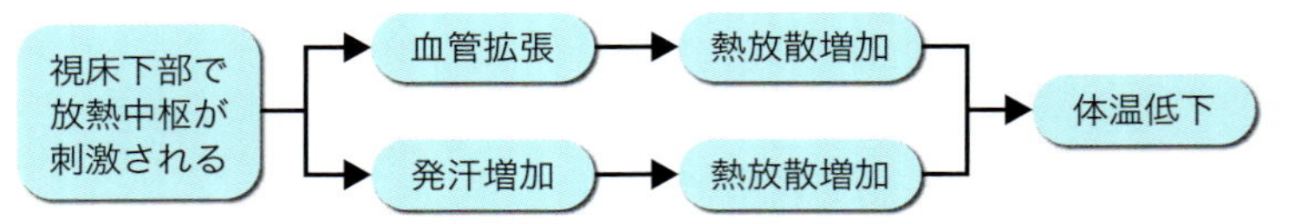

③いろいろな体温モニタリング

- **中枢体温（鼓膜温，鼻腔温，口腔温，食道温，直腸温，膀胱温，血液温など）**
- **末梢体温（腋下温，足底温など）**

図2 体温モニタリングの実際

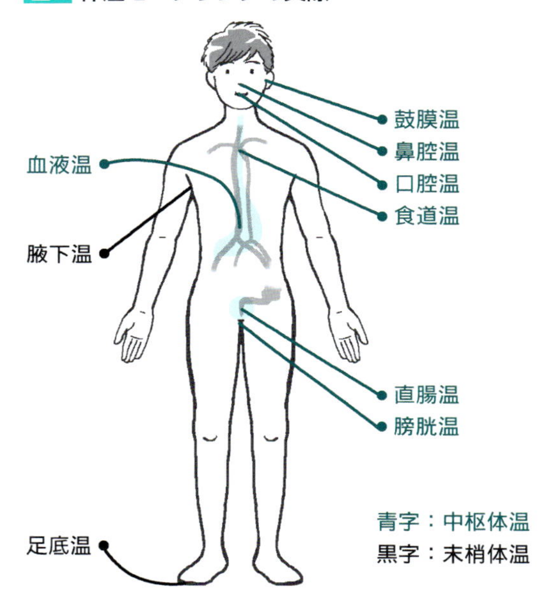

④低体温と高体温

- **低体温：**中枢体温が35 ℃以下。山岳事故や海難事故，アルコールなどの薬物摂取時に起こる。中枢体温が35 ℃以下では体温調節機能が障害され，意識障害，不整脈，心停止などが起こる。
- **高体温：**感染や炎症により産生される発熱物質により体温セットポイントが上昇する場合と，熱中症のようにセットポイントは変化せずに体温調節の機能障害による場合がある。セットポイントが上昇する場合は，末梢血管は収縮し筋肉収縮（ふるえ）が起こるが，セットポイントが変わらない場合は，末梢血管が拡張し皮膚温度は上昇する。熱中症により中枢体温が40～42 ℃をこえると体温調節機能が障害され，めまい，吐き気，嘔吐，意識障害，痙攣（けいれん）などが起こる。解熱剤は効果なく，輸液や冷却によって体温を下げる必要がある。

⑤発熱のしくみ

感染や炎症によりプロスタグランジンE_2などの発熱物質が産生されると体温中枢のセットポイントが高体温方向へシフトする。そのため，体温が低下した場合と同様の反応が起こり，一般的には「悪寒（おかん）」とよばれる，末梢血管収縮，筋肉収縮（ふるえ），アドレナリンの分泌，鳥肌・立毛などの一連の反応が起こる。感染や炎症が沈静し発熱物質が減少するとセットポイントが正常値に戻るため，一連の反応も停止し正常体温へと復帰する。

図3 発熱のしくみ

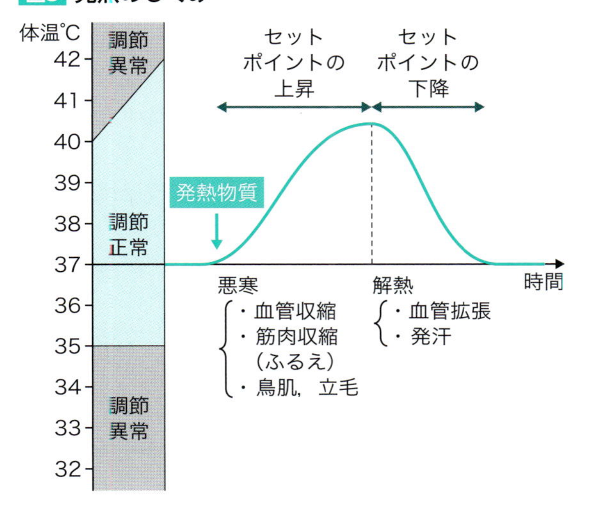

術中の体温管理

■術中の体温モニタリング

原則として中枢体温のモニタリングを行う。

- **血液温：**肺動脈カテーテルの挿入により測定できる。理想的な中枢体温モニタリングであるが，侵襲的であるため適応は限られる。
- **食道温，鼓膜温，鼻腔温：**比較的良好な中枢体温モニタリングが可能である。
- **直腸温，膀胱温：**一般的に用いられる術中の体温モニタリングであり，比較的良好な中枢体温モニタリングとなる。ただし，開腹手術や腹腔鏡下の手術では室温や気腹ガスの影響を受けるので注意が必要である。

■術中低体温発生のしくみ

全身麻酔中の体温低下には以下のような3つの相がある。

- **第１相：**全身麻酔の導入により全身の血管拡張が起こり生体深部の熱が末梢に移動する。これにより中枢体温は急速に低下する。皮膚の温度は一時的に上昇する（再分布性低体温）。
- **第２相：**全身麻酔の影響により末梢血管の収縮や筋肉の収縮（ふるえ）が抑制されるため，第１相で末梢に移動した熱が環境へと放散する（体温調節機能障害）。
- **第３相：**極度に中枢温度が低下すると末梢血管の収縮により熱の放散が抑制され，中枢体温は横ばい状態になる。

■低体温の悪影響

・薬物代謝低下による麻酔からの覚醒遅延。

用語アラカルト

＊2 シバリング (shivering)

体温がセットポイントよりも下がった場合に不随意的な筋肉収縮（ふるえ）によって熱産生を増加させる反応。筋肉での代謝が更新し酸素消費量が増え，交感神経刺激により心拍数や血圧が上昇する。虚血性心疾患を有する患者などでは注意が必要である。

- 人工呼吸継続の必要性が増加。
- 麻酔からの覚醒時のシバリング[＊2]（ふるえ）。
- シバリングによる酸素消費量の増加。
- 免疫機能の低下，術後感染症の増加。
- 血液凝固障害による出血量の増加。

■低体温の予防法

- 入室までの患者を保温する。
- 入室時および覚醒時の室温を維持する：26～28 ℃であると快適である。
- 輸液や輸血の加温。
- ブランケットなどによる体表面の被覆。
- 温水循環マットによる保温：体位によっては効果が得られないときがある。
- 温風式加温装置の利用：加温効率が高いため広く普及している。
- アミノ酸輸液：総合アミノ酸輸液により血中インスリンが上昇し，骨格筋タンパク質合成が促進されることで熱産生が活発となる。
- 体外循環中であれば，熱交換器を用いて体温の調節が可能である。

補足

●低体温療法

生体の代謝反応は体温が10 ℃低下すると約1/2に低下する。また，体温を低下させることにより，細胞障害を引き起こす活性酸素の産生を抑制できる。低体温療法では脳機能を保護するために人為的に脳内温度を低体温にする。外傷による脳挫傷や頸動脈の手術時などに用いられる。

●体温の変動要因

- **測定部位**：腋下などの皮膚温度は約36.5 ℃，口腔内は約37.0 ℃，直腸温や膀胱温は約38.0 ℃と高い。
- **測定時間**：早朝が最も低く夕方から夜は高い。早朝起床時の口腔内温度を基礎体温という。
- **食事の影響**：食後は体温が上昇する。
- **月経周期**：黄体ホルモンは体温上昇作用があるので，排卵後は体温が高くなる（高体温期）。妊娠が成立すると高体温が維持される。
- **感染や炎症**：プロスタグランジンE_2などの発熱物質の産生により体温は上昇する。
- **ホルモンの影響**：甲状腺ホルモンやアドレナリンは体温を上昇させる。

●文献

1）見目恭一 編：臨床工学技士　イエロー・ノート　臨床編，メジカルビュー社，2013.
2）見目恭一 編：臨床工学技士　先手必勝！ 弱点克服完全ガイド，メジカルビュー社，2015.
3）坂井建雄 編：カラーイラストで学ぶ　集中講座　解剖学，メジカルビュー社，2012.
4）坂井建雄 編：カラーイラストで学ぶ　集中講座　生理学　改訂2版，メジカルビュー社，2014.
5）アーサー・C. ガイトン 著，御手洗玄洋など 訳：ガイトン生理学　第11版，エルゼビア・ジャパン，2010.

まとめのチェック

□□ 1	体温調整の仕組みについて述べよ。	▸▸ 1 視床下部の体温中枢のセットポイントは約37 ℃に設定されている。寒冷刺激により血管収縮，筋肉収縮，アドレナリンの分泌が起こり体温は上昇する。温熱刺激により血管拡張，発汗増加が起こり体温は低下する。
□□ 2	体温モニタリングの部位について述べよ。	▸▸ 2 腋下温，足底温など（末梢体温）。鼓膜温，鼻腔温，口腔温，食道温，直腸温，膀胱温，血液温（中枢体温）。
□□ 3	低体温の原因とおもな症状を述べよ。	▸▸ 3 山岳事故や海難事故，アルコール摂取時，術中の保温不良などで発生する。中枢体温が35 ℃以下になると，意識障害，不整脈，心停止などが起こる。
□□ 4	高体温の原因とおもな症状を述べよ。	▸▸ 4 感染や炎症によってセットポイントが上昇する場合と，熱中症のようにセットポイントは変わらずに体温調節機能が障害される場合がある。前者では血管収縮と筋肉収縮（ふるえ）が起こる。後者では血管は拡張し，めまい，吐き気，嘔吐，意識障害，痙攣などが起こる。
□□ 5	炎症による発熱の仕組みについて述べよ。	▸▸ 5 プロスタグランジンE_2などの発熱物質により体温中枢のセットポイントが高体温へとシフトする。そのため体温低下時と同様に血管収縮，筋肉収縮（ふるえ，悪寒），アドレナリンの分泌，鳥肌，立毛が起こる。
□□ 6	術中の体温変化について述べよ。	▸▸ 6 ・第1相では血管拡張により中枢から末梢への熱移動が起こる。 ・第2相では末梢に移動した熱が環境へと放散する。 ・第3相では末梢血管の収縮により熱の放散が抑制される。
□□ 7	術中の低体温の予防法について述べよ。	▸▸ 7 室温管理，輸液や輸血の加温，ブランケットによる保温，温水マットや温風加温装置による加温，アミノ酸輸液，体外循環中の熱交換器による加温など。

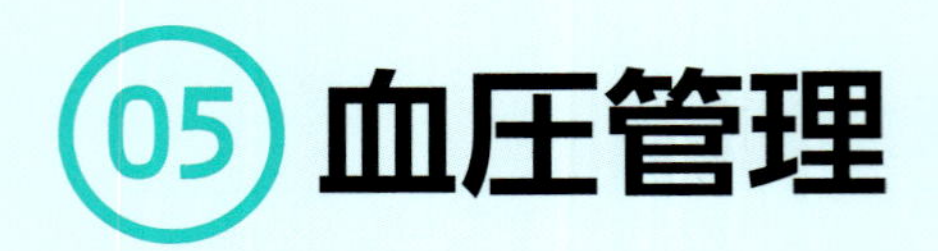

05 血圧管理

高階雅紀

血圧(blood pressure)とは

血液が血管壁を内側から押す圧力のことである。心臓は収縮と弛緩を繰り返すことによって血液を人体の各組織に供給している。それに伴い，血圧は心臓の収縮時に最高〔収縮期血圧(systolic blood pressure)または最高血圧(maximum blood pressure)〕になり，弛緩時に最低〔弛緩期血圧(diastolic blood pressure)あるいは最低血圧(minimum blood pressure)〕になる。また，それらの平均が平均血圧(mean blood pressure)，差が脈圧(pulse pressure)である。心臓から駆出された血液は，

大動脈(aorta) ➡ **動脈(artery)** ➡ **細動脈(arteriole)** ➡ **毛細血管(capillary)**

へと流れて組織を還流する。

表1 成人における血圧値の分類(mmHg)

分類	収縮期血圧(最高血圧)		拡張期血圧(最低血圧)
至適血圧	＜120	かつ	＜80
正常血圧	＜130	かつ	＜85
正常高値血圧	130～139	または	85～89
Ⅰ度高血圧	140～159	または	90～99
Ⅱ度高血圧	160～179	または	100～109
Ⅲ度高血圧	≧180	または	≧110
収縮期高血圧	≧140	かつ	＜90

(日本高血圧学会「高血圧治療ガイドライン2009」参照)

血圧調節のしくみ

血圧 (blood pressure) ＝ 心拍出量 (cardiac output)
× 末梢血管抵抗 (peripheral vascular resistance)

電流におけるオームの法則(電圧＝電流×抵抗)と同様に，血圧は心拍出量と末梢血管抵抗に比例する。心拍出量が増加すれば血圧も上昇し，心拍出量が低下すれば血圧は下降する。心拍出量が維持されている状態において，交感神経の興奮により細動脈が収縮し末梢血管抵抗が増加すれば血圧は上昇し，逆に細動脈が拡張し末梢血管抵抗が低下すれば血圧は下降する。また，血液の粘度が高くなれば血管抵抗も高くなるため血圧は上昇する。

心臓は一種のポンプ機能であるから，心拍出量は前負荷(preload)，心収縮力，後負荷(afterload)，および心拍数で規定される(▶図1)。

図1 ポンプとしての心臓の働き

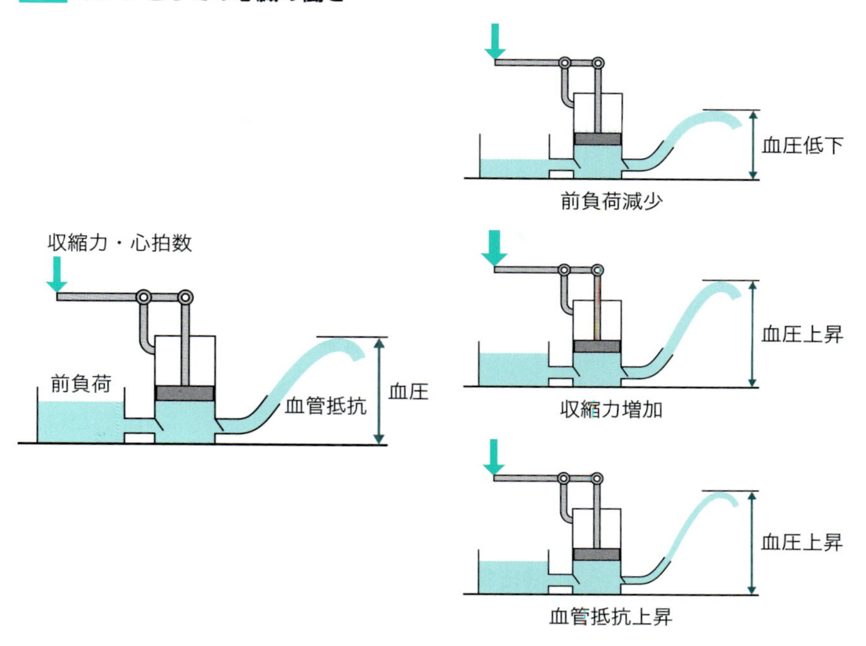

■前負荷

前負荷は循環血液量による容量負荷を意味するので，出血や脱水などで循環血液量が減少すると前負荷は減少し心拍出量は減少する。輸液や輸血により循環血液量が増加すると前負荷は増加し心拍出量も増加する。右心系の前負荷は中心静脈圧（CVP：central venous pressure）であり，左心系の前負荷は肺静脈圧である。肺静脈圧は直接測定できないため，通常は肺動脈楔入圧（PCWP：pulmonary capillary wedge pressure）で代用する。

正常な心筋の収縮力は前負荷により心筋が伸展することにより増強する。これを**スターリングの法則**（▶図2）という。ただし，生理的正常値をこえて伸展した場合や，心不全（▶図3）などの循環器疾患を有する場合はこの限りではない。

図2 スターリングの法則

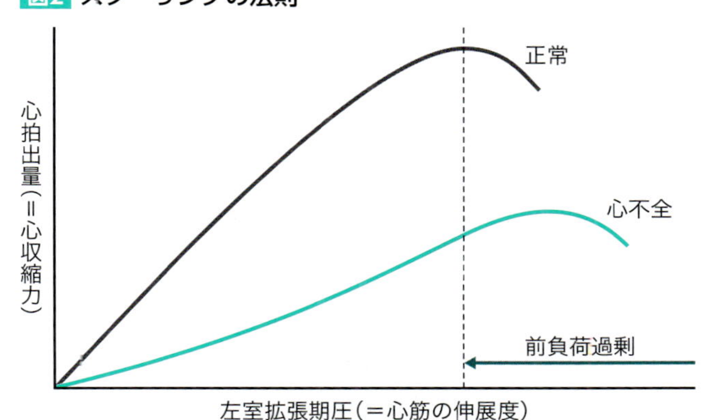

図3 心不全の治療の原則

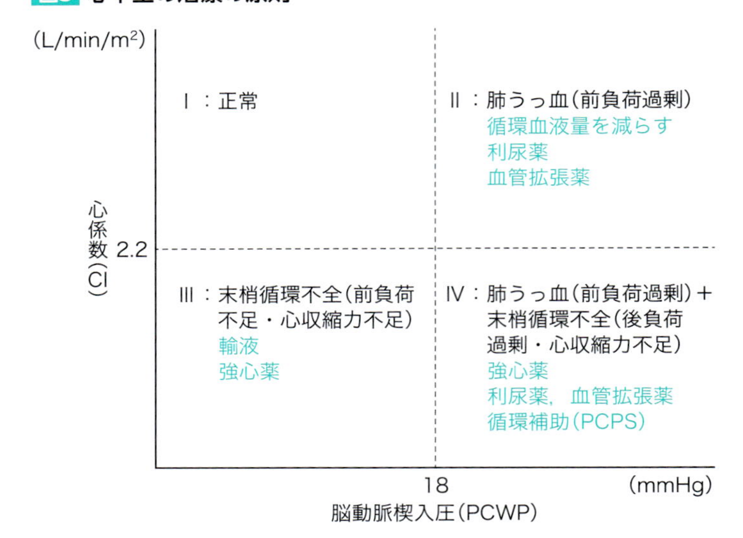

■後負荷

後負荷を規定する末梢血管抵抗は，おもに細動脈の収縮と拡張によって調節される。細動脈は各臓器に血液を供給するやや細い動脈で平滑筋層が発達しており，自律神経系の交感神経の支配を受けるとともに，血中の各種の液性因子や薬剤によっても影響を受ける。

■循環血液量の調節

循環血液量や心収縮力，および末梢血管抵抗はおもに自律神経系の交感神経と腎臓を中心としたレニン-アンギオテンシン-アルドステロン系(▶図4)によって調節される。なんらかの侵害刺激によって交感神経が興奮すると副腎からアドレナリンとノルアドレナリンが分泌され，心収縮力および心拍数が増加するとともに細動脈を収縮させ血圧を上昇させる。また，交感神経は腎臓を刺激してNa^+と水分の再吸収を促し循環血液量を増やす。

交感神経の支配以外に，腎動脈圧が低下すると腎臓は以下のいくつかの方法で血圧を上昇させるフィードバックを行う。これをレニン-アンジオテンシン-アルドステロン系という。

血圧が低下すると，腎臓の輸入細動脈の壁にある傍糸球体細胞からレニンが分泌される。レニンはアンギオテンシノゲンをアンジオテンシンⅠに変換し，アンジオテンシンⅠはアンジオテンシン変換酵素(ACE：angiotensin-converting enzyme)によってアンジオテンシンⅡに変換される。アンギオテンシンⅡは細動脈に直接作用し収縮させ血圧を上昇させるとともに，副腎皮質からアルドステロンを，脳下垂体後葉からバソプレシンを放出させる。アルドステロンは腎臓の遠位尿細管においてNa^+の再吸収を促進し循環血液量を増加させる。バソプレシンも腎臓の尿細管集合管において水分の再吸収を促進して循環血液量を増加させる。これらの結果として血圧が上昇する。

図4 レニン-アンギオテンシン-アルドステロン系

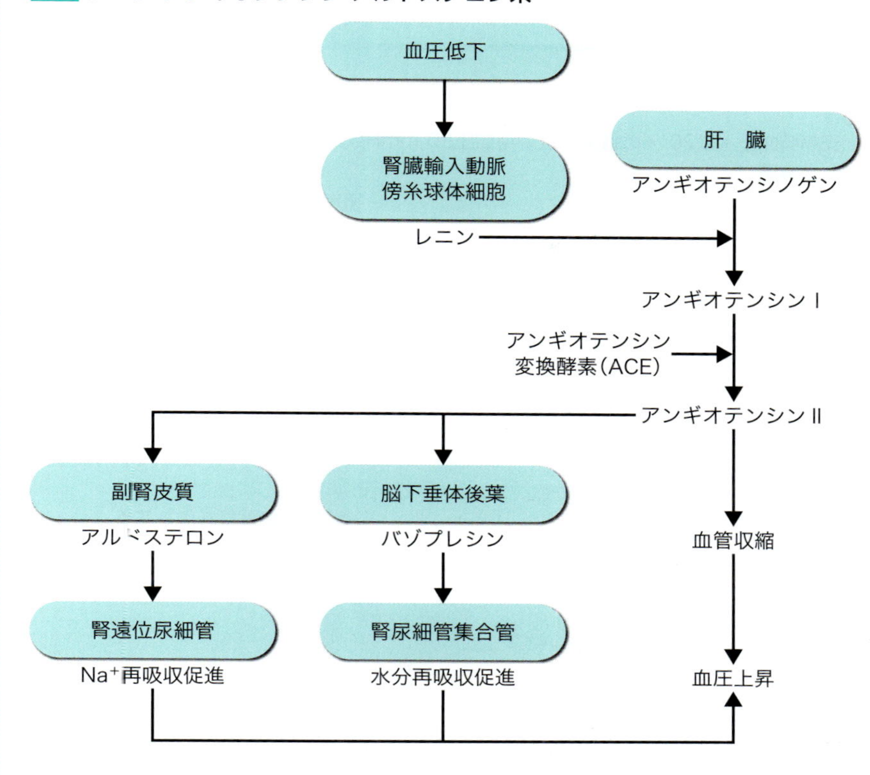

■術中の血圧管理

術中の血圧測定は上腕に装着したマンシェットを用いて自動血圧計で測定するか，橈骨動脈に挿入したカニューレの内圧をトランスデューサを用いて観血的に測定する。

全身麻酔の導入により末梢血管抵抗が低下するため一般的に血圧は低下する。高齢者ほどこの傾向は大きい。術中の出血による低血圧に対しては輸液や輸血で対応する。心機能が低下している患者の術中管理には，中心静脈圧のモニタリングや，場合によっては肺動脈カテーテル（スワンガンツカテーテル）を挿入しての心拍出量や肺動脈楔入圧のモニタリングが必要となる。前負荷の増加に対して心拍出量の増加が認められないときは，陽性変力作用を有する薬剤の投与を行う。後負荷が高くて心拍出量が得られないときは血管拡張薬の投与を行う。

補足

●術中低血圧

定義

安静時血圧より20 %の低下，収縮期血圧80 mmHg以下，平均血圧が50 mmHg以下など。

おもな原因

・深麻酔
・脊髄くも膜下麻酔/硬膜外麻酔
（交感神経遮断による末梢血管抵抗の低下）
・循環血液量減少（脱水・出血）
・心収縮力低下・不整脈
・手術手技による心臓や大血管の圧迫

対策

・急速輸液・輸血
・昇圧剤，カテコラミンの使用
・下肢挙上またはトレンデレンブルグ位
（Trendelenburg position）（head down）
・手術手技による圧迫の解除
・PCPSによる循環補助
・（術野での止血）

●術中高血圧

定義

安静時血圧より20 %の上昇。

おもな原因

・浅麻酔
・低酸素血症・高炭酸ガス血症
・未治療の高血圧患者

対策

・適切な麻酔深度を維持する
・適切な換気を行う
・降圧剤の投与

●文献
1）見目恭一 編：臨床工学技士　イエロー・ノート　臨床編，メジカルビュー社，2013.
2）見目恭一 編：臨床工学技士　先手必勝！ 弱点克服完全ガイド，メジカルビュー社，2015.
3）坂井建雄 編：カラーイラストで学ぶ　集中講座　解剖学，メジカルビュー社，2012.
4）坂井建雄 編：カラーイラストで学ぶ　集中講座　生理学　改訂2版，メジカルビュー社，2014.
5）アーサー・C. ガイトン 著，御手洗玄洋など 訳：ガイトン生理学　第11版，エルゼビア・ジャパン，2010.

まとめのチェック

□□	1	成人の正常血圧の範囲について述べよ。	▶▶ 1	収縮期血圧（最高血圧）が130未満，拡張期血圧（最低血圧）が85未満。
□□	2	血圧，心拍出量，末梢血管抵抗の関係について述べよ。	▶▶ 2	血圧 ＝ 心拍出量 × 末梢血管抵抗
□□	3	心臓の前負荷とはなにか，右心系と左心系それぞれについて述べよ。	▶▶ 3	右心系の前負荷は中心静脈圧（CVP），左心系の前負荷は肺静脈圧である。肺静脈圧は直接モニタリングできないので肺動脈楔入圧（PCWP）で代用される。
□□	4	スターリングの法則について述べよ。	▶▶ 4	正常な心筋の収縮力は前負荷により伸展することにより増強する。ただし，前負荷が過剰な場合や心不全状態では収縮力は増強しない。
□□	5	レニン-アンギオテンシン-アルドステロン系による血圧調整について述べよ。	▶▶ 5	血圧低下により腎臓の傍糸球体細胞からレニンが分泌される。レニンはアンギオテンシノゲンをアンギオテンシンIに変換，アンギオテンシンIはACEによりアンギオテンシンIIに変換され血管を収縮し血圧を上昇させる。アンギオテンシンIIは副腎皮質からアルドステロンを分泌させ，アルドステロンは遠位尿細管にてナトリウムの再吸収を促進し，循環血液量を増して血圧を上昇させる。
□□	6	術中低血圧の原因と対処方法について述べよ。	▶▶ 6	・深麻酔：適切な麻酔深度 ・脊髄くも膜下麻酔/硬膜外麻酔：輸液/昇圧剤/下肢挙上 ・脱水/出血：輸液/輸血/昇圧剤 ・心不全：カテコラミンの投与/PCPSなどの補助循環　など
□□	7	術中高血圧の原因と対処方法について述べよ。	▶▶ 7	・浅麻酔：適切な麻酔深度 ・低酸素血症/高炭酸ガス血症：適切な換気 ・術前未治療の高血圧：降圧剤の投与　など

06 心電図管理

高階雅紀

心電図(ECG：electrocardiogram)とは

心臓の拍動に伴う心筋の活動電位を心電計でとらえて記録したものである。狭心症，心筋梗塞，不整脈などの心臓疾患の場合，それぞれ特有な波形を描くため臨床的診断に大いに役立つ。

刺激伝導系

心臓には，**刺激伝導系**[*1]とよばれる右心房にある洞房結節で発生した心拍リズムを心臓全体へと伝えるシステムが存在する。これらを**特殊心筋細胞**とよぶ。それに対し一般の心筋細胞を**固有心筋細胞**とよぶ。

用語アラカルト

＊1　刺激伝導系
洞房結節で発生した興奮電位を，「心房 ⇒ 房室結節 ⇒ ヒス束 ⇒ 脚 ⇒ プルキンエ線維 ⇒ 心室」へと伝導する特殊心筋線維のこと。

図1 刺激伝導系

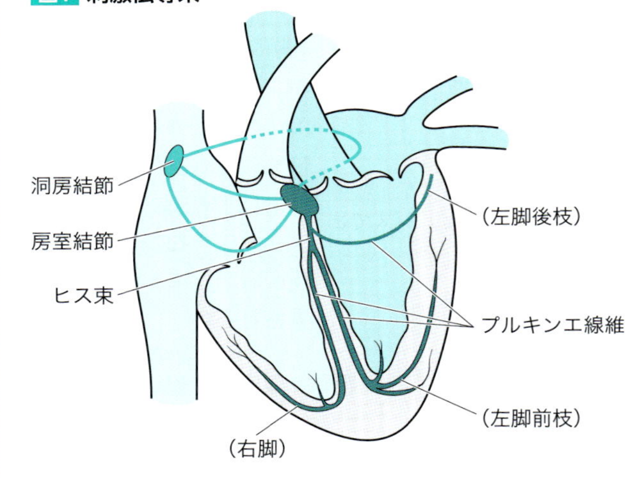

洞房結節(Sinoatrial node：SA node)
➡ **房室結節**(Atrioventricular node：AV node，田原結節)
➡ **His束**(Bundle of His) ➡ **脚**(右脚，左脚前枝，左脚後枝)
➡ **プルキンエ線維**(Purkinje's fibre)

洞房結節は上大静脈と右心房の境界付近に存在する。洞房結節で発生した活動電位は，右心房壁の固有心筋細胞に伝わり心房を収縮させながら右心房の下方で心室中隔近くに存在する**房室結節**に至る。その速度は0.5～1 m/秒である。房室結節では刺激の電導が0.05～0.1 m/秒と遅くなり，その結果，心室の収縮は心房の収縮よりも0.12～0.18秒遅れることとなる。これにより，心房の収縮と心室の収縮に時間差が発生し効率的な心拍出量が得られる。

房室結節を出た刺激伝導系は，**ヒス束**に移行して心室中隔に入る。ヒス束は心室中隔内で左脚と右脚に分岐し，左脚はさらに前枝と後枝に分岐し，心臓全体の心室内膜下に至り心室心筋に刺激を伝導する。これらの特殊心筋細胞をプルキンエ線維とよび，その伝導速度は2～4 m/秒と非常に速いため，心室全体がすばやく収縮することが可能となる。

心電図測定の方法

■12誘導心電図

四肢誘導6パターン（Ⅰ，Ⅱ，Ⅲ，aV_R，aV_L，aV_F）と胸部誘導6パターン（V_1からV_6）の計12パターンの心電図が一般的である。

図2 アイントーベンの三角形

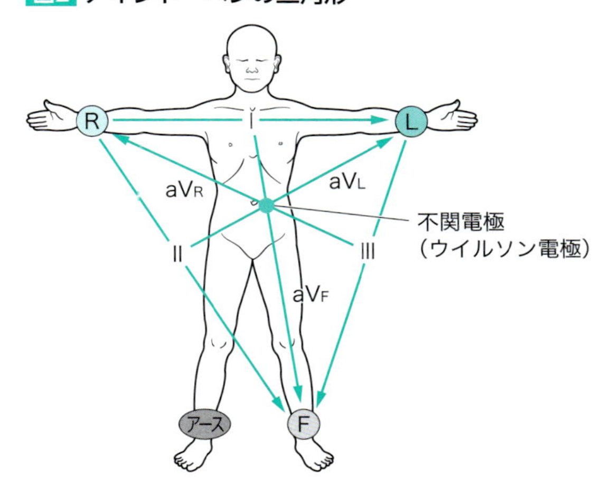

■四肢誘導心電図

両手両足（赤：右手，黄：左手，黒：右足，緑：左足）に電極を付けて測定する。右足はアースであり，右手，左手，左足の中心点は電位がゼロの不関電極（Wilson（ウイルソン）電極）とよばれる。

■胸部誘導心電図（▶図3）

心臓を囲む位置の電極と不関電極（ウイルソン電極）の間の電位を測定する。胸部誘導の位置により心筋の障害部位を推測できる。

V_1誘導　　：おもに右室側
V_2誘導　　：右室と左室前壁側
V_3・V_4誘導：心室中隔と左室前壁
V_5誘導　　：左室前壁と側壁
V_6誘導　　：左室側壁

図3 拘部誘導心電図の位置と心臓の関係

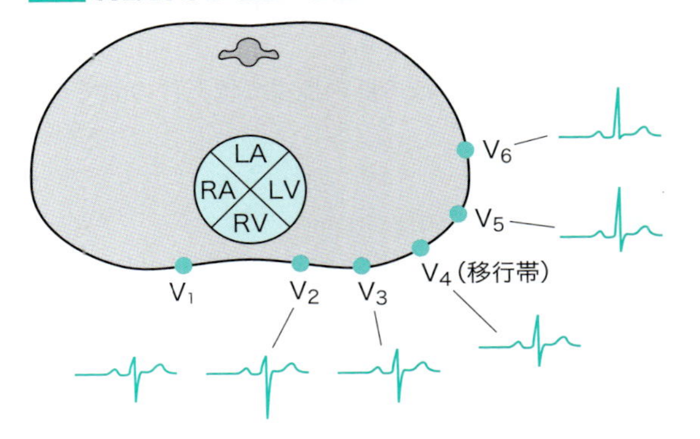

正常心電図（▶図4）

心電図の記録は，高さは1コマが0.1 mV，幅は1コマが0.04秒で記録される。

図4 正常心電図の波形

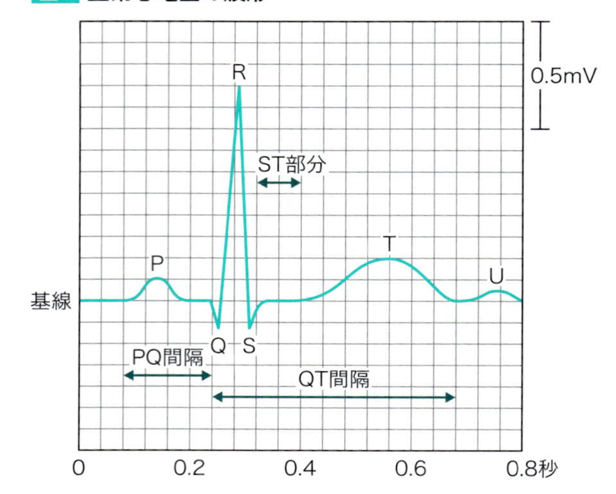

P波　：心房の収縮（脱分極）による活動電位。高さは0.25 mV以下，幅は0.1秒以下が正常。

PP間隔：心房収縮から次の心房収縮までの時間。洞房結節の脱分極の間隔（洞周期）。

PQ間隔：洞房結節から房室結節までの刺激伝導時間。0.2秒以下が正常。

QRS波：心室の収縮による活動電位の総和を意味する。ヒス束-脚-プルキンエ線維を通じて心室全体に興奮が伝搬していく時期である。0.10秒以下が正常。

Q波　：心室中隔左室側から右室方向への伝導をとらえ，通常，下向きの波形となる。

R波　：左右心室の収縮による上向きの波形。

S波　；左室壁上部の収縮による下向きの波形。

RR間隔：心室収縮から次の心室収縮までの時間。60秒をRR間隔で除したものが心拍数。1.2秒以上は除脈（心拍50回/分以下），0.6秒以下は頻脈（心拍100回/分以上）。

ST部分：心室全体が収縮している時期。通常は基線上にある。

T波　：心室の再分極。1.2 mV以下またはR波の1/2以下が正常。

QT間隔：心室の脱分極の開始から再分極の終了までの時間。RR間隔に依存して変動し，RR間隔が長いとQT間隔も延長するためQT間隔を心拍数で補正したQTcという指標（$QTc = QT／\sqrt{RR}$）を用いる。正常値は，0.35～0.44である。

U波　：T波とP波の間の極めて低電位の波で出現しないことが多い。

心電図異常

■P波の異常

通常成人で50回/分以下の場合洞性除脈（sinus bradycardia），100回/分以上の場合洞性頻脈（sinus tachycardia）という。また，PP間隔が均一でないものを洞性不整脈（sinus arrhythmia）という。

①心房細動(af：atrial fibrillation)：P波は消失し，不規則な低電位の f 波(350～600回/分)が出現する。

②心房粗動(atrial flutter)：P波の代わりにのこぎり状の規則的なF波(250～350回/分)が出現する。多くの場合，2：1や4：1の比率で心室収縮が起こる。

③発作性上室性頻拍(PSVT：paroxysmal supraventricular tachycardia)：心房内や房室接合部から一時的に150～250回/分の興奮が発生して頻脈になる。

■PQ時間の異常

房室ブロック(AV block)の場合PQ時間が延長する。房室結節およびその周辺での伝導障害によって，心房から心室への刺激伝導が遅延または脱落している状態である。

- 1度房室ブロック：P波とQRS波の間隔が延長するのみで症状を伴わない。
- 2度房室ブロック：Wenckebach型(Mobitz Ⅰ型)とMobitz Ⅱ型に分類され，Wenckebach型(Mobitz Ⅰ型)では，伝導時間が徐々に延長し最終的に心室興奮が脱落する。Mobitz Ⅱ型房室ブロックでは，伝導が突然脱落し心室収縮が起こらない。
- 3度房室ブロック：完全房室ブロックとよばれ，心房から心室への刺激伝導が完全に脱落している状態である。

■Q波の異常

陰性のQ波の出現は心筋梗塞を疑う。

■QRS波の異常

高血圧などによる心筋肥大ではR波の電位が上昇する。

- 心房性期外収縮(APC or PAC：premature atrial contraction)：洞結節以外の心房内や房室接合部から早期に刺激が発生し，異所性にQRS波が出現する。QRS波は正常波形と同じである。
- 心室性期外収縮(PVC or VPC：premature ventricular contraction)：本来の洞結節からの興奮より速く心室側で興奮が開始する。QRSは，幅広く脚ブロック型となる。発生頻度などにより重篤度の分類(Lownの分類)がある。
- 脚ブロック
  - 右脚ブロック：右脚の刺激伝導が障害され，His束からの刺激が右脚には伝導されない。そのため左室の興奮が先に起こり，その後に右室が興奮する。QRS波の幅が0.12秒以上のものを完全右脚ブロック，0.1秒以上0.12秒未満のものを不完全右脚ブロックとよぶ。
  - 左脚ブロック：同様にHis束から左室へ刺激が伝導されず，右室からの興奮が左室に伝わる。右側胸部誘導にて高電位の幅の広いS波，左側胸部誘導にて幅の広いR波が記録される。
  - 心室頻拍(VT：ventricular tachycardia)：心室の異所性興奮により120～250 回/minの脚ブロック型となる。頻拍の程度により血圧低下や心拍出量の減少が起こる。QT延長症候群に伴う心室頻拍では，トルサド・ド・ポアン(torsade de pointes)という特徴的な波形がみられる。
- 心室細動(VF：ventricular fibrillation)：心室な無秩序な興奮により幅広い不規則なQRS波形が認められる。心拍出は得られない致死的な不整脈である。

心室頻拍やLown grade 3以上の心室期外収縮などから心室細動に移行することがある。

■ST部分の異常

①ST上昇がみられる疾患

急性心筋梗塞，異型狭心症，タコツボ型心筋症，急性心膜炎，心室瘤，左室肥大，ブルガダ症候群（右脚ブロック，V_1〜V_3のJ波とST上昇が所見。心室細動の危険）などで出現する。

②ST低下のみられる疾患

心筋虚血（狭心症），心筋症，心筋炎，心サルコイドーシス，心アミロイドーシス，心室肥大，ジギタリス（盆状低下）。

■QT時間の延長

QT時間が0.46秒以上，またはRR間隔で補正したQTcでは0.45以上の場合QT時間延長という。心臓の再分極の遅延により心室頻拍や心室細動の誘因になる。

①**先天性QT延長症候群**：Romano-Ward症候群，Jervell and Lange-Nielsen症候群で出現する。

②**後天性QT延長症候群**：電解質異常（低カリウム血症，低カルシウム血症，低マグネシウム血症），薬剤性（ジソピラミドやアミオダロンなどの抗不整脈薬，アミトリプチンなどの向精神病薬，抗ヒスタミン薬とマクロライド系抗生剤の併用）など。

■T波の異常

急性心筋梗塞の超急性期，高カリウム血症（テント状T波）で増高する。低カリウム血症では平坦化する。脳血管障害では巨大陰性T波が出現することがある。

■早期興奮症候群（preexcitation syndrome）

心房と心室の間に本来の房室結節より速い伝導速度を有する副伝導路が存在し，心房からの興奮が心室に速く伝わることになる。これらを**早期興奮症候群**とよび，Kent（ケントそく）束，James（ジェームズ）束，Mahaim（マハイム）束などが存在する。症例が多いのはKent束で，これを有する疾患をWPW症候群（Wolf-Parkinson-White syndrome）という。

①WPW症候群

- WPW A type：Kent束が左心側に存在する。
- WPW B type：Kent束が右心側に存在する。

②洞不全症候群（sick sinus syndrome：SSS）

洞機能が低下することにより，洞性徐脈，洞停止，洞房ブロックなどが複合して発生する。3つのタイプに分類されている（Rubenstein（ルーベンシュタイン）らによる洞不全分類）。

- I型　：持続性の洞性徐脈
- II型　：洞停止または洞房ブロック
- III型：徐脈頻脈症候群（bradycardia-tachycardia syndrome）

補足

●心拍リズムの仕組み

洞房結節の心筋細胞にはCa^{2+}チャンネルとK^{+}チャンネルが存在し，そのうちCa^{2+}チャンネルでは一定の速度でCa^{2+}が流入するために一定のリズムで脱分極が起こり活動電位が発生する。洞房結節のイオン流入は他の心筋細胞よりも速いため，洞房結節のリズムが心拍をコントロールする（毎分60〜70回のペースメーカ）。洞房結節の脱分極による刺激により，心房の心筋細胞のNa^{+}チャンネルが開き脱分極し，Ca^{2+}の流入により心筋収縮が起こる。心房心筋の活動電位は房室結節に収束し，ヒス束，プルキンエ線維へ伝達される。

●Lownの分類

grade 0　：心室期外収縮なし
grade 1　：散発性（1個/分または30個/時間以内）
grade 2　：散発性（1個/分または30個/時間以上）
grade 3　：多形性（期外収縮波形の種類が複数あるもの）
grade 4a：2連発
grade 4b：3連発
grade 5　：短い連結期（R on T現象）

●3点誘導と5点誘導

術中の心電図モニタリングには3点誘導または5点誘導が用いられる。

- **3点誘導：**通常，左足電極がプラス側となり，右手電極がマイナス側となっているため，四肢誘導の第II誘導相当の波形が得られる。
- **5点誘導：**両手両足の4電極により四肢誘導と同じ波形が得られる。さらに，白の電極を任意の胸部誘導部位に貼付することで，胸部誘導波形を1波形モニタリングできる。心筋虚血の診断にはV_5ないしV_6が役に立つ。

●文献

1) 見目恭一 編：臨床工学技士　イエロー・ノート　臨床編，メジカルビュー社，2013.
2) 見目恭一 編：臨床工学技士　先手必勝！ 弱点克服完全ガイド，メジカルビュー社，2015.
3) 坂井建雄 編：カラーイラストで学ぶ　集中講座　解剖学，メジカルビュー社，2012.
4) 坂井建雄 編：カラーイラストで学ぶ　集中講座　生理学　改訂2版，メジカルビュー社，2014.
5) アーサー・C. ガイトン 著，御手洗玄洋など 訳：ガイトン生理学　第11版，エルゼビア・ジャパン，2010.

まとめのチェック

□□	1	刺激伝導系にて刺激が伝達される経路について述べよ。	▸▸ 1	洞房結節 ⇒ 心房 ⇒ 房室結節 ⇒ ヒス束 ⇒ 脚（右脚，左脚前枝，左脚後枝）⇒ プルキンエ線維 ⇒ 心室
□□	2	心電図測定の誘導の種類について述べよ。	▸▸ 2	四肢誘導6パターン（I，II，III，aV_R，aV_L，aV_F），胸部誘導6パターン（V_1からV_6）。
□□	3	正常心電図でみられる5つの波の名称とその意味について述べよ。	▸▸ 3	・P波（心房の収縮） ・Q波（心室中隔左室から右室への伝導） ・R波（左右心室の収縮） ・S波（左室壁上部の収縮） ・T波（心室の再分極）
□□	4	P波の異常を示す疾患を3つ述べよ。	▸▸ 4	心房細動，心房粗動，発作性上室性頻拍，など
□□	5	PQ時間の異常による疾患を3つ述べよ。	▸▸ 5	・I度房室ブロック ・II度房室ブロック（Wenckebach型，Mobitz II型） ・Ⅲ度房室ブロック（完全房室ブロック）
□□	6	QRS波の異常を示す疾患を5つ述べよ。	▸▸ 6	心房性期外収縮，心室性期外収縮，脚ブロック，心室頻拍，心室細動，など
□□	7	ST部分の異常を示す疾患について	▸▸ 7	・STの上昇（急性心筋梗塞，異型狭心症，急性心膜炎，左室肥大など） ・STの低下（心筋虚血，心筋症，心筋炎，心サルコイドーシス，心アミロイドーシスなど） ・STの盆状低下（ジギタリス効果）

chapter 2

外科手術領域の基礎知識と基本業務指針

01 標準予防策

久田友治

はじめに

医療関連感染とは？

医療機関（在宅医療も含む）において患者が原疾患とは別に罹った感染症のこと。

- 患者自身のもつ菌による内因性感染や菌交代症などによるものも含む。
- 医療従事者が施設内で感染した場合も該当する。
- 入院患者が入院中に感染し，退院後に発症した場合も含む。

医療関連感染，例えば？

①狭心症のために手術した患者が創の感染を起こした → 手術部位感染
②術後の呼吸管理でICUへ入った患者が肺炎になった → 人工呼吸器関連肺炎
③脳出血で尿道留置カテーテルを入れて感染 → 尿道留置カテーテル関連尿路感染
④熱傷で血管内留置カテーテルを入れて感染 → 血管内留置カテーテル関連血流感染

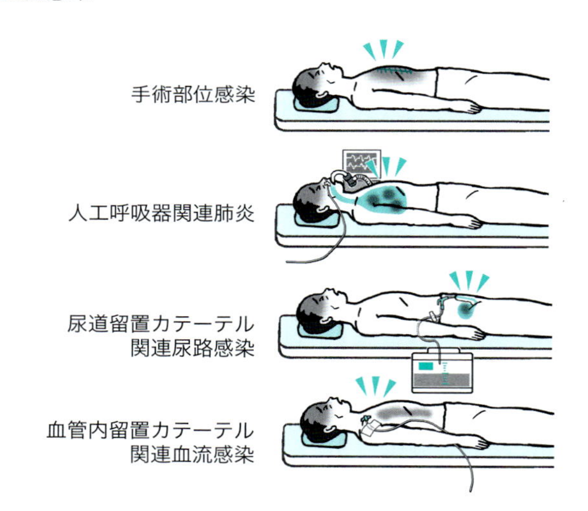

臨床工学技士に求められていることは？

感染対策はすべての職員に関わる課題であり（改正医療法：▶表1），臨床工学技士（CE）も参加することが求められる。

表1 改正医療法（2006年）

①感染対策指針の策定
②院内感染対策委員会の開催
③職員全員を対象にした研修会の実施
④感染症発生状況の報告と感染対策の推進

＼POINT!!／

手術部位感染

- 肥満，糖尿病，長時間手術，術中低体温，術後高血糖は手術部位感染のリスク因子である。
- 小児，高血圧，閉鎖式ドレーン留置は手術部位感染のリスクではない。
- 除毛をする場合，直前に行うことは手術部位感染症の予防策となる。
- 手術前日に入浴することは手術部位感染症の予防策となる。
- 外来の時点で禁煙を勧めることは手術部位感染症の予防策となる。
- 術前入院期間を短縮することは手術部位感染症の予防策となる。

\ POINT!! /

・スタンダードプレコーション（標準予防策）では，感染のある患者のみが対象ではない。
・スタンダードプレコーションでは，医療従事者は粘膜などに触れるときには手袋をする。

①感染対策指針に目をとおす必要がある。
②院内感染対策委員会の委員の1人として役割を果たすかもしれない。
③1年に2回の研修を受ける。
④感染症発生状況の報告と感染対策の推進。

外科手術を安全に行うためには感染予防の知識が基礎の1つとなる。感染予防には科学的な根拠のある対策が必要であるが，いまだ慣習的に行われていることがあり，根拠に基づいているかの確認が重要である。手術に携わる臨床工学技士が感染予防の際に先ず身につける必要があるのはなんであろうか。それは**標準予防策**である。

病院実習が始まる直前の医学生に「標準予防策はどのような患者に適用するの」と訊くと，多くの学生が「感染症の患者・・」と誤って答える。さて正しい答えはなんだろう。

標準予防策とは，すべての患者の血液，汗以外の体液，分泌物，排泄物，健常でない皮膚，粘膜は，感染性があるものとして対応することである。標準予防策はstandard precautions（スタンダード プリコーション）ともよばれる。標準予防策の目的は，「病原体の感染・伝播リスクを減少させる」ことである。

標準予防策の内容は多く，概要をあげるだけでも多くの項目がある（▶表2）。ここでは，①から③について述べる。④，⑤，⑥はそれぞれ「洗浄・消毒・滅菌」，「清潔と不滅」，「職業感染対策」の項で述べる。

表2 標準予防策の概要

①手指衛生
②個人防護具の使用
③呼吸器衛生・咳エチケット
④患者ケアに使用した器材・器具・機器の取り扱い
⑤周辺環境整備およびリネンの取り扱い
⑥血液媒介病原体曝露防止

（日本環境感染学会教育ツールver3.2より引用）

手指衛生

手指衛生はどのようなときに必要か？

①患者に接触する前と後
②清潔・無菌操作の前
③次のものを取り扱った後
　・血液，すべての体液（汗以外）・分泌物・排泄物
　・健常でない皮膚，粘膜
④患者の周辺環境に触れた後

手指衛生の方法は？

・手指が目に見えて汚れていない場合は速乾性手指消毒薬（▶図1）の擦り込み。
・手指が目に見えて汚れている場合は流水と石けんによる手洗い（▶図2）。

図1 速乾性手指消毒薬

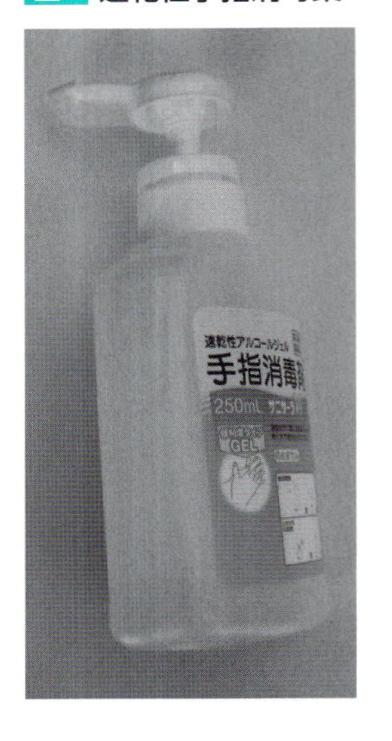

図2 手洗い

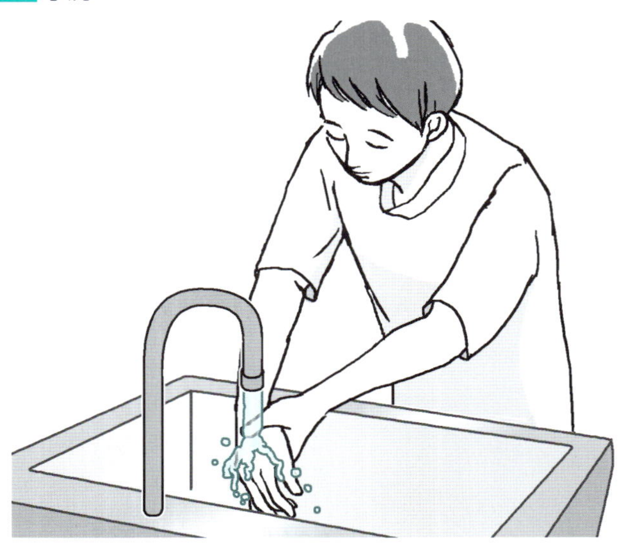

One Point Advice

中年の女性患者が外傷で救急室を受診し，緊急手術を受けた。術後，患者のHIV（Human Immunodeficiency Virus：ヒト免疫不全ウイルス）が陽性と判明した。手術に携わっていた職員が医師に「私，患者の血液を触ってしまった」と心配そうな顔をして相談に来た。職員は手袋をせずに仕事をしていた訳だが，血液を触ってしまった後になにをすれば不安が少なくなったであろうか？　答えは手指衛生である。

手がきれいになったかを判定する方法は？

①手に塗った蛍光色素が手洗い後に落ちたかをブラックライト下で見る（▶図3）。
②寒天培地で細菌培養を行う（▶図4）。

図3 蛍光色素が手洗い後に落ちたかどうかを見る

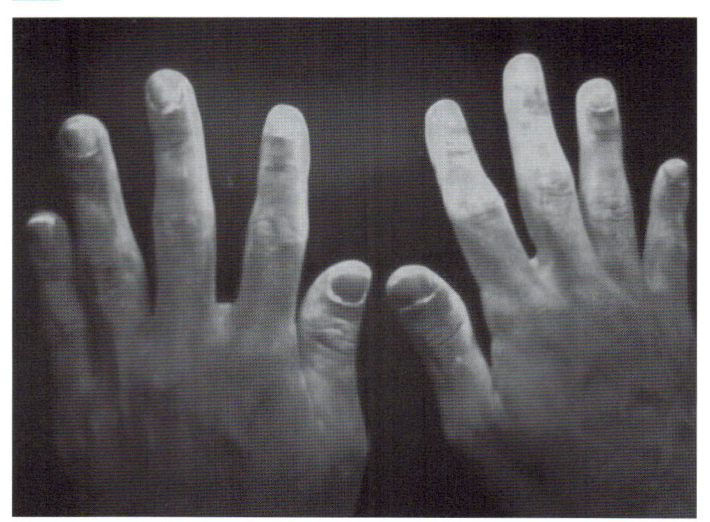

図4 細菌培養

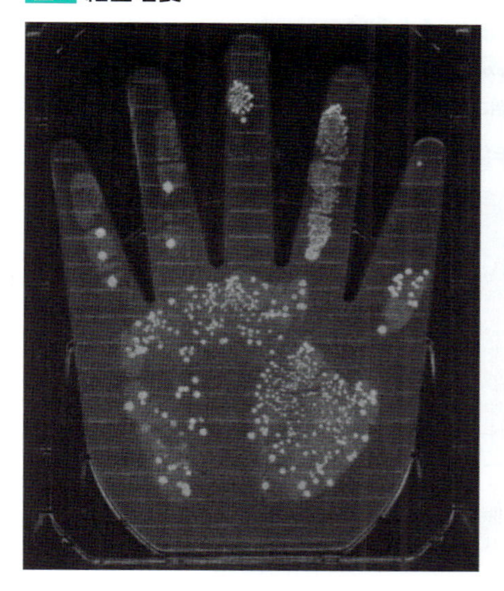

個人用防護具の使用

個人用防護具にはなにがあるか？

手袋，マスク，ガウン，エプロン，ゴーグル，フェイスシールド

個人用防護具はどのような場合に着けるのか？

血液や体液，分泌物，排泄物，粘膜，健常ではない皮膚に接触する際に，状況に応じて個人防護用具を選び着用する。

手袋を交換するタイミングは？

・ある患者の処置から別の患者の処置に移る前に交換する。
・同じ患者でも処置ごとに交換する。

手袋を外すタイミングは？

・使用直後に外す。
・汚染されていない物や環境に触れる前に外す。

手袋を外したら必ず手指衛生を行う

・手袋を外すときに手を汚染することがある。
・手袋には微小な穴があいていることがある。
・使用中に手袋が破れることがある。

＼POINT!!／

スタンダードプレコーションでは，手袋を使用後も手洗いが必要である。

One Point Advice

手袋を外した後の手指衛生は忘れられがちである。▶図5で示すように，手術時間が長くなれば手袋に小さな穴があく。患者および職員にとって有害な可能性がある。

図5 手袋を外した後の手指衛生は忘れないように

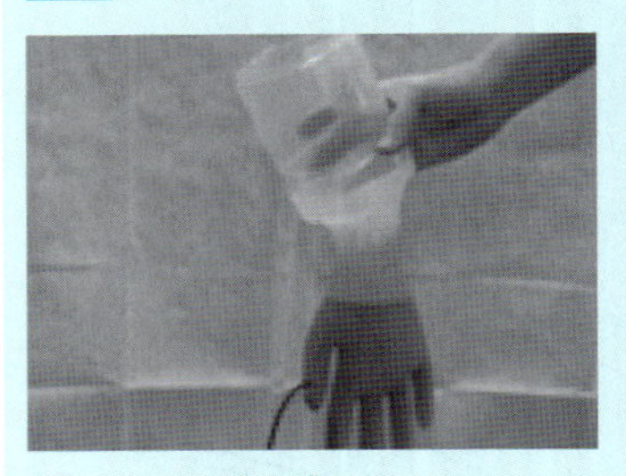

ピンホール検出率
・術者：25%
・その他：7.6%
p=0.03

手袋には小さい穴(ピンホール)が開く

手術時間によるピンホール検出率

25
20
15
10
5
0
2時間未満　2〜4時間　4時間以上

マスク，ゴーグル，フェイスシールド(▶図6)

- **着用の目的**：眼や鼻，口の粘膜を防護するために使用する。
- **注意点**：外すときに，汚染している表面に触れない。

図6 フェイスシールドマスク

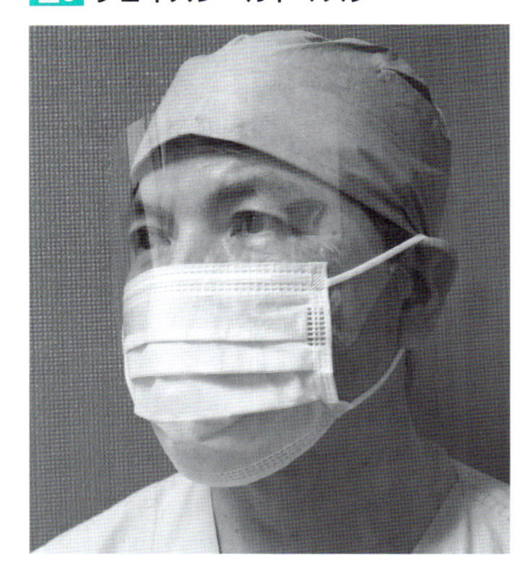

エプロン(▶図7)とガウン

■目的

・衣服の汚染を防ぐ。
・血液や体液の曝露から医療従事者の皮膚・着衣を守る。

■注意点

・防水性でなければならない。
・使用後，患者の部屋を離れる前に脱ぐ。

＼POINT!!／

スタンダードプレコーションでは，ガウンは滅菌ずみである必要はない。

図7 エプロン

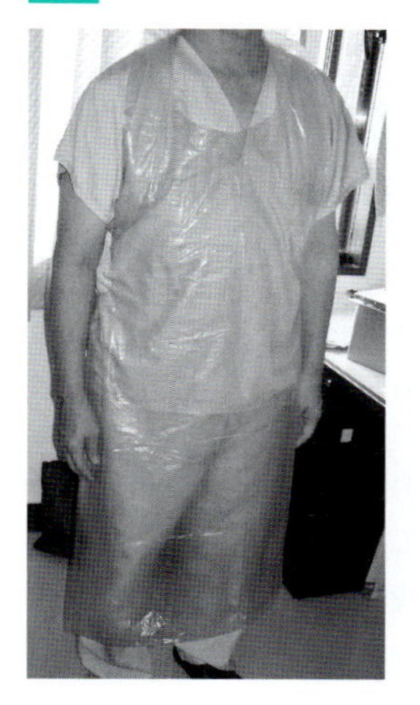

呼吸器衛生・咳エチケット（▶図8）

呼吸器感染の徴候がある患者に以下のことを実施してもらう。

・咳やくしゃみのときは，ティッシュペーパーで口と鼻を覆う。
・使用したティッシュペーパーはすぐに捨てる。
・呼吸器分泌物に触れた後には手指衛生を行う。
・可能な限りサージカルマスクを着用する。

図8 咳エチケット

ティッシュペーパーを使う

すぐ捨てる

サージカルマスク

手指衛生

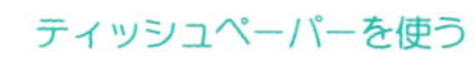

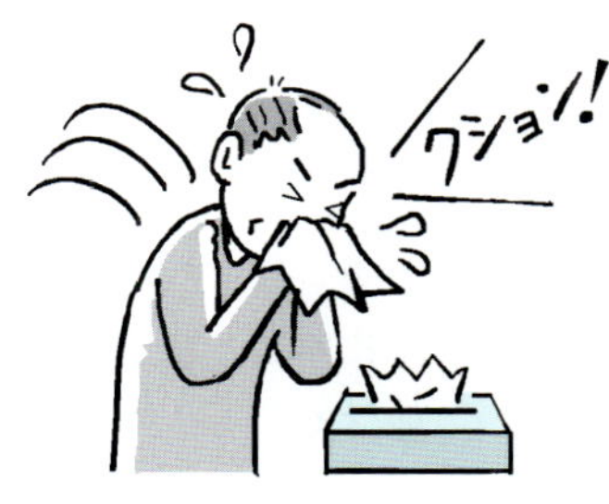

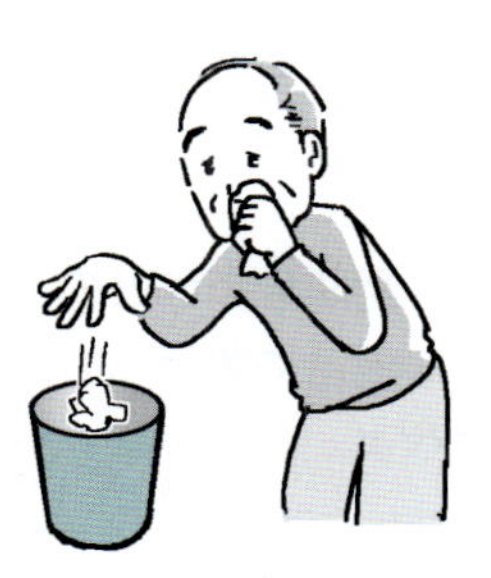

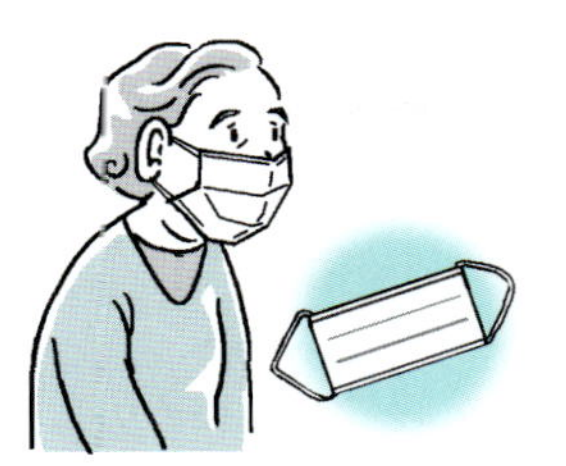

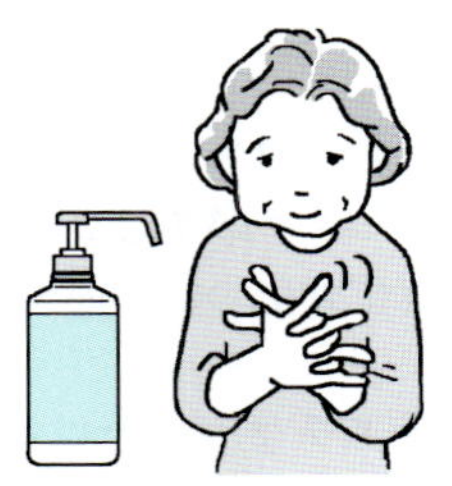

文献

1) 日本環境感染学会教育ツールVer3
http://www.kankyokansen.org/modules/publication/index.php?contentd=13
（日本環境感染学会がウエブ上で公開している教育ツール。誰でもPDFでダウンロードできる）
2) 手術医学・手術医療の実践ガイドライン（改訂版）. 日本手術医学会誌 Vol.34 Supplement, 2013.
3) 国公立大学附属病院感染対策協議会 編: 病院感染対策ガイドライン（第2報）, じほう, 2015.
4) 藤田次郎 監, 仲松美幸ほか 編著: 院内感染対策パーフェクトマニュアル, 学習研究社, 2008.

まとめのチェック

□□	1	医療関連感染とはなにか述べよ。	▸▸ 1	医療機関(在宅医療も含む)において患者が原疾患とは別に罹った感染症のこと。
□□	2	標準予防策について述べよ。	▸▸ 2	すべての患者の血液，汗以外の体液，分泌物，排泄物，健常でない皮膚，粘膜は，感染性があるものとして対応する。
□□	3	標準予防策の概要について述べよ。	▸▸ 3	手指衛生，個人防護具の使用，呼吸器衛生・咳エチケット，患者ケアに使用した器材・器具・機器の取り扱い，周辺環境整備およびリネンの取り扱い，血液媒介病原体曝露防止。
□□	4	手指衛生はどのようなときに必要か述べよ。	▸▸ 4	1. 患者に接触する前と後 2. 清潔・無菌操作の前 以下を取り扱った後 3. 血液，体液など 4. 健常でない皮膚，粘膜 5. 患者周辺環境
□□	5	手指が目に見えて汚れていない場合の手指衛生について述べよ。	▸▸ 5	速乾性手指消毒薬の擦り込みを行う。
□□	6	目に見えて汚れている場合の手指衛生について述べよ。	▸▸ 6	流水と石けんによる手洗いを行う。
□□	7	個人用防護具はどのような場合に着けるのか述べよ。	▸▸ 7	血液や体液など，粘膜，健常でない皮膚に接触する際に，状況に応じて個人防護用具を選んで着ける。
□□	8	手袋を交換するタイミングについて述べよ。	▸▸ 8	・ある患者の処置から別患者の処置に移る前。 ・同じ患者でも処置ごとに交換する。
□□	9	手袋を外すタイミングと外したら必ず行うことはなにかについて述べよ。	▸▸ 9	・使用直後 ・汚染されていない物や環境表面に触れる前。 ・手指衛生
□□	10	咳エチケットとはなにか述べよ。	▸▸ 10	・咳やくしゃみのときは，ティッシュペーパーで口と鼻を覆う。 ・使用したティッシュペーパーはすぐに捨てる。 ・呼吸器分泌物に触れた後には手指衛生を行う。 ・可能な限りサージカルマスクを着用する。

02 感染予防策

久田友治

感染経路別の予防策

感染経路別の予防策にはなにがあるか？

医療関連感染が起これば，患者・家族の負担が増し，職員の仕事が増え，病院経営に悪影響がでる。感染対策の土台は**標準予防策**であり，感染経路別の**接触予防策**，**飛沫（ひまつ）予防策**，**空気予防策**の3つが加わって基本となる（▶図1）。

図1 医療関連感染対策

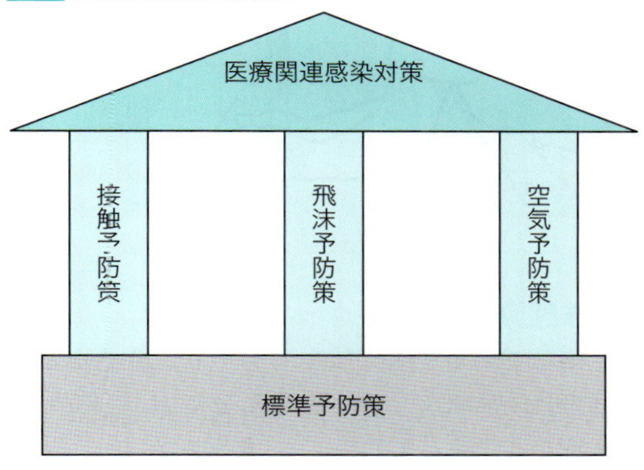

接触感染とは？

・医療関連感染で最も**重要**な感染経路であり，最も**頻度が高い**。

接触感染の種類は？

■直接接触感染

感染者から微生物が直接伝わる。

■間接接触感染

微生物に汚染した物や人を介して伝わる。

・適切に手指衛生を行わなかった手から伝わる。
・患者ごとに交換されなかった手袋から伝わる。
・血液や体液に汚染した医療器具や器材などから伝わる。

接触感染する病原体・感染症は？

①MRSA，多剤耐性緑膿菌（MDRP），バンコマイシン耐性腸球菌（VRE），基質特異性拡張型βラクタマーゼ（ESBI）産生菌など。
②クロストリジウム・ディフィシル（CD）
③ロタウイルスやノロウイルスなどによる感染性胃腸炎。
④疥癬（かいせん）
⑤流行性角結膜炎

＼POINT!!／

・ブドウ球菌は，肺炎のほか食中毒の原因ともなる。
・黄色ブドウ球菌は，常在菌であり健常者で検出される。
・黄色ブドウ球菌は，皮膚・鼻腔が感染源となる。
・黄色ブドウ球菌は，院内感染の原因となる。
・MRSAはメシチリン耐性ブドウ球菌である。
・MRSAとして院内感染で問題となり，バンコマイシンに耐性を示す場合もある。
・MRSA感染症は接触感染する。
・MRSAは医療従事者が感染源となる。

接触予防策の実際は？

- 患者や患者周辺環境に触れるときには手袋を着用する。
- 患者や患者周辺環境に直接触れる可能性がある場合はガウンを着用する。
- 個人防護用具は病室退室前に外し，**手指衛生（手洗い）**を行う（▶図2，3）。
- 患者の移動や移送が必要な場合は，感染部位や保菌部位を覆う。
- 医療器材（血圧計，聴診器，体温計など）は患者専用にするのが望ましい。
- 複数の患者に使用する器具は，患者ごとに必ず洗浄または消毒する。

POINT!!

- 手洗いの励行は MRSA の感染予防になる。
- 薬剤耐性菌の院内感染予防には接触予防策がとられる。

図2 流水による手洗い

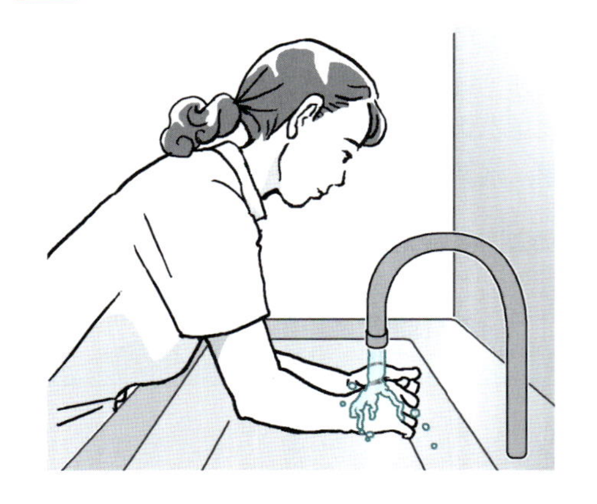

図3 アルコールによる手指衛生

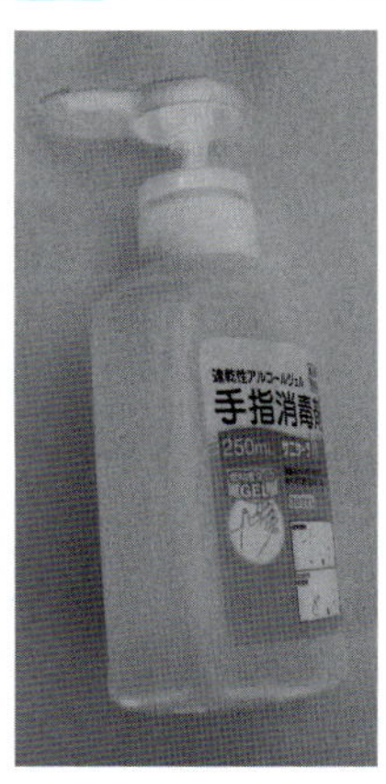

飛沫感染とは？

感染している患者が咳やくしゃみ，会話などで放出した微生物を含む5μmより大きい飛沫が，感受性のある人の口腔粘膜，鼻粘膜，結膜などの粘膜に付着することによって感染する（▶図4）。

図4 飛沫感染の感染方法と感染症

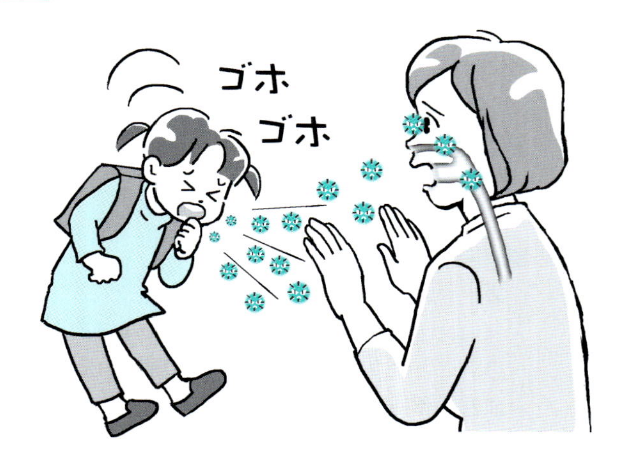

\POINT!!/

マイコプラズマ肺炎は，飛沫感染による肺炎である。

補足

●飛沫予防策

毎年のように多くの医療施設内で，職員や患者がインフルエンザに罹る。ワクチン接種，飛沫予防策を駆使して感染を防ごう。

｜飛沫感染する感染症は？｜

インフルエンザ，百日咳，マイコプラズマ肺炎，風疹，流行性耳下腺炎など(▶図4)。

｜飛沫予防策の実際は？｜

医療従事者は飛沫予防策の必要な患者さんの部屋に入室する場合は，**サージカルマスク**を着ける(▶図5)。

図5 サージカルマスク

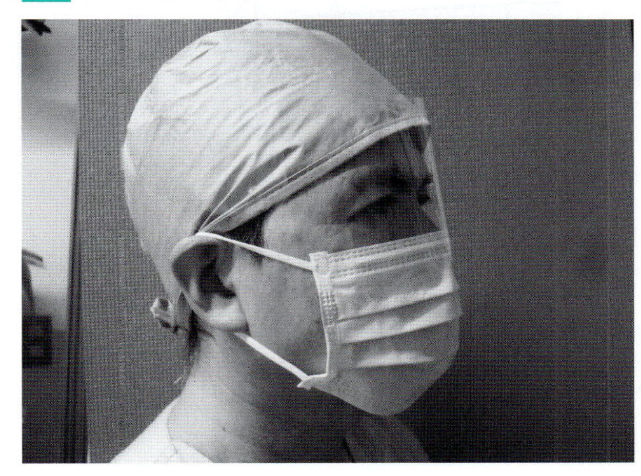

｜空気感染とは？｜

微生物を含む5μm以下の飛沫核が，長時間空中を浮遊し空気の流れによって広がり，その飛沫核を感受性のある人が吸入することによって感染する。

感染している患者が咳やくしゃみ，会話などで放出した飛沫から水分が蒸発し，飛沫核となる。

\POINT!!/

・結核は空気感染する。
・肺結核症は空気感染し，喀痰での塗抹・培養検査が重要である。

補足

●空気予防策

毎年のように「医療施設の職員が結核に感染」との報道がある。結核は空気感染するが，その予防はどうしたらよいのだろうか。

｜空気感染する感染症は？｜

・肺結核：排菌が確認されているか疑いがある場合。
・麻疹(はしか)
・水痘(水ぼうそう)，帯状疱疹(たいじょうほうしん)(免疫不全や播種(はしゅ)性の場合)など。

｜空気予防策はどうするの？｜

①結核と診断されているか，疑いのある患者の病室に入るときは，**N95マスク**(▶図6)またはそれ以上の高レベル呼吸器防護用具を着用する。

補足

フィットテスト
米国のCDCガイドラインでは導入時，およびその後，年1回行うことになっている。

ユーザーシールチェック
鼻や顎（あご）などの周辺のもれに注意してチェックする。

＼POINT!!／

・ツベルクリン反応が陰性でも結核は否定できない。
・AIDS患者では肺結核症を発症しやすい。
・血管内カテーテル関連血流感染は中心静脈栄養の合併症である。
・人工呼吸器関連肺炎(VAP)発症のリスク因子には，経鼻胃管がある。
・人工呼吸器関連肺炎(VAP)発症のリスク因子には，再挿管がある。
・人工呼吸器関連肺炎(VAP)発症のリスク因子には，誤嚥がある。
・クロストリジウム・ディフィシルは偽膜性腸炎を起こす。

図6 N95マスク

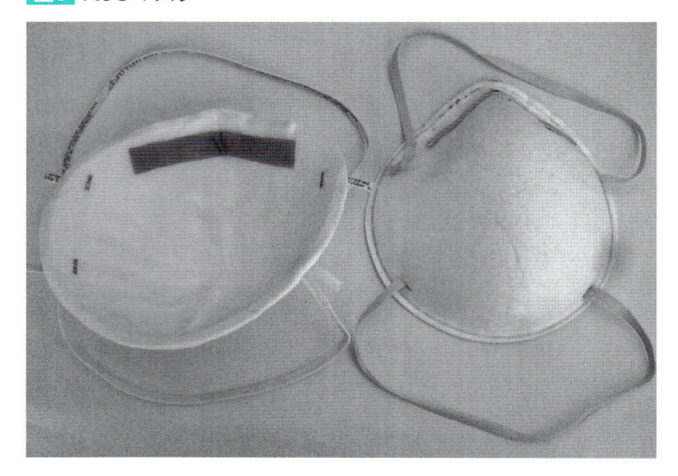

・事前のフィットテストおよび使用直前ごとのユーザーシールチェックが必要。
・呼吸器防護具は，汚れ，破損があったら取り替える。
・麻疹・水痘に免疫のある職員は，麻疹・水痘患者の病室入室時にN95微粒子用マスクをつける必要はない。

②病室は独立空調で陰圧管理の個室が原則。
・空気を外部へ排出する前や再循環前にHEPAフィルタをとおす。
・入退室時以外で扉は閉めておく。
・患者には病室外に出ないように指導する。やむなく移動する際にはサージカルマスクを着用させる。

③やむなく集団隔離(コホーティング)する場合。
・同じ病原体に感染していること。
・他の感染が認められないこと。
・薬剤耐性(感性)の水準が同じ病原体であること。

④麻疹や水痘は免疫をもっている職員が優先的に対応する。

文献

1) 日本環境感染学会教育ツールVer3
http://www.kankyokansen.org/modules/publication/index.php?contentd=13
(日本環境感染学会がウエブ上で公開している教育ツール。誰でもPDFでダウンロードできる)
2) 手術医学・手術医療の実践ガイドライン(改訂版). 日本手術医学会誌 Vol.34 Supplement, 2013.
3) 国公立大学附属病院感染対策協議会 編: 病院感染対策ガイドライン(第2報), じほう, 2015.
4) 藤田次郎 監, 仲松美幸ほか 編著: 院内感染対策パーフェクトマニュアル, 学習研究社, 2008.

まとめのチェック

□□	1	医療関連感染対策の土台はなにか述べよ。	▸▸ 1	標準予防策
□□	2	3つの感染経路別予防策とはなにか述べよ。	▸▸ 2	接触予防策，飛沫予防策，空気予防策
□□	3	医療関連感染で最も重要で頻度の高い感染経路はなにか述べよ。	▸▸ 3	接触感染
□□	4	直接接触感染とはなにか述べよ。	▸▸ 4	感染者から微生物が直接伝播した感染のこと。
□□	5	間接接触感染とはなにか述べよ。	▸▸ 5	微生物に汚染した物や人を介して伝播した感染のこと。
□□	6	間接接触感染はどのような場合に起きるのか述べよ。	▸▸ 6	適切に手指衛生を行わなかった手，患者ごとに交換されなかった手袋，血液や体液に汚染した医療器具や器材によって起きる。
□□	7	接触感染する病原体・感染症はなにか述べよ。	▸▸ 7	・MRSA，多剤耐性緑膿菌(MDRP)，バンコマイシン耐性腸球菌(VRE)，ESBL産生菌など。 ・クロストリジウム・ディフィシル，感染性胃腸炎(ノロウイルスなど)。 ・疥癬，流行性角結膜炎
□□	8	接触予防策は実際どうするのか述べよ。	▸▸ 8	・患者や周辺環境に触れるときには手袋着用。 ・患者や環境に触れる可能性があるときはガウン着用。 ・個人防護用具は病室退室前に外し手指衛生を行う。 ・患者の移動が必要なときは感染部位を覆う。 ・医療器材は患者専用にするのが望ましい。 ・複数患者の使用器具は患者ごとに洗浄・消毒を行う。
□□	9	飛沫感染とはなにか述べよ。	▸▸ 9	患者が咳やくしゃみなどで放出した微生物を含む5μmより大きい飛沫が，感受性のある人の粘膜に付着することによって感染する。

まとめのチェック

□□ ⑩	飛沫感染する感染症はなにか述べよ。	▸▸ ⑩ インフルエンザ，百日咳，マイコプラズマ肺炎，風疹，流行性耳下腺炎など。
□□ ⑪	飛沫予防策の実際について述べよ。	▸▸ ⑪ 飛沫予防策の必要な患者の部屋に入室の場合はサージカルマスクを着用する。
□□ ⑫	空気感染とはなにか述べよ。	▸▸ ⑫ 微生物を含む5μm以下の飛沫核が空中を浮遊し空気の流れで広く拡散し，飛沫核を感受性のある人が吸入することによって感染する。
□□ ⑬	空気感染する感染症はなにか述べよ。	▸▸ ⑬ 肺結核（排菌が確認されているか疑いがある場合），麻疹，水痘，帯状疱疹など。
□□ ⑭	空気予防策はどうするのか述べよ。	▸▸ ⑭ ・結核や疑いの患者病室に入るときN95マスクを着用する。 ・事前のフィットネステストおよび使用直前ごとのユーザーシールチェックが必要である。

03 清潔と不潔

久田友治

清潔・不潔という言葉は日常生活でも使われるが，医療における意味はいくつかあり，単純ではない。ここでは，次の5つを学ぼう。

①手術における清潔・不潔
②手洗いについて
③汚染度による手術の分類
④環境の清潔
⑤安全活動

手術における清潔・不潔

手術における清潔・不潔とは？

医師や看護師は通常，清潔に手術をする〔※清潔でない（不潔な）手術も存在する〕。

看護師の仕事は，直接介助と間接介助があり，直接介助は手術を行う医師の側で器械出しをする清潔な仕事である。間接介助は外回りとも呼ばれ，手術が安全で円滑に進む環境をつくる。間接介助は滅菌手袋を使用しないことが多いが，清潔区域（▶図1）と物のやりとりをする場合は清潔に行う。

補足

患者の手術部位（開腹術なら腹部）および手術台そして滅菌された器具が置いてある台は（狭い意味で）通常，清潔区域とよばれる。

図1 清潔区域

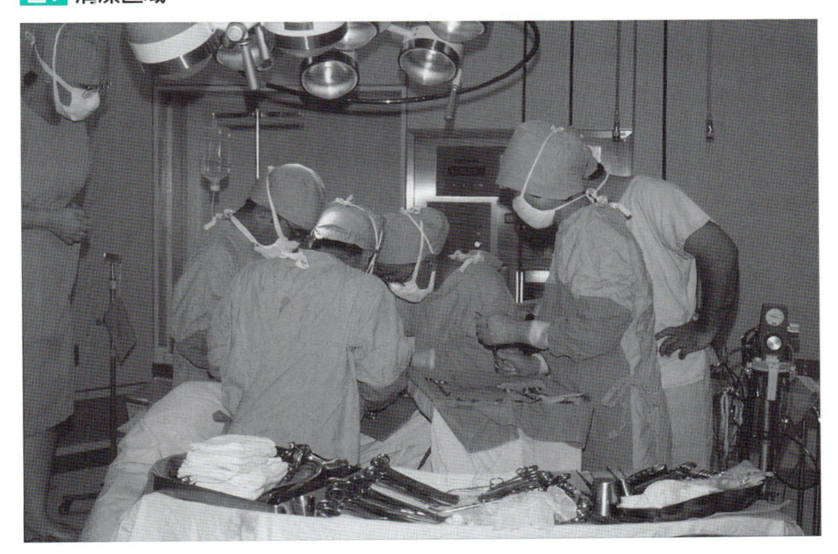

間接介助で清潔に行う必要のある場合がある（【例】尿道バルンカテーテル挿入）。臨床工学技士が手術に直接携わる場合は看護師と同様である。

手洗いについて

｜手洗いの種類は？｜

■日常的手洗い（▶図2）

配膳，トイレなど**日常的行為の前後の手洗い**である。流水のみの場合，石けんを用いる場合がある。

図2 日常的手洗い

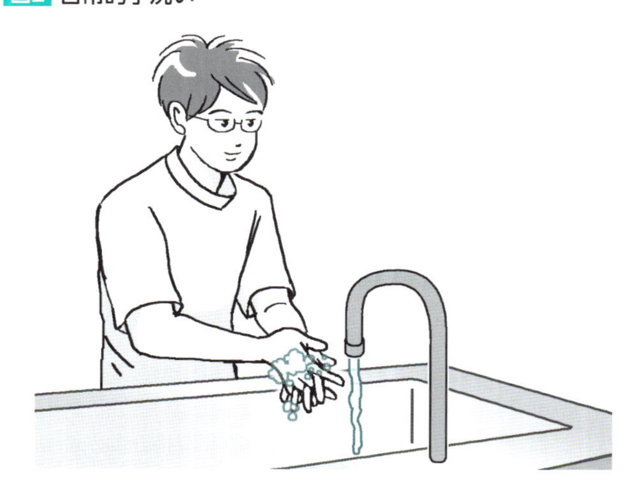

■衛生的手洗い

注射，ガーゼ交換など**医療行為の前後の手洗い**である。薬用石けんや消毒薬と流水を用いた手洗いおよび**速乾性手指消毒薬**（▶図3）を用いる場合がある。

図3 速乾性手指消毒薬

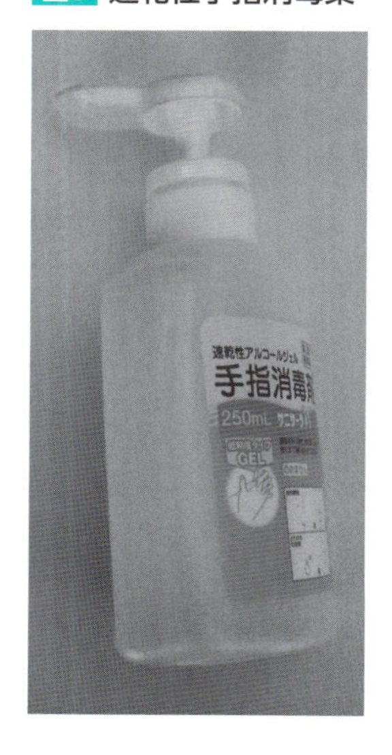

■手術時手洗い（▶図4）

手術に際しての手洗いである。

図4 手術時手洗い

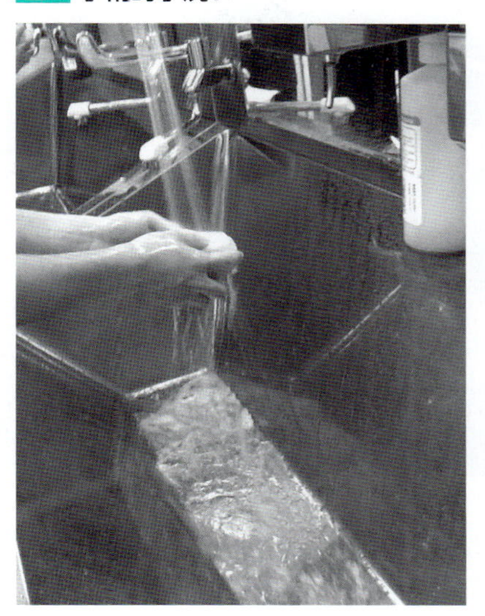

| 手術時手洗いには，どのような方法があるか？ |

①入浴し身体を清潔にする。爪を短く切りマニキュアは落とす。
②手術時手洗いは，スクラブ法，ツーステージ法，ラビング法がある。

図5 手洗い場

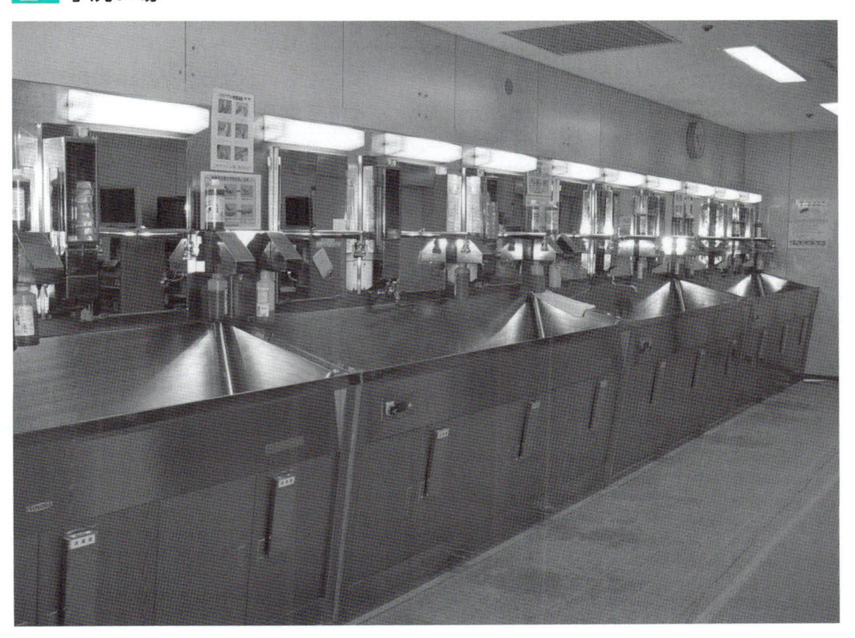

図6 スクラブ法

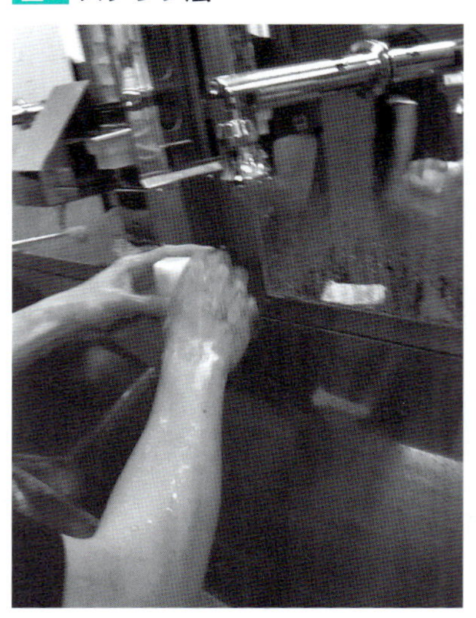

図7 ラビング法

②別の片手に2プッシュし，その側の前腕まで擦り込む
③最後にもう2プッシュし塗残しが無い様に擦り込む

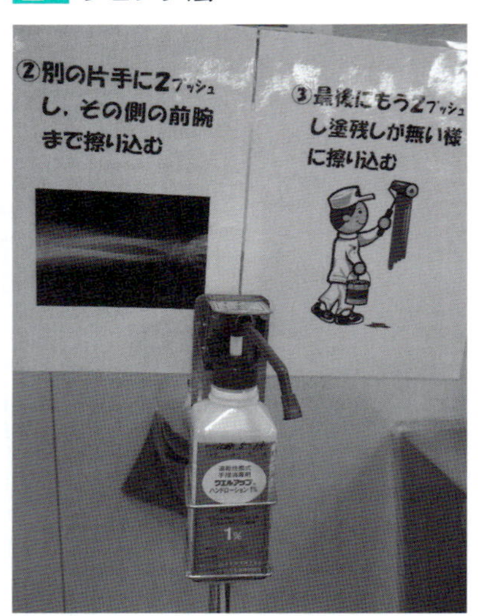

③手術時手洗いは，日常的手洗い，衛生的手洗いより厳密にする必要がある。

④スクラブ法（▶図6）はブラシを用いる従来からの方法である。

⑤ツーステージ法はスクラブ剤を用いた手洗い後，**速乾性手指消毒薬**で消毒する方法である。

⑥ラビング法（▶図7）は，流水と石けんで手洗いをして乾燥させ，その後に速乾性手指消毒薬を手から腕に擦り込む。「日本手術医学会」はブラシを使わないラビング法を推奨している。

⑧手術時手洗いをした手は消毒レベルであり，滅菌手袋（▶図8）と滅菌ガウンを装着して初めて清潔な手術ができる。

⑨手術時手洗いをしても時間が経つと手の細菌数は増える。

⑩時間が経つと滅菌手袋に小さな穴があき，清潔ではなくなる可能性がある。

図8 滅菌手袋

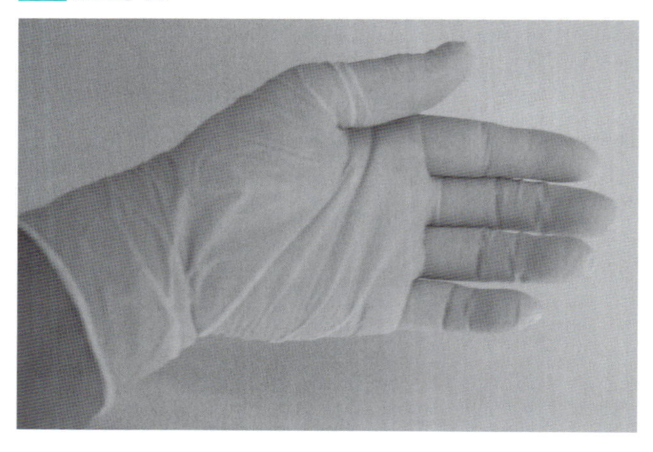

汚染度による手術の分類

手術汚染度による分類とは？

清潔，準清潔，汚染，不潔または感染に分けられる。

清潔手術とは？

心臓外科，脳神経外科（▶図9），整形外科，甲状腺，乳腺などの手術。

図9 脳外科の清潔手術

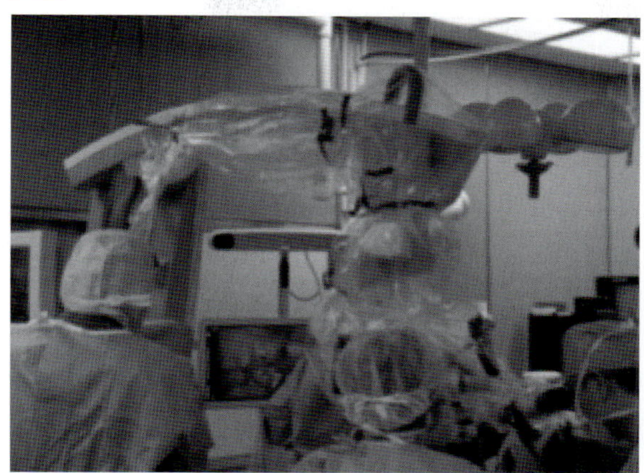

通常の脳神経外科は清潔手術である。

準清潔手術とは？

消化管手術（▶図10）や胆嚢摘出など。感染の起因菌として腸内細菌の関与が大きい。

図10 消化管手術での汚染度

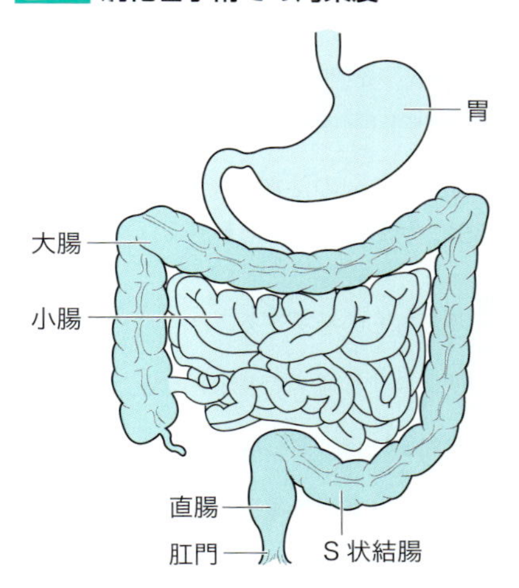

消化管手術でも状況により手術の汚染度は変わる。

汚染手術とは？

術口に腸内容が流出した場合などであり，その時点までは準清潔手術であった。

不潔または感染手術とは？

術前から大腸穿孔による腹膜炎があり，手術開始前からすでに感染している場合など。

環境の清潔

手術室の空気清浄度はどのようになっているか？

・病院環境は清潔の観点からゾーニングして管理することが合理的で経済的である。
・空気清浄度についてはNASA基準が使われたが，現在は国際規格ISOがある。
・手術室は次の２つに分けられる。
①高度清潔区域(バイオクリーンルーム)の清浄度クラスI
②清潔区域(一般手術室)の清浄度クラスII
・高度清潔区域においては，ヘパフィルタを使用した発塵させない垂直層流方式または水平層流方式のバイオクリーンシステムを適用し周辺諸室に対して陽圧を維持しなければならない〔ヘパフィルタ(HEPA：High-Efficiency Particulate Air Filter)〕。
・ヘパフィルタによる清浄度の維持は，定期的な交換などランニングコストがかかるが，施設のより具体的な感染対策からは必ず遵守しなければならない。

床などが血液で汚染された場合はどうするか？

床などが血液で汚染された場合には，念入りに清拭し，仕上げとして次亜塩素酸ナトリウム(ごく小範囲にのみ適用)またはアルコールを用いる。それ以外では厳重な消毒を行う必要はなく，病院ごとに定めた方法で定期的に清拭，洗浄，清掃を行う。

ノンクリティカル器具や頻繁に接触する環境表面を低水準〜中水準消毒薬を用いて清拭することもある[1]。

安全活動として行われる5S

医療施設では医療安全の活動が行われており，「清潔」は，その活動の1つとして行われる5Sに含まれている(▶表1)。

表1 5S(ごえす)とは

整理	不要なものを捨てること
整頓	使いやすく並べて表示をすること
清掃	きれいに掃除をしながら，あわせて点検すること
清潔	きれいな状態を維持する
しつけ	きれいに使うように習慣づけること

・清潔な物品を不潔な物品と同じ場所に置くと交差感染を起こす可能性がある。
・清潔な物品を不潔な場所に置くと交差感染を起こす可能性がある。
・グラム陰性菌は，水周りで伝播する可能性がある。

●文献
1) 日本環境感染学会教育ツールVer3
http://www.kankyokansen.org/modules/publication/index.php?contentd=13
(日本環境感染学会がウエブ上で公開している教育ツール。誰でもPDFでダウンロードできる)
2) 手術医学・手術医療の実践ガイドライン(改訂版). 日本手術医学会誌 Vol.34 Supplement, 2013.
3) 国公立大学附属病院感染対策協議会 編: 病院感染対策ガイドライン(第2報), じほう, 2015.
4) 藤田次郎 監, 仲松美幸ほか 編著: 院内感染対策パーフェクトマニュアル, 学習研究社, 2008.

まとめのチェック

□□	1	手術における直接介助とはなにか述べよ。	▸▸ 1	手術を行う医師の側で器械出しをする清潔な仕事のこと。
□□	2	手術における間接介助とはなにか述べよ。	▸▸ 2	手術が安全で円滑に進む環境をつくること。
□□	3	手洗いの種類について述べよ。	▸▸ 3	日常的手洗い，衛生的手洗い，手術時手洗い。
□□	4	手術時手洗い方法にはなにがあるのか述べよ。	▸▸ 4	ラビング法，ツーステージ法，スクラブ法。
□□	5	手術の汚染度による分類を述べよ。	▸▸ 5	清潔，準清潔，汚染，不潔または感染。
□□	6	清潔手術にはなにがあるか述べよ。	▸▸ 6	心臓外科，脳神経外科，整形外科，甲状腺，乳腺などの手術。
□□	7	準清潔手術にはなにがあるか述べよ。	▸▸ 7	胃切除などの消化管手術，胆嚢摘出。
□□	8	汚染手術にはどのようなものがあるか述べよ。	▸▸ 8	術中に腸内容が流出した場合など。
□□	9	不潔または感染手術にはどのようなものがあるか述べよ。	▸▸ 9	大腸穿孔による腹膜炎など。
□□	10	手術室の空気清浄度分類を述べよ。	▸▸ 10	クラスⅠ，クラスⅡ。
□□	11	床などが血液で汚染されたらどうするか述べよ。	▸▸ 11	念入りに清拭し，仕上げとしてごく小範囲にのみアルコールなどを用いる。
□□	12	安全活動の5Sを述べよ。	▸▸ 12	整理・整頓・清掃・清潔・しつけ。

04 洗浄・消毒・滅菌

久田友治

｜はじめに｜

医療の他職種でも，言葉そしてその内容を誤解している場合が少なくない。先ず，「せんじょう，しょうどく，めっきん・・・，・・・」と念仏のように何度か唱えて言葉を先ず覚え，そして内容を理解しよう。

洗浄

｜洗浄とは？｜

・洗浄とは，血液・体液・有機物などの異物を取り除くことである。
・洗浄では，水・熱水＋器械＋洗浄剤・酵素剤が使われる。
・異物を洗浄で除かないと，その後の消毒や滅菌の効果が発揮できない。
・用手洗浄と器械洗浄がある。後者では**ウォシャーディスインフェクタ**（▶図1）が望ましい。

図1 ウォシャーディスインフェクタ

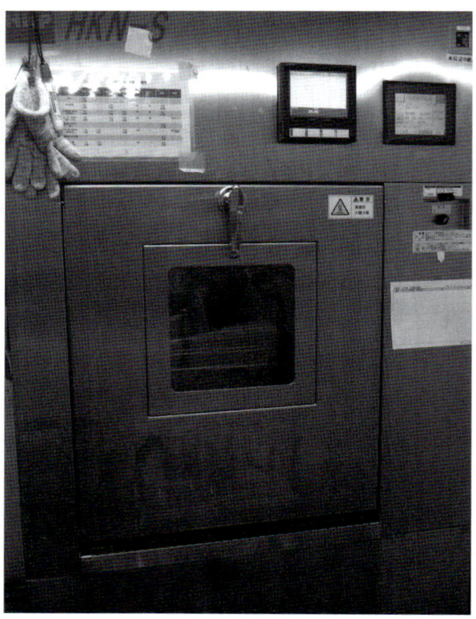

〔ウォシャーディスインフェクタ：エッチ・ケイ・プランニング（HKP）社〕

消毒

｜消毒とは？｜

・消毒とは，病原となる微生物の感染性をなくすか菌数を少なくさせることである。
・熱水などによる**物理的消毒法**と消毒薬などによる**化学的消毒法**がある。

\ POINT !! /

- ポピドンヨードは関節注射時の皮膚消毒に有効である。
- ポピドンヨードは，粘膜の消毒に用いられる。
- 手指消毒に適するのは，ポピドンヨード，逆性石けん，クロルヘキシジン，エチルアルコール（エタノール）である。
- 消毒用エタノールは細菌芽胞に有効でない。
- エタノールは粘膜の消毒に有用でない。
- 消毒薬中で微生物は繁殖する。
- エチレンオキサイドガスは残留毒性が強い。
- クロルヘキシジンは結核菌に有効でない。
- 塩化ベンザルコニウムは，粘膜の消毒に用いられる。

・家庭にも消毒薬はあるので探してみよう（次亜塩素酸ナトリウム：▶図2，ポピドンヨード：▶図3）。消毒薬の名前を覚えるきっかけになる。

図2 次亜塩素酸ナトリウム（台所）

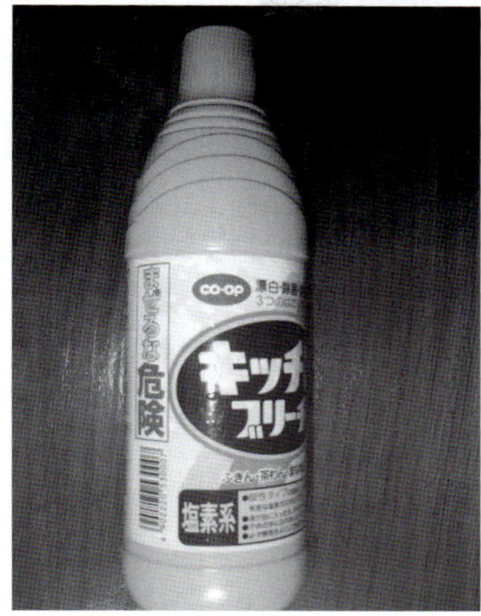

（キッチンブリーチ®：カネヨ）

図3 ポピドンヨード（洗面台）

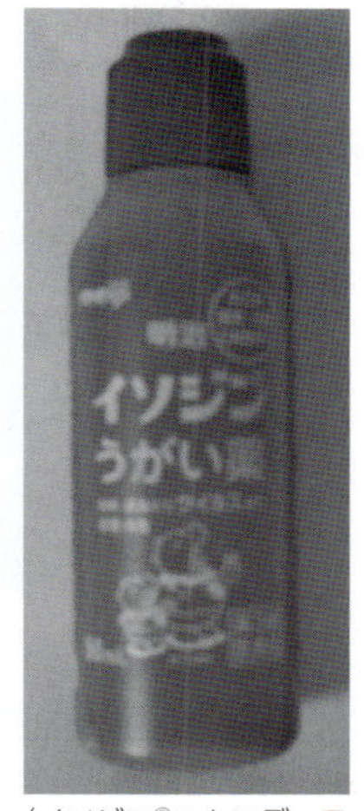

（イソジン®：ムンディファーマ）

洗浄の前に消毒したらいけないか？

洗浄の前の消毒は避けなければならない。消毒薬で細菌やタンパク質などの汚れが固着して，消毒・滅菌が難しくなるからである。

一次洗浄・一次消毒は？

現場（病棟，各部署）での器材の一次的な洗浄，消毒は行わず，中央材料部で一括処理することが望ましい。

目的は，

- 現場の汚染防止
- 職業感染の危険性除去
- 効率化

消毒薬にはなにがあるか？

以前からよく使われる消毒薬は，**アルコール綿**（▶図4），**ポピドンヨード**（▶図5），**クロルヘキシジン**（▶図5），次亜塩素酸ナトリウムである。最近，新しい消毒薬**オラネキシジングルコン酸塩**（**オラネジン®**）（▶図6）が登場した。

図4 アルコール綿

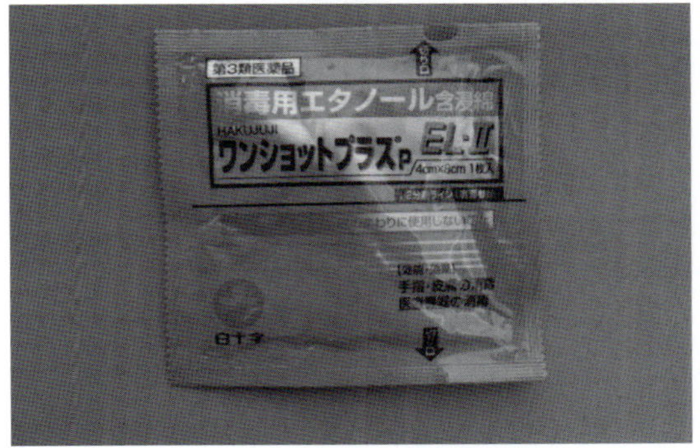

（ワンショットプラスP EL-II®：白十字）

洗浄・消毒・滅菌

図5 ポピドンヨードとクロルヘキシジン

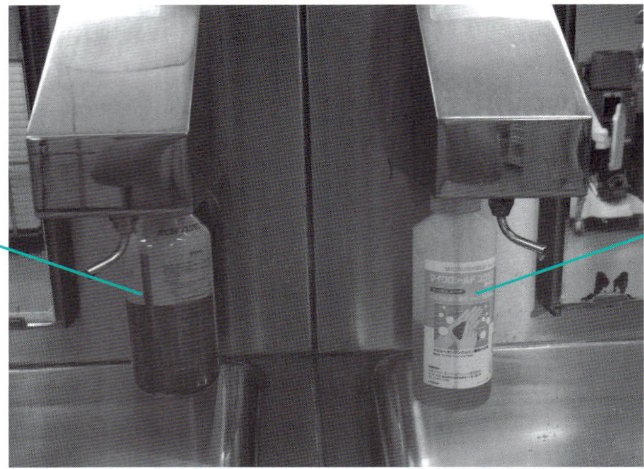

（ポピヨドン®スクラブ：吉田製薬，マイクロシールド®スクラブ：日本エア・リキード）

図6 オラネキシジングルコン酸塩（オラネジン®）

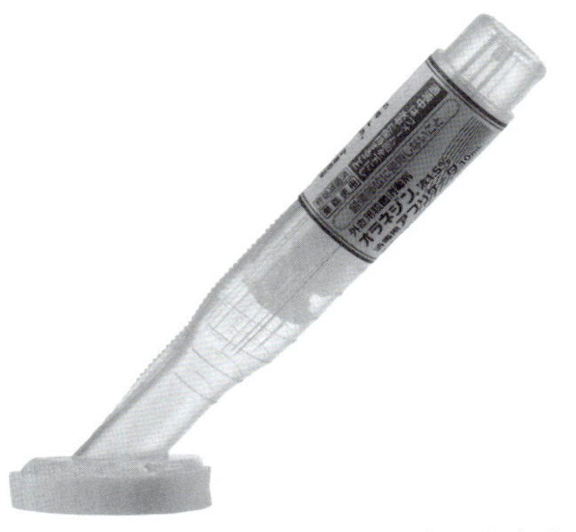

（オラネジン®：大塚製薬）

滅菌

滅菌とは？

滅菌とは，すべての微生物を死滅，または除去することである。加熱，照射，ろ過を使った**物理的滅菌**とガスなどを使った**化学的滅菌**がある。

代表的な滅菌法はなにか？

①オートクレーブ（▶図7）：高圧蒸気滅菌
②ガス滅菌，プラズマ滅菌（▶図8），
③低温蒸気ホルムアルデヒド滅菌（▶図9）

図7 オートクレーブ

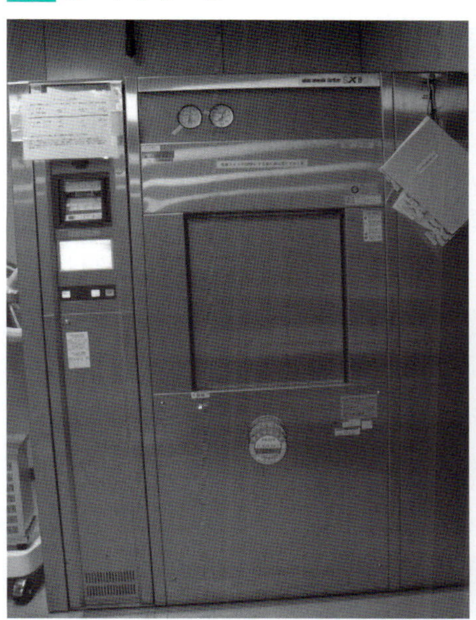

（オートクレーブ：ウドノ医機）

図8 プラズマ滅菌

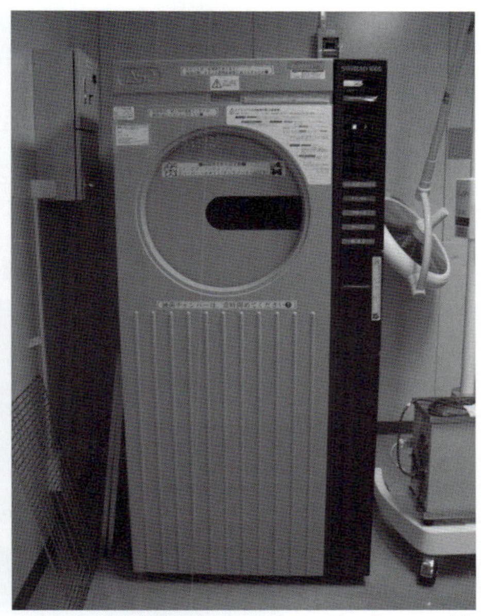

（プラズマ滅菌装置：ジョンソン・エンド・ジョンソン社）

POINT!!

- オートクレーブは高圧蒸気による滅菌である。
- ディスポーザブル注射器にはガンマ線滅菌が適している。
- コッヘルなどの鋼製小物は高圧蒸気滅菌法が適している。
- 軟性気管支鏡は高圧蒸気滅菌法に適さない。
- 超音波プローブは高圧蒸気滅菌法に適さない。
- 血液透析回路は高圧蒸気滅菌法に適さない。
- 放射線滅菌にはガンマ線などを用いる

図9 低温蒸気ホルムアルデヒド滅菌

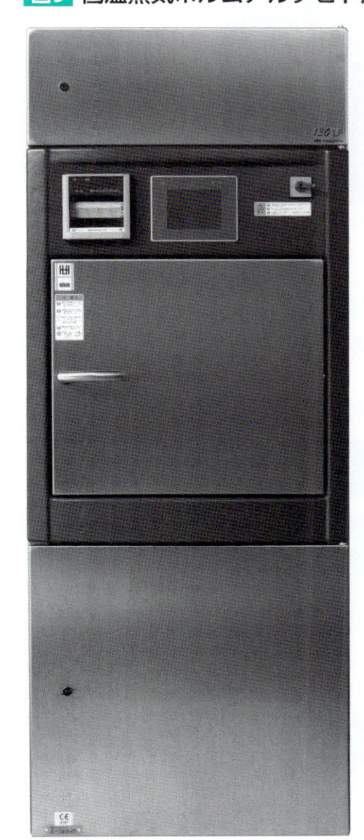

（低温蒸気ホルムアルデヒド滅菌装置：ウドノ医機）

気管支鏡の洗浄・消毒・滅菌をする意味は？

気管支鏡は手術室やICUでよく使われる。患者に使用した後の気管支鏡のとくに内腔には，血液や痰などの体液が残っている。十分に洗浄そして消毒が行われずに次の患者に使用すると，体液中の病原体による医療関連感染が起こる。

気管支鏡などの内視鏡を自動で洗浄・消毒する装置は有用である。気管支鏡を清潔な術野で使う場合は，滅菌が必要である。

図10 内視鏡洗浄消毒装置

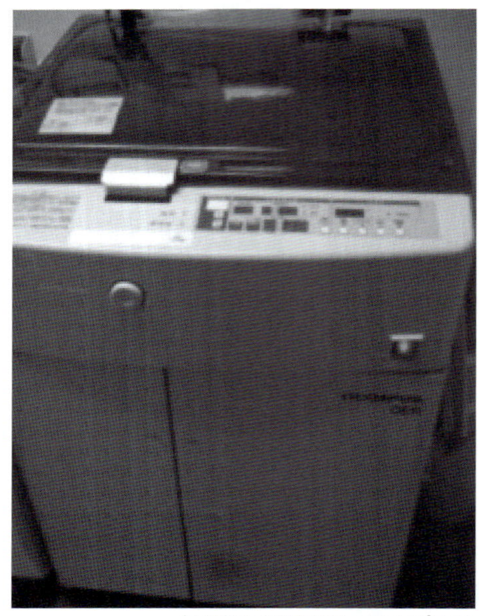

（内視鏡洗浄消毒装置：オリンパス社）

図11 気管支鏡の保管

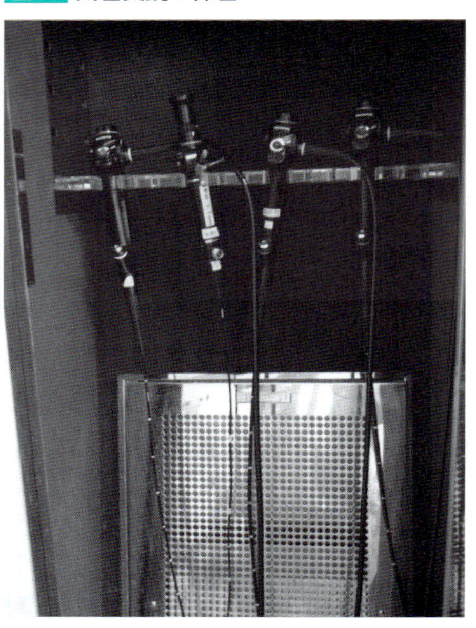

手術で使った器具を次に使う前の処理はどうするのか？

器具の再処理はスポルディングの分類に従って行う（▶図12）。

図12 スポルディングの分類

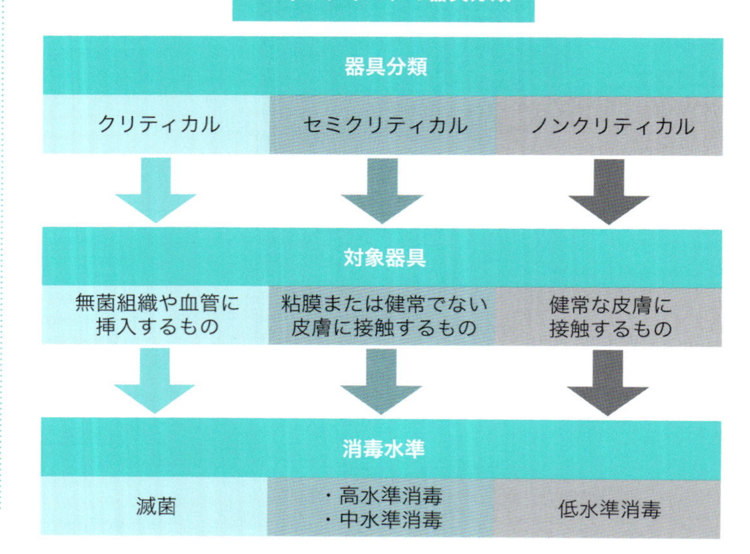

スポルディングの分類とは？

器具を①クリティカル，②セミクリティカル，③ノンセミクリティカルに分けて，再処理の方法を決める。

クリティカル器具にはなにがあるのか？

・無菌の組織に入るものや血管内に挿入する器具などである。
・手術器具（▶図13），心カテーテル，尿路カテーテル，血管系の器材（▶図14，15），インプラントなどがある。

図13 手術器具

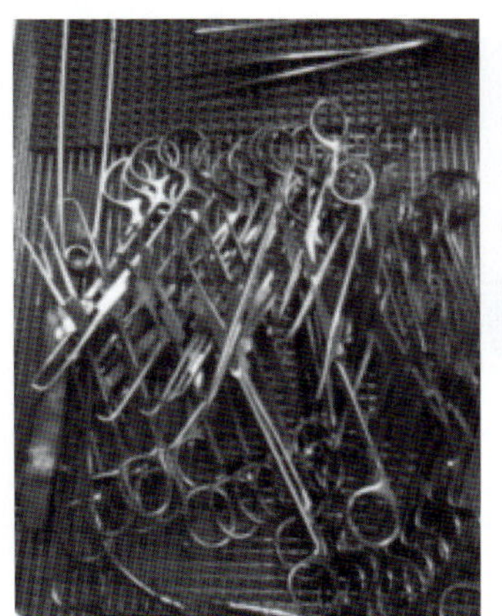

図14 電子滅菌された注射器

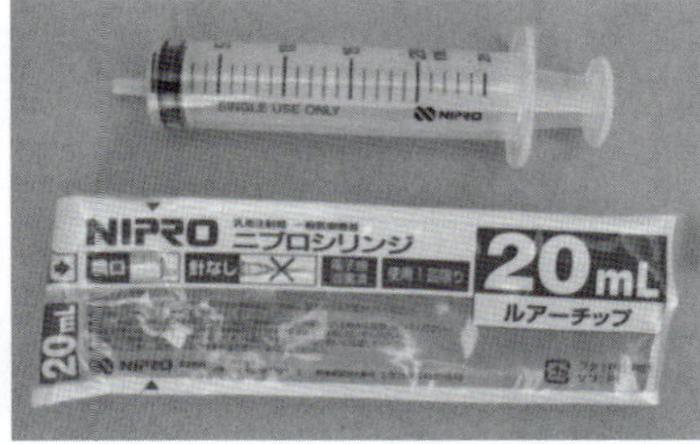

（ニプロシリンジ®：ニプロ）

図15 ガス滅菌された注射器

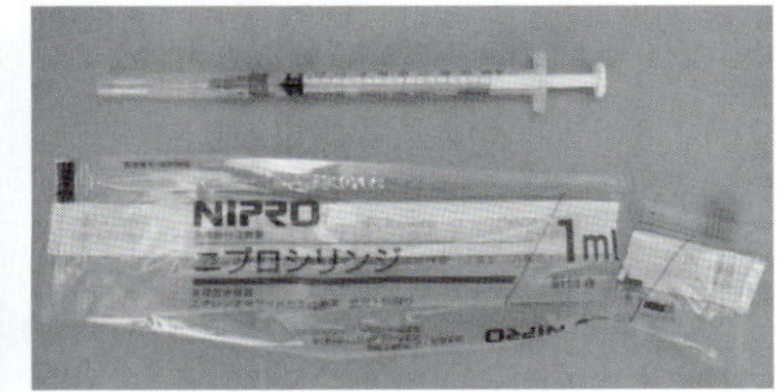

（ニプロシリンジ®：ニプロ）

クリティカル器具はどう処理するのか？

・再処理としては滅菌が必要である。
・インジケータで滅菌を確認する。

セミクリティカルの器具にはなにがあるか？

軟性内視鏡，呼吸器回路など損傷のない粘膜や創のある皮膚に接触する器具がある。

セミクリティカル器具はどう処理するのか？

高水準・中水準消毒を行う。

高水準・中水準消毒薬にはなにがあるか？

①高水準消毒：グルタラール，フタラール，過酢酸
②中水準消毒：次亜塩素酸ナトリウム，消毒用エタノール

ノンクリティカル器具にはなにがあるのか？

ベッドパン（▶図16），血圧計（▶図17），松葉杖（▶図18）など損傷のない皮膚に接触する器具がある。

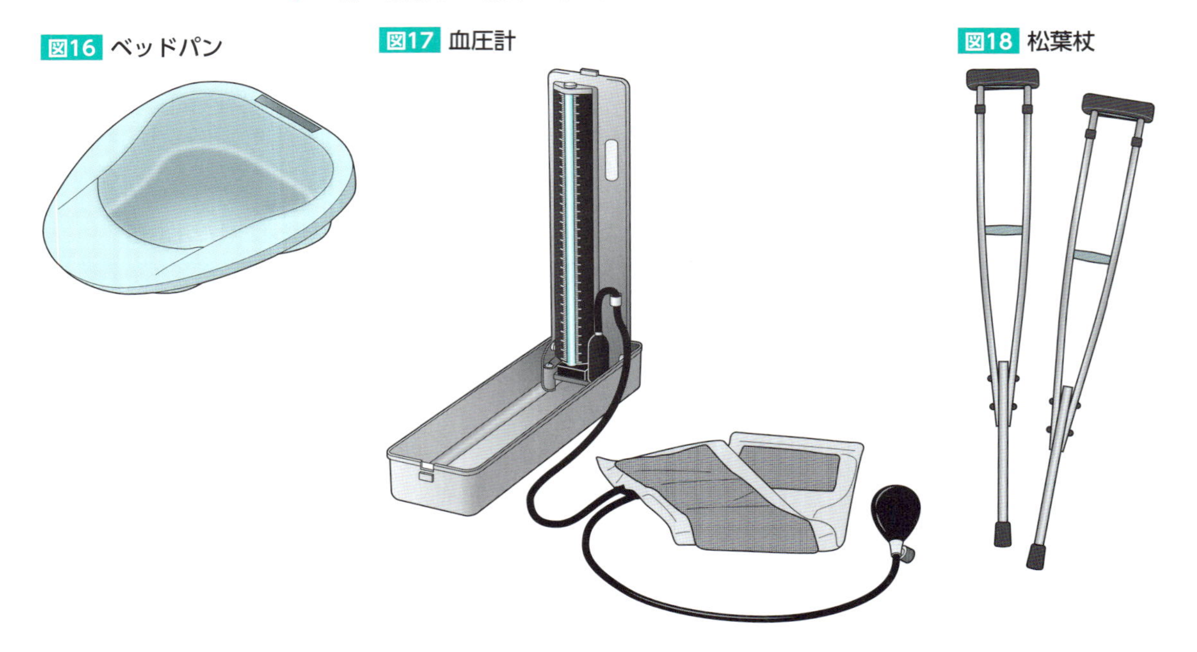

図16 ベッドパン

図17 血圧計

図18 松葉杖

ノンクリティカル器具はどう処理するのか？

洗浄，低水準消毒を行う。

低水準消毒薬にはなにがあるか？

ベンザルコニウム塩化物，ベンゼトニウム塩化物，クロルヘキシジングルコン酸塩，両性界面活性剤などがある。

● 文献

1) 日本環境感染学会教育ツールVer3
http://www.kankyokansen.org/modules/publication/index.php?contentd=13
（日本環境感染学会がウエブ上で公開している教育ツール。誰でもPDFでダウンロードできる）

2) 手術医学・手術医療の実践ガイドライン（改訂版）. 日本手術医学会誌 Vol.34 Supplement, 2013.

3) 国公立大学附属病院感染対策協議会 編：病院感染対策ガイドライン（第2報），じほう，2015.

4) 藤田次郎 監，仲松美幸ほか 編著：院内感染対策パーフェクトマニュアル，学習研究社，2008.

まとめのチェック

□□	1	手術で使った器具を再使用するために必要な処理を述べよ。	▶▶ 1 洗浄・消毒・滅菌。
□□	2	スポルディングの3分類を述べよ。	▶▶ 2 クリティカル，セミクリティカル，ノンクリティカル。
□□	3	洗浄とはなにか述べよ。	▶▶ 3 血液・体液・有機物などの異物を取り除くこと。
□□	4	消毒とはなにか述べよ。	▶▶ 4 病原微生物の感染性をなくすか菌を減少させること。
□□	5	洗浄の前に消毒するのは何故いけないのかを述べよ。	▶▶ 5 消毒薬で細菌やタンパク質などの汚れが固着して消毒・滅菌が難しくなるからである。
□□	6	消毒薬にはなにがあるか述べよ。	▶▶ 6 アルコール綿，ポピドンヨード，クロルヘキシジン，次亜塩素酸ナトリウム。
□□	7	滅菌とはなにか述べよ。	▶▶ 7 滅菌とは，すべての微生物を死滅させるか完全に除去すること。
□□	8	代表的な滅菌法はなにか述べよ。	▶▶ 8 オートクレーブ(高圧蒸気滅菌)，ガス滅菌，プラズマ滅菌。
□□	9	クリティカル器具にはなにがあるか述べよ。	▶▶ 9 無菌の組織に入るものや血管内に挿入する器具．手術器具，心カテーテル，尿路カテーテル，血管系の器材，インプラントなど。
□□	10	クリティカル器具はどう処理するか述べよ。	▶▶ 10 滅菌
□□	11	セミクリティカルの器具にはなにがあるか述べよ。	▶▶ 11 軟性内視鏡，呼吸器回路など損傷のない粘膜や創のある皮膚に接触する器具。
□□	12	セミクリティカル器具はどう処理するか述べよ。	▶▶ 12 高水準・中水準消毒。

まとめのチェック

□□	13	高水準消毒薬にはなにがあるか述べよ。	▶▶ 13	グルタラール，フタラール，過酢酸。
□□	14	中水準消毒薬にはなにがあるか述べよ。	▶▶ 14	次亜塩素酸ナトリウム，消毒用エタノール。
□□	15	ノンクリティカル器具にはなにがあるか述べよ。	▶▶ 15	ベッドパン，血圧計，松葉杖など損傷のない皮膚に接触する器具。
□□	16	低水準消毒薬にはなにがあるか述べよ。	▶▶ 16	ベンザルコニウム塩化物，ベンゼトニウム塩化物，クロルヘキシジングルコン酸塩，両性界面活性剤。

05 職業感染対策

久田友治

職業感染対策

医療従事者の２つの感染リスクとは？

①患者などから感染するリスク
②感染源となるリスク

血液媒介する警戒すべき３つの病原体とは？

①B型肝炎ウイルス（HBV：hepatitis B virus）
②C型肝炎ウイルス（HCV：hepatitis C virus）
③ヒト免疫不全ウイルス（HIV：human immunodeficiency virus）

血液媒介病原体の感染源は？

①血液
②汗以外の体液（精液，膣分泌液，羊水，髄液など）
③生体組織
④血液製剤

血液媒介病原体の感染経路は？

①針刺し・切創
②創傷面への曝露
③粘膜への曝露

曝露が起きたら先ずなにをすべきか？

①**直ぐに針刺し部位などを洗浄**（▶図1）
血液の絞り出しは効果が少ない。

図1 直ぐに針刺部位などを洗浄

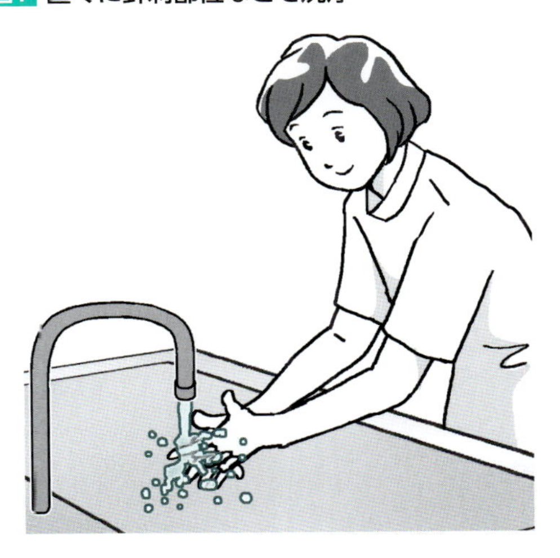

②血液媒介性病原体に関する検査，カルテ確認
受傷者，患者
③**報告**（職場の上司や感染対策部門へ）
報告の書式：エピネット（▶図2）
④感染予防処置と定期検査を受ける。

図2 針刺しなどの報告の書式（エピネット）

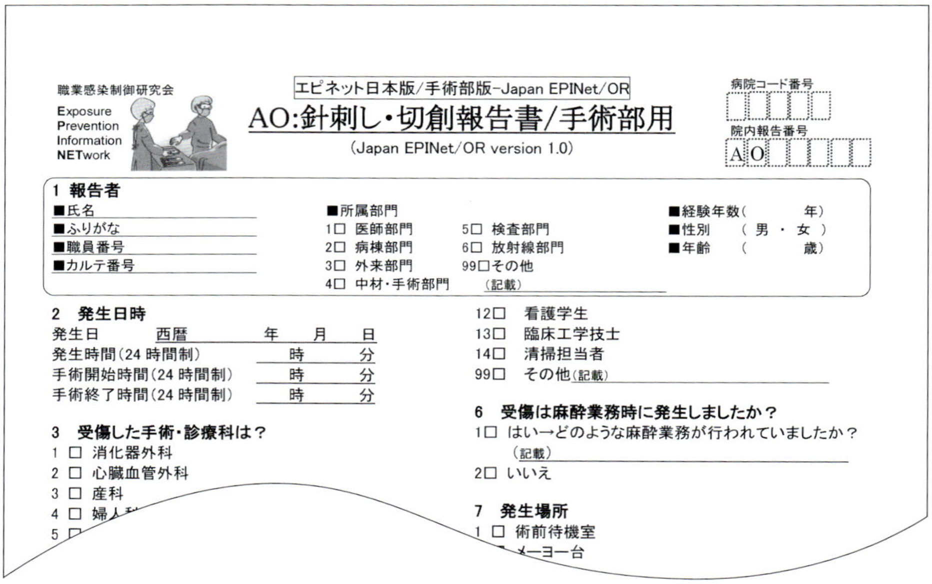

職業感染制御研究会
Exposure
Prevention
Information
NETwork

エピネット日本版/手術部版–Japan EPINet/OR

AO:針刺し・切創報告書/手術部用

(Japan EPINet/OR version 1.0)

病院コード番号 □□□□□
院内報告番号 A O □□□□□

1 報告者
■氏名
■ふりがな
■職員番号
■カルテ番号

■所属部門
1□ 医師部門　5□ 検査部門
2□ 病棟部門　6□ 放射線部門
3□ 外来部門　99□その他
4□ 中材・手術部門　（記載）

■経験年数（　年）
■性別（男・女）
■年齢（　歳）

2 発生日時
発生日　西暦　年　月　日
発生時間（24時間制）　時　分
手術開始時間（24時間制）　時　分
手術終了時間（24時間制）　時　分

3 受傷した手術・診療科は？
1 □ 消化器外科
2 □ 心臓血管外科
3 □ 産科
4 □ 婦人
5 □

12□ 看護学生
13□ 臨床工学技士
14□ 清掃担当者
99□ その他（記載）

6 受傷は麻酔業務時に発生しましたか？
1□ はい→どのような麻酔業務が行われていましたか？
（記載）
2□ いいえ

7 発生場所
1 □ 術前待機室
メーヨー台

（エピネット日本版より引用）

＼POINT!!／
・B型肝炎の抗体のない医療従事者はワクチン接種が望ましい。
・ロタウイルスは下痢症を起こす。
・流行性耳下腺炎，麻疹はウイルスによる感染である。

｜B型肝炎｜

●免疫がない場合，針刺し・切創の感染率は高い。
●ワクチンで予防可能であり**ワクチン接種**が望ましい（▶図3）。
●ワクチン接種後の抗体検査を行う。
・接種による抗体獲得の確認。
●抗体価の定期的確認を行う。
●曝露時の対処
・免疫グロブリンを投与する。
・肝機能のフォローアップを行う。

図3 ワクチン接種

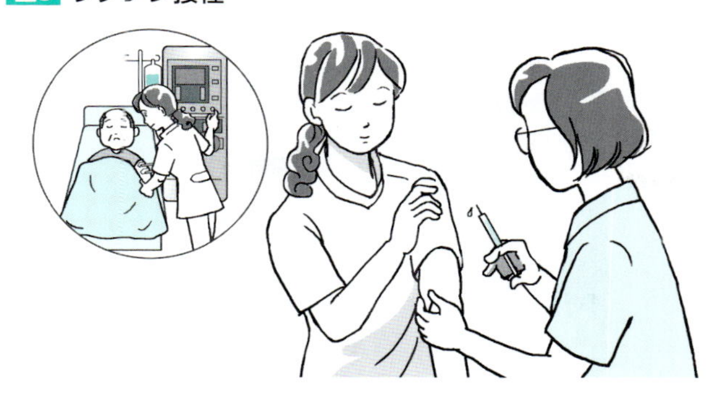

＼POINT!!／

・C型肝炎は肝硬変の原因となる。
・C型肝炎ウイルスは肝臓がんの発生原因となる。
・C型肝炎は針刺し事故が原因となる。
・C型肝炎は血液，精液などを介して感染する。

C型肝炎

●針刺し・切創での感染率は1.8%である。
●感染した人の多くは慢性肝炎となる。
　・慢性肝炎から肝硬変，肝がんへと進展する。
　・ワクチンはない。
　・有効性の高い新薬が販売されている。
●曝露時の対処
　・肝機能のフォローアップを行う。
　・インターフェロンなどによる治療を行う。

ヒト免疫不全ウイルス(HIV)

・針刺し・切創による感染リスクは0.3%である。
・曝露時の対処
　・抗ウイルス薬の予防内服を検討する。
　・血液検査によるフォローアップを行う。

＼POINT!!／

・針刺しを起こした場合，直ちに流水で洗う。
・使用ずみ注射針はリキャップをしない。

血液媒介病原体による職業感染を防ぐには?

・B型肝炎ワクチン接種を受ける。
・標準予防策を実施する。
・**鋭利器材を使うときは手袋をつける**(▶図4)。
・必要に応じて，個人防護用具を着用する。
・使用後の**針のリキャップはしない**(▶図5)。

図4 鋭利器材を使うときは手袋着用

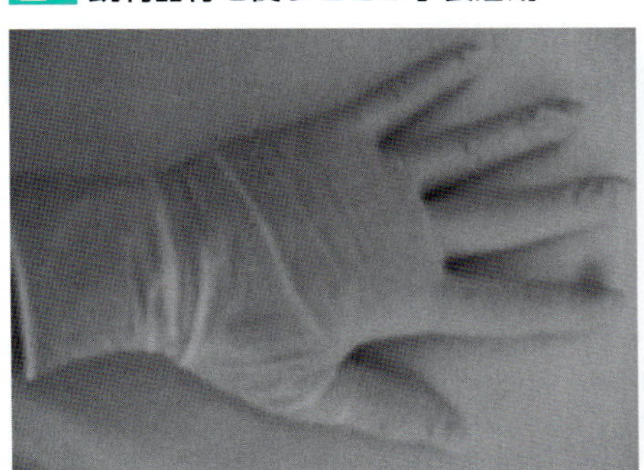

図5 針のリキャップはしない

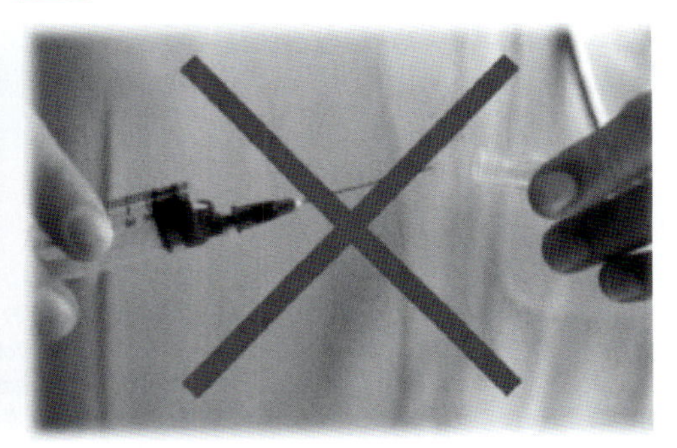

職業感染対策

\ **POINT!!** /

・使用ずみ注射針は専用容器に廃棄する。

・注射針や鋭利器材は，**耐貫通性の針廃棄容器**に入れる（▶図6）。
・**安全器材**を積極的に活用する（▶図7）。

図6 耐貫通性の針廃棄容器

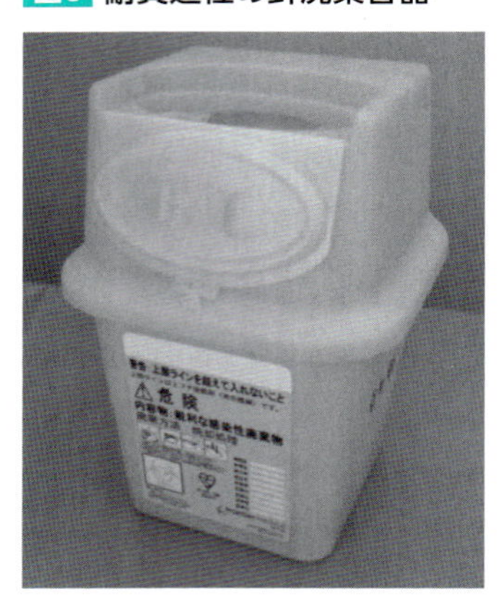

図7 安全器材

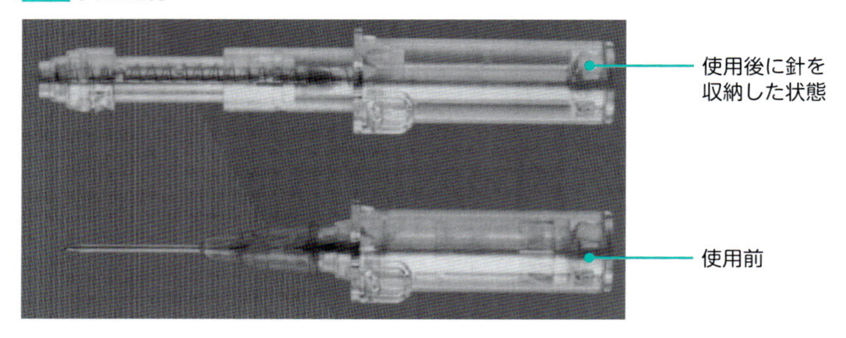

One Point Advice

C型肝炎を併発していた患者の手術中に，女性医師の目に患者の血液が入った。女性医師は妊娠中であった。C型肝炎ウイルスは胎盤を通過するので，ゴーグル（▶図8）をしておけば感染は防げたと思われる（ただ，すべての手術でゴーグルをする訳ではなく，状況に応じて使用する）。

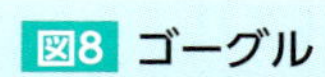
図8 ゴーグル

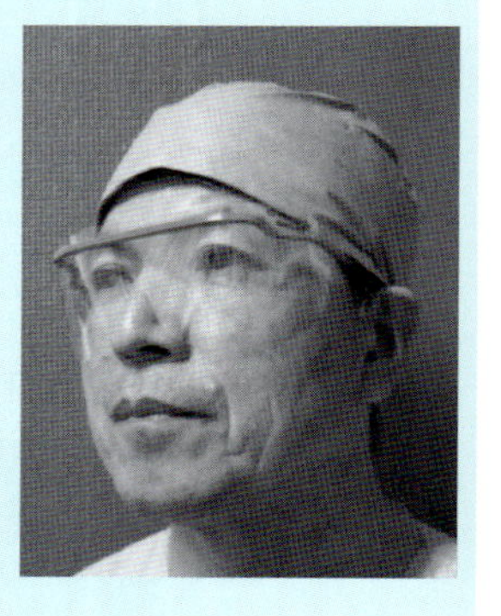

● 文 献
1）日本環境感染学会教育ツールVer3
http://www.kankyokansen.org/modules/publication/index.php?contentd=13
（日本環境感染学会がウエブ上で公開している教育ツール。誰でもPDFでダウンロードできる）
2）手術医学・手術医療の実践ガイドライン（改訂版）. 日本手術医学会誌 Vol.34 Supplement, 2013.
3）国公立大学附属病院感染対策協議会 編：病院感染対策ガイドライン（第2報），じほう，2015.
4）藤田次郎 監，仲松美幸ほか 編著：院内感染対策パーフェクトマニュアル，学習研究社，2008.

まとめのチェック

□□	1	医療従事者の2つの感染リスクとはなにか述べよ。	▸▸ 1	・患者などから感染を受けるリスク。 ・感染源となるリスク。
□□	2	HBVはなんの略語か述べよ。	▸▸ 2	B型肝炎ウイルス
□□	3	HCVはなんの略語か述べよ。	▸▸ 3	C型肝炎ウイルス
□□	4	HIVはなんの略語か述べよ。	▸▸ 4	ヒト免疫不全ウイルス
□□	5	血液以外の体液にはなにがあるか述べよ。	▸▸ 5	精液，腟分泌液，羊水，脊髄・肺・関節に含まれる体液。
□□	6	曝露が起きたらなにをすべきか述べよ。	▸▸ 6	接触部位を洗浄，受傷者と患者の検査，上司や感染管理部門に報告。
□□	7	血液媒介病原体による職業感染を防ぐにはどうしたらよいか述べよ。	▸▸ 7	・B型肝炎ワクチン接種を受ける。 ・標準予防策の実施。 ・鋭利器材を使うときは手袋をつける。 ・必要に応じて個人防護用具を着用する。 ・使用後の針のリキャップはしない。 ・注射針や鋭利器材は耐貫通性の針廃棄容器に入れる。 ・安全器材を積極的に活用する。

06 基本業務指針

久田友治

基本業務指針

基本業務指針は，どのように決められたか？

昭和63年に臨床工学技士法が施行され，「臨床工学技士業務指針」(以下，同指針)が厚生省健康政策局医事課長より出された。

その後，医療技術の進歩による医療機器の多様化・高度化が一層進み，臨床工学技士の専門性を活かした業務が円滑に実施できるよう，同指針の見直しが望まれてきた。厚生労働省の「チーム医療の推進に関する検討会」の報告書では，「臨床工学技士制度が十分に成熟し，臨床工学技士法施行当初の目的を達成したことから，同指針を廃止し，今後は職能団体や関係学会の自主的取り組みによって医療技術の高度化等に対応しながら適切な業務の実施が確保されるべきである」との方向性が示された。

これを受けて，日本臨床工学技士会および関連学会などからなる臨床工学合同委員会が「臨床工学技士基本業務指針2010」を策定した。

決められたことはなにか？

Ⅰ. 業務全般にわたる留意事項

Ⅱ. 医師の指示に関する事項

Ⅲ. 個別業務に関する事項

【呼吸治療業務】
【人工心肺業務】
【血液浄化業務】
【手術領域(周術期を含む)での業務】
【集中治療領域での業務】
【心・血管カテーテル業務】
【高気圧酸素治療業務】
【その他の治療関連業務(除細動器)】
【ペースメーカ業務】
【植込み型除細動器(両室ペーシング機能付き植込み型除細動器：CTR-Dを含む)】
【保守点検関連業務】

なにに気をつけるのか？(留意事項)

Ⅰ. 業務全般にわたる留意事項～読み易いように短くまとめた～

(「生命維持管理装置及び関連する医療機器」を一括して“**医療機器**”と略する)

1. 生命維持管理装置の操作及び保守点検を医師の指示の下に行う。
2. 医療機器の専門家として最善の努力を払って業務を遂行する。
3. チーム医療の実践化を進める。
4. 医療機器安全管理委員会等へ参加し，院内感染対策委員会等と連携する。

5. 患者の状況把握に努め，“**医療機器**”に関しての情報を提供する。
6. 患者・家族から“**医療機器**”の説明を求められたら，医師の指示に基づき適切に対応する。
7. 在宅医療で使う“**医療機器**”の操作及び日常点検等の適切な使用方法を，患者及び家族等に指導を行う。
8. “**医療機器**”に関する情報収集や，関連の知識等に常に研讃に励み，専門的な知識及び技術を保つように努める。
9. 他の医療関係者に対して“**医療機器**”の適切な使用方法及び保守方法等の教育や情報の提供に努めるものとする。
10. 機器のトラブルの調査に心がけ，「医薬品・医療機器等安全性情報報告制度」及び「医薬品・医療機器等安全性情報」を活用する。
11. 臨床工学技士法の趣旨を理解し，関連法規を遵守する。
12. 業務上知り得た秘密を正当な理由無くして他人に漏えいしてはならない。
13. 医療機器業公正取引協議会「医療機関等における医療機器の立会いに関する基準」を遵守する。
14. 清潔野での作業では十分な知識・技能を習得し特に注意を払い，他の医療関係者との連携で十分な感染対策を講ずる。
15. 患者が急変することがあり，必要な機器・材料が直ちに使用できる体制を整える。

Ⅱ. 医師の指示に関する事項

16. 運転条件等について医師の指示を受けなければならないが，疑義があれば，医師に確認を求める。
17. CEは，生命維持管理装置の操作のうち次に該当するものを行おうとするときはこれらの操作に係る装置の運転条件（運転時間，運転速度その他設定又は変更を行うべき条件），患者及び装置の監視条件（監視時間，監視項目その他設定又は変更を行うべき条件），薬剤，薬液及び酸素ガス等の投与量，投与方法及び投与時期について，書面等により医師のできる限り詳細な指示を受けなければならない。ただし，現に操作を行っている際に，医師の口頭による臨機応変の具体的な指示に従うときはこの限りではない。
    1）身体への血液，気体又は薬剤の注入
    2）身体からの血液又は気体の抜き取り（採血を含む）
    3）身体への電気的刺激の負荷

Ⅲ. 個別業務に関する事項

・CEの主な業務を「呼吸治療」「人工心肺」「手術領域」等に分け，更に治療開始前から終了後の業務及びその他の業務の4種類に時系列的に分類。

手術領域(周術期を含む)での業務はなにか?

治療開始前	1. 保守点検およびその記録 2. 手術関連機器(回路等を含む)など・操作に必要な薬剤・操作条件(監視条件を含む)の指示書などの確認 3. 準備 4. 組立および回路の洗浄・充填 5. 操作に必要な薬剤・治療材料の準備 ○ 6.始業点検
治療開始から終了まで	○ 1. 生命維持管理装置の先端部への接続または抜去 ◎ 2. 操作条件および監視条件の設定，変更 3. 操作ならびに患者および監視に関する記録 ◎ 4. 留置カテーテルからの採血
治療終了後	1. 操作ならびに患者および監視に関する医師への報告 2. 消毒・滅菌および洗浄など
その他	手術に関する症例検討会への参加

○：一連の業務の各段階で医師の指示で行える業務
◎：II-17に示した医師の具体的指示を受けて行わなければならない法令上の特定の行為

D．その他
1．手術に関する症例検討会への参加

E．特記事項
1．医師の決めた生命維持管理装置の操作条件及び薬剤の投与量等に従い，CEはこれらの条件等の設定及び変更を行う。こうした指示については操作前に医師から受ける書面による指示の他，操作中の指示についても，できる限り具体的に受けなければならない。
2．治療開始前に，生命維持管理装置の操作に必要な薬剤・治療材料及び使用する機器等の操作条件(監視条件を含む)の指示を医師から受けている場合であっても，業務を遂行するに当たり機器等の操作に関して疑義のある点については治療に先立ち，改めて医師の最終確認を受けなければならない。
3．身体に直接針を穿刺して行う血管からの採血及び血管内への輸血等を，CEは行ってはならない。
4．留置カテーテル採血は医師の具体的な指示を受けなければならない。(動脈ライン等を含む)
5．麻酔の導入，維持管理，覚醒は医師が行い，CEは麻酔器及び各種監視装置による監視と患者状態の把握を行う。
6．周術期の各種生命維持管理装置の使用においては，術中の業務に準ずるものとする。

POINT!!

・動脈留置カテーテルからの採血には，医師の具体的な指示が必要である。
・血液浄化装置の運転条件の変更には，医師の具体的な指示が必要である。
・人工呼吸装置の運転条件の設定には，医師の具体的な指示が必要である。

7. 手術領域の対象となる生命維持管理装置は，**麻酔器**（▶図1）**及び麻酔の際に使用する人工呼吸器**（▶図1），**人工心肺装置**（▶図2），**補助循環装置**，**除細動器**（▶図3），各種監視装置等の業務の必要性に応じて使用する機器である。
8. 手術関連機器とは**電気メス**（▶図4），**レーザ**（▶図5）・**高エネルギー超音波装置**（▶図6），**内視鏡手術機器**（▶図7），**手術ナビゲーション装置**（▶図8）等の必要性に応じて使用する機器である。
9. 生命維持管理装置及び手術関連機器や再使用する器具・備品の消毒・滅菌及び洗浄は，他の医療職との十分な連携で適切に行うものとする。

図1 吸麻酔器および麻酔の際に使う呼器

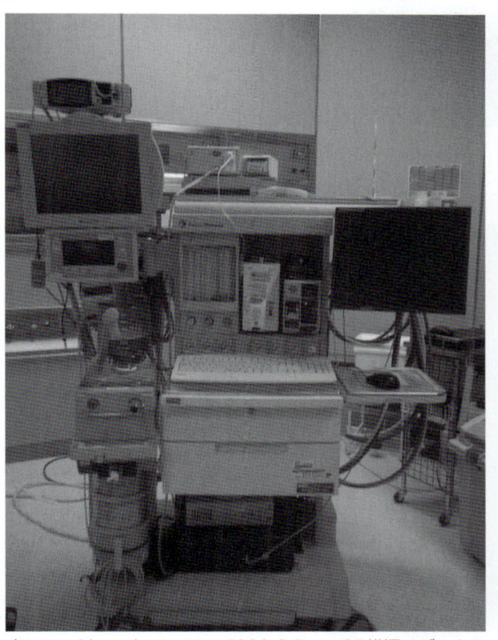

（Datex-Ohmeda Aestiva 7900 S Pro：GE横河メディカルシステム）

図2 人工心肺装置

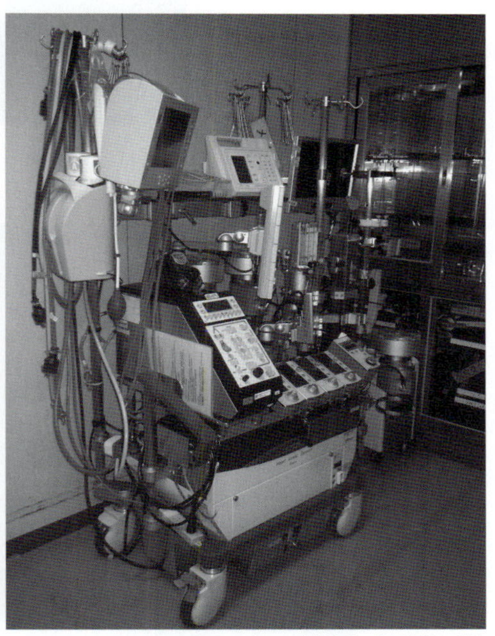

（mera HAS Ⅱ：泉工医科工業）

図3 除細動器

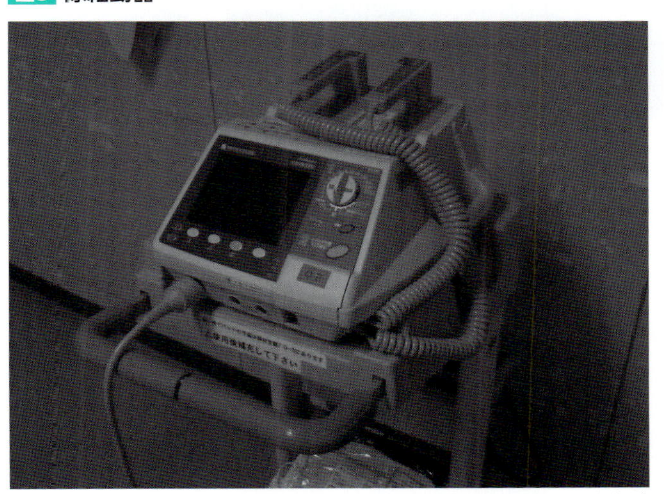

（CardioLife TEC-5531：日本光電）

基本業務指針

図4 電気メス

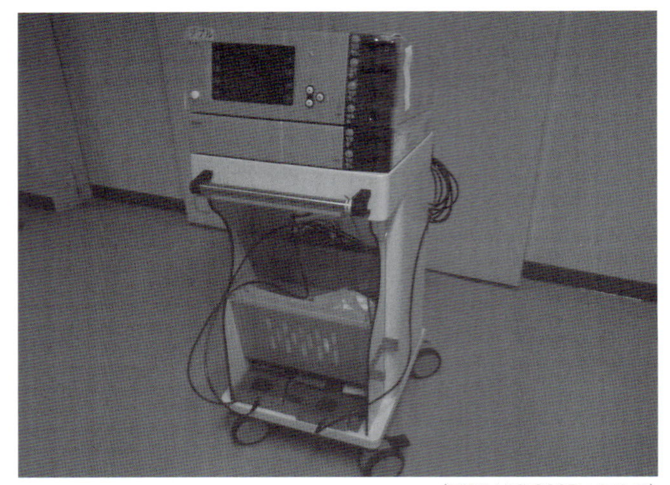

(ERBE VIO 300D：アムコ)

図5 CO_2レーザ

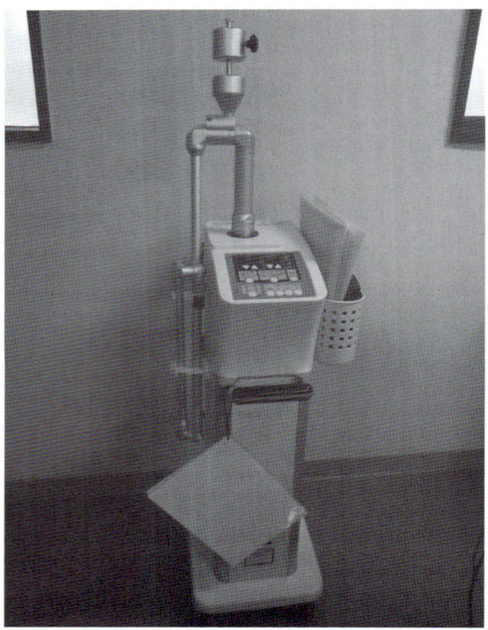

(niicニークレーザリー15Z：ニーク)

図6 高エネルギー超音波装置

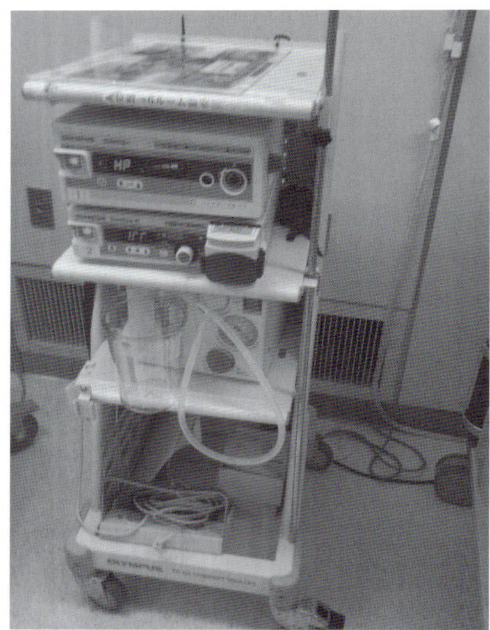

(OLYMPUS SonoSurg-G2：オリンパス)

図7 内視鏡手術機器

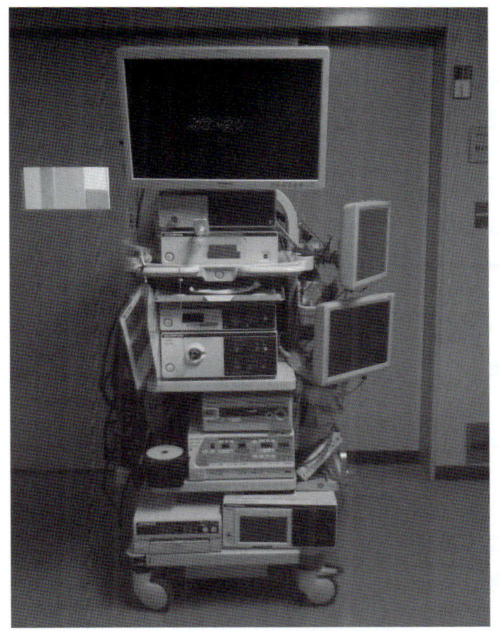

（手術環境統合システムENDOALPHA UCES-3：オリンパス）

図8 手術ナビゲーション装置

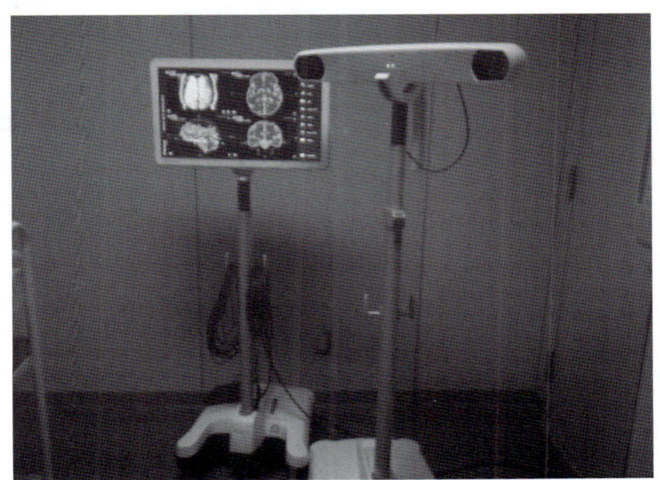

（BRAINLAB Kick：BRAIN LAB社）

● 文献

1）臨床工学技士基本業務指針, 2010.
http://www.ja-ces.or.jp/01jacet/shiryou/pdf/kihongyoumushishin2010n.pdf

まとめのチェック

□□ 1	昭和63年に施行された法律はなにか述べよ。	▶▶ 1 臨床工学技士法
□□ 2	上記法律の施行後に出された指針はなにか述べよ。	▶▶ 2 臨床工学技士業務指針
□□ 3	本項で述べている指針はなにか述べよ。	▶▶ 3 臨床工学技士基本業務指針2010
□□ 4	上記指針が出された背景はなにか述べよ。	▶▶ 4 医療技術の進歩による一層の医療機器の多様化・高度化。
□□ 5	上記指針の３つの事項はなにか述べよ。	▶▶ 5 業務全般にわたる留意事項，医師の指示，個別業務。
□□ 6	上記で個別業務の内訳はなにか述べよ。	▶▶ 6 呼吸治療，人工心肺，血液浄化，手術(周術期を含む)，集中治療，心・血管カテーテル，高気圧酸素治療，その他の治療関連(除細動器)，ペースメーカ，植込み型除細動器，保守点検。
□□ 7	生命維持管理装置とはなにか述べよ。	▶▶ 7 麻酔器および麻酔の際に使用する人工呼吸器，人工心肺装置，補助循環装置，除細動器，各種監視装置など。
□□ 8	手術関連機器とはなにか述べよ。	▶▶ 8 電気メス，レーザ・高エネルギー超音波装置，内視鏡手術機器，手術ナビゲーション装置など。

Chapter 3

外科手術の対象となる疾患の解剖・生理と手術で使用される医療機器の構造・役割

01 心疾患

縄田　寛・柏　公一・水野友裕・倉島直樹・木下　修・平田康隆・堤　善充

縄田　寛

心臓の構造・機能

心臓の位置と構造

心臓は，左右の肺に挟まれた縦隔にあり，第2～5肋間の高さで横隔膜の上に位置している。また，心臓はその周りを心膜で覆われて，さらに，その外側は胸骨，肋骨，椎骨が囲むかたちで保護されている（▶図1）。

図1 心臓の位置

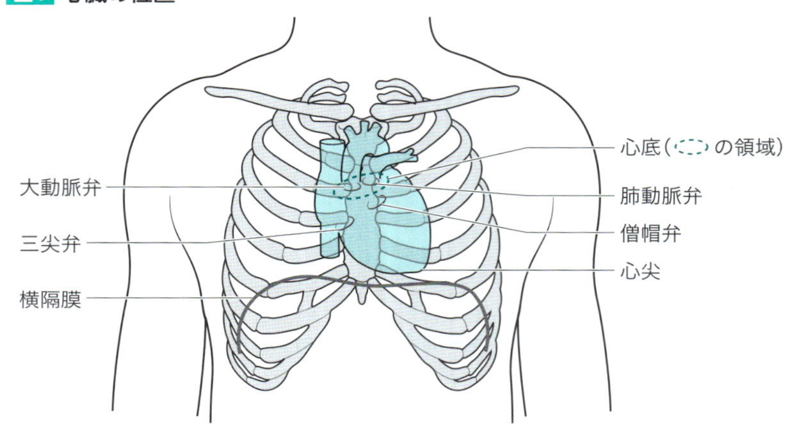

（見目恭一 編：臨床工学技士　ブルー・ノート　基礎編，p.148，メジカルビュー社，2013.）

心臓そのものは心膜に包まれ，心膜と心臓の間の心膜腔には約20～50mlの心膜液が貯留している。心臓は常に収縮，拡張を繰り返して拍動していることから，心臓を自動車のエンジンとするなら心膜液はエンジンオイルに相当し，潤滑油の役割を果たす重要な役目を担っている（▶図2）。人間がその命を全うするまで，心臓はひたすら動き続けていることを考えると，摩擦低減のためには心膜液はなくてはならないものであり，心膜液は極めて質の高いエンジンオイルといえる。

補足

心膜液が変性して心膜と心臓（心外膜）との間の摩擦がなくなると，心臓は拡張できなかったり収縮が落ちたりする。「収縮性心外膜炎」は，心臓が拡張できなくなった状態である。

心臓の働きのうち，拡張能が著しく障害されるため，とくに静脈系の浮腫が著明となる。

図2 エンジン（心臓）と潤滑油（心膜液）

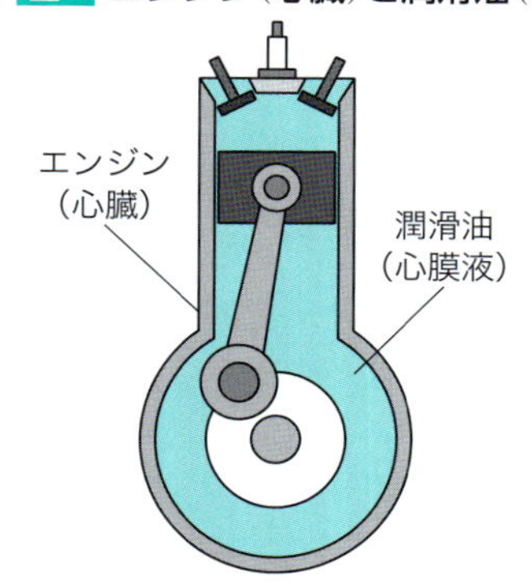

補足

●心臓の大きさ

重量は250〜300gで，人の手拳大（しゅけんだい）*1の大きさ。

●心臓の壁

心内膜（内側）
心筋層（中側）
心外膜（外側）

内腔側から「心内膜」「心筋層」「心外膜」の3層構造をなし，心臓壁全体の90 %以上が心筋で占められている。

●心筋

心筋は骨格筋と同様に横紋筋（おうもんきん）であるが，骨格筋とは違い不随意筋（ふずいいきん）である。左心室の心筋層のほうが右心室の心筋層よりも厚くなっている。これは，左心室は全身に血液を送り出す役目（体循環）を担っているからである。ちなみに，右心室は肺循環の役目を担っている。

＼POINT!!／

腱索は心室に認められる。

図3 心臓の内腔

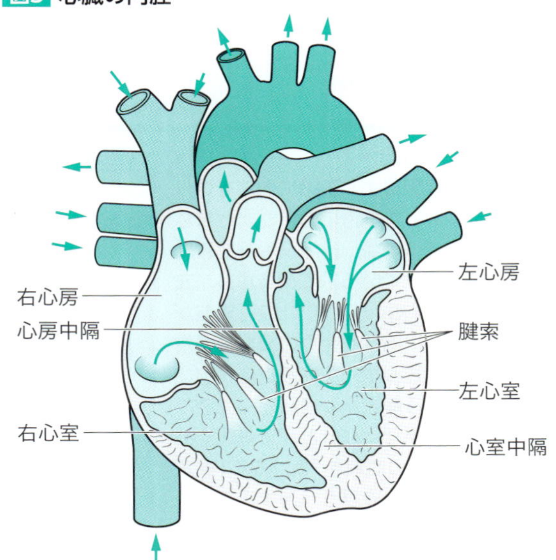

（坂井建雄 編：集中講義 解剖学，p.113，メジカルビュー社，2012.）

用語アラカルト

＊1 手拳大
人の拳（こぶし）大の大きさのこと。

補足

全身の種々の臓器に栄養としての血液を送るポンプである心臓そのものも，その筋肉（心筋）が栄養を受け取る必要がある。この心筋への血流供給である冠循環の中心的役割を担う冠状動脈は，閉塞や狭窄などが原因で心筋への血流障害を起こし，さまざまな機能障害を引き起こす。これを**虚血性心疾患**とよぶ。

とくに狭心症や心筋梗塞は有名で，症状に応じて，内科的な薬物治療や経皮的冠動脈形成術（PCI：percutaneous coronary intervention）や冠動脈バイパス術（CABG ： coronary artery bypass grafting）が行われる。

心臓に関わる血管には以下のものがある（▶図4）。

①**動脈（artery）**：**心臓から血液を送り出す血管。上行大動脈，肺動脈など。**
②**静脈（vein）**：**心臓へ血液が戻ってくる血管。上大静脈，肺静脈など。**
③**毛細血管（capillary）**：**物質交換を行う血管。**
④**冠循環**：**心臓自体への血液の供給。冠状動脈が担う。**

図4 心臓に分布する血管

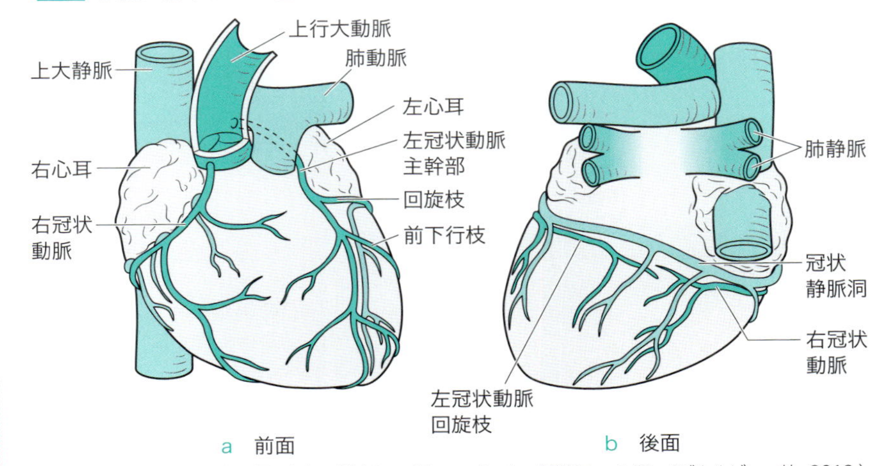

（見目恭一 編：臨床工学技士 ブルー・ノート 基礎編，p.149，メジカルビュー社，2013.）

＼POINT!!／

・冠状動脈は上行大動脈起始部からでている。
・右肺動脈は上行大動脈の背側をとおる。

補足

心周期で心室が収縮する時期を収縮期，心室が弛緩，拡張する時期を拡張期とよぶ。脈圧は収縮期血圧と拡張期血圧の差である。

補足

●心臓の機能が悪くなると

心臓がなんらかの原因により正常に血液を送り出すことができなくなった場合には，さまざまな障害が生じる。とくに，動脈，静脈，毛細血管は身体全体に張り巡らされている訳であるから，左心室が動脈血を全身に向かって「送り出す」機能が低下すると，循環不全に陥って全身の臓器に異常をきたすことになる。左心室から血液が送り出されないと，上流に当たる静脈側はどんどん血液がうっ滞してくる。これが「うっ血」という病態である（▶図5）。また，心臓の血液を「受け取る」機能が低下する場合も同様に血液がうっ滞する。

うっ血を原因として**うっ血性心不全**（▶図6）が起こる。この病態では，静脈をとおって心臓に戻るべき血液が全身の至る所で滞る，いわゆる静脈血のうっ滞が生じ，右室拡張期圧が上昇，静脈圧も上昇するためリンパ系の還流もまた低下する。これにより，全身に浮腫（むくみ）が生じ，肝臓や脾臓も腫大する。心臓自体が血液の供給を受ける冠循環の異常では，冠状動脈の狭窄や閉塞が原因で**狭心症**や**心筋梗塞**などが起こる。

図5 うっ血

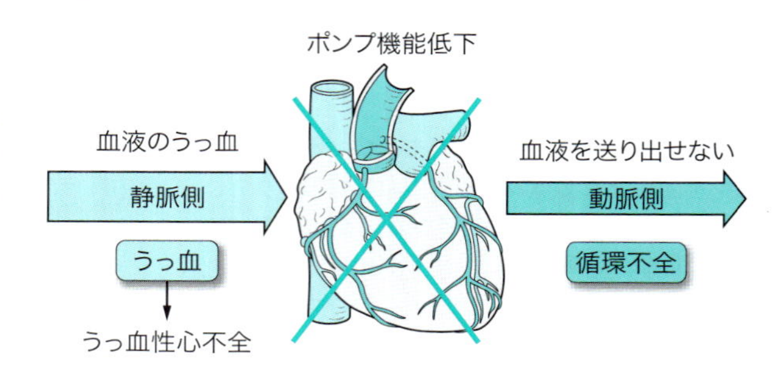

図6 うっ血性心不全の機序

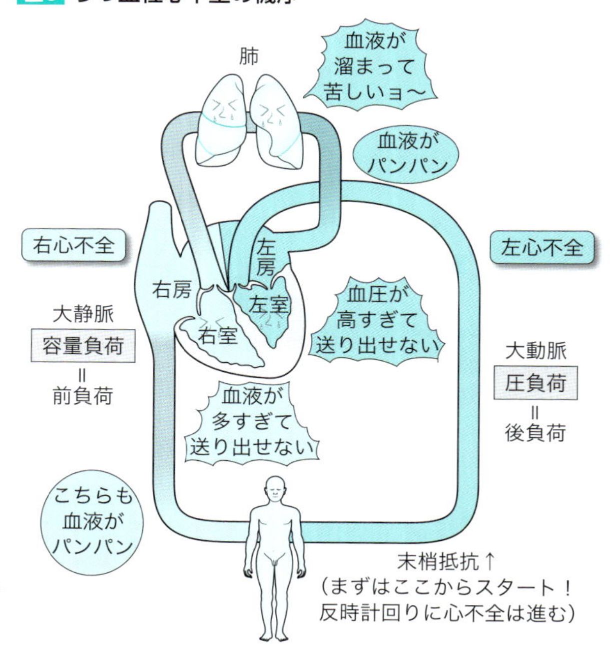

（見目恭一 編：臨床工学技士 ブルー・ノート 基礎編，p.150，メジカルビュー社，2013.）

心臓の内腔の構造と血液の流れ

心臓の内腔の構造と血液の流れは，▶図7に示すとおりである。

図7 心臓の血液の流れ

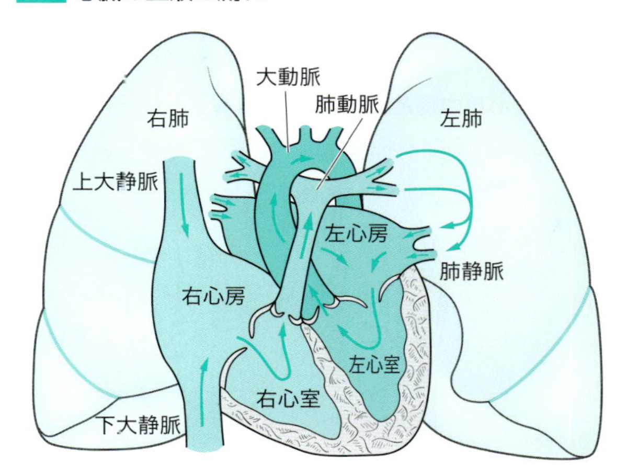

(見目恭一 編：臨床工学技士 ブルー・ノート 基礎編，p.150，メジカルビュー社，2013.)

補足

心臓は，大きく分けて「体循環：左心が担当」と「肺循環：右心が担当」といった血液ポンプの役目を担っている（全身の循環に関しては，▶図8参照）。

補足

●**全身の循環**（▶図8）

体循環：左心系を出た血液が，大動脈を介して全身の毛細血管を経由して右心系に戻る循環のこと。

肺循環：右心系を出た血液が，肺を経由して左心系に戻る循環のこと。

図8 全身の循環

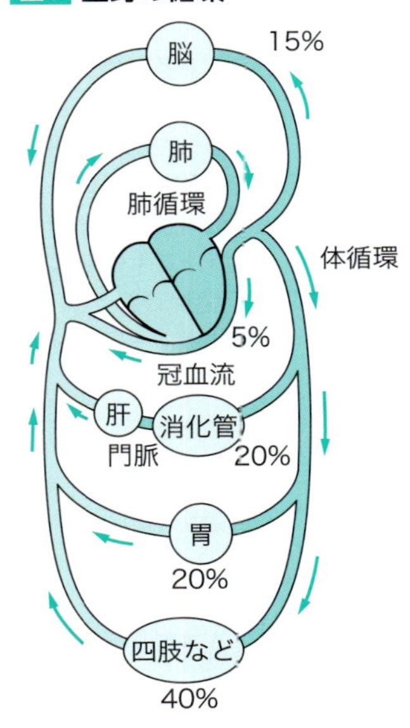

(見目恭一 編：臨床工学技士 ブルー・ノート 基礎編，p.156，メジカルビュー社，2013.)

補足

- 小腸の静脈血は門脈に集められ，肝臓をとおって大静脈に合流する。
- リンパ液の経路であるリンパ管が合わさった胸管は，左静脈角から静脈に入る。

心臓における血液の流れは，以下に示す経路で示される。

上・下大静脈 ➡ 右心房 ➡ 右心室 ➡ 肺動脈 ➡ 肺毛細血管 ➡ 肺静脈 ➡ 左心房 ➡ 左心室 ➡ 大動脈 ➡ 全身毛細血管

心臓は，右心房と右心室，左心房と左心室の4腔に分かれた構造をもつ。左右の心房と心室は，それぞれの壁で仕切られている（▶図9）。

右心房と左心房の仕切り：心房中隔
右心室と左心室の仕切り：心室中隔

図9 心房中隔と心室中隔

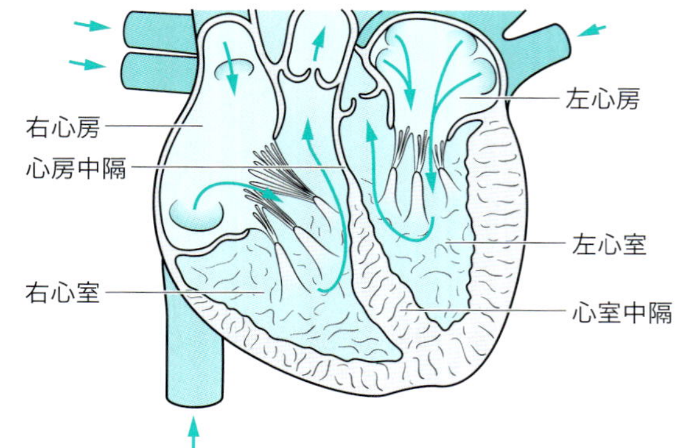

（坂井建雄 編：集中講義 解剖学，p.113，メジカルビュー社，2012.）

補足

●心臓の機能が悪くなると

なんらかの原因で心房中隔，あるいは心室中隔に穴（孔）が空いた状態（欠損）をそれぞれ「心房中隔欠損症（ASD：atrial septal defect）」「心室中隔欠損症（VSD: ventricular septal defect）」と称する。この病態の根本は，右心系と左心系の血液が毛細血管を経ずに流れる「シャント（短絡）」の存在である。

通常シャントは圧の高い左心系から圧の低い右心系に向かう。

心房中隔欠損症（▶図10）：心房間のシャント。先天性心疾患がほとんど。肺動脈圧上昇。自然閉鎖は少ない。肺体血流比1.5で手術を考慮する。

心室中隔欠損症（▶図11）：心室間のシャント。肺動脈圧上昇。幼少期の自然閉鎖もみられる。肺体血流比1.5で手術を考慮する。先天性心疾患のほか心筋梗塞に続発することもある（心室中隔穿孔）。

図10 心房中隔欠損症

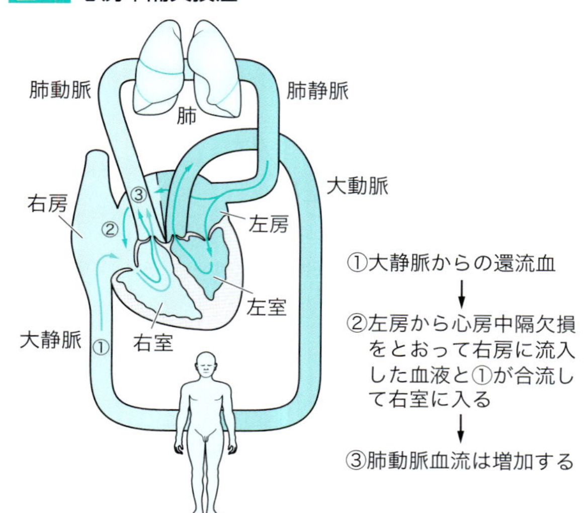

（見目恭一 編：臨床工学技士 イエロー・ノート 臨床編，p.481，メジカルビュー社，2013.）

図11 心室中隔欠損症

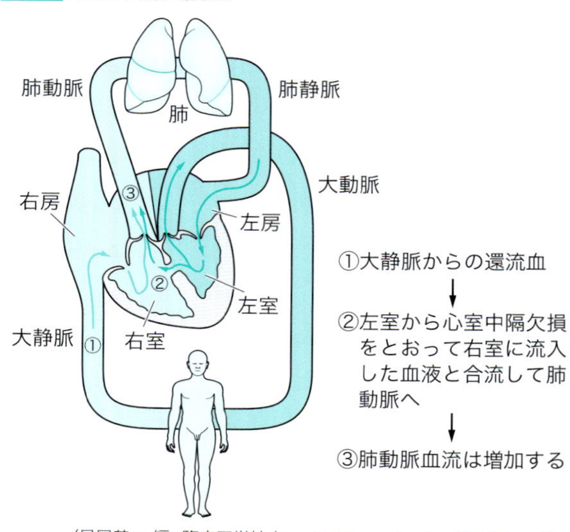

（見目恭一 編：臨床工学技士 イエロー・ノート 臨床編，p.482，メジカルビュー社，2013.）

心臓の4つの腔（心腔）それぞれの出口には，「弁」が備わっている。「弁」とは血液の流れを整える「一方向弁」であり，その正常な機能は，

①開くときはすっと開き，血液をスムーズに通過させる
②閉じるときはピタッと閉じて，血液をしっかりせき止める

ことである（▶図12）。①が障害された状態を「弁の狭窄」と呼び，②が障害された状態を「弁の逆流」または「弁の閉鎖不全」と称する（▶図13）。

心房と心室の間にある弁，すなわち心房の出口にある弁を房室弁とよび，右心系は三尖弁，左心系は僧帽弁である。心室の出口にある弁を半月弁とよび，右心系は肺動脈弁，左心系は大動脈弁である。心室を中心に考えると，心室への流入血を制御するのが房室弁，心室からの流出血を制御するのが半月弁である。

＼POINT!!／
右心室が収縮すると三尖弁は閉鎖する。

図12 弁の正常な機能

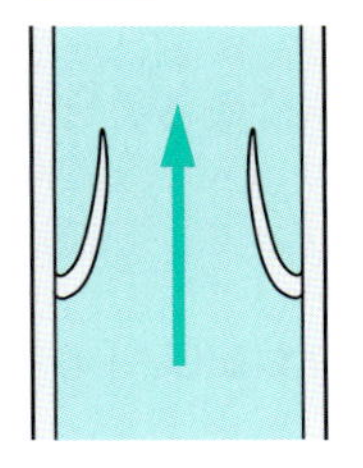

スムーズに流れて

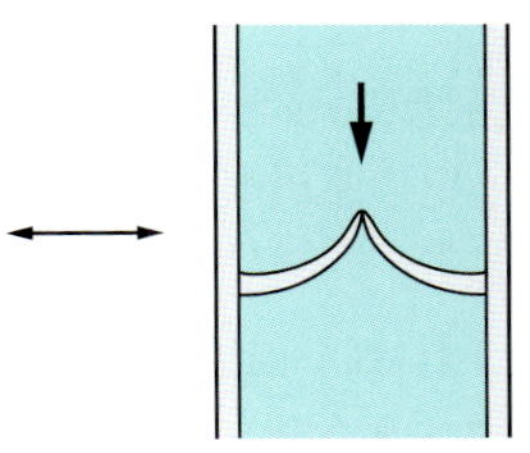

ピタッと止まる

図13 弁の機能障害

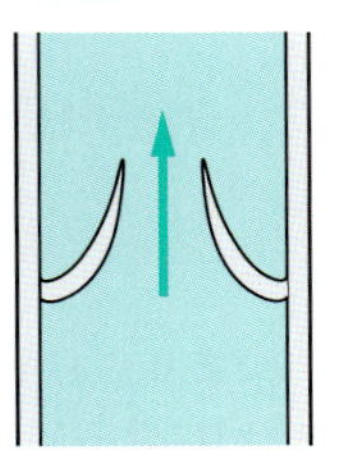

スムーズに流れない
「狭窄」

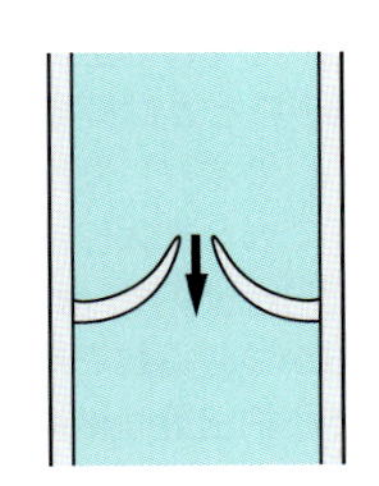

ピタッと止まらない
「逆流」
「閉鎖不全」

補足

心臓疾患は，「先天性」と「後天性」に大きく分かれる。

①先天性

生まれながらに中隔が欠損している心房中隔欠損，心室中隔欠損，房室中隔欠損などの中隔欠損症のほかに，肺動脈閉鎖，三尖弁閉鎖，ファロー四徴症，左心低形成症候群などの複雑心奇形はその病態も多岐に渡る。先天性心奇形については，成書を参照されたい。

②後天性

リウマチ熱，感染，老化などが原因で弁膜症を発症する。今後，高齢化社会を迎えるに当たり，動脈硬化が原因で大動脈弁が硬化したり，弁そのものがもろくなったりして弁膜症をきたす老人がますます増加するものと考えられる。

また，冠動脈の狭窄から狭心症，心筋梗塞をきたす。心筋梗塞の結果，心収縮力が低下した状態を虚血性心筋症とよぶこともある。

補足

●心臓の機能が悪くなると

房室弁の機能不全では，心房に負荷がかかるため，さらにその上流の血液がうっ滞する。右心の房室弁である三尖弁の狭窄・閉鎖不全では右房圧が上昇し，その上流である静脈圧が上昇するために肝うっ血，消化管浮腫から下痢をきたしたり下肢の浮腫を生じたりする。左心の房室弁である僧帽弁の狭窄・閉鎖不全症では左房圧が上昇し，上流である肺静脈がうっ滞する。すると肺うっ血の状態となって酸素と二酸化炭素のガス交換能が低下し，息切れ・呼吸困難などの症状をきたす。

半月弁の機能不全では，心室に量の面から負担がかかり（容量負荷），心室の拡大傾向がでる。半月弁の狭窄では，心室に圧の面で負担がかかり（圧負荷），心室の求心性肥大の傾向がでる。心室が求心性肥大をきたすと，心筋の柔らかさ（コンプライアンス）が低下して心房からの血液を受け取りづらくなり，心房血が心室に流れきらないために心房圧が上昇し，房室弁の機能不全と同様の病態が続発する。

体の循環血液量を示す指標としては，「心拍出量」が用いられる。これは１分間に何リットルの血液を循環させているかを表す数値である。心拍出量を因数分解すると次の式になる。

「心拍出量」=「(有効)一回拍出量」×「心拍数」

つまり，「一拍ごとの心拍出量」，それも「有効な（前向きの）一拍ごとの心拍出量」が増えれば，「心拍出量」が増える。また，「一回拍出量」が同じであれば，「心拍数」が増えれば「心拍出量」は増加する。

「有効一回拍出量」とは，「一回拍出量」から弁逆流やシャントによって無駄に心室から出て行く血液量を減じたものである。逆流量が増えれば，「有効一回拍出量」は当然減少する。

また，「一回拍出量」を因数分解すると，次のようになる。

「一回拍出量」=「拡張期（もっとも心室が大きくなったとき）の容積」
×「心室の駆出率」

つまり，心室が拡大すれば「一回拍出量」は増加するし，「心室の駆出率」が大きければ「一回拍出量」は大きくなる。

補足

「体血圧」=「循環血液量」×「末梢血管抵抗」（V=IR）

であり，心拍出量の増加，末梢血管抵抗の増加，交感神経の興奮，循環血液量の増加は血圧上昇の原因となる。

心臓の刺激伝導系

心臓は，自ら拍動することができる臓器である。一定の周期で拍動するためには，右心房にある洞房結節というところから心収縮のパルス信号（電気信号）を規則正しく発生させる必要がある（▶図14）。これを**ペースメーカ**（**歩調取り**）という。

パルス信号は，右房と左房の全体に伝導し，房室結節とヒス束（右脚，左脚）を経て，さらにプルキンエ線維を介して心筋に伝わっていく。

心筋は隣接する心筋細胞同士が密に高速度で電気信号を伝達するため，同期して収縮・弛緩するようになっている。プルキンエ線維を伝わったパルス信号を受けて，心筋が全体として有機的な収縮・弛緩をすることで血液の拍出をなし得ている。

補足

●心臓の機能が悪くなると

虚血性心疾患などで左心室の壁運動が障害されると，「心室の駆出率」が低下する。これによって「一回拍出量」が減少する。生体はしばしば代償的に「心拍数」を上昇させることで「心拍出量」を維持しようとする。したがって，心機能が悪い（≒左室の駆出率が低い）ことは必ずしも体の循環が悪い（≒心不全症状がある）こととは同義ではない。つまり，駆出率が低くても心拡大によって「一回拍出量」が保たれ，なおかつ心拍数で補うことで心拍出量は維持されることもしばしばある。

心疾患に対する治療は，おしなべて心拍出量を維持する，または維持しやすくすることが1つの大きな目的となる。虚血性心疾患に対して冠動脈の血流を回復することで心室の壁運動が改善し，「心室の駆出率」が改善する。弁膜症を治療し弁機能を回復することで逆流の減少につながり，「有効一回拍出量」が増加するというわけである。

＼POINT!!／

駆出率は一回拍出量を拡張末期容積で割って求める。

補足

洞房結節，房室結節，ヒス束，プルキンエ線維は，一見すると神経のような働きをするが，実は神経ではない。特殊心筋とよばれる特別な心筋細胞からなり，これらは刺激伝導系とよばれている。

POINT!!

- 心臓の興奮（刺激）伝導系で，右脚，左脚，プルキンエ線維は心室壁にある。
- 心臓の興奮（刺激）伝導系で，房室結節の次はヒス束に興奮が伝わる。

補足

●心臓の機能が悪くなると

心臓の刺激伝導系に異常をきたすと以下のような疾患に至る。

洞不全症候群：洞房結節の機能障害。心不全となり，心臓ペースメーカの適応となる。

房室ブロック：房室結節，あるいはヒス束の上部の機能不全。重篤な場合には心臓ペースメーカの適応となる。

WPW症候群：ヒス束以外に伝導速度の速いKent（ケント）束（副伝導路）が存在することによる障害。カテーテルによるKent束のアブレーション（焼灼（しょうしゃく））治療を行う。

図14 刺激伝導系

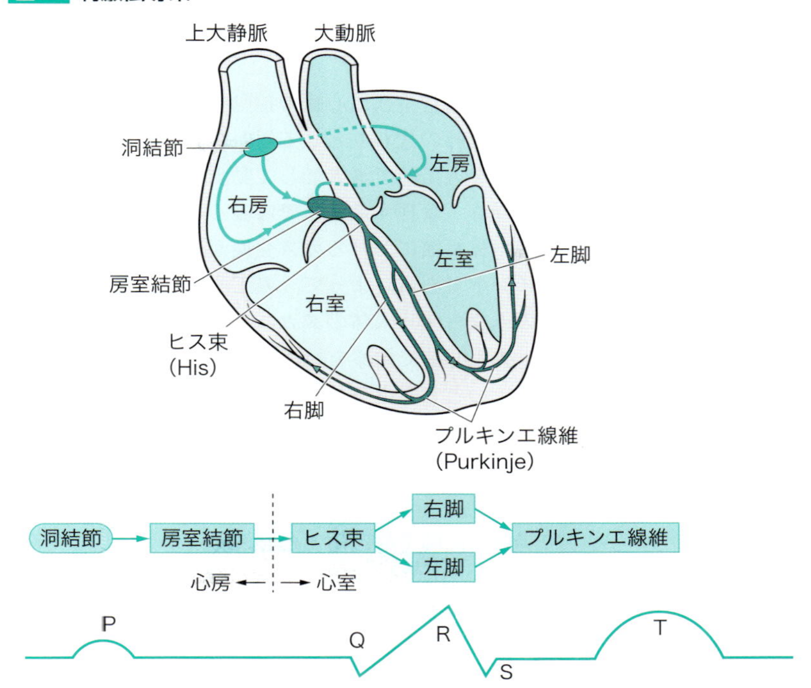

（見目恭一 編：臨床工学技士　ブルー・ノート　基礎編，p.150，メジカルビュー社，2013.）

前述のように，「心拍出量」の維持には心拍数を適正に保つことが重要である。心拍数は遅すぎても速すぎてもよくない。心拍数が速すぎると心室が拡張する時間が短く，心房から十分な量の血液を受け取ることができないため，心拍出量が低下することがしばしばある。また心房筋と心室筋とが同調して収縮・弛緩することで効率よく心房から心室に血液が流れる。心房筋が心房細動などのために有効に血液を拍出しないと，心拍出量は20～30 %低下するともいわれている。また，心室筋が同調のとれていない収縮をすることで有効な心拍出量が得られない致死性不整脈には心室粗動，心室細動がある。

心電図のP波，QRS波，T波との対応は，上記のとおりである。

●文献

1）見目恭一 編：臨床工学技士　ブルー・ノート　基礎編，メジカルビュー社，2013.
2）見目恭一 編：臨床工学技士　イエロー・ノート　臨床編，メジカルビュー社，2013.
3）坂井建雄 編：集中講義　解剖学，メジカルビュー社，2012.

柏　公一

人工心肺の基礎

人工心肺とは？

心臓血管手術は心臓の拍動を止めて行われることが多い。このとき，生体の心臓と肺の代わりとして用いられるのが人工心肺であり，静脈から**脱血**＊1した血液を人工肺で酸素加して動脈に**送血**＊2するのがおもな役割である。人工心肺を操作・管理するうえでは多くのことを考えなければならないが，そのなかでも生体組織におけるガス交換が適切に行えているかを把握することは重要なポイントである。よって，人工心肺に携わる臨床工学技士は人工心肺装置のことのみならず，人体のメカニズムを知っておくことが必要不可欠となる。

人工心肺で循環を維持しているときは患者の心臓が止まっている状態にあり，ちょっとしたトラブルが患者に多大な影響を与える。人工心肺を操作する臨床工学技士は，医師の指示に従い人工心肺の操作を行うだけでなく，血液ガスデータや各種モニタの値などについても注意深く監視を行い，できるだけ早い段階で異常を察知することが求められる。また，万が一，トラブルが発生した場合は医師や看護師とともに迅速かつ適切な対応を行うことが必要である。

用語アラカルト

＊1　脱血
静脈から血液を体外に取り出すこと。

＊2　送血
血液を患者の動脈に送り戻すこと。

補足

人工心肺装置を用いる手術は8～10名程度のチームで行われる。人工心肺を操作する臨床工学技士は，心臓外科医，麻酔科医，看護師（器械出し，外回り）としっかり連携をとることが求められる（▶図15）。

図15 人工心肺を用いた心臓外科手術が行われている手術室内のようす

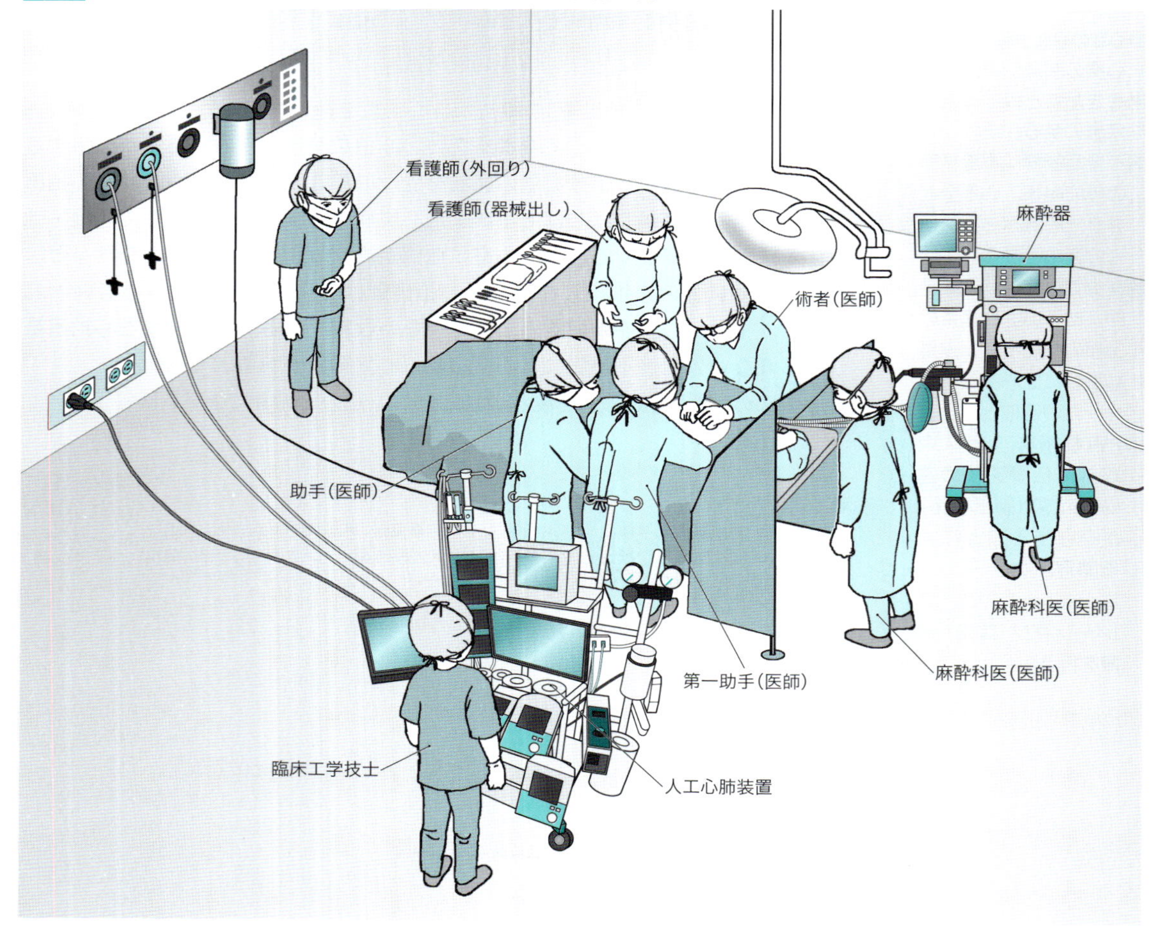

人工心肺の構成

図16 標準的な人工心肺回路構成図と人工心肺装置（イラストと写真）

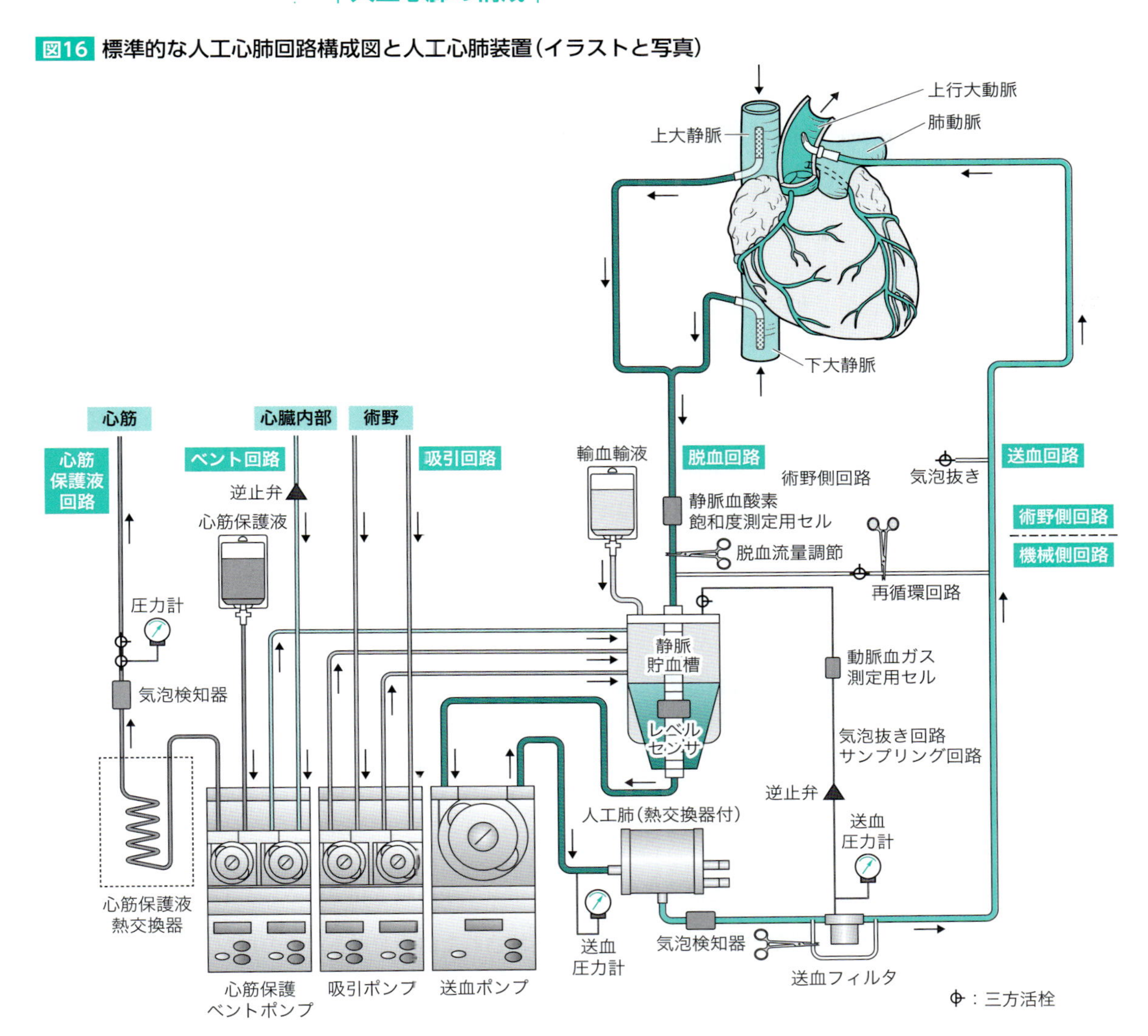

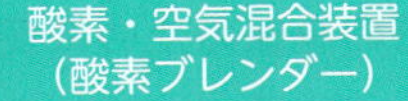

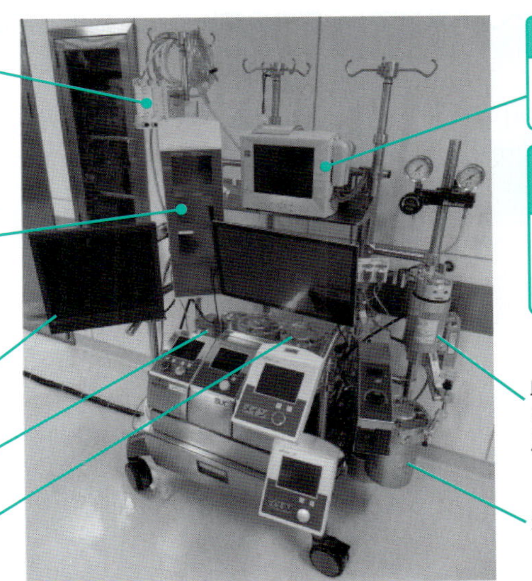

■人工心肺回路の構成

人工心肺回路は，静脈貯血槽，人工肺（熱交換器内蔵），回路，送血フィルタ，血液ガスモニタ用セルなどから構成されている。

①**静脈貯血槽**：脱血してきた静脈血を蓄え，循環血液量を調整する部分。静脈血に気泡が混入してきた場合は，ここで除去される。吸引血の異物を除去するための心内貯血槽と一体になっている製品が多い。

②**人工肺**：中空糸を編み込み外筒に収めた膜型人工肺がおもに用いられている。膜の材料としてはポリプロピレンやシリコンが代表的なものとしてあげられる。ポリプロピレンでつくられた膜は多孔質膜とよばれ，ガス交換は膜そのものに存在する細孔を介して行われる。多孔質膜の欠点としては，経時的に膜の疎水性が失われ，血漿漏出が起こり，ガス交換能が低下することがあげられる。一方，シリコンはガス透過性に優れた材料であり，細孔が開いていないため（均質膜とよばれる）血漿漏出は発生しないが，機械的強度が弱いのが欠点である。それぞれの欠点を補ったのが複合膜とよばれる膜で，ポリプロピレンの片面にシリコンをコーティングするなどの加工が施されている。

③**熱交換器**：血液の温度を調整するための構成品で，人工肺と一体になっていることが多い。血液は熱交換器 → 人工肺の順に灌流する。熱交換器を灌流する冷水や温水は冷温水供給装置から供給される。

④**送血フィルタ**：気泡や凝血塊，組織片などを補足するための構成品。

■人工心肺装置の構成

人工心肺装置は血液ポンプだけでなく，システムが異常なく駆動しているかを監視するための各種モニタ，異常が発生したときでも患者への影響を最小限に食い止めるための安全装置などから構成されている。

■血液ポンプ

人工心肺装置には複数の血液ポンプが搭載されている。

①送血ポンプ：全身に酸素加された血液を送るためのポンプであり，生体の心臓の役割を果たす。送血ポンプとしてはローラポンプ（▶図17）もしくは遠心ポンプ（▶図18）が使用される。

②吸引ポンプ：術野の出血を回収するためのポンプである。

③ベントポンプ：心腔内の減圧や空気抜き，無血視野の確保のために使用されるポンプである。

吸引・ベントポンプとしてはローラポンプが使用される。そのほかにも血液濃縮（限外ろ過）用のローラポンプが人工心肺装置に搭載されていることもある。

補足

・現在，使用されている人工肺は，中空糸の外側を血液が灌流する外部灌流型である。

・送血フィルタが一体となった人工肺も販売されている。

・ベント回路や気泡抜き回路には**逆止弁**＊3を設けることが求められる。

・人工心肺回路にはヘパリン**コーティング**＊4や高分子コーティングが施されている製品が多く市販されている。材料表面にコーティングを施すことは，生体適合性の向上に効果があるというという報告がある[1-7]。

用語アラカルト

＊3 逆止弁
逆流を防止するための弁。

＊4 コーティング
血液が接触する面を生体適合性が優れた材料で覆うこと。

補足

●血液濃縮器
術中に使用された心筋保護液や余剰な水分を除去するために使用される。

●遠心ポンプ
ポンプヘッド内部でコーン（円錐）もしくは羽根車（インペラー）が高速で回転することによって発生する遠心力の働きにより，血液に圧力を与えるポンプである。

補足

赤血球が壊れ，血漿中に遊離ヘモグロビンが増加した状態のことを溶血という。人工心肺中は吸引による物理的な刺激や補体の活性化といった生体反応が原因で溶血を起こす。溶血が高度になると腎障害を引き起こす原因となるため，ハプトグロビンを投与する。ハプトグロビンは血漿中に遊離したヘモグロビンと結合し，肝臓で処理される。

用語アラカルト

＊5 圧閉度
ローラがチューブを押しつぶしている程度のこと。オクルージョンともいう。

図17 ローラポンプ

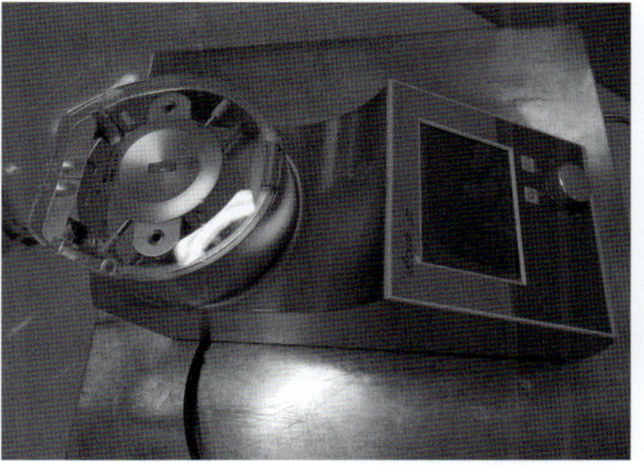

（ローラポンプ：リヴァノヴァ）

図18 遠心ポンプ

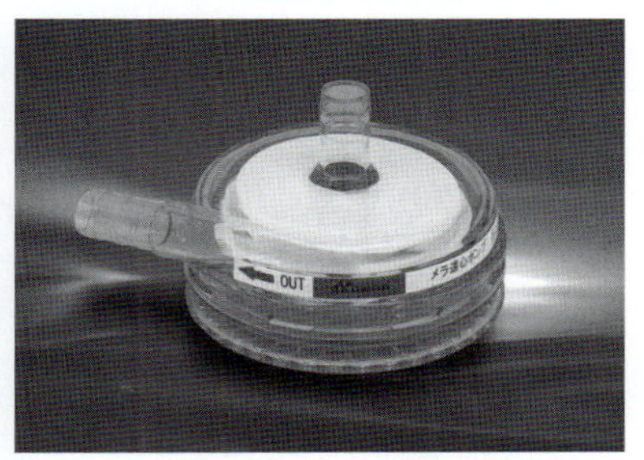

（遠心ポンプ：泉工医科工業）

ローラポンプとは，ローラがチューブをしごくことによって血液を送り出すタイプの血液ポンプであり，**圧閉度**[*5]を適切に調整することが必要である。圧閉度が不適切な場合は溶血を起こす。また，弱すぎると血液を送り出すことができない。

ローラポンプで送血した場合の流量は，回転数とチューブの内径によって決まるため，回転数に比例して流量が上がる（▶図19）。

遠心ポンプはポンプ前後の圧力差の変化に応じて，同じ回転数であっても流量が変化する（▶図20）。よって，体外循環中の送血圧の変化や陰圧吸引補助脱血（後述）施行時における静脈貯血槽の圧力変化によって流量は変化する。このため，遠心ポンプを使う場合は流量計を設置する必要がある。ローラポンプと遠心ポンプの特徴は▶表1にまとめたので，押さえておこう。

図19 ローラポンプにおける回転数と流量の関係

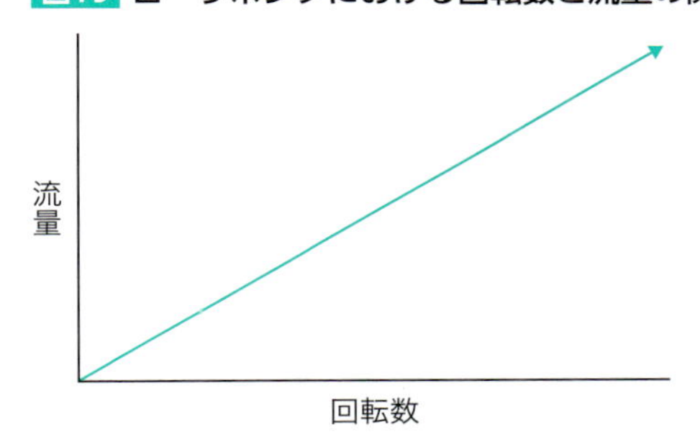

図20 同じ回転数における遠心ポンプ前後の圧力差と流量の関係

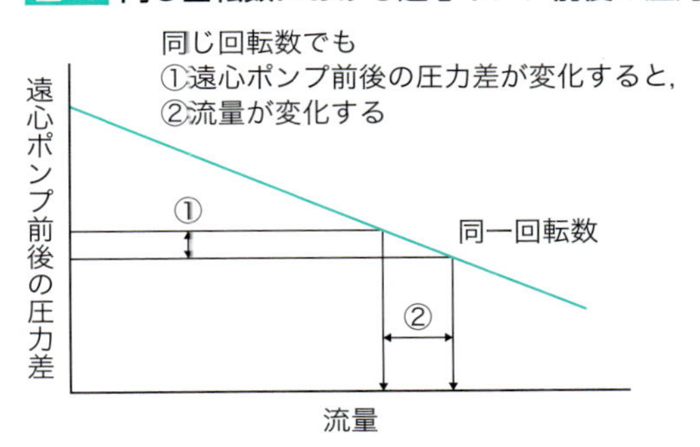

補足

ローラポンプの圧閉度はわずかに逆流が発生する程度が適正とされている。圧閉度の調整には以下のような方法がある[8]。

①ポンプチューブに標準輸液セットを取り付け1 m水柱の圧力をかけたときに，輸液セットに毎分5～10滴の滴下がみられるように調整する（輸液セットの滴下）。
②送血回路を1 mの高さに上げたときに，回路の液面が毎分1 cm降下するように調整する（回路液面の降下）。
③回路を遮断し送血回路に一定の圧力を加え，これが降下する速度で調整する（圧力低下の速度）。
④チューブの圧閉部に生じる円形模様の大きさで調整する（圧閉部の模様）。

補足

①**必須：安全を確保するうえで遵守しなければならない。**
②**強く推奨**：安全上，可能な限り遵守すべきである。
③**推奨**：理想的には遵守したほうがよい。

表1 ローラポンプと遠心ポンプの特徴

ローラポンプ	・回転数と流量が比例する ・圧力に影響されずに設定した流量を送ることができる ・流量計が必要ない ・圧閉度を調整する必要がある ・回転を止めても逆流はほとんど発生しない ・液体でも気体でも送ることが可能 ・構造が簡単，信頼性が高い ・低コスト ・回路が閉塞すると限りなく（接続部が外れるまで，もしくは回路が破裂するまで）回路内の圧力が上昇する
遠心ポンプ	・回転数と流量が比例しない ・ポンプの前後の圧力差によって同じ回転数でも流量が変化する ・流量計が必要である ・ポンプが作り出す圧力よりも送血側の圧力が高い場合は逆流する（回転を止める場合は出口側を鉗子で遮断する必要がある） ・ポンプ内に大量の空気が流入すると液体を送り出すことはできない ・高コスト ・回路が閉塞しても一定以上に回路内の圧力が上昇することはない

■安全装置とモニタ

「日本体外循環技術医学会」が提唱する「人工心肺における安全装置設置基準」に則って，人工心肺装置にはさまざまな安全装置やモニタが設置されている。各安全装置の設置基準は「必須」「強く推奨」「推奨」に分類されている。このガイドラインは2年おきに改訂されており，現在のところ第五版が最新版となっている[11]。

①静脈血酸素飽和度計

連続的に静脈血の酸素飽和度を測定することは，酸素の需要と供給のバランスを確認したり輸血を行うかどうかを決定したりするうえで重要である[9,10]。静脈血酸素飽和度は通常70 %以上を維持する。静脈血酸素飽和度をモニタすることは「必須」に分類されている。動脈血のガスを連続的にモニタすることも「推奨」されている。

②レベルセンサ

静脈貯血槽の貯血レベルが低下した場合にアラームを発する装置であり，このセンサの設置は「必須」に分類されている。貯血量が危険なレベルまで低下した場合は，送血ポンプの回転を制御することが「強く推奨」されている。

③気泡検知器

送血回路内，心筋保護液回路内に気泡が混入した場合にアラームを発する装置であり，送血回路内，心筋保護液回路内ともに設置することが「強く推奨」されている。気泡検出器が作動した場合には，送血ポンプおよび心筋保護ポンプを制御することが，それぞれ「強く推奨」「推奨」されている。

④回路内圧計

送血圧，心筋保護液の注入圧力，陰圧吸引補助脱血時の静脈貯血槽の内圧をモニタし，危険な圧力に達した場合にアラームを発する装置である。送血圧は送血ポンプの出口と人工肺の入口の間で測定し常時モニタすること，心筋保護液の注入圧力をモニタすること，高圧時にアラームを鳴らすことが「必須」とされている。また，危険な圧力に達した場合にポンプを制御することが「強く推奨」もしくは「推奨」されている。陰圧吸引補助脱血時は静脈貯血槽の内圧をモ

補足

脱血方法には，
①サイフォンの原理を用いた落差脱血法
②静脈貯血槽に陰圧をかけて脱血を行う陰圧吸引補助脱血法
③ポンプの回転数を調整することによって脱血流量を調整するポンプ脱血法
がある。

補足

2003年，3学会合同陰圧吸引補助脱血体外循環検討委員会は，陰圧吸引補助脱血を行うに当たり，次の4点を遵守するように勧告した[12]。
①陰圧吸引補助ラインにはガスフィルタを使用せず，ウォータートラップを装着する。
②陰圧吸引補助ラインは毎回滅菌された新しい回路を使用する。
③静脈貯血槽には陰圧アラーム付きの圧モニタならびに陽圧防止弁を装着する。
④陰圧吸引補助を施行する際には微調整の効く専用の陰圧コントローラを使用する。

ニタし，適切にコントロールできているかを確認しなければならない。

⑤流量計

前述したとおり，遠心ポンプは回転数が一定でもポンプ前後の圧力差が変化することに伴って流量が変わるため，遠心ポンプを送血ポンプとして使用する場合は，流量計を回路内に設けなければ適切な流量でコントロールできているか判断することはできない。

⑥バッテリー

停電に備えて人工心肺装置にバッテリーが搭載されていることは必要不可欠である（少なくとも送血ポンプにはバッテリーからの電力が供給されることは「必須」である）。また，実際にバッテリー駆動へ切り替わるか確認したり，定期的にバッテリーを交換したりすることは人工心肺装置の保守管理において重要な項目である。さらには，電源コードや電源プラグの予備を備えておくことも必要である。

⑦ハンドクランク（▶図21）

電源が完全に喪失した場合に備えて，血液ポンプを手動で回すためのハンドクランクを準備しておくことは「必須」である。

図21 ローラポンプと遠心ポンプのハンドクランク

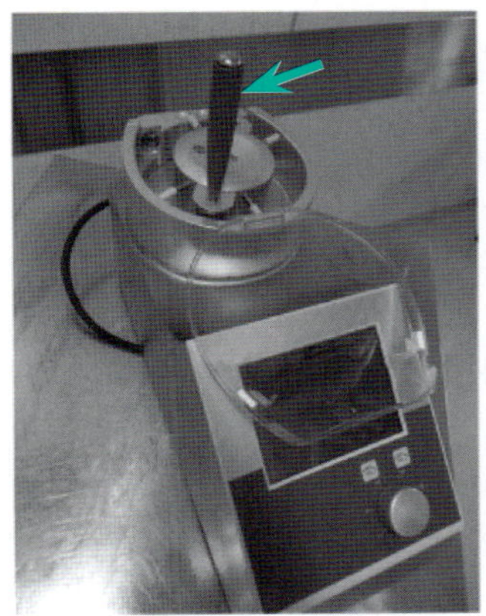

a　ローラポンプ用ハンドクランク
矢印の部分を持ってポンプを回す。

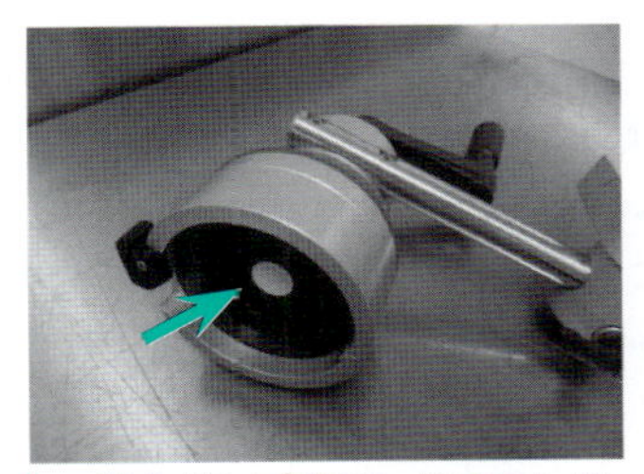

b　遠心ポンプ用ハンドクランク
矢印の部分に遠心ポンプをはめ込んでハンドルを回す。

そのほかにも多くの人工心肺装置には，心電図や血圧，体温などを表示する生体監視モニタや術野モニタなどが設置されている。

心筋保護

心臓の拍動を止めるためには心筋保護液を注入する。心筋保護の基本は心筋細胞を静止状態に維持することにある。

■心筋細胞が静止と興奮を繰り返すメカニズム

①静止（分極）

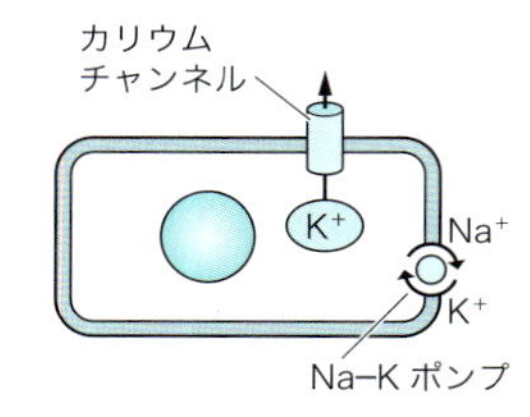

静止している細胞は細胞外と比べると負の電位を維持している（静止膜電位）。この電位差は細胞内のカリウム濃度が細胞外と比べて高く，細胞内のカリウムが細胞外に流出していることによる。細胞内のカリウム濃度を高く保つためにNa-Kポンプが細胞内のナトリウムを汲み出して，その代わりに細胞外のカリウムを細胞内に取り込んでいる。

②興奮（脱分極）

ナトリウム**チャンネル**[*6]が開いて急激に細胞内にナトリウムが流入することにより，内向きの電流が流れ，膜電位が正の方向にシフトする。

用語アラカルト

＊6 チャンネル
イオンが細胞内外を移動するために細胞膜を貫いて存在している膜タンパク質のこと。チャンネル（Channel）は水路という意味。

③脱分極状態の維持

ナトリウムチャンネルはすぐに閉じるが，それに続いてカルシウムチャンネルが開きカルシウムが流入するので，内向きの電流が流れ続ける。

④再分極

しばらくしてカルシウムチャンネルが閉じると細胞内のカリウムが細胞外に流出する流れだけになるので，膜電位は負の方向にシフトしていき，静止膜電位に落ち着く。

この過程で細胞外に出されたカリウムはNa-Kポンプによって細胞内に取り込まれ，同時にナトリウムは細胞外に汲み出される。また，細胞内に流入したカルシウムはNa-Ca交換機構によって細胞外に汲み出され，同時にナトリウムが細胞内に流入する。細胞内に流入したナトリウムはNa-Kポンプによって細胞外に出される。この一連のプロセスが繰り返されることによって，心筋細胞は静止と興奮を繰り返す。

■心停止の原理

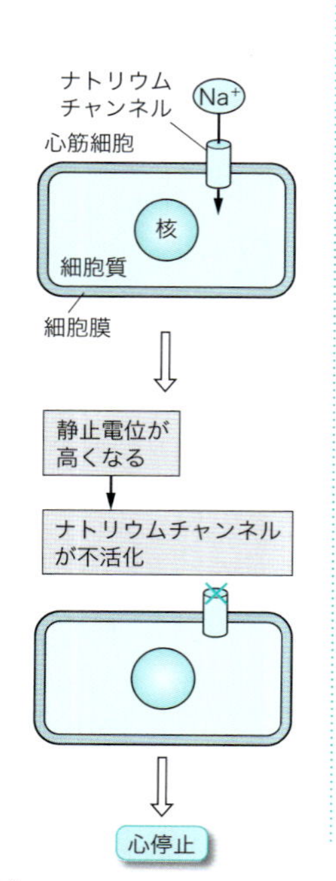

心筋細胞の興奮はナトリウムチャンネルが開き，ナトリウムイオンが細胞内に流入することによって始まるため，ナトリウムチャンネルが不活化すれば心筋細胞の興奮は起こらない。このナトリウムチャンネルは静止膜電位が高くなると不活化して開かなくなる。細胞外のカリウム濃度が高くなれば，外向きに流れる電流が小さくなるため，静止膜電位が小さくなり，心筋細胞の興奮が起きなくなる。ほかにも心停止を得る方法はあるが，この原理を用いて心停止を得るのが近年の主流となっている。

■心筋保護の基本的な概念[13-15]

①急速に心停止を得ること。

心停止までの時間が長くなるとアデノシン三リン酸（ATP）やクリアチンリ

補足

- 心筋保護液は，カリウム濃度が高い
- 心筋保護液に血液を混合して投与することも行われている（血液併用心筋保護液）。

ン酸の消費が大きくなる。

②低温

常温（37 ℃）と比較して低温（4 ℃）の方がATPの温存率，心機能の回復率は高い。

③エネルギーの生成に必要な基質を供給すること。

④適切にpHをコントロールすること。

⑤細胞膜を安定化させること。

⑥心筋浮腫を予防すること。

■投与方法

心筋保護液の投与方法としては，①大動脈基部に挿入した心筋保護注入針から，もしくは左右の冠動脈口に直接挿入したカニューレから注入する方法（順行性投与）と，②冠静脈洞に挿入したカニューレから逆行性に注入する方法（逆行性投与）がある（▶図22）。

順行性投与のうち左右の冠動脈口に直接カニューレを挿入して注入するやり方（▶図23：選択的冠灌流）は，大動脈を切開する症例や大動脈弁逆流により大動脈基部に挿入した心筋保護注入針からでは注入が不十分になる可能性がある症例で用いられる。逆行性心筋保護法は，冠動脈狭窄がある疾患や大動脈基部の操作が煩雑で時間がかかり順行性の投与法が使いにくいような場合に用いられる。

図22 順行性投与と逆行性投与

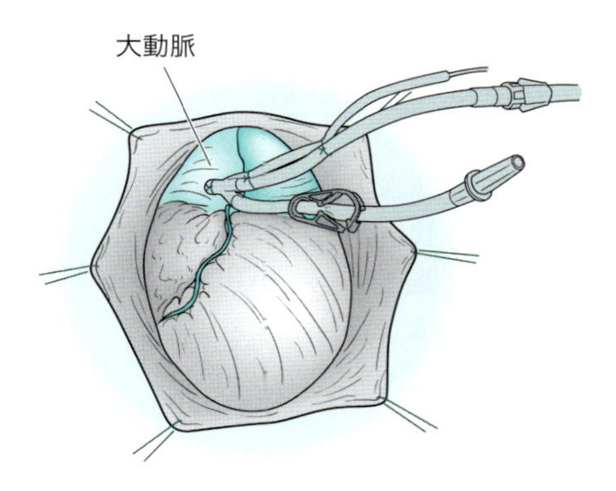

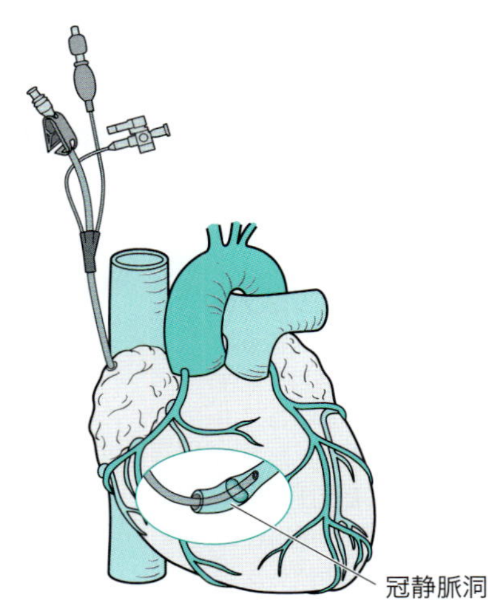

図23 選択的冠灌流

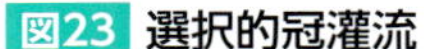

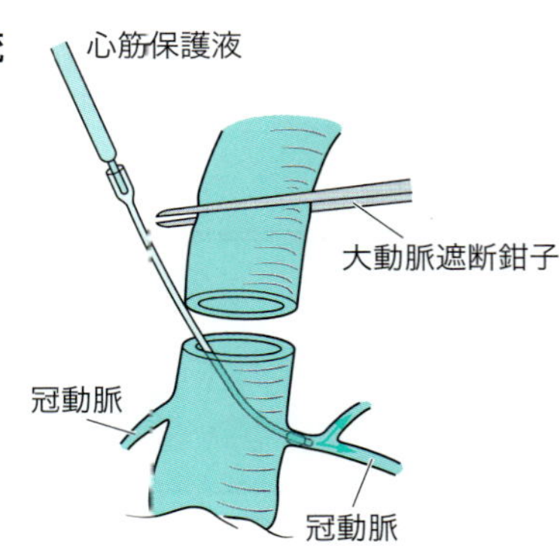

心疾患

補足

どこまで体温を下げるかによって，軽度（32 ℃まで），中等度（26～32 ℃），高度（20～26 ℃），超低体温（20 ℃以下）に分類される。

補足

部分体外循環とは血流の一部が人工心肺により循環されている状態のことをいい，完全体外循環とはすべての血液循環を人工心肺が担っている状態のことをいう。

補足

大動脈遮断時は一時的に灌流量を減少させる。

補足

イニシャルドロップは，血液希釈によって血液の粘性が低下したり，血液中のカテコラミンレベルが低下したりするなどさまざまな原因で発生するといわれている。自然に回復することが多いが，極端に灌流圧が低くなったり，低い灌流圧の状態が長い間持続したりする場合には対処する必要がある。

体外循環操作の実際

弁置換・弁形成手術など一般的な開心術の場合，患者の体温は軽度低体温～中程度低体温とすることが多い。一般的な開心術における大まかな体外循環操作の流れは以下のとおりである。

①体外循環開始
②冷却
③完全体外循環
④大動脈遮断（心筋保護液の注入，心停止）
⑤体外循環の維持
⑥復温
⑦大動脈遮断解除
⑧除細動
⑨部分体外循環
⑩体外循環離脱

一般成人における灌流量は2.4 L/min/m^2を基準に設定されることが多い。小児では成人と比べて酸素需要量が大きいため，一般成人における灌流量よりも高めに設定される（2.8 L/min/m^2～3.0 L/min/m^2）。ただし，これはあくまで基準であり，さまざまな条件に応じて変化させる必要がある。

灌流圧は一般的には成人で60 mmHg程度，小児では40 mmHg程度を維持することが多い。人工心肺開始時は灌流圧が低下することがあるため，注意が必要である（イニシャルドロップ）。

血液ガス，電解質データ

人工心肺中は人工肺で適切に酸素加されているか，適切な循環が維持できているかなどを確認する目的で，定期的に（もしくは連続的に）血液ガスデータを確認する。

最初にも述べたように，人工心肺を管理するうえでは生体組織においてガス交換が適切に行われている状態に維持するということが重要なポイントとなる。この目的を達成するには，酸素をしっかりと供給することが重要である。人工心肺中の酸素供給量は次の式で計算できる。

酸素供給量（ml/min）＝酸素含有量※（ml/100 ml）×④灌流量（L/min）×10（単位合わせのため）

※酸素含有量（ml/100 ml）＝1.34×①ヘモグロビンの量（Hb, g/dL）×②送血側の酸素飽和度SaO_2（結合率）＋③（0.0031×PaO_2）

図24 酸素供給量の計算式のイメージ図

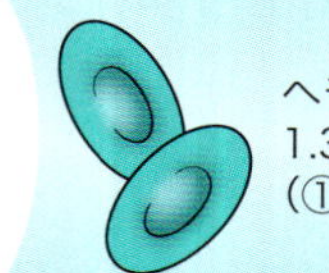
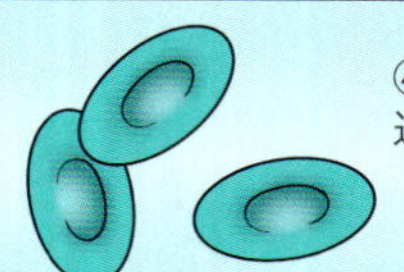

【例】

例をあげてみよう。Hbは8 g/dL，人工肺での酸素加は問題なし〔すなわち，送血側の酸素飽和度（何%のHbに酸素が結合しているか？）は100 %〕，PaO_2が250 mmHgの状態で，4.0 L/minの灌流量を出しているときの酸素供給量は，

(1.34×8×1（100 %なので1）+0.0031×250)×4.0×10
= 459.8 ml/minとなる。

ここで注目したいのは前ページ数式の③の項である。これは酸素分圧1 mmHg当たり0.0031 mlの酸素が血漿に溶解するということを意味している（溶存酸素）。人工心肺中における溶存酸素量は0.0031×250=0.775 mlと非常に小さい値であり，人工心肺中における酸素供給にはほとんど影響を与えないレベルであることがわかる。すなわち，酸素供給量を考えるうえでは，Hbの量とSaO_2，そして灌流量が大事な要素になる。

Hbの値はどの程度の値まで下がっても大丈夫なのだろうか（どの程度のHbを維持すればいいのだろうか）。これについては議論の分かれるところであるが，一般的に成人においては，Hb 7 g/dLを切らないようにしている施設が多いようである。

次にS字カーブともいわれる酸素解離曲線をみていこう（▶図25）。この曲線をみると，酸素分圧（PO_2）100 mmHgのときに酸素飽和度が100 %になることがわかる。すなわち，PaO_2が100 mmHgであれば，すべてのヘモグロビンに1.34 gの酸素が結合している状態になるのである。人工心肺中は余裕をもってPaO_2を高め（200〜300 mmHg）で管理していることの方が多いが，実際はPaO_2が100 mmHg以上であれば十分である。

図25 酸素解離曲線

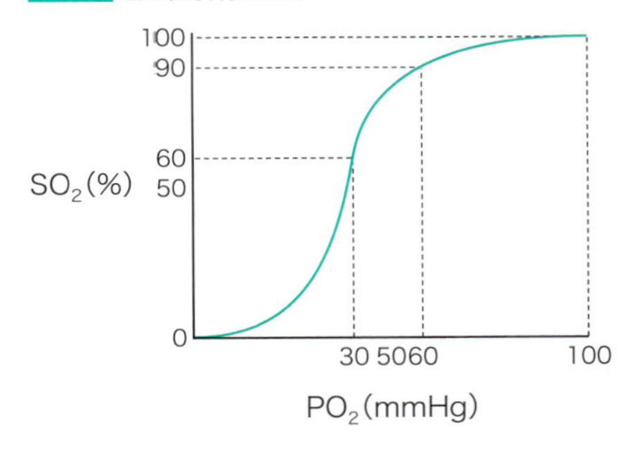

最終的に，重要な酸素の供給と需要のバランスがとれているかどうかを確認するうえでは，乳酸値をみることが多い。一般的に乳酸値が3 mmol/L以下でコントロールできていれば，酸素の需給バランスはとれていると考えられる。乳酸値が4 mmol/L以上になった場合は，術後の罹患率と死亡率のリスクが上がるという報告もあるので注意が必要である[16)]。また，重炭酸（HCO^{3-}）が低下して，pHがアシドーシスに傾いていたり（代謝性アシドーシス），静脈血酸素飽和度が非常に低値であったりした場合も，人工心肺中の酸素の需給バランスがとれていないのではないかと推測することができる。

pHは7.35〜7.45，$PaCO_2$は35〜45 mmHgでコントロールする。中等度低体温

補足

PO_2が30 mmHgのときにSO_2は60 %，PO_2が60 mmHgのときにSO_2は90 %であることを覚えておこう。いずれも3の倍数で覚えやすい。

補足

乳酸とは，糖が代謝されるときに酸素供給が不十分な場合に生じる物質だが，血糖値や肝機能の影響を受けるので，ただ単に乳酸値を確認すれば大丈夫というわけではない。

補足

人工心肺中はインスリンの分泌低下や炎症反応などさまざまな要因で高血糖になりやすい。高血糖は術後の感染や縦隔炎，創部の治癒などに影響を与えるため，血液ガスを測定する際には血糖値にも注目する必要がある。

補足

一般に人工心肺中は血中のナトリウム，カリウム，カルシウム値が低下することが知られている。低カリウム血症では，周術期における不整脈の発生頻度が増すので注意が必要である。また，カルシウムは心筋の収縮に関連しているため，人工心肺離脱時に血中カルシウム値が低値の場合は塩化カルシウムで補正する。

までは体温補正を行わずに37 ℃で測定してpHの値を7.4に維持するα-stat法でコントロールするのが一般的である。α-stat法でコントロールした場合は，血圧の変動に対して脳血流を一定に保つ自己調節機能が維持される。

人工心肺中の病態生理

人工心肺中の循環動態は極めて非生理的な状況にあり，適切な操作を行うためには人工心肺中の病態生理についてしっかりと理解しておく必要がある。ここでは，低体温とその影響，血液希釈による影響，そして臓器灌流，人工心肺中に行われる抗凝固療法について触れる。

■低体温とその影響

低体温にすることにより組織酸素消費量は減少し，30 ℃までは1 ℃低下するごとに酸素消費量は約7 %減少するといわれている。前述した酸素解離曲線は低体温の影響で左側に移動するため（▶図26），ヘモグロビンは末梢組織で酸素を離しにくくなるが，酸素消費量の減少の方が酸素供給量の減少よりも大きいため，臓器保護の観点からみると低体温にすることは有用である。ただし，低体温によって末梢血管抵抗が上昇したり，血液の粘性が増大したりするため，末梢組織では循環不全の状態になる。この低体温による悪影響は血液希釈の併用によって改善される。

図26 低体温時の酸素解離曲線

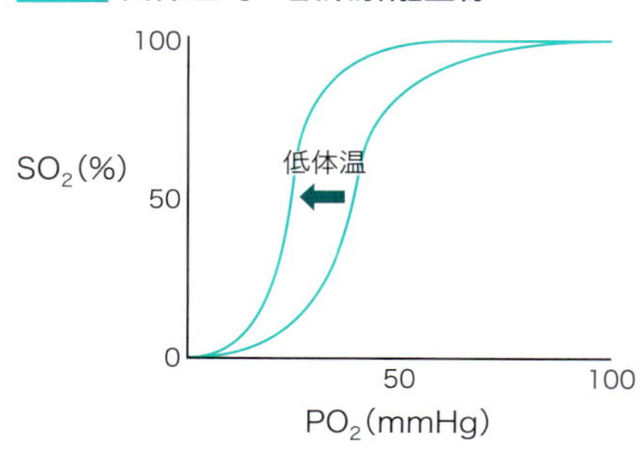

■血液希釈による影響

血液希釈法の利点としては，

①溶血を軽減する。
②輸血量の削減，輸血が原因で発生するさまざまな感染症，合併症の予防ができる。
③血液の粘性を低下させ，低体温の影響（末梢循環）を改善させる。

などがあげられる。

一方，欠点としては，

①過度な血液希釈を行うと酸素供給量が低下する。
②血液膠質浸透圧*7の低下，毛細血管透過性の亢進などにより，全身がむくんだり，胸水や腹水が貯留したりする。

といったことがあげられる。

どの程度までの血液希釈を許容するか（輸血の閾値）という点に関しては，前述したとおり議論の分かれるところではあるが，安全を確保するうえではHb

補足

PaO_2，$PaCO_2$は，それぞれ人工肺に吹送するガスのFiO_2流量を調節することでコントロールを行う。
FiO_2↑↓ → PaO_2↑↓
ガス流量↑↓ → $PaCO_2$↓↑

補足

人工心肺中は，非生理的ストレスによる内因性カテコラミン分泌の増加や腎血流や低ナトリウム血症によってレニン-アンジオテンシン-アルドステロン系が亢進する。これらの変化も末梢血管抵抗に影響を与える。

補足

pHをコントロールする方法としては，37 ℃で測定し体温補正を行わない**α-stat法**と患者体温に補正した後にpHの値を7.4に維持する**pH-stat法**の2つがある。温度が下がるとCO_2の溶解度が上がり，炭酸ガス分圧は低下する。よって，pHは上昇する。低体温のときに動脈血のガスを患者の体温に補正したうえで，pH 7.4，$PaCO_2$ 40 mmHgとなるようにCO_2を付加するのがpH-stat法である。CO_2には強い脳血管拡張作用があるため，pH-stat法で管理した場合は脳血流が増大する。

用語アラカルト

＊7 膠質浸透圧
半透膜を介して溶液が水を引っ張る力のことを浸透圧といい，血漿タンパク質による浸透圧（水を血管内にとどめておこうとする力）を膠質浸透圧という。

補足

血液希釈の影響により，人工心肺開始後，血小板数は急激に低下する（30～50%程度減少する）。

7g/dL（Hctでは20 %程度）を維持することが必要とされている。人工心肺開始後の推定Hctは以下の式で求められる。

推定Hct（%）=（循環血液量 × 今のHct / 100）/（循環血液量＋人工心肺の回路充填量）×100

一般的な成人（体重60 kg，Hct 35 %）における人工心肺開始後の推定Hctを計算してみよう。成人の循環血液量を80 m*l*/kg，人工心肺の回路充填量を1,000 m*l*とすると，

$$(4{,}800 \times 35/100)/(4{,}800+1{,}000) \times 100 = 28.9\ \%$$

となり，この場合は問題ないレベルの希釈であると判断することができる。

■臓器灌流

重要な臓器では，血圧の変動に対して血流量を一定に維持するための機構が備わっている。常温において，血圧が50～150 mmHgの範囲であれば脳の血流量は維持される。腎臓の血流量は血圧が60 mmHg以上であれば自己調整機能が働き，一定以上の尿量を維持しようとする。よって，人工心肺中は適切な灌流条件（灌流圧，灌流量）を維持することが求められる。

また，下大静脈からの脱血が悪いと下大静脈圧が上昇し，肝組織の血流が障害を受けるため注意が必要である。

■抗凝固

血液は異物と接触すると凝固するため，人工心肺を用いて体外循環を行ううえでは抗凝固療法を行う必要がある。通常，人工心肺で使用される抗凝固剤はヘパリンである。ヘパリンは血液中に存在するアンチトロンビンIIIと結合し，この作用を活性化させることで強力な抗凝固作用を発揮する。このように，ヘパリンはアンチトロンビンIIIと結合しなければ抗凝固作用を発揮できないため，アンチトロンビンIIIが欠乏しているような患者に対してはアンチトロンビンIIIを補う必要がある（▶図27）。

人工心肺中の抗凝固の状態は全血活性化凝固時間（ACT：Activated Coagulation Time）で評価する。ACTは全血の凝固時間を測定する方法で，セライトやカオリンなどの活性化剤を添加することによって全血の凝固時間を短時間で測定するものである。一般的に，人工心肺中は400秒以上を維持するように，ヘパリンを適宜追加することが推奨されている。

人工心肺が終了したら，ヘパリンの中和剤である硫酸プロタミンが投与される。硫酸プロタミンにはショックや血圧降下，肺高血圧などの副作用があるため，慎重に投与することが重要である。ヘパリンが使用できない症例では他の抗凝固剤が使用されるが，ヘパリンに対する硫酸プロタミンのような中和剤がないため，人工心肺中の抗凝固，人工心肺後の止血のコントロールが難しい。

補足

アンチトロンビンIIIはトロンビンなどの凝固因子の活性を抑制する物質であり，トロンビンによるフィブリノーゲンの活性化を抑制する。

補足

ヘパリンが使用できない症例の代表はヘパリン起因性血小板減少症（Heparin Induced Thrombocytopenia：HIT）[17]であり，免疫反応で生成されたHIT抗体が血小板を活性化することで血小板減少や血栓塞栓症が引き起こされる。

図27 ヘパリンとアンチトロンビンIII

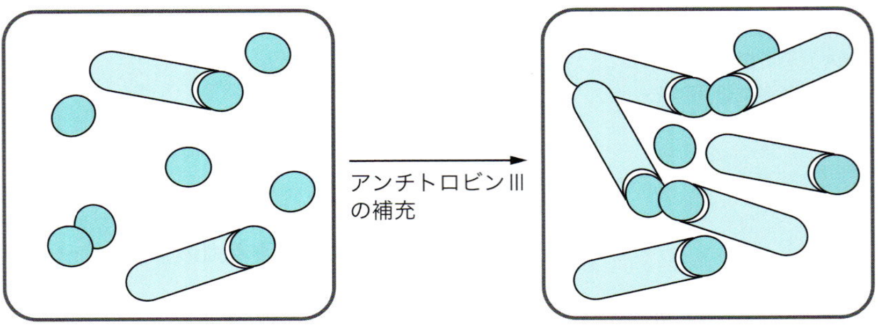

● ヘパリン　　アンチトロビンIII

ヘパリンはアンチトロビンIIIに結合しなければ抗凝固作用を発揮できない。ヘパリンを投与してもACTが延長しにくい場合は，アンチトロビンIIIが不足していることもある（左図）。このような場合は，アンチトロピンIIIを補充して（右図）ACTが延長するか確認する。

● 文献

1) Von Segesser LK, Weiss BM, Hanseler E, et al.: Improved biocompatibility of heparin surface-coated ventricular assist devices. Int J Artif Organs, 15: 301-306, 1992.
2) Tanaka M, Motomura T, Kawada M, et al.: Blood compatible aspects of poly (2-methoxyethylacrylate) (PMEA)-relationship between protein adsorption and platelet adhesion on PMEA surface. Biomaterials, 21: 1471-1481, 2000.
3) 安斎崇王：人工肺，血液回路への血液適合性の付加．医工学治療，14: 25-29, 2002.
4) Saito N, Motoyama S, Sawamoto J: Effects of new polymer-coated extracorporeal circuits on biocompatibility during cardiopulmonary bypass. Artif Organs, 24: 547-554, 2000.
5) Yu J, Lamba NM, Courtney JM, et al.: Polymeric biomaterials: influence of phosphorylcholine polar groups on protein adsorption and complement activation. Int J Artif Organs, 17: 499-504, 1994.
6) De SF, Van BY, Caes F, et al.: Phosphorylcholine coating offers natural platelet preservation during cardiopulmonary bypass. Perfusion, 17: 39-44, 2002.
7) Boning A, Scheewe J, Ivers T, et al.: Phosphorylcholine or heparin coating for pediatric extracorporeal circulation causes similar biologic effects in neonates and infants. J Thorac Cardiovasc Surg, 127: 1458-1465, 2004.
8) 厚生労働省 医薬食品局安全対策課：人工心肺の標準的接続方法およびそれに応じた安全教育等に関するガイドライン，平成19年3月．
9) Ranucci M, Isgro G, Cariucci C, et al.: Surgical and Clinical Outcome Research Group: Central venous oxygen saturation and blood lactate levels during cardiopulmonary bypass are associated with outcome after pediatric cardiac surgery. Crit Care, 14: R149, 2010.
10) Ranucci M, Castelvecchio S, Ditta A, et al.: Surgical and Clinical Outcome Research (SCORE) Group: Transfusions during cardiopulmonary bypass: better when triggered by venous oxygen saturation and oxygen extraction rate. Perfusion, 26; 327-333, 2011.
11) 一般社団法人 日本体外循環技術医学会：人工心肺における安全装置設置基準（第五版）．体外循環技術，42, 2015.（http://jasect.umin.ac.jp/safety/pdf/sefty.5th150829.pdf）
12) 日本胸部外科学会，日本心臓血管外科学会，日本人工臓器学会：3学会合同陰圧吸引補助脱血体外循環検討委員会報告書，平成15年5月．
13) Buckberg GD: Strategies and logic of cardioplegic delivery to prevent, avoid, and reverse ischemic and reperfusion damage. J Thorac Cardiovasc Surg, 93: 127-139, Review, 1987.
14) Buckberg GD: Recent progress in myocardial protection during cardiac operations. Cardiovasc Clin, 17: 291-319, Review, 1987.
15) McConnell DH, White F, Nelson RL, et al.: Importance of alkalosis in maintenance of ideal blood pH during hypothermia. Surg Forum, 26: 263-265, 1975.
16) Demers P, Elkouri S, Martineau R, et al.: Outcome with high lactate levels during cardiopulmonary bypass in adult cardiac operation. Ann Thorac Surg, 70: 2082-2086, 2000.
17) 宮田茂樹：免疫学的機序によるヘパリン起因性血小板減少症の診断と治療．日集中医誌，25: 266-268, 2008.

水野友裕・倉島直樹

手術が必要となる心疾患

❶ 狭心症

狭心症，心筋梗塞とは

心臓は，生まれてから一生涯に渡り休むことなく全身に血液を送り続ける握り拳(こぶし)大の筋肉(心筋)の塊であるが，大量の血液が絶え間なく流れ込み，心臓の筋肉に酸素と栄養を供給することでそのタフな機能を支えている。その心筋に血液を大量に送り込む血管が冠動脈である。

なんらかの原因(多くは動脈硬化)により，冠動脈の内腔が狭まり，血液の供給が少なくなる。運動などにより血液の需要が増えると心筋虚血に陥るが，安静時は少ない供給でも需要が満たされる。この可逆的な状態が狭心症である。

一方，冠動脈が急速に閉塞し血液の供給がなくなると，心筋は壊死し心筋梗塞となる。心筋は再生能力がないため，血流障害を受けた範囲の心筋は線維性組織へ置き換わり心臓の機能が低下する。

冠動脈の解剖について

冠動脈は大動脈の第一分枝として，Valsalva(バルサルバ)洞から左右の2本が分岐している(▶図28)。右冠動脈(RCA)は右バルサルバ洞から分岐し，洞結節枝，右室枝を分岐しながら，心臓の横隔膜面で後下行枝(PD)と房室枝(AV)に分岐する。

左冠動脈は，左バルサルバ洞から分岐したのち，左前下行枝(LAD)と左回旋枝(LCx)に分かれる。LADは，肺動脈の左側を廻って心臓の前下方に走行し，心室中隔の前2／3を灌流する。また，途中で対角枝(D)を2，3本分岐させ，前側壁を灌流する。LCxは，分岐したのちそのまま心臓の背面を走行し，鈍縁枝(OM)や後側壁枝(PL)を分岐し，高位側壁，後側壁を灌流する。

図28 冠動脈の解剖

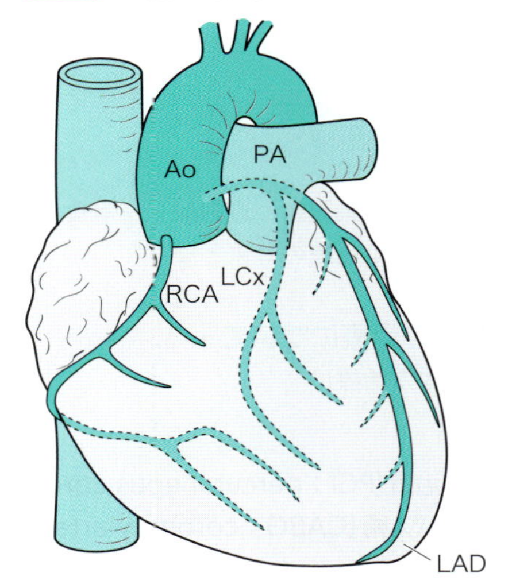

RCAは右房と右室の間を走行する。
PDは右室と左室の間を走行 = 中隔枝をだす。
LCxは左房と左室の間を走行する。
LADは右室と左室の間を走行 = 中隔枝をだす。

図29 冠動脈AHA分類

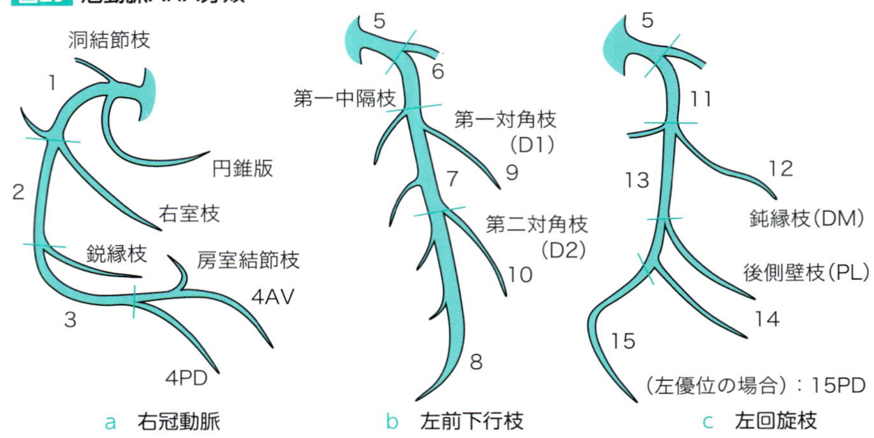

a 右冠動脈　b 左前下行枝　c 左回旋枝

冠動脈疾患

■冠動脈狭窄

冠動脈疾患のほとんどは動脈硬化に由来する冠動脈狭窄である。動脈硬化は比較的緩やかに進行する。

■急性冠症候群(acute coronary syndrome:ACS)

ACSは冠動脈の動脈硬化性病変が破綻・崩壊して(プラークラプチャー)，血栓形成傾向が出現し，急性の内腔の閉塞・狭窄が発生している病態を示し，不安定狭心症や急性心筋梗塞を引き起こす。

■冠動脈瘤

冠動脈が局所的に拡張し瘤状変化をきたすことがある。その多くは狭窄病変を伴い，心筋虚血のために治療対象となる場合がほとんどである。治療の適応サイズに明確なものはないが，2 cmをこえるようなものはそれ自体で治療の対象となる。

■冠動脈瘻(ろう)

先天性の冠動脈－肺動脈瘻，冠動脈－左室瘻などがある。瘤化，虚血，心不全傾向が出現した際は治療の対象となる。

虚血性心疾患の治療について

心筋虚血に対する治療は，

①薬物療法
②カテーテル治療(PCI:percutaneous coronary intervention)
③冠動脈バイパス術(CABG:coronary artery bypass grafting)

の3つがある。薬物療法では，血管拡張剤により供給量を増やすことと，βブロッカーで心拍数を落として需要を減らすことを行う。

■経皮的冠動脈形成術

現在の冠動脈疾患に対するカテーテル治療は，1977年にGrüntzig(グルンツイッヒ)が冠動脈の狭窄病変に対し冠動脈形成術を行ったことに始まる[1)]。初期は経皮的冠動脈バ

補足

●各冠動脈の呼称

本文では，各冠動脈の枝をそれぞれの名称で記したが，病変部位を詳細に表現するために，臨床現場では番号でよぶ場合が多々ある。一番普及している分類がAHA分類(American Heart Association)で，RCAを1～4，LMTは5，LADは6～8，Dを9，10，LCxを11，13，OMを12，PLを14，left dominantではPDを15PDとよぶ(▶図29)。CCS分類(Canadian Cardiovascular Society)も使われることがある。

＼POINT!!／

急性心筋梗塞の場合，心電図ではST上昇，異常Q波などがみられ，血液検査では初期にトロポニンT，その後，CKMBの上昇がみられる。

補足

①安定狭心症：最近3週間の症状，発作が安定している狭心症である。

②不安定狭心症(unstable angina pectoris:UAP)：安定狭心症に対し，最近3週間以内に症状が発生した場合や発作の頻度が増加し，病状の悪化傾向がある狭心症を不安定狭心症とよぶ。迅速に治療の方針を決定する必要がある。

③急性心筋梗塞(acute myocardial infarction:AMI)：急速に心筋血流が途絶し心筋壊死を生じている状態である。

ルーン拡張術（plain old balloon angioplasty：POBA）のみ行われたが，elastic recoilや冠動脈の裂開・解離などに由来する急性期冠閉塞などが問題となった。1986年，再狭窄予防のため金属の筒であるステント（stent）で狭窄部を裏打ちするステント留置が始まった[2]。再狭窄防止効果は発揮されたが，異物金属であるベアメタルステント（BMS）が冠動脈血流内に剥き出しとなるため亜急性期のステント内血栓症（subacute stent thrombosis：SAT）が新たな問題として浮上し，アスピリンとチエノピリジン系の2剤併用抗血小板剤（dual antiplatelet therapy：DAPT）がステント留置後の併用薬物療法として普及した[3]。

また，留置後の血管平滑筋増殖，新生内膜肥厚によるステント内狭窄がもう1つの問題として浮上した。それに対し，シロリムスやパクリタキセルなどの薬剤をステントにコーティングし，その薬剤が局所的に溶出し平滑筋増殖，内膜肥厚を抑えステント内狭窄を予防する薬物溶出性ステント（drug eluting stent：DES）が登場した。ステント内狭窄の予防効果が得られるようになったが，より長期に渡りSATが発生しうることが明らかとなり，DAPTを長期に内服継続されるようになった[4]（▶図30）。

図30 冠動脈形成術

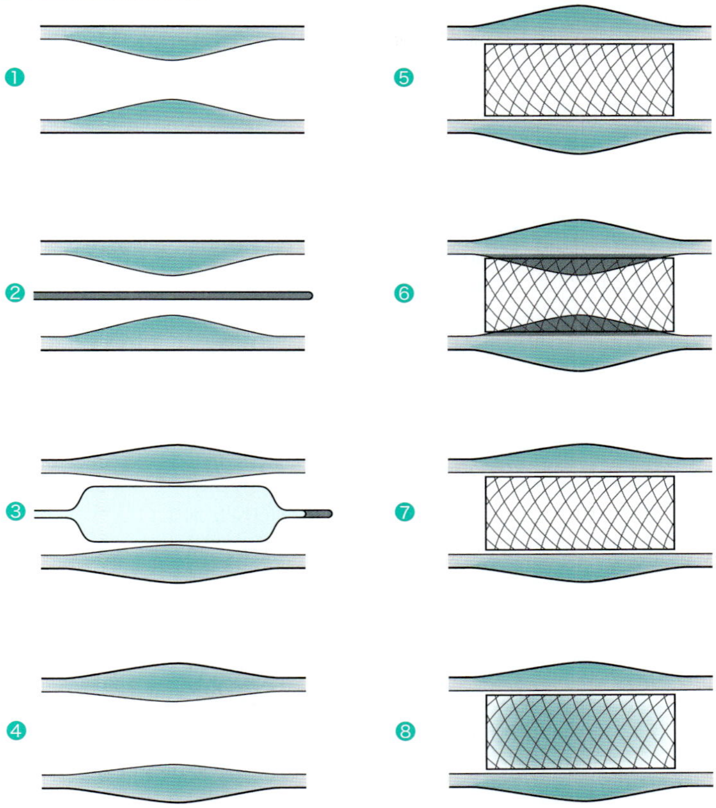

❶：狭窄病変，❷：ガイドワイヤを病変の末梢に通す，❸：バルーンを拡張させる，❹：狭窄病変が拡張する，❺・❻：ベアメタルステントを留置すると慢性期に内膜肥厚等発生する，❼・❽：薬物溶出ステントは内膜肥厚を防止できるがステント内血栓の可能性が長期に残るためDAPTを継続する。

■冠動脈バイパス術

①歴史的背景

狭窄部位はそのままにして新たな血流を外科的につくるのがCABGである。歴史的には，1961年に内胸動脈による冠動脈バイパス術，1962年に静脈によるCABGが報告された[5]。当初はbeating heartで行われていたが，人工心肺装置，心筋保護法の発展，スタビライザー，ハートポジショナーなどの開発，発展により，現在の人工心肺を使用した心停止下CABG（conventional CABG），人工心肺非使用心拍動下CABG（off-pump coronary artery bypass grafting：OPCAB）に繋がっている。日本冠動脈外科学会の報告では，2014年日本で行われたCABGの約68 %がoff-pump手技で行われ，初回待機OPCABの手術死亡率は0.78 %と報告されている[6]。

②CABGで使用するグラフトの特徴

CABGにおいて一般的に使用するグラフトは，内胸動脈，右胃大網動脈，橈骨動脈，大伏在静脈である。標的冠動脈の部位，狭窄度によりグラフトの開存率が変化することが知られている。

- **内胸動脈（ITA）**：ITAを左前下行枝（LAD）にバイパスした場合，グラフト開存率は10年で90 %以上と報告されており，生命予後も改善するため，ITA-LADはCABGのgold standardとなっている。ITAは，ほとんどの場合中枢側断端は切断せず，末梢側断端のみ離断してバイパスとして使用する有茎（*in situ*）グラフトとして使用する。
- **大伏在静脈（SVG）**：大伏在静脈は，左右の大腿，下腿から採取可能である。グラフト開存率は5年で70 %，10年で50 %前後である。その確実性，自由度から現在も頻用される重要なグラフト材料である[7]。
- **橈骨動脈（RA）**：前腕から採取する。筋性成分が多くspasmが発生しやすく，動脈硬化性変化を伴いやすい欠点がある[8]。
- **右胃大網動脈（RGEA）**：有茎グラフトとして右冠動脈（RCA）領域へ使用されることがほとんどである[9]。

③グラフトデザイン

CABG適応症例は基本的に左前下行枝（LAD）に病変をもつ症例なので，ITA－LADは必須である。近年，両側ITAを左冠動脈領域へ使用するとLITA＋SVGの成績より良好であると報告されており，RITAをLADへ，LITAを回旋枝領域へ吻合するデザインを多くの場合採用する[10]。

一般的に80歳以上の高齢者には，手術侵襲度や開存性などを考慮し，LITA-LADとともにSVGで他の領域にバイパスする。70歳未満の症例では，長期成績を重視し両側ITAで左冠動脈領域を再建し，RCA領域にはその病変と狭窄度によりRGEA，SVG，RAを使い分けることになるが，LITA，RAを用いたデザインも良好な成績が報告されている[11]。70歳代は，個々の症例の全身状態を把握し，長期開存を期待するグラフトデザインとするか，侵襲を小さくするグラフトデザインとするか判断する。また，上行大動脈に動脈硬化性変化が強い場合は，上行大動脈への手術操作が脳梗塞の原因となるため，上行大動脈を触らないよう（aortic no touch法）有茎動脈グラフトでバイパスすることもある（▶図31）。

補足

●グラフト採取法

動脈グラフトの採取法は基本的に2つある。従来は，動脈とともに伴走する静脈，周囲脂肪組織を一塊にして採取する方法（**ペディクル法**）が一般的であった。近年では，静脈，筋膜，脂肪組織などの周囲組織から動脈を剥がし，動脈のみを採取する**スケルトナイズ法**が普及している。

スケルトナイズ法は周囲組織が付着していないことからペディクル法に比べグラフトが長くなり，自由度も高くなるため，動脈グラフト使用率を高めるためには必須の採取法である。両側ITA採取後の胸骨骨髄炎，縦隔炎の頻度も低下するといわれている。

補足

●中枢吻合

CABGにおいて，上行大動脈へのフリーグラフトの吻合は末梢側吻合と同じく重要な手術操作となる。ITAだけでは多枝バイパスは難しいことも多く，また，ITAの中枢に狭窄病変がある場合などでは，フリーグラフトをうまく利用する必要がある。多くの場合，上行大動脈を部分的に遮断して吻合するが，とくに，動脈硬化性変化が強い場合，遮断は脳梗塞の原因になる。そのため，非遮断で中枢吻合を行えるdevice（デバイス）が開発されている。現在，日本ではパスポート®（自動吻合器：静脈専用），ハートストリング®，エンクローズ®の3種類がある。

図31 冠動脈バイパス術グラフトデザイン

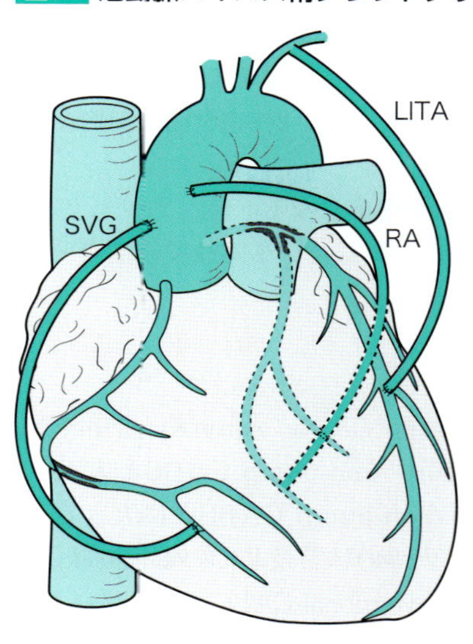

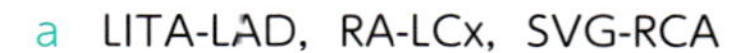
a LITA-LAD，RA-LCx，SVG-RCA

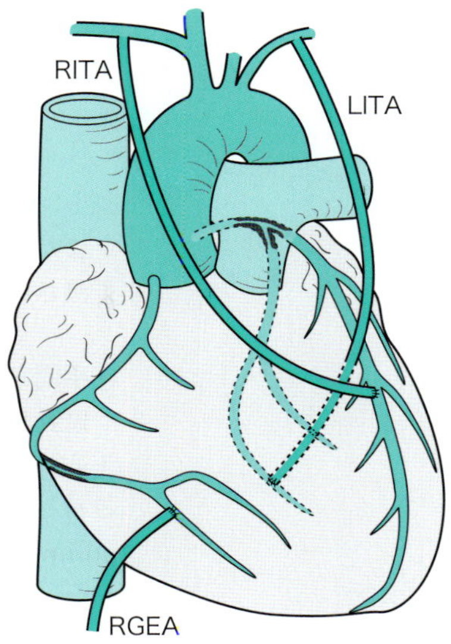

b aortic no touch grafting
（有茎動脈グラフトのみで上行大動脈に触れずにバイパスする）

④治療の適応

虚血性心疾患の治療目的は自覚症状の改善と心筋梗塞発症の予防，生命予後の改善である。心筋虚血が証明された場合，冠動脈に75 %以上（LMTでは50 %以上）の有意狭窄を認める場合に治療の適応となる。

一般的にCABGよりもPCIのほうが診断から治療への移行時間が短くすみ，虚血から再灌流までの時間が短いため，急性心筋梗塞の場合はPCIが選択される。しかし，冠動脈病変が複雑になると，CABGのほうが予後改善効果がある（▶表2）。

表2 病変枝数とPCI/CABGの推奨クラス

冠動脈病変	CABG	PCI
1枝，2枝病変（近位部LADを含まない）	Ⅱb C	Ⅰ C
1枝又は2枝病変（近位部LADを含む）	Ⅰ A	Ⅱa B
3枝病変（Simple lesions） PCIで血行再建可能で SYNTAX Scoreが22以下	Ⅰ A	Ⅱa B
3枝病変（Complex lesions） PCIで血行再建不可能で SYNTAX Scoreが22点より高い	Ⅰ A	Ⅲ A
左主幹部病変 （単独又は1枝病変でostium／shaft）	Ⅰ A	Ⅱa B
左主幹部病変 （単独又は1枝病変で末梢分岐部病変）	Ⅰ A	Ⅱb B
左主幹部病変で2枝又は3枝 SYNTAX scoreが32点以下	Ⅰ A	Ⅱb B
左主幹部病変で2枝又は3枝 SYNTAX scoreが33点以上	Ⅰ A	Ⅲ B

（日本循環器学会ガイドライン参照）

1枝：左前下行枝の近位部に有意狭窄病変がある場合は基本的にCABG，その他の1枝病変ではPCIが選択される。

2枝：左冠動脈の主幹部病変やLADの近位部病変を有する2枝病変では，CABGの適応となる。2枝完全閉塞症例などもCABGになることが多い病態である。

3枝：原則的に手術適応となる。

また，糖尿病を合併したびまん性多枝病変・PCI不成功例なども手術治療が推奨される。

⑤手術方法

冠動脈バイパス術（CABG：coronary artery bypass grafting）の術式は，人工心肺装置を使用するon-pump CABGと人工心肺装置を使用せずに心拍動を維持したまま行うoff-pump CABGとに大きく2つに分けられる。さらに，on-pump CABGは世界的に普及している大動脈遮断，心停止下に行うon-pump arrest CABG（conventional CABGともよばれる）と，全身の循環維持のために人工心肺装置を装着するが大動脈遮断を行わず心拍動下に行うon-pump beating CABGに分かれる。

・on-pump arrest CABGの特徴

心機能の善し悪し，心拡大の有無に関係なく，すべての領域の冠動脈にアプローチが可能で，静止野で冠動脈吻合を行うことが可能となる。

良好な中長期成績が報告されているが，人工心肺装置の使用，大動脈遮断からくる合併症の塞栓症，腎機能障害，術後出血傾向や心停止後の低心拍出量症候群など，術前状態の悪い症例での急性期合併症が問題となる[12]。

・off-pump CABGの特徴

off-pump CABGでは人工心肺由来の合併症，手術侵襲が低減できる[13]。しかし，off-pump CABGでは，この際，高度な麻酔管理，吻合技術が要求されるため，習熟した外科医が行うoff-pump CABGの中長期成績は，off-pump CABGとon-pump arrest CABGに差がないと報告されているが，大規模なrandomized studyでの中長期の off-pump CABGの優位性を示す報告はない[14]。

・on-pump beating CABG

on-pump beating CABGでは，人工心肺装置で循環を補助しながら拍動下に手術を行う。心臓の脱転によっても循環は良好に維持でき，大動脈遮断を行わない，心停止をさせない，という点で塞栓症の低減とともに心筋障害の軽減にもなる。完全に循環補助を行うとon-pump arrest CABGに近い手術となり，逆に循環補助流量を少なくすることによりoff-pump CABGに近い手術になる。off-pump CABGが困難，あるいは危険と思われる症例，とくに心筋梗塞急性期や心拡大症例の際に有効である。

｜虚血性心筋症｜

虚血性心筋症とは，心筋梗塞により広範囲に心筋が障害されたのち慢性的な変化（リモデリング）により末期的心機能障害に陥った状態のことをいう。左室の拡大，あるいは左室瘤化と全周性の収縮低下をきたし，僧帽弁輪とともに僧帽弁を支える乳頭筋が側方，左室側へ牽引（けんいん）され（tethering），弁尖の接合が浅くなるため，多くの場合僧帽弁逆流を合併する（虚血性僧帽弁閉鎖不全症）。

■虚血性心筋症に対する手術

虚血性心筋症は，心筋虚血，左室拡大，僧帽弁閉鎖不全の3つの病態がある。虚血に対してはCABG，左室拡大に対しては，SAVE型（septal anterior ventricular exclusion）手術（▶図32），Dor（ドール）手術，Batista（バチスタ）手術，直接縫合などの左室形成術，僧帽弁閉鎖不全に対しては，僧帽弁輪縫縮（ほうしゅく）術とともに，乳頭筋接合，二次腱索切断，乳頭筋吊り上げなど，テザリングを修復する弁形成術または弁尖温存弁置換術のどちらかが選択されることになる。

図32 SAVE型手術虚血性心筋症の成因

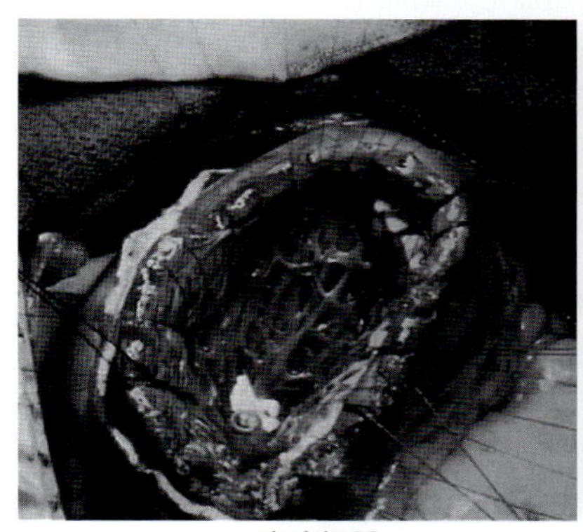

a　左室切開

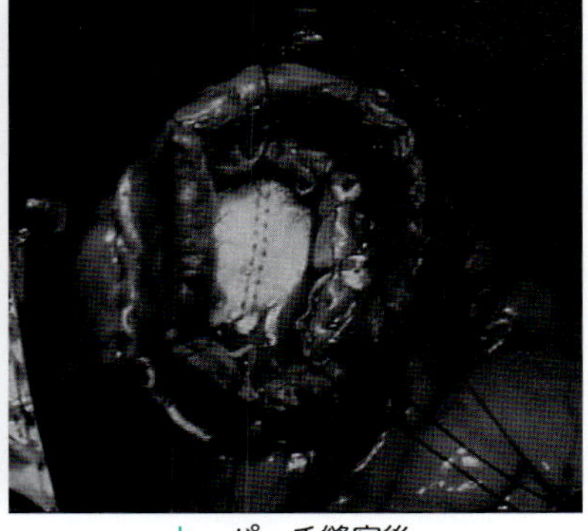

b　パッチ縫宿後

急性心筋梗塞後合併症

急性心筋梗塞では，左心室の一部が壊死を起こし，高い圧がかかると脆弱な部位が断裂することがある。断裂することで出血，シャントなど急激に循環動態が破綻するため緊急的処置が必要となることがほとんどである。

①左室破裂（左室自由壁破裂）

発症様式によりblow-out type（急性型），oozing type（亜急性型）に分けられる。blow-out type（急性型）は心外膜が破綻して血液が噴出し急激に心タンポナーデとなるため，PCPSの迅速な開始ができるかどうかが生死の分かれ目となる。

②心室中隔穿孔（VSP：ventricular septal perforation）

心室中隔穿孔は，心筋梗塞を起こした心室中隔が裂開し，左 → 右シャントが発生する疾患である。

通常は緊急手術の適応となるが，血行動態を維持できる症例では，IABPで循環補助を行いつつ心筋梗塞後1～2週間梗塞巣の線維化を待ち手術を行うこともある。

③乳頭筋断裂

乳頭筋断裂は，心筋梗塞後に僧帽弁を支えている乳頭筋が断裂し，突然僧帽弁閉鎖不全が出現し，肺水腫，ショックに陥る病態である。

虚血性心疾患手術に必要な人工心肺法と注意点

人工心肺装置を安全に操作するために，Perfusionist（パーフュージョニスト）は術前の患者情報をもとに人工心肺計画を立てることとともに，手術手順を十分に把握し，手術がスムー

補足

CO_2ブロアーとは，冠動脈吻合部位の出血をCO_2ガスと生理食塩水を吹付することで視野を確保するデバイスのこと。吹付ガスにCO_2を使用する理由は，CO_2が血液内に溶解しやすく，air bubbleを形成しにくいためである。

ズに流れるように手術操作に合わせて人工心肺を操作することが要求される。

■患者情報の収集

手術に立ち会う前に人工心肺を安全に操作するために患者情報を収集することが重要である。

①患者基本情報の収集

身長・体重・体表面積・血液型・感染症・診断名・術式・年齢・基礎疾患（糖尿病・高脂血症・高血圧・高尿酸血症・内服薬）などの収集。

②検査データの収集

血算・生化学・凝固・呼吸機能検査データの確認，画像診断として，冠動脈造影・心臓カテーテル検査・心エコー検査・胸部X線撮影・CT撮影などの収集。

③予想ヘマトクリット値・希釈率の予測

体外循環回路のプライミング液は，細胞外液と同等の電解質液である昌質液が使用されている。一般的に成人症例では1000 m*l*前後のプライミング量となるため，体外循環開始後は希釈によるヘマトクリット値（Hct値）の予測や希釈率を事前に確認することが大切である。Hct値の低下は酸素運搬量の低下を引き起こす。組織への酸素需給バランスを考慮し，必要があれば回路内に赤血球製剤を投与し，Hctを20 %以上に維持して体外循環を開始する必要がある。

$$\text{希釈率} = \frac{\text{希釈液量} + \text{心筋保護液量}}{\text{循環血液量} + \text{充填液量} + \text{心筋保護液量}} \times 100$$

$$\text{予想Hct} = \frac{\text{循環血球量} + \text{充填液中血球量}}{\text{循環血液量} + \text{充填液量} + \text{心筋保護液量}} \times 100$$

循環血液量（m*l*）：体重 × 70〜80
循環血液量（m*l*）：循環血液 × Hct
充填液中血球量：充填血量 × 充填血Hct
希釈率：20〜30%（心筋保護液も考慮）
予想Hct 25〜30%目標（希釈限界20%）

④CABGに必要な物品の準備

自己血回収装置，CO_2ボンベとCO_2ブロアー，血流計，CAG画像，スタビライザーやハートポジショナーの吸引源，補助循環装置（IABP・VA-ECMO）。

■on-pump CABGにおける人工心肺の注意点

①体外循環開始前

・**体外循環回路組み立て**：吸引2系統，ヘモコン，肺動脈ベント（必要時）
　メイン回路組み立て後，チェックリストに沿ってダブルチェックを行う。術野回路接続後に術野の生食を吸引し，ベント・吸引回路の吸引確認を実施する。
・**ヘパリン投与**：全身ヘパリン投与3分後ACTを計測し，400秒以上でポンプ吸引を開始する。

・**送・脱血管留置**：送血カニューレ留置後（▶図33），大動脈からの拍動を確認する。右房よりツーステージ脱血管（1本脱血）留置する（▶図34）。吸引回収血は血行動態を確認しながら適宜返血する。視野確保用のCO_2ブロアーも準備する。

図33 送血管と留置法

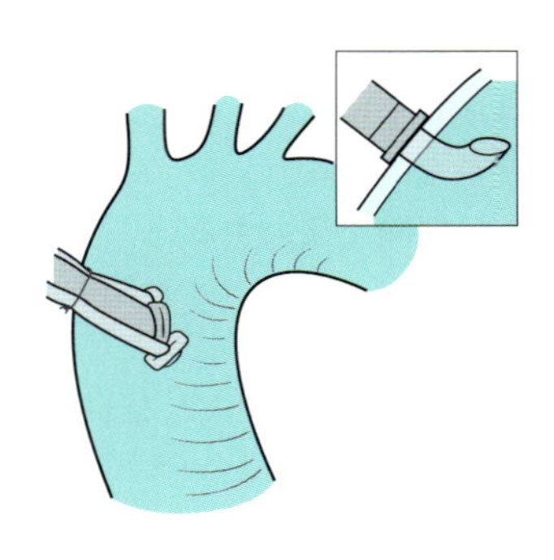

a 上行大動脈

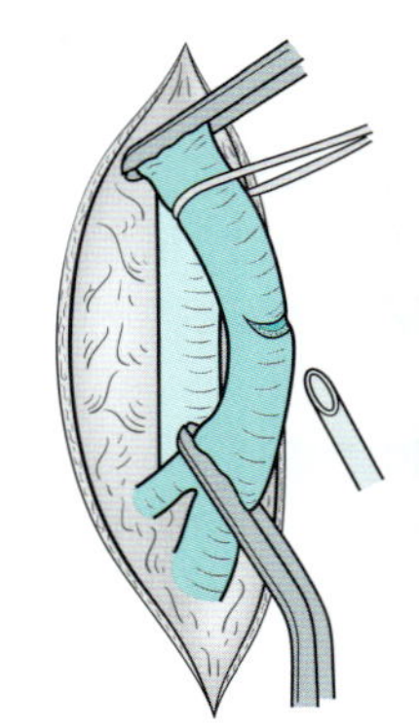

b 大腿動脈

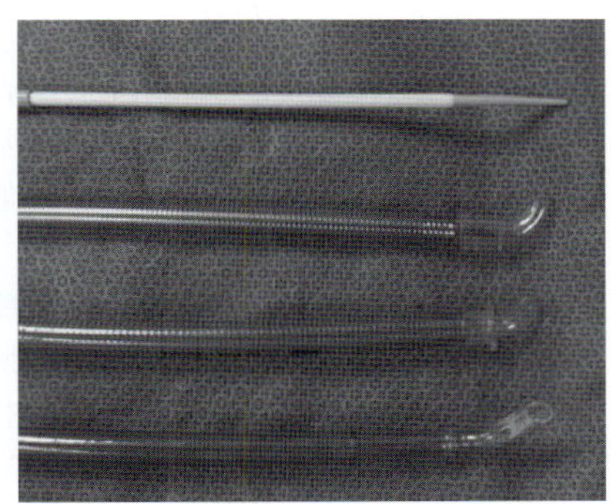

c 送血カニュラ

（倉島直樹 著，芝本 隆 編：体外循環業務．"臨床工学技士の業務と実際"，メディカルレビュー社，2009．より改変引用）

図34 ツーステージ脱血管と留置法

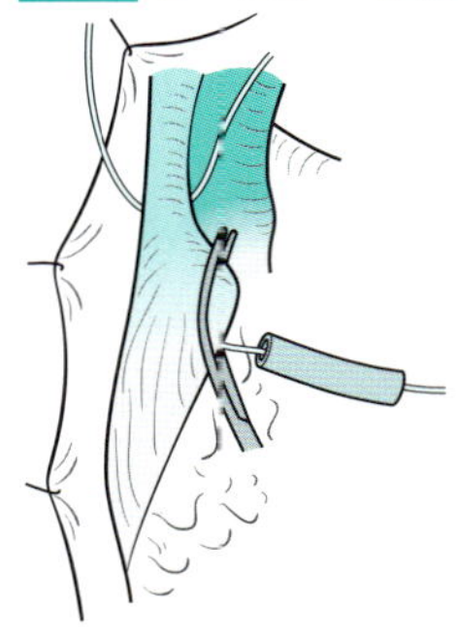

a 右心耳にタバコ縫合

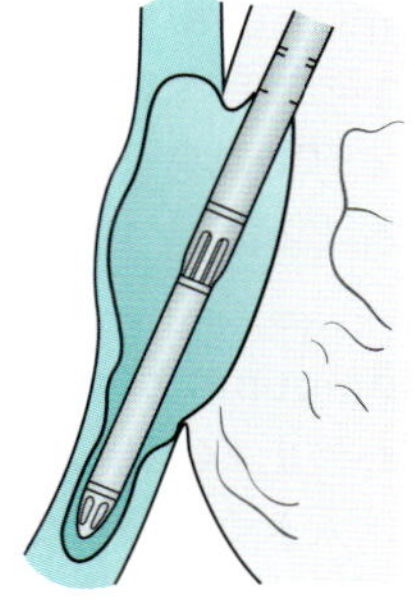

b 右房内と下大静脈から脱血

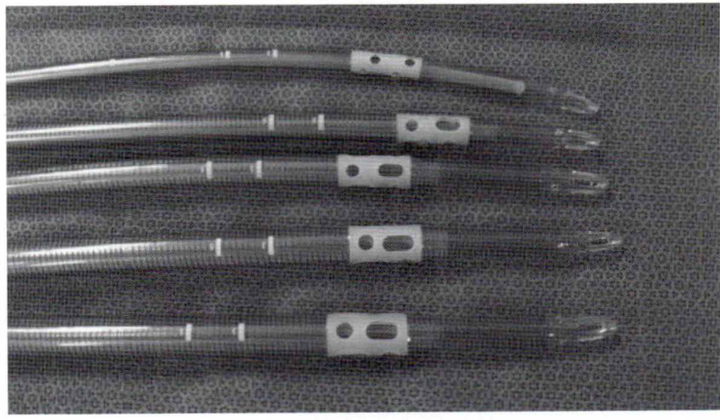

c 2-stage cannula

（倉島直樹 著，芝本 隆 編：体外循環業務．"臨床工学技士の業務と実際"，メディカルレビュー社，2009．より改変引用）

②体外循環開始

体外循環を開始する。酸素濃度50～60 %，酸素流量を2～3 L/minに調節する。

・体外循環開始後は，動脈血血液ガス分析を早急に行うが，まずは，人工肺入口出口の血液の色を見て酸素加できているか必ず目視チェックする必要がある。

・各種圧力計の確認を行う。送血圧の異常はないか，人工肺入口圧と送血圧の圧格差はないかなど，人工心肺が安全に駆動されているか確認する。

③開始後の操作

・十分に脱血できることを確認し，麻酔科医にtotal flowであることを報告し，換気を停止する。
・体温は術者の指示に従い，目標温度まで冷却する。
・大動脈を遮断する際は一時的にポンプ流量を下げる。大動脈壁へのストレスを低減するとともに，外科医は硬化性病変を用指的に確認しやすくなる。大動脈遮断解除の際も同様に一時的に流量を下げる。
・心筋保護液を注入し，その後，25～30分間隔で注入する。

④体外循環中の管理

・末梢側吻合部位の切開時は，血液混合心筋保護液を注入しながら切開すると，血管内腔に切開が到達したかの確認が容易となる。
・末梢吻合中は心臓脱転時の脱血不良に注意する必要がある。

⑤遮断解除から体外循環離脱まで

・末梢側吻合終了後，大動脈遮断を解除する。
・自己心拍再開を確認し，換気を開始する。
・続いて，中枢側吻合を行う。中枢吻合は心臓にボリュームを負荷し，グラフトの長さ調整を行う。
・すべての吻合が終了したら，適正なボリュームを心臓に負荷し体外循環を離脱する。

■on-pump beating CABGの注意点

心停止下CABGと同様に完全に脱血したbeating CABGでは手術操作中の管理は大きく違いはないが，脈圧を出しながら循環を維持する場合，適正な前負荷を維持する必要がある。このため，Perfusionistは，on-pump arrest CABG以上に慎重に体外循環を管理する必要がある。

・スタビライザーやハートポジショナーなどを使用してCABGが行われるため，完全に脱血してしまうと心臓の張りがなくなり，吻合部位が固定できなくなる。このため，ある程度の心臓への負荷を維持しながら体外循環を遂行する必要がある。
・心臓に前負荷がかかるため，肺循環が生じる。麻酔科医と連携をとり，人工呼吸も継続する。
・前負荷の調節は一般的にCVPまたはPA圧を指標に行うが，心臓の脱転やベッドのローテション（頭低位，斜位）で圧ラインのゼロ点が変化してしまうため，数値だけで対応すると問題が発生することもある。体位変換に伴うCVPの変化，術野映像などを観察し，前負荷の適正化に努める必要がある。

■off-pump CABGにおける注意点

体外循環を使用しないからPerfusionistの仕事はない，と考えるのは早合点である。患者情報の収集は大変重要で，きたるべき緊急事態に備えておくことが必要である。

①off-pump CABG

とくに回旋枝領域や右冠動脈の末梢側吻合では，ハートポジショナーによる心脱転，スタビライザーによる圧迫により血圧低下をきたしやすく，血行動態の変動が大きくなる（▶図35）。受動の少ない左前下行枝でも，とくに緊急CABGの際に，冠動脈切開後に突然心室細動に移行したり，虚血解除後に再灌流障害から血行動態が悪化する場合もある。症例ごとに，そのリスクを術者とともに治療に当たるチームとして把握し，術中にpumpへのconversionの可能性がどれくらいあるのか，それに伴いVA-ECMOか（物品を収集するだけか，組み立てまで行うか）？ 人工心肺装置を使用するのか？ 体外循環が必要な場合のカニュレーション位置，カニューレの選択・それに合うコネクタの準備を怠らないようにする。人工心肺の準備をしておくことが重要である。

図35 off-pump CABGにおける冠動脈露出法

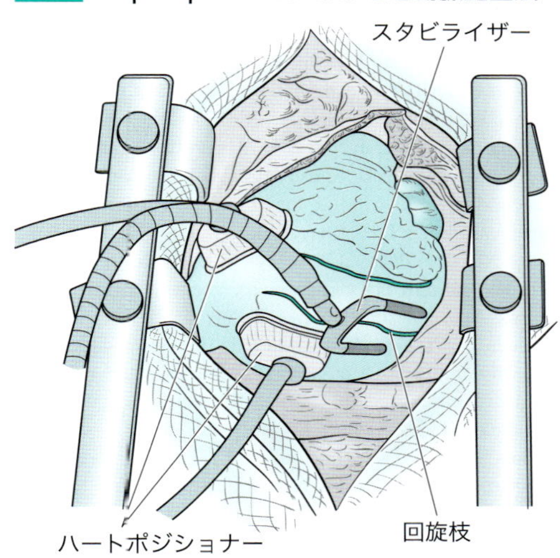

鈍縁枝，後側壁枝，房室枝を露出する際は，これらの冠動脈が心臓の背面にあるため，心尖部を右上方に牽引する。血圧が低下しやすい。

②心臓脱転

心臓脱転に伴い心電図のR波は低電位となる。IABP補助を行っている症例では，心電図トリガーができなくなる場合もある。速やかに動脈圧トリガーへ切り替えるか，R波の大きな誘導をあらかじめ把握しておく。

●文献

1) Grüntzig A: Transluminal dilatation of coronary-artery stenosis. Lancet, 331: 263, 1978.
2) Sigwart U, Puel J, Mirkovitch F, et al.: Intravascular stent to prevent occlusion and restenosis after transluminal angioplasty. N Eng J Med, 316: 701-706, 1987.
3) Schömig A, Neumann FJ, Kastrati A, et al.: A randomized comparison of antiplatelet and anticoagulant therapy after the placement of coronary-artery stents. N Eng J Med, 334: 1084-1089, 1996.
4) Morice MC, Serruys PW, Sousa JE, et al.: A randomized comparison of a sirolimus-eluting stent with a standard stent for coronary revascularization. N Eng J Med, 346: 1773-1780, 2002.
5) Goet RH, Rohman M, Haller JD, et al.: Internal mammary-coronary artery anastomosis– a nonsuture method employing tantalum rings. J Thorac Cardiovasc Surg, 41: 378-386, 1961.
6) 冠動脈外科全国アンケート調査結果2014年　日本冠動脈外科学会.
7) Horii T, Suma H, Wanibuchi Y, et al.: The long-term patency rate of saphenous vein grafts and vein graft disease in Japanese patients. Nippon Kyobu Geka Gakkai Zasshi, 41: 1447-1451, 1993.
8) Borger MA, Cohen G, Buth KJ, et al.: Multiple arterial grafts. Radial versus right internal thoracic arteries. Circulation, 98(Suppl): I 17-13, 1998.
9) Suma H, Tanabe H, Takahashi A, et al.: Twenty years experience with the gastroepiploic artery graft for CABG. Circulation, 116(11 Suppl): I 188-191, 2007.
10) Lytle BW, Blackstone EH, Sabik JF, et al.: The effect of bilateral internal thoracic artery grafting on survival during 20 postoperative years. Ann Thorac Surg, 78: 2005-2014, 2004.
11) Caputo M, Reeves B, Marchetto G, et al.: Radial versus right internal thoracic artery as a second arterial conduit for coronary surgery: Early and midterm outcomes. J Thorac Cardiovasc Surg, 126: 39-47, 2003.
12) Patel NC, Deodhar AP, Grayson AD, Pullan DM, Keenan DJ, Hasan R, Fabri BM: Neurological outcomes in coronary surgery: independent effect of avoiding cardiopulmonary bypass. Ann Thorac Surg, 74: 400-405, 2002.
13) Hannan E, Wu Chuntao, Smith CR, Higgins RSD, Carlson RE, Culliford AT, Gold JP, Jones RH: Off-pump versus on-pump coronary artery bypass graft surgery. Differences in short-term outcomes and in long-term mortality and need for subsequent revascularization. Circulation, 116: 1145-1152, 2007.
14) Puskas JD, Kilgo PD, Lattouf OM, Thourani VH, Cooper WA, Vassiliades TA: Off-pump coronary bypass provides reduced mortality and morbidity and equivalent 10-year survival. Ann Thorac Surg, 86: 1139-1146, 2008.

水野友裕・倉島直樹

❷ 心臓弁膜症

| 心臓弁膜の機能 |

心臓は全身から戻ってきた静脈血液が右房，右室から肺へ導かれ，血液が酸素を取り込んで左房，左室を経由し全身へ拍出される一方通行の血流を維持するために，4つの逆流防止弁をもっている。それぞれの弁がその機能を果たし続ける限り，効率よく循環を保つことができる。

しかし，一旦1つでも弁の機能が障害されると，障害された弁の前後で血流が滞り，弁の異常が他位へ波及したり，心筋自体が障害され心不全へと進んでいく。急性発症の弁機能不全では，弁の修復により心機能は十分回復するが，慢性の弁機能不全では徐々に心筋が障害され，治療が遅れると不可逆的な心筋障害へと陥り，弁機能を修復しても心筋障害が残存し機能回復が望めなくなる。このため，心臓弁膜症は，タイミングを逸することなく手術を行うことが重要となる。

| 心臓弁膜の構造と弁機能不全 |

心臓は右側と左側に分かれ，さらに上下に分かれている。上の部屋が心房，下の部屋が心室と呼ばれ，右心房，右心室，左心房，左心室の4つに分かれる。心臓弁膜は左右の心房と心室の間，心室の出口にあり，下記のとおり合計4つ存在する。

三尖弁　：右房と右室の間にある。3つの弁尖がある。
肺動脈弁：右室と肺動脈との間にある。3つの弁尖がある。
僧帽弁　：左房と左室の間にある。弁尖は2つである。
大動脈弁：左室と大動脈の間にある。弁尖は3つである。

三尖弁と僧帽弁は心房と心室の間にあるため，房室弁とよばれ，その構造も類似している。房室弁の構造は，弁尖（弁膜）の一方の辺縁が弁輪に付着し，対側の辺縁が腱索（けんさく）という複数の糸状の線維性組織で心室（乳頭筋）に付着している。収縮期に弁尖が心房側にめくれ上がらないように（逸脱しないように）この腱索が弁尖を支えている。また，心室の収縮により乳頭筋，腱索が弁輪側に近づくため弁尖の接合がよくなる（▶図36a，b）。この弁尖の片側が心室に繋がっている構造のため房室弁の閉鎖機能と心室機能は密接な関連がある。拡張期には，血液が抵抗なく心房から心室に流れ込むことができるように**交連**（こうれん）*8（commissure）と**裂隙**（れつげき）*9（cleft）という隙間があり，大きく開口できるようになっている（▶図36c）。

用語アラカルト

＊8　交連
弁尖と弁尖との間に形成される大きな切れ目のこと。

＊9　裂隙
弁尖に形成される小さい切れ目のこと。

心疾患

図36 僧帽弁の解剖

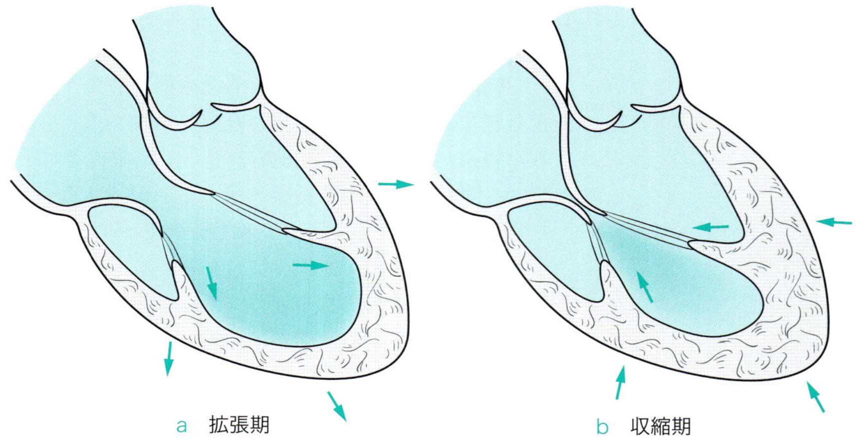

僧帽弁は前尖と後尖があり，前尖と後尖の境界に交連（前交連，後交連），各弁尖に小さい裂隙（cleft）がある。

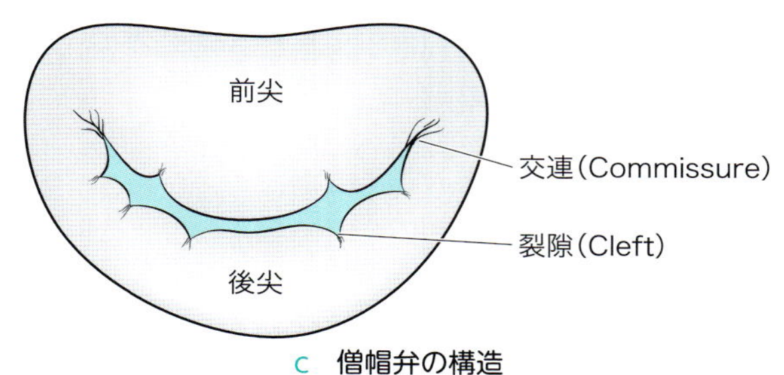

c 僧帽弁の構造

拡張期は弁尖が左室側に引っ張られて僧帽弁が拡張し，収縮期は乳頭筋が僧帽弁側に近づき，僧帽弁の接合がよくなる。

肺動脈弁と大動脈弁は心室の出口にあり，やはり類似した構造をもっている。肺動脈弁，大動脈弁とも三枚の半円状の弁尖が弁輪に付着しているが，弁輪はU字状になっており，収縮期に大きく口が開き，拡張期には弁輪からぶら下がった3枚の受け皿が接合しあって逆流を防ぐ構造となっている。

また，各弁輪に合わせ動脈に膨らみ（Valsalva洞）が形成されており，拡張期にバルサルバ洞で形成される渦流の力で弁尖が速やかに閉鎖されるように働く。また，大動脈弁の左右バルサルバ洞からは冠動脈が分岐しており，拡張期にスムーズに冠動脈に血液が流れるような働きもある（▶図37）。

図37 大動脈弁の解剖

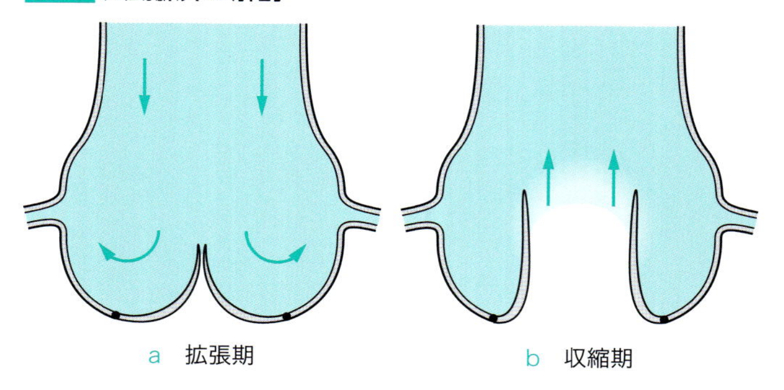

図38 大動脈弁を切開した図

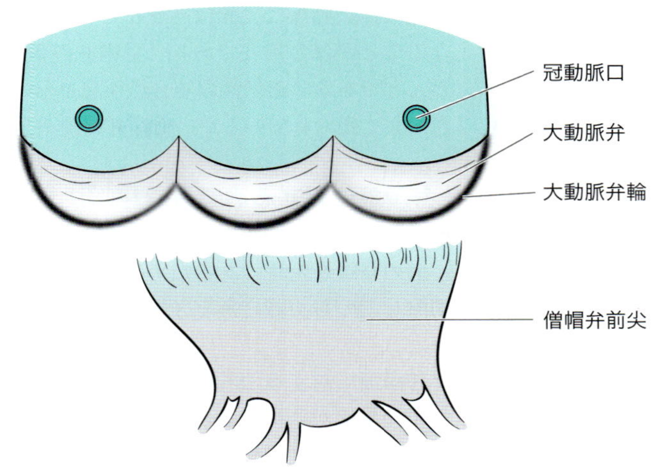

大動脈弁輪はU字状。僧帽弁が大動脈弁の真下に位置する。

拡張期に大動脈弁は閉鎖する。バルサルバ洞でできる渦流が閉鎖を促すとともに冠血流をスムーズにする。収縮期は大きく開く。

| 弁膜疾患 |

弁膜疾患は大きく分けて**狭窄症**と**閉鎖不全症**（逆流症）の2つに分けられる。狭窄症は，弁尖がなんらかの原因により肥厚・硬化・癒合し開口障害をきたす。弁の手前で血液が滞留し，弁の向こう側への血液の拍出は低下する。閉鎖不全症は，なんらかの原因により一旦弁を通過した血液が逆流してくる病態である。閉鎖不全症でも，一旦は血液が拍出されるが逆流のため弁の手前では血液がうっ滞する。

①動脈硬化性

近年の高齢化に伴い，動脈硬化性の大動脈弁狭窄症が増加している。硬化性変化は全身にみられるため，大動脈の強い動脈硬化性変化をもつ症例もあり，手術リスクは高くなっている。

②リウマチ性

近年の医療の発展によりリウマチ性（小児期の溶連菌感染）の弁膜症はほとんどみられることはなくなった。弁尖の肥厚・癒合がみられる。

③粘液変性

近年，弁膜症で多くみられる。組織の脆弱化により，とくに僧帽弁腱索の断裂による僧帽弁閉鎖不全症の成因となる。

④感染性心内膜炎

心臓弁膜に感染巣が形成される疾患である。弁尖への菌塊（きんかい）の付着と弁の破壊がみられる。弁尖の破壊は閉鎖不全症を引き起こす。菌塊が崩れると塞栓症を引き起こす。また，飛来した菌塊がそこで細菌性動脈瘤を形成することもあり，破裂の危険も加わる。

⑤先天性

先天性大動脈二尖弁は逆流とともに狭窄も起こす。四尖弁などは閉鎖不全になることがほとんどである。僧帽弁の単乳頭筋は小児期に狭窄となることがほとんどである。遺伝性の結合織疾患としての代表はMarfan(マルファン)症候群で，大動脈疾患がよく知られているが，僧帽弁閉鎖不全症など弁膜症になることも多々ある。

| 弁膜症に対する治療(弁置換術) |

①弁が高度に破壊されている場合

弁の修復が困難であるため，人工弁で置換することになる。破壊された弁を切除したのち，縫合糸を弁輪にかけ，人工弁を固定する。

②弁膜症に対する治療(弁形成術)

弁の破壊が限局的な場合，弁を修復して自己弁を温存する弁形成術を行う。自己弁を温存することで人工弁の欠点を回避することが可能である。弁形成術は変性疾患による僧帽弁閉鎖不全症，二次性の三尖弁閉鎖不全症がよい適応となる。

| 心臓弁膜症手術における人工心肺法と注意点 |

■人工心肺の機能

人工心肺装置は，心臓大血管手術で心臓を切開する場合や低体温で心拍動が得られないときに，心臓と肺の機能を肩代わりする装置である。機能としては，血液を回収する(脱血)，血液を酸素化する(人工肺)，血液を勢いよく送り返す(送血)，出血を回収する(ベント，吸引)，心筋保護，がある。

①脱血(だっけつ)

十分に脱血できなければ十分送血できない。脱血がすべてである。通常，右房から脱血する。冠動脈手術であれば心表面の操作のみであるため，右房脱血で十分である。左心系の手術も右房脱血で成立する。大動脈弁手術は右房脱血で十分であるが，僧帽弁手術では左房切開，僧帽弁露出の際に右房が強く牽引され，右房脱血では脱血不良となるため，上大静脈，下大静脈へ直接脱血管を挿入して安定した脱血を確保する(▶図39)。

右心系手術では，上大静脈，下大静脈へ直接脱血管を挿入し，それぞれを脱血管とともにくくり締めることでエアの混入を防ぎ，安定した脱血を確保する。

②送血

生理的灌流を確保するため，通常は上行大動脈に送血管を挿入する。上行弓部大動脈に動脈硬化性変化が強い場合は，送血ジェット(jet)が粥状(じゅくじょう)病変を破壊し脳塞栓を誘発するため，末梢動脈からの送血を行う。腋窩動脈，大腿動脈などが多く使われる。この場合，手術中は送血抵抗を評価して全身への灌流が維持できるか評価する必要がある。また，挿入部の末梢の灌流についても評価する必要がある。

③ベント

右房から確実に脱血できていても，気管支動脈系の血流は肺静脈を介して左房へ流入する。血液量としては多くないが，心停止中では左心系に血液が緊満し，心機能障害，肺うっ血を助長する。また，左心系手術では血液で術野の確保が困難となる。このような事態を回避するために，ベントを挿入し吸引し左心系の内圧除去を行う。

大動脈弁手術では，左室または左房，僧帽弁手術では左房，冠動脈バイパスでは大動脈や肺動脈からベンティングする。

④心筋保護

高カリウム含有液が主流で，市販品もでている。多くの施設で血液を混入させるblood cardioplegiaを採用している。通常は大動脈からの順行性注入が行われるが，大動脈弁閉鎖不全がある場合，冠動脈に十分注入できない可能性があり，大動脈を切開して冠動脈へ直接注入する（選択的順行性注入）。冠静脈洞からの逆行性注入も可能である。逆行性注入法は手術操作が中断されることも少なく多くの施設で使用しているが，右心系への保護液の灌流が不十分な場合があるため，大動脈切開手術では必ず右冠動脈口から心筋保護液が流出してくることを確認すべきで，大動脈切開をしない場合は右心系の温度が低下していることを確認する必要がある。

⑤吸引

心切開，大動脈切開を行うと，大量の血液が流出する。これらの出血を回収し，再び負荷をかけるときに体内に戻せるような対応が必要である。一旦体外に出た血液には，さまざまな塞栓源（脂肪組織，剥離組織など）が混入するため，フィルタを通してゴミを除去して体内循環へ戻す。

弁膜症は，最近では，平均寿命の延長に関連した石灰化や変性病変，虚血性心疾患に関連した弁膜症が増加傾向にある[1)]。高齢者は開心術のリスクが高く，虚血性心疾患に伴う症例では低心機能症例も含まれる。体外循環を行ううえで，臨床工学技士も術前の状態を十分理解しておくべきである。

弁膜症における体外循環の注意点

■体外循環開始前

CT画像から動脈硬化性変化の程度を把握し，

> **上行大動脈から送血可能か？**
> **大腿動脈から送血可能か？**

を術者とともに見極めておく必要がある。より慎重に対応するためには，経大動脈壁エコー（epiaortic echo）を行い，アテローム病変の有無を確認する。

安全な送血部位が上行大動脈になければ，腋窩動脈，大腿動脈などへの送血部位の変更も考慮する必要がある。遮断ができるが送血部位がない場合は，大腿動脈送血もしくは腋窩動脈送血も考慮する。遮断部位がない場合は，大動脈弁以外であれば大動脈遮断を行わずに心拍動下を行うことも選択肢としてあげられる。大動脈弁症例では，短時間の循環停止により内腔を確認し，遮断部位を同定するか，塞栓源を除去後遮断する方法も検討すべきである。

①**体外循環回路組み立て**：前項参照。
②**予測ヘマトクリットの計算**：前項参照。
③**ヘパリン投与**：全身ヘパリン投与３分後ACT計測，400秒以上でポンプ吸引を開始する。
④**送・脱血管留置**：上行送血カニューレ留置後，拍動を確認する。大動脈弁単独なら右房よりツーステージ脱血管（1本脱血）を留置する。僧帽弁，三尖弁手術の場合，上大静脈（SVC），下大静脈（IVC）にそれぞれ1本ずつ脱血管を留置する（▶図39）。吸引回収血は血行動態を確認しながら適宜返血する。

図39 脱血管留置部位

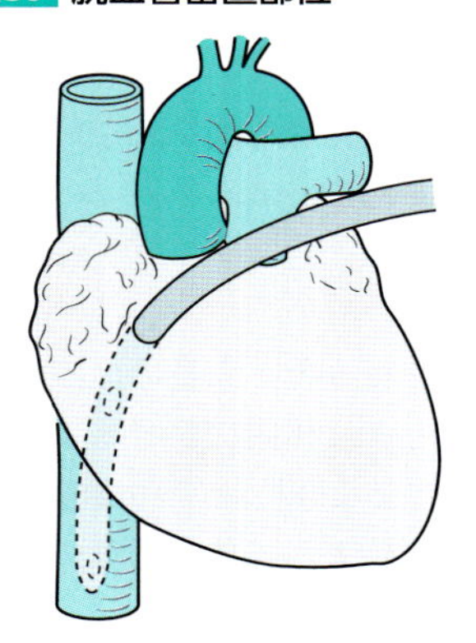

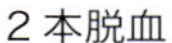

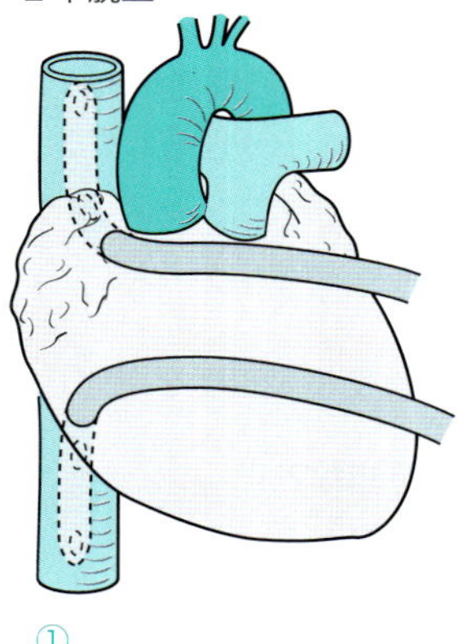

1本脱血：右房から下大静脈に向けて挿入。脱血口は右房内と下大静脈にある。
2本脱血：①右房から上大動脈，右房から下大静脈へ挿入：どの手術にも対応可能。
上下大静脈をスネアして三尖弁手術
②上大静脈に直接挿入，右房から下大静脈へ挿入：僧帽弁手術

■開始時の注意点

・2本脱血の場合，まずはSVCから脱血を確認し，50 %以上流量が確保できることを確認する。確認後，IVC脱血カニューレのクランプを解除しtotal flowまで上げ，それぞれの脱血管から十分脱血できることを確認し，麻酔科医にtotal flowであることを報告する（換気停止へ）。送血圧，灌流圧の異常がな

いことを確認する。1本脱血の場合は，脱血の程度を確認しながら段階的に脱血量を増やす。

・酸素濃度50〜60 %，酸素流量（2〜3 L/min）で開始し，血液ガス所見をみながら調整する。
・体温は術者の指示に従い，目標温度まで冷却を開始する。
・左室ベント挿入：大動脈弁疾患は，通常，大動脈遮断前に，右肺静脈より左室ベントを挿入する。ベント挿入時は，換気を停止し，CVPを上げてベント挿入部から空気を引き込まないようにしっかりボリューム負荷を行う必要がある。僧帽弁手術では，遮断，心筋保護注入後に左房を切開して術野より直接ベントを挿入する。
・大動脈遮断，および遮断解除時はポンプ流量を一時的に下げ，大動脈へのストレスを軽減すべきである。
・心筋保護液を注入する。心筋保護は25〜30分間隔で適宜注入する。
・三尖弁の修復が必要な場合は，SVC，IVCともに血管テープをかけ，ターニケットで締め，完全体外循環（total bypass）とする。

■体外循環中の管理

・弁膜症疾患は，心拡大を呈している。とくにうっ血性心不全症状を呈している場合は，脱血時に大量の血液が人工心肺へ流入する。しかし，弁膜症を修復したからといって心臓容量が激減する訳ではなく，離脱時に同等のボリュームを戻す必要があることを考え，輸液や輸血を考えておく。
・心内操作を行う術野側では，無血視野の確保が手術時間短縮の大きな因子となる。術野を観察し，吸引ポンプの流量調節や灌流量の調節に配慮する。

■遮断解除から体外循環離脱まで

・心内操作が終了し，切開部位を閉鎖したら，ベントを止めて麻酔科医に肺を加圧してもらう。同時に，心臓内に血液を戻し，上行大動脈に留置した心筋保護注入カニューレに付属するルートベントより心臓内の空気を抜く。その状態を維持したまま，人工心肺の流量を一時的に下げ大動脈遮断を解除する。
・解除後は，ルートベントよりポンプで空気抜きを継続し，左室ベントは，左室が過伸展しないように流量調節する。
・自己心拍が再開しない場合は，ペースメーカで心拍を誘発する。
・心機能が回復するまでは左室が過伸展しやすいので，麻酔科に経食道エコーで長軸断面を抽出してもらいベント流量を調節する。また，左室内の残存空気量も評価する。

弁膜症疾患は，狭窄や逆流により左室肥大を呈している。左室肥大の程度は心室内腔径，左室重量，相対的壁厚により評価される[2]。体外循環離脱時は，左室肥大の特徴に合わせた離脱を理解しておく（▶図40）。

図40 大動脈弁閉鎖不全症の手術の注意点

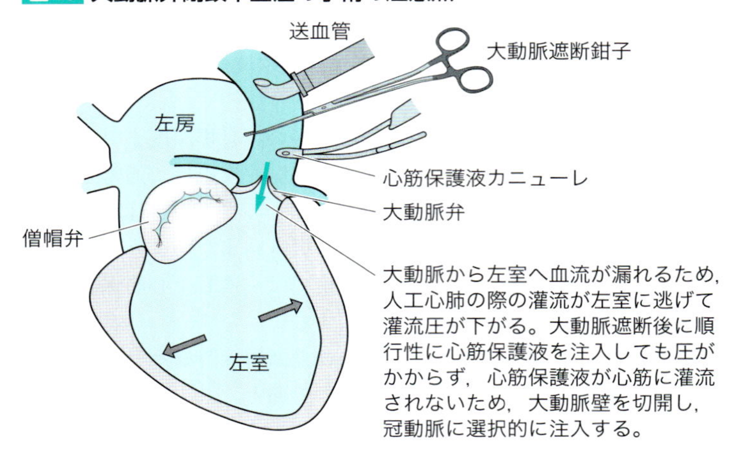

弁膜症疾患別人工心肺法の注意点

■大動脈弁閉鎖不全症（▶図41①）

・大動脈弁の逆流に伴い，循環が左室に流れこみ，人工心肺開始後の灌流圧が低下する。このとき循環血流量も低下している。とくに徐脈傾向の場合は灌流圧低下，左室拡大を引き起こす。さらに，冷却が必要な場合は早期に心室細動に陥る可能性があり，とくに注意を要する。正しく循環を確保するためには早期に大動脈遮断を行う必要がある。

・上行大動脈から心筋保護液を注入しても逆流に伴い，左室が過伸展するだけで心筋保護液の十分な灌流は得られないことも多く，事前に術者と心筋保護液の注入方法について協議しておく必要がある（▶図40）。上行大動脈に十分な圧がかからない，左室が拡大するなど認めた場合は，早期に大動脈を切開して選択的注入をするか，逆行性注入にする必要がある。

・大動脈弁閉鎖不全症・僧帽弁閉鎖不全症は，術前より左室は拡大し心機能が低下していることが多い。人工心肺離脱時は過剰な前負荷を回避し，ドブタミンを併用しながら離脱するほうが安全である。

■大動脈弁狭窄症（▶図41②）

・大動脈弁狭窄症症例では，麻酔導入による心抑制が強いと大動脈弁狭窄を押し出す左室圧が低下し，ショック状態となる。導入時は常にモニタを観察し，補助循環などの体制がとれるようにしておく。

・大動脈弁狭窄症症例では，圧格差が大きい場合，急激に脱血すると左室圧を保てない。十分な灌流圧を維持できる流量に到達した時点で，脱血を行う。

・大動脈弁狭窄症は，術前より左室が求心性肥大を呈している。十分な心筋保護を行うことが重要である。また，離脱時は十分な前負荷をかけないと肥厚した心内腔を拡張させ，拍出させることができないため，しっかり前負荷をかけるようにする。

■僧帽弁閉鎖不全症（▶図41③）

・僧帽弁閉鎖不全症は，術前から左室拡大，心機能低下例が多くある。術前の左室駆出率は本来の心機能に比べ過大評価されている。また，体血圧の上下により心拍出量も大きく変化する。術前状態を十分に踏まえ，離脱の際にどのような血行動態が許容されるかを考慮しておく必要がある。

補 足

僧帽弁へのアプローチは，一般的に右側左房切開と心房中隔から左房天蓋へと切開する経中隔アプローチの2パターンがある。経中隔アプローチは右房を切開するため，2本脱血で完全体外循環にする必要がある。

補 足

●心房細動治療

心房細動は，心房壁の変性により洞性脈が規則的に房室結節へ伝わらず，心房壁のリエントリなどにより異常な電気的興奮が不規則に房室結節へ伝わり，不規則な脈拍になる不整脈である。心房の収縮が失われるため，心房内血流はうっ滞して血栓ができやすく，血栓が遊離した場合は脳梗塞の原因となる。

内科的な治療として，カテーテルアブレーションは有名であるが，弁膜症に心房細動を合併している場合は，弁膜症手術に合併して**MAZE手術**[*10]が行われる。

用語アラカルト

＊10 MAZE手術
心房内の異常興奮を切開や高周波などで隔離する治療法である。

図41 各弁膜症における心臓のリモデリング

①大動脈弁閉鎖不全症

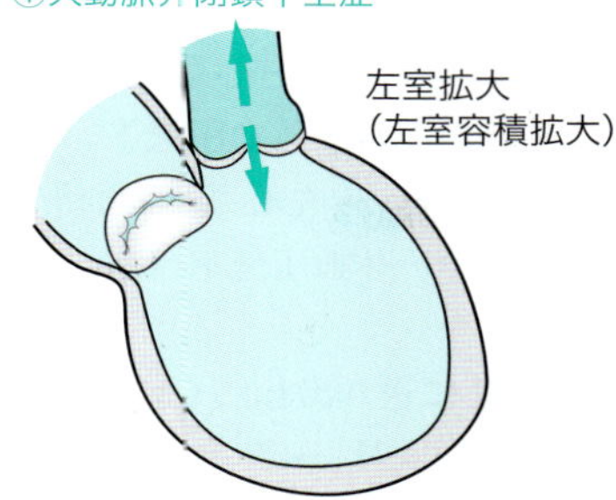

②大動脈弁狭窄症

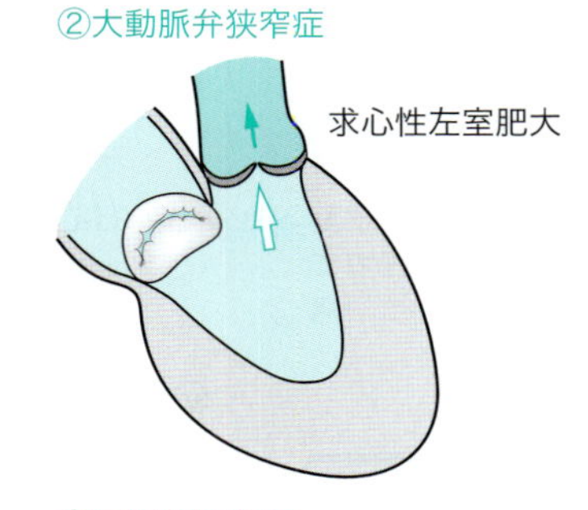

③僧帽弁閉鎖不全症

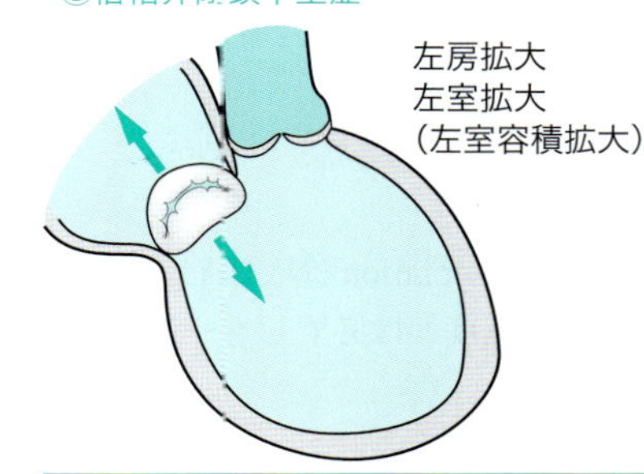

④僧帽弁狭窄症

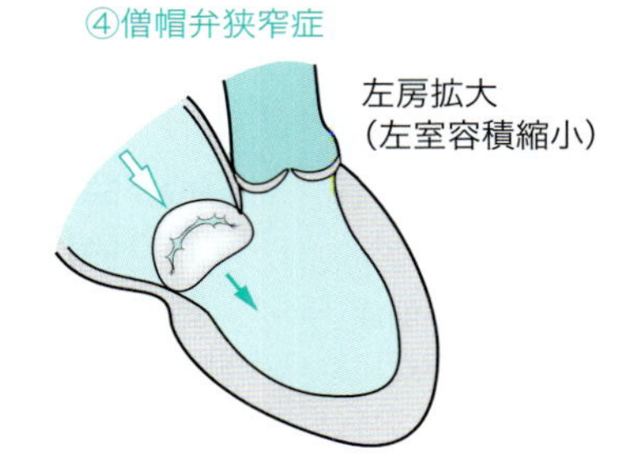

①大動脈弁閉鎖不全症
左室拡大と左室収縮力が低下する。
②大動脈弁狭窄症
左室の求心性肥大があり，左室壁が肥厚し左室容量が少なくなる。
③僧帽弁閉鎖不全症
左室拡大と左室収縮力の低下と左房が拡大する。
④僧帽弁狭窄症
左房が拡大し，左室容積は縮小する。

・僧帽弁閉鎖不全・狭窄症症例は，心房細動を誘発するリスクが高くなる。術前の心電図や病歴から心房細動治療を併用する場合がある。

■僧帽弁狭窄症（▶図41④）

・僧帽弁狭窄症では，狭窄により左室への流出が制限されているため，エコー上，左室容積が小さい症例が多く存在する。また，心機能が過大評価されている場合がある。しかし，術後は流入制限がなくなり，左室負荷が増大するため，離脱時には過剰な負荷に注意し離脱を図る必要がある。

■三尖弁閉鎖不全症／狭窄症

・単独三尖弁手術症例は非常にまれである。多くの場合，右心不全が進行し，肝機能も低下している。凝固系異常を伴っていることも多く，術前検査を十分確認しておく必要がある。
・離脱時に右心不全が顕在化することもある。肺動脈血管抵抗を下げる治療が有効となることもあり，一酸化窒素（NO）吸入などの準備をしておく必要がある。

●文献
1）鄭 忠和 編：新しい診断と治療のABC 弁膜疾患，p.18，最新医学社，2013.
2）Gaasch WH, Zile MR: Left ventricular structural remodeling in health and disease: with special emphasis on volume, mass, and geometry. J Am Coll Cardiol, 18;58(17): 1733-1740, 2011.

用語アラカルト

＊11　心不全
なんらかの心疾患で心機能が低下し，生命活動に必要十分な血液循環が得られていない「状態」のこと。「病名」ではない。

補足

心不全となりうる心疾患は多岐にわたる。
- 虚血性心疾患
- 心臓弁膜症
- 先天性心疾患
- 心筋炎
- 心筋症（拡張型心筋症や薬剤性心筋症など）
- 不整脈

❸ 重症心不全[＊11]（124ページ参照）

①心拍出不良：左心系は体循環，右心系は肺循環を担っている。
- 左心不全 → 末梢循環不全・体血圧低下
- 右心不全 → 肺循環不全 → 左心系への血液灌流が減少 → 左心からの拍出不良 → 末梢循環不全・体血圧低下

②血液うっ滞：血液を前に送り出しにくいため，後ろに血液がうっ滞する。
- 左心不全 → 左心系圧上昇 → 肺うっ血（起坐呼吸）→ 肺高血圧 → 右心系圧上昇 → 四肢浮腫・胸腹水貯留など
- 右心不全 → 右心系圧上昇 → 四肢浮腫・胸腹水貯留など

■心不全の分類

①NYHA分類（▶表3）

New York Heart Association（NYHA）による重症度分類。自覚症状による分類であり，心機能の程度とは必ずしも一致しないが，簡便であり頻用される。

表3 NYHA分類

Ⅰ度	心疾患はあるが身体活動に制限はない。日常的な身体活動では著しい疲労，動悸，呼吸困難あるいは狭心痛を生じない
Ⅱ度	軽度の身体活動の制限がある。安静時には無症状。日常的な身体活動で疲労，動悸，呼吸困難あるいは狭心痛を生じる
Ⅲ度	高度な身体活動の制限がある。安静時には無症状。日常的な身体活動以下の労作で疲労，動悸，呼吸困難あるいは狭心痛を生じる
Ⅳ度	心疾患のためいかなる身体活動も制限される。心不全症状や狭心痛が安静時にも存在する。わずかな労作でこれらの症状は増悪する

②Forrester（フォレスター）分類（▶図42，▶表4）

急性心不全を**心係数**[＊12]と**肺動脈楔入圧**[＊13]で4群に分けたもの。治療方針の決定に有用である。

図42 Forrester分類

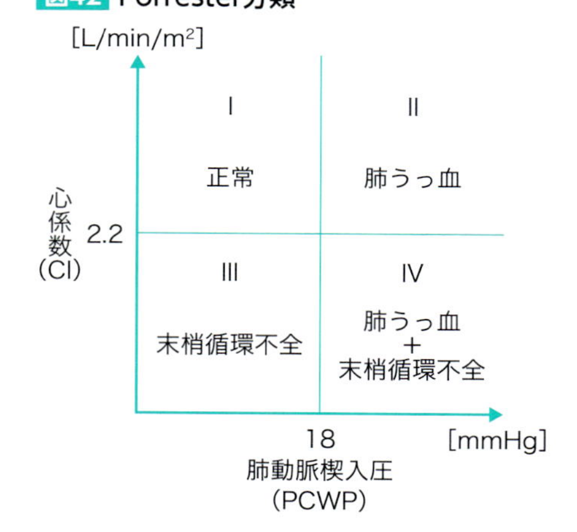

用語アラカルト

＊12　心係数（CI：Cardiac Index）
心臓カテーテル検査などで計測した心拍出量（L/分）を体表面積（m^2）で除して標準化したもの。

＊13　肺動脈楔入圧（PCWP：Pulmonary Capillary Wedge Pressure）
肺動脈カテーテルを肺動脈末梢へ進め，バルーンを膨らませて肺動脈血流を遮断して測定する末梢肺動脈圧。左房圧に近似した値となるため，左心系のうっ滞の程度や循環血液量が適正かどうかを判定するのに役立つ。

表4 Forrester分類

	状　態	治　療
Ⅰ群	心拍出量十分で，左心系うっ滞なし	経過観察，安静，β遮断薬
Ⅱ群	心拍出量十分だが，左心系うっ滞あり。溢水が含まれる	利尿薬，血管拡張薬
Ⅲ群	心拍出量不十分で，左心系うっ滞なし。右心不全や循環血液量減少性ショックが含まれる	補液，強心薬
Ⅳ群	心拍出量不十分で，左心系うっ滞あり。左心不全	強心薬，利尿薬，血管拡張薬，補助循環

③INTERMACS*14分類（J-MACS*15分類）（▶表5）

表5 INTERMACS分類

レベル	INTERMACS	J-MACS	VAD*16適応決定までの期間
1	Critical cardiogenic shock	重度の心原性ショック	Hours
2	Progressive decline	進行性の衰弱	Days
3	Stable but inotrope dependent	安定した強心薬依存	Few weeks
4	Resting symptoms	安静時症状	Months
5	Exertion intolerant	運動不耐容	
6	Exertion limited	軽労作可能状態	
7	Advanced NYHA Ⅲ	安定状態	

VADのレジストリーにおける重症度分類。補助循環を要する重症心不全患者に対し，どのタイミングでVAD装着を考慮するべきかを考えるときに有用である[1,2]。

■心不全の治療

①心不全状態を軽減する薬物治療（▶表6）

心不全の病態生理に即して薬剤投与を検討する。

表6 心不全の薬物治療

病　態	対　応	薬　剤
低心拍出能	後負荷を減らして拍出しやすくする	血管拡張薬
	心収縮能を増強する	強心薬
血液うっ滞	前負荷を減らす	利尿薬
その他	心筋酸素需要を減らす	β遮断薬

用語アラカルト

*14 INTERMACS（Interagency Registry for Mechanically Assisted Circulatory Support）
米国のVADのレジストリー。

*15 J-MACS（Japanese Registry for Mechanically Assisted Circulatory Support）
日本のVADのレジストリー。

*16 VAD（Ventricular Assist Device）
補助人工心臓。左心系につけるものはLVAD，右心系につけるものはRVADとよぶ。両心につけるとBiVAD。左室心尖部脱血・上行大動脈送血でLVADとして用いられることが多い。体外設置型と植込み型がある（後述参照）。

②心不全の原因疾患に対する治療（他項参照）（▶表7）

表7 心不全の原因疾患に対する治療

疾　患	薬物治療	カテーテル治療など	外科治療
虚血性心疾患	冠拡張薬，抗血小板薬	PCI	CABG
心臓弁膜症		PTMC＊17，TAVI＊18	弁置換，弁形成
心筋炎	（病因に応じて）ステロイド，γマグロブリン，など		
不整脈	抗不整脈薬	ペースメーカ，ICD＊19，カテーテルアブレーション	外科的アブレーション

③重症心不全に対する治療

上記①②で対応しきれない重症心不全に対して行われる治療のことである。なお，各種心筋症は原疾患に対して明確に有効な薬物治療，カテーテル治療，外科治療がほとんどなく，心不全が進行してきた場合，これらの治療を要することが多い。

・CRT＊20（▶図43）

除細動機能が付いたCRT-Dが用いられることも多い。CRTを植込んでも心機能が改善しないnon-responderが3割以上みられる。

図43 CRT

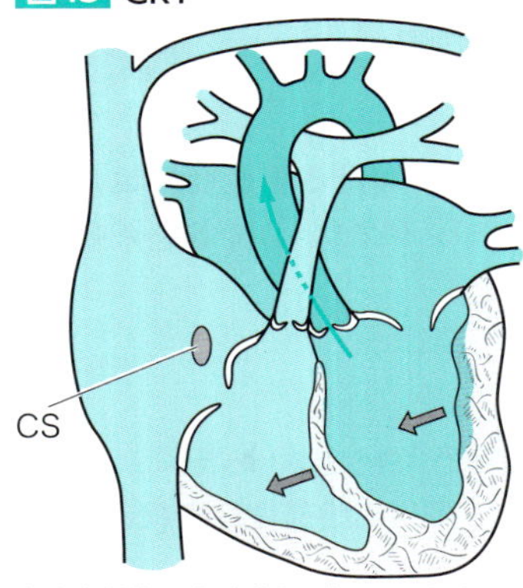

左室収縮期に心室中隔がむしろ右室側へ偏位
CS：冠静脈洞

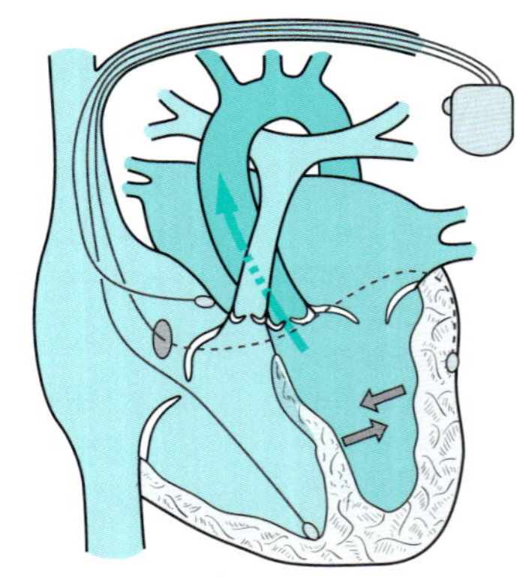

両室ペーシングとすることで左室収縮期に心室中隔も左室側へ収縮

用語アラカルト

＊17 PTMC (Percutaneous Transluminal Mitral Commissurotomy)
経皮的僧帽弁交連切開術。僧帽弁狭窄症に対するカテーテル治療。大腿静脈から挿入したバルーンカテーテルを心房中隔穿刺（Brockenbrought法）により左房内に誘導し，僧帽弁を通したところでバルーンを拡張させ，僧帽弁口を開大する。

＊18 TAVI (Transcatheter Aortic Valve Implantation)
経カテーテル大動脈弁留置術。カテーテルを大腿動脈から挿入する場合（trans-femoral）と左小開胸で左室心尖部から挿入する場合（trans-apical）がある。

＊19 ICD (Implantable Cardioverter Defibrillator)
植込み型除細動器。ペースメーカ機能もある。

＊20 CRT (Cardiac Resynchronization Therapy)
心臓再同期療法。心室内の伝導障害により，左室の収縮時相が一様でなくなって拍出効率が悪くなった状態に対し，右室と左室を適切な時相で強制的にペーシングすることで左室の収縮効率を改善させるもの。左室リードは経静脈的に冠静脈洞に留置されることが多いが，開胸手術で左室心外膜に縫着することもある。

補足

重症心不全患者が手術を受けるとき，CRT(-D)が植え込まれていることが多く，電気メスと干渉しないように設定変更が必要である[3]。

用語アラカルト

＊21 IABP (Intraaortic Balloon Pumping)

大動脈内バルーンポンピング。大動脈内に大腿動脈からバルーンカテーテルを挿入・留置し，左室の拡張期にバルーンを拡張することで拡張期大動脈圧を上昇(diastolic augmentation)させ，左室の収縮期にはバルーンを収縮させて左室後負荷を減弱(systolic unloading)する。

補足

●IABPの合併症

穿刺部出血，動脈損傷，下肢虚血，感染

●IABPの禁忌

大動脈弁閉鎖不全症，大動脈解離，大動脈瘤，下肢閉塞性動脈硬化症

用語アラカルト

＊22 PCPS (Percutaneous Cardio-Pulmonary Support)

経皮的心肺補助法。大腿動脈に送血管，大腿静脈から右房まで脱血管を挿入し，遠心ポンプと膜型人工肺からなる閉鎖回路を接続して，右房から脱血した血液を酸素化して大腿動脈から送血する補助循環である。

＼POINT!!／

●IABP

- 心補助効果は心拍出量の15 %程度。
- 駆動ガスはヘリウムガス。
- 先端を鎖骨下動脈直下に留置。

・IABP＊21 (▶図44)

左室の拡張期にバルーンを拡張して拡張期大動脈圧が上昇(diastolic augmentation)することで冠動脈血流が増え心筋酸素供給が増加し，左室の収縮期にバルーンを収縮させることで左室後負荷が減弱(systolic unloading)して拍出しやすくなる。残存自己心機能に対する圧補助のため，重篤な不整脈や極めて高度の低心機能には有効性が低い。

図44 IABP

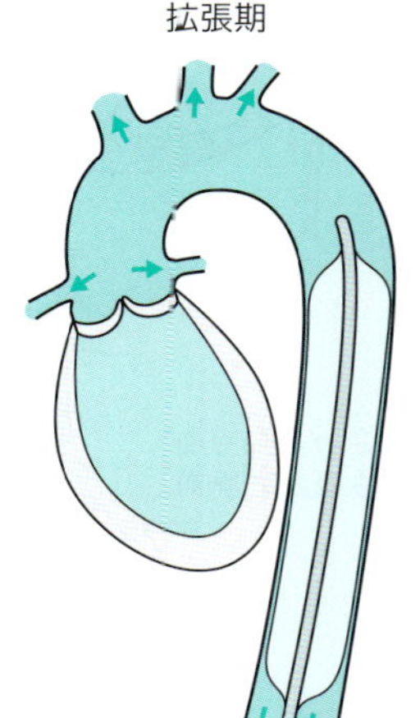

冠動脈は拡張期におもに灌流される
⇒ 左室拡張期にバルーンを膨らませることで冠動脈血流が増加

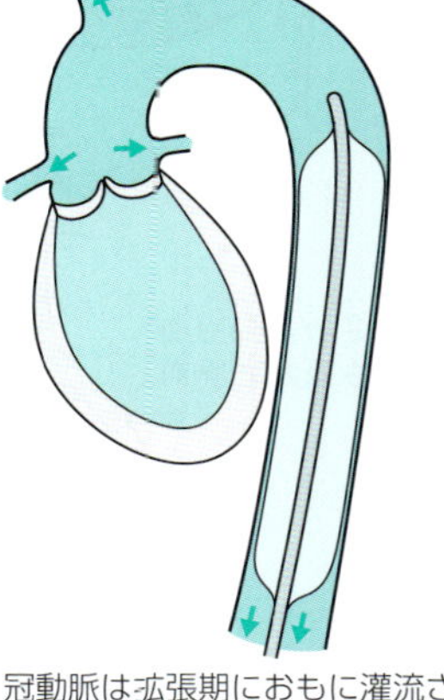

左室収縮期に一気にバルーンを縮ませることで，左室後負荷が減弱

・PCPS＊22 (後述参照)

劇症型心筋炎や急性心筋梗塞などによる心原性ショックにおいても短時間で導入でき有用であるが，離床不可能で長期使用には不適である。

・VAD (後述参照)

体外設置型と**植込み型**がある。2016年現在，植込み型VADは心臓移植適応の患者に対して「心臓移植までの橋渡し」としてしか保険適応がない。心臓移植適応判定には種々の検査が必要であり，劇症型心筋炎や急性心筋梗塞などにより移植適応未判定で重症心不全となった症例には植込み型VADは使用できず，体外設置型VADの適応を検討する[1)]。また，植込み型VAD治療を行うには，さまざまな基準を満たし実施施設認定(2016年現在，国内42施設)を受ける必要がある[4, 5)]。

・心臓移植[6, 7)]

日本では2016年現在，9つの心臓移植実施施設がある。植込み型VADが心臓移植適応の患者のみに保険適応となっていることもあり，移植希望者の増加が移植実施数を大きく上回っていて，移植希望登録者数は500名以上に対し，年間の移植実施数は40例前後である。そのため，移植待機期間はますます長期化しており，2015年に心臓移植を受けた患者の平均待機期間は約3年で，今後は5～6年以上となる見込みである。実際のところ植込み型VADを装着できなければ，心臓移植適応の重症心不全でこれだけ長期に待機することは不可能である。

補足

●心臓移植適応となる条件[8)]

①65歳未満である。

②心臓移植以外に有効な治療手段がない末期的心不全で，移植しなければ余命が幾ばくもない状態（概ね予後1年未満が目安）である。

③除外条件（不可逆的他臓器障害，活動性感染症，悪性腫瘍など）がない。

上記を種々の検査で示さなければならず，除外条件の否定のために消化管内視鏡検査や泌尿器科的検査，婦人科的検査が必要になることもあり，移植適応と判定できるまでに1〜2カ月を要する。

POINT!!

●VAD

・植込み型は連続流型が主流。

・体外設置型は空気駆動式拍動流型が主流。

・拍動流型には一方向弁が必要。

補足

●PCPSの合併症とその対策（▶図45，▶表8）

図45 PCPSの合併症

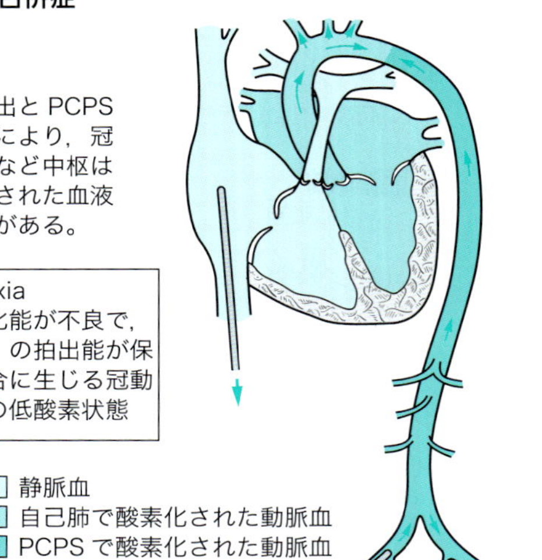

表8 PCPSの合併症とその対策

合併症	対　策
下肢虚血	distal perfusion（送血管刺入部の遠位にもカニューレを挿入して側枝から下肢末梢にも送血）
流量不足	できるだけ太いカニューレを用いる（入れ替え，または追加）
穿刺部出血・血管損傷	外科的に鼠径部を切開して大腿動静脈を露出し，タバコ縫合とターニケットをつけてカニューレを挿入する
左室後負荷増大・肺うっ血	IABP併用 必要最低限の流量で補助（ただし流量不足となっては本末転倒）
central hypoxia	人工呼吸器設定の強化 できるだけPCPSで上半身も灌流できるように除水とPCPS補助強化
感染	抗菌薬投与

●文献

1) 木下　修:【そこが識りたい補助循環-現場で活かすbest strategy-】治す　いつ，誰に使うか補助人工心臓. Heart View, 20(4): 366-373, メジカルビュー社, 2016.
2) Kinugawa, K: How to treat stage D heart failure? - When to implant left ventricular assist devices in the era of continuous flow pumps? Circ J, 75(9): 2038-2045, 2011.
3) 木下　修:【電気メスのすべて-事故を防ぐために手術室スタッフが知っておくべき知識-】外科手術における電気メスの使い方と注意点　心臓外科. Clinical Engineering, 25(1): 10-14, 学研メディカル秀潤社, 2013.
4) 許　俊鋭, et al.: 日本循環器学会／日本心臓血管外科学会合同ガイドライン（2011-2012年度合同研究班報告）　重症心不全に対する植込型補助人工心臓治療ガイドライン. 循環器病の診断と治療に関するガイドライン, 2013: 147-190, 2014.
5) J-MACS Statistical Report (2010年6月-2015年12月)（http://www.pmda.go.jp/files/000211668.pdf）
6) 日本心臓移植研究会ホームページ. 日本のレジストリ（http://www.jsht.jp/registry/japan/）
7) 日本臓器移植ネットワークホームページ（https://www.jotnw.or.jp/）
8) 日本循環器学会心臓移植委員会ホームページ（http://www.j-circ.or.jp/hearttp/）

柏　公一

内科的な治療に抵抗性を示す重症心不全に対しては，補助人工心臓を装着する手術が行われる。ここでは，補助人工心臓を装着する手術の流れをみていこう。

| 補助人工心臓の種類 |

■体外設置型補助人工心臓

血液ポンプが体の外に設置される補助人工心臓（▶図46）。空気で血液ポンプを駆動させる。血液の流れは拍動流となる。

補 足

VAD：Ventricular Assist Device（補助人工心肺の略語）

補 足

●**体外設置型補助人工心肺の血液ポンプ**

血液の流入・流出部には弁が付いており，血液の流れは一方向性である。

補 足

ニプロVAD，AB5000は成人用，Excor® Pediatricは小児・新生児用の血液ポンプである。

図46 体外設置型補助人工心臓

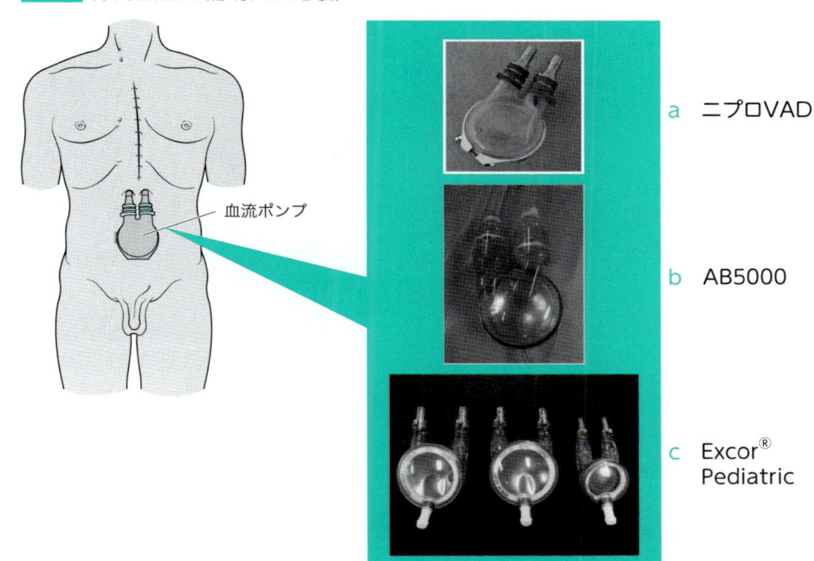

（a ニプロVAD：ニプロ，b AB5000：ABIOMED，c Excor® Pediatric：Berlin Heart）

補 足

拡張型心筋症や虚血性心筋症などによる重症心不全の患者に対して適応される補助循環法。左心機能を補助するのが一般的だが（左心補助人工心臓），両心補助が必要な場合もある（両心補助人工心臓）（▶図47）。

図47 左心補助と両心補助

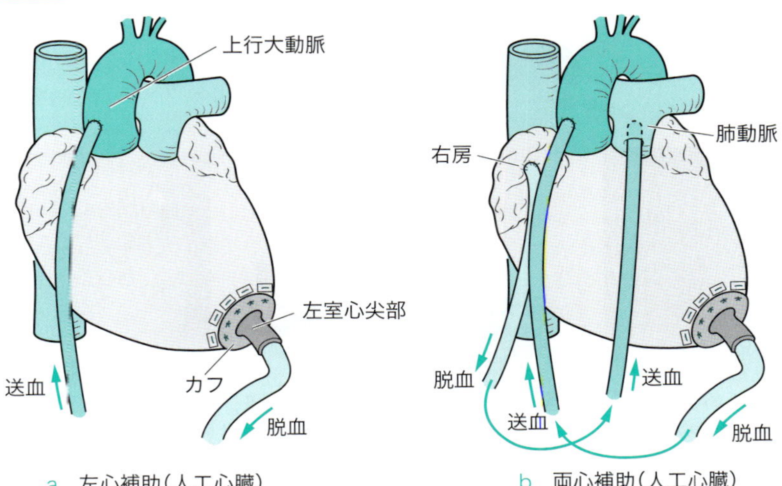

補足

●植込型補助人工心臓の使用目的

現在日本では，心臓移植までの橋渡しだけを目的に使用されているが，欧米では永久使用を目的としても使用されている。心臓移植までの橋渡しはBride to Transplantation，永久使用はDestination Therapyといわれる。

■植込型補助人工心臓

血液ポンプが体の中に設置されるタイプの補助人工心臓。90年代に使用されていたシステムでは拍動流型ポンプ（▶図48）が用いられていたが，最近のシステムでは連続流（定常流）ポンプ（遠心ポンプと軸流ポンプ）が使用されている（▶図49）。連続流ポンプは拍動流型ポンプと比べて小型である。

連続流ポンプ使用時の血液の流れは，心拍動下であればポンプ前後の圧力差（大動脈圧－左室内圧）が収縮期と拡張期で変化するために拍動流となる。得られる脈圧の大きさはポンプの特性や自己心機能などに左右される（▶図50）。

図48 拍動流型ポンプ

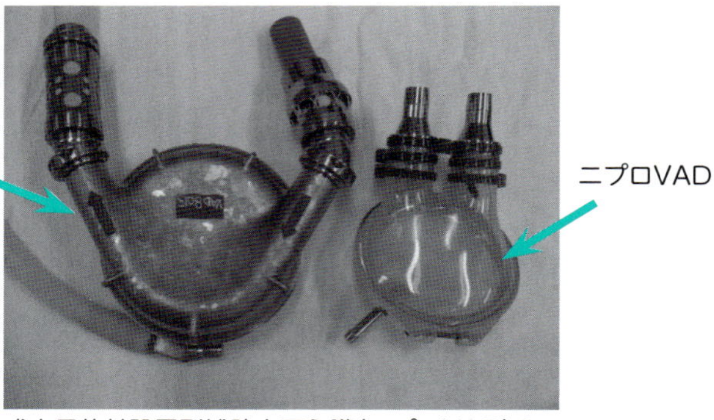

成人用体外設置型補助人工心臓（ニプロVAD）のポンプとの比較。
（HeartMate®XVE：St.Jude Medical，ニプロVAD：ニプロ）

図49 連続流ポンプ

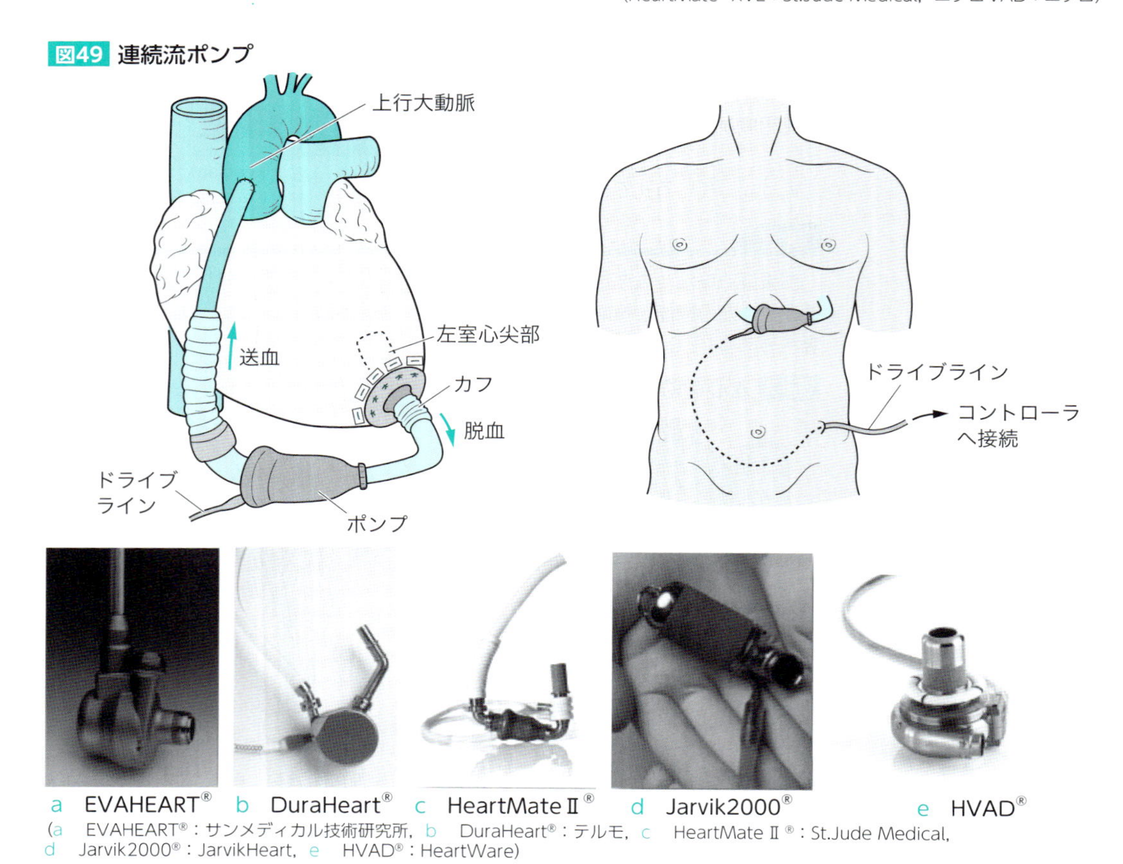

（a EVAHEART®：サンメディカル技術研究所，b DuraHeart®：テルモ，c HeartMate Ⅱ®：St.Jude Medical，d Jarvik2000®：JarvikHeart，e HVAD®：HeartWare）

補足

●遠心ポンプと軸流ポンプの原理

①遠心ポンプの原理：羽根車の回転から受ける遠心力によって血液が押し出される。

②軸流ポンプの原理：羽根が血液に与える揚力によって血液が押し出される。

図50 連続流ポンプで拍動流が得られる理由

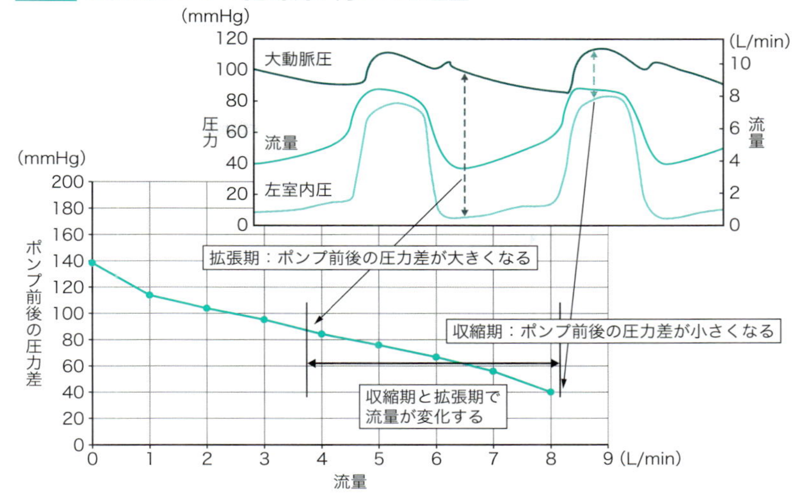

｜手術の流れ｜

■人工心肺開始

麻酔科医からヘパリンが投与され，送血カニューレおよび脱血カニューレが挿入されたら人工心肺を開始する。基本的に送血カニューレは上行大動脈，脱血カニューレは上下大静脈に挿入される。

補足

卵円孔が開存している状態で左心補助人工心臓を駆動させせると，静脈血が卵円孔を介して血液ポンプに引き込まれ，動脈血の酸素飽和度が低下してしまうことになる（▶図51）。

卵円孔とは心房中隔に開いている孔であり，肺呼吸をしていない胎児期はこの孔を通って血液が循環している。生後まもなくすると閉じる孔であるが，20 %ほどの人では閉じずに残っている。通常は症状もなく，問題になることはない。

左心補助人工心臓の装着自体は，右房に脱血カニューレを1本挿入して目標灌流量を得ることができれば問題なく行うことができる。しかし，卵円孔が開存していた場合はそれを閉じる必要があるため，上下大静脈それぞれに脱血カニューレを挿入して完全体外循環に移行できるようにしておくことが多い（卵円孔が開存しているかどうかは術前にわかっていることが多いが，わからないこともある）。

図51 卵円孔が開存している状態で補助人工心臓を駆動させた場合

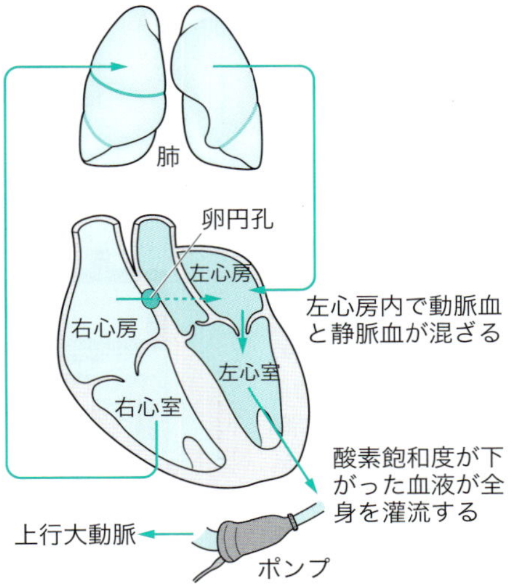

肺
卵円孔
左心房
右心房
左心室
右心室
左心房内で動脈血と静脈血が混ざる
酸素飽和度が下がった血液が全身を灌流する
上行大動脈
ポンプ

■体温冷却

目標灌流量が得られたら，目標とする体温まで冷却を開始する。

手術前からIABPが装着されていた症例では，この時点でIABPの駆動を止める。PCPSが装着されていた症例では，人工心肺の灌流量を上げていく際にPCPSの駆動を止める。

補足

IABP (Intra-Aortic Balloon Pumping)

IABPの原理

バルーンカテーテルを大腿動脈から挿入し，心臓の収縮期と拡張期にバルーンをそれぞれ収縮・拡張させる。

バルーンの拡張により拡張期動脈圧が上昇するため(diastolic augmentation)，冠血流量の増加，平均血圧の上昇が得られ，心筋酸素供給量が増加する。また，バルーンの収縮により拡張末期圧が低下し，後負荷が軽減されるため(systolic unloading)，心筋の酸素需要量が低下する(▶図52)。心拍出量は10～20%程度増加する。

図52 IABPの効果

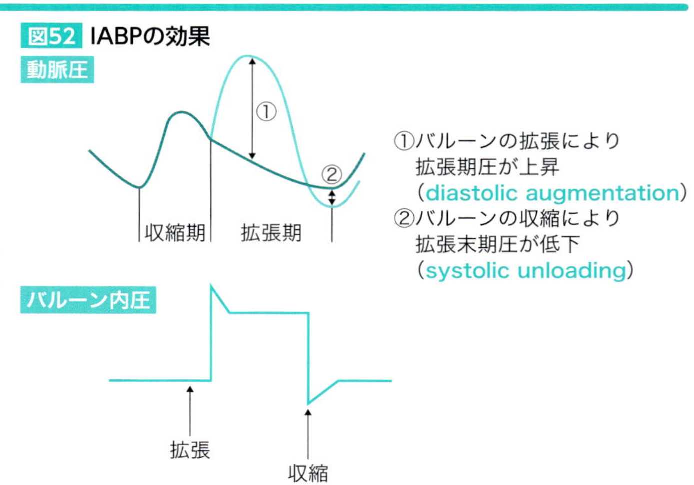

①バルーンの拡張により拡張期圧が上昇(diastolic augmentation)
②バルーンの収縮により拡張末期圧が低下(systolic unloading)

補足

バルーンカテーテルサイズと駆動ガス

バルーンカテーテルのサイズは患者の身長によって選択される。成人で使用されるバルーンの容量は30～40 mlであることが多い。

バルーンを駆動させるガスとしてはヘリウムが用いられ，トリガー源としては心電図もしくは動脈圧が使用される。

適応と禁忌

適応としては，急性冠症候群，心原性ショック，開心術後の低心拍出量症候群などがあげられる。急性心筋梗塞や重症心不全に伴う僧帽弁閉鎖不全症にも適応される。一方，禁忌としては大動脈弁閉鎖不全，大動脈解離，胸部・腹部大動脈瘤，高度の両側閉塞性動脈硬化症などがあげられる。

補足

PCPS (Percutaneous Cardiopulmonary Support)

大腿静脈を介して右房に留置したカニューレから血液を体の外に導き出し，膜型人工肺で酸素加された血液を大腿動脈に留置したカニューレから体に戻す補助循環法である。ポンプとしては遠心ポンプが用いられる。標準的に用いられている人工心肺回路とは異なり回路内に静脈貯血槽はなく，**閉鎖回路**[*23]とよばれる(▶図53)。

図53 PCPS回路

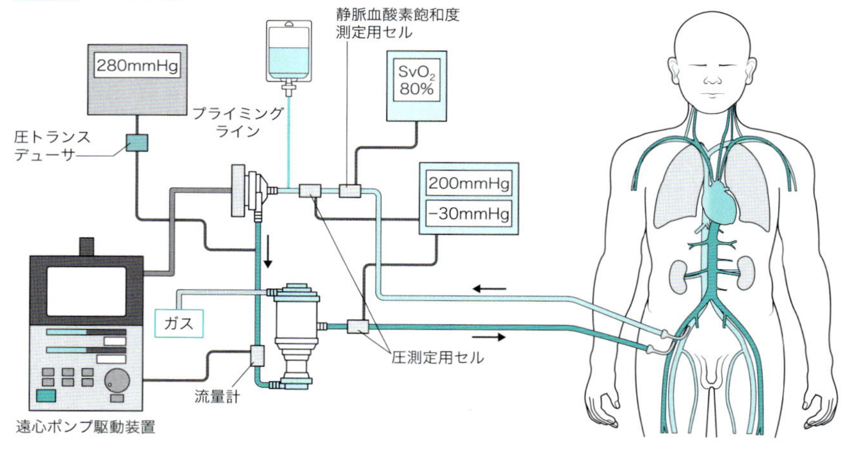

用語アラカルト

＊23 閉鎖回路

回路のどの部分も大気に開放されていない体外循環回路のこと。ちなみに，回路の一部分が大気に開放されている体外循環回路は**開放回路**とよばれる。標準的な人工心肺回路は静脈貯血槽が大気に開放されているため，人工心肺回路のほとんどは開放回路である。

■左心補助人工心臓の装着

補助人工心臓の装着は，基本的には心室細動下もしくは心拍動下で行われる。おもに補助人工心臓の送血管は上行大動脈に吻合され，脱血管は左室心尖部から左室内に挿入される。

基本的な装着の手順は以下に示したとおりである。

①左室心尖部をくり抜く。
②脱血管を挿入するカフを縫い付ける。
③脱血管を左室に挿入する。
④送血管の人工血管を吻合する。

ベントカニューレは肺静脈からではなく，くり抜いた左室心尖部から挿入されることが多い。

■加温

送血管の人工血管を上行大動脈に吻合する前に加温を始める。

■左心補助人工心臓の駆動開始

血液ポンプに送脱血管が接続され，心臓および血液ポンプ内に空気が残存していないことが確認されたら，適切な量のボリュームを人工心肺側から患者側へシフトさせ，循環を人工心肺から左心補助人工心臓へとスイッチさせていく。

右心不全により左心補助のみで循環が維持できない場合は（▶図54），右心補助の装着も考慮することもある。右心補助として最初に使用されるシステムは体外設置型の遠心ポンプであることが多い。

図54 右心不全

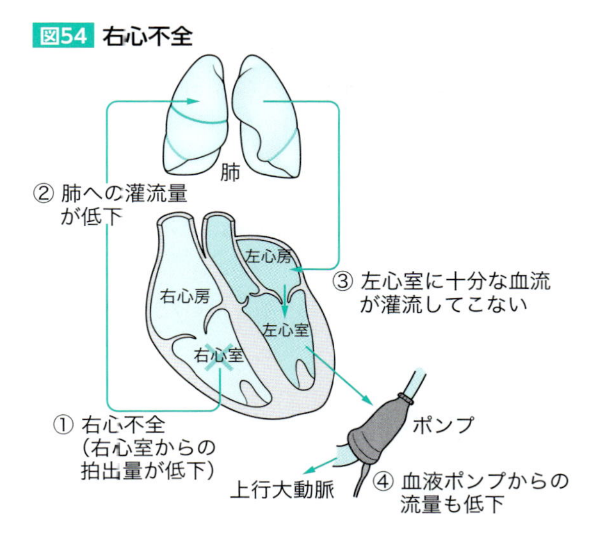

● 文 献

1) 許　俊鋭，山田芳嗣，百瀬直樹 監：心臓手術の実際 Part3，p.143-163，秀潤社，2014.
2) 許　俊鋭，絹川弘一郎，遠藤美代子，柏　公一，天尾理恵 編：実践！ 補助人工心臓治療チームマスターガイド，メジカルビュー社，2014.

④ 先天性心疾患

| 先天性心疾患の分類 |

先天性心疾患の分類としては，**チアノーゼ性心疾患**，**非チアノーゼ性心疾患**という分類が一般的に用いられているが，先天性心疾患は疾患の種類も多く，その血行動態をイメージするのが困難であるが，すべての疾患を細かく覚える必要はない。

次のように概略をとらえるとわかりやすい。

■病態をとらえるための２つのステップ

①心臓のポンプは1つか2つか（単心室か両心室か）？
②肺血流は多いか少ないか？

まず，①が最も重要で，最終的な治療方針がこれで決まる。

▶表9におもな先天性心疾患の二心室型・単心室型での分類を示した。

表9 おもな先天性心疾患の二心室型・単心室型での分類

二心室型		不定*	単心室型
心房中隔欠損	大動脈縮窄／離断複合	純型肺動脈閉鎖	三尖弁閉鎖
心室中隔欠損	完全大血管転位	エプスタイン奇形	左室型単心室
完全型房室中隔欠損	総肺静脈還流異常		右室型単心室
ファロー四徴	両大血管右室起始		左心低形成症候群

＊不定となっているのは右室の大きさによって二心室型か単心室型かが変わるもの。
（大まかには，右室が小さい場合は単心室型，右室が十分な大きさの場合は二心室型となる）

以下に，二心室型循環，単心室型循環の代表的な疾患についてあげる。

①二心室型循環

心房中隔欠損，心室中隔欠損，ファロー四徴症など

二心室型の場合，人工心肺を用いた心内修復術を行った後は，基本的には通常と同じ循環になる。

①心房中隔欠損

分類　　　　：二心室・非チアノーゼ・肺血流増加
おもな手術方針：一期的心内修復術
手術時期　　：幼児・学童期～成人期
血行動態（▶図55）

図55 心房中隔欠損の血行動態

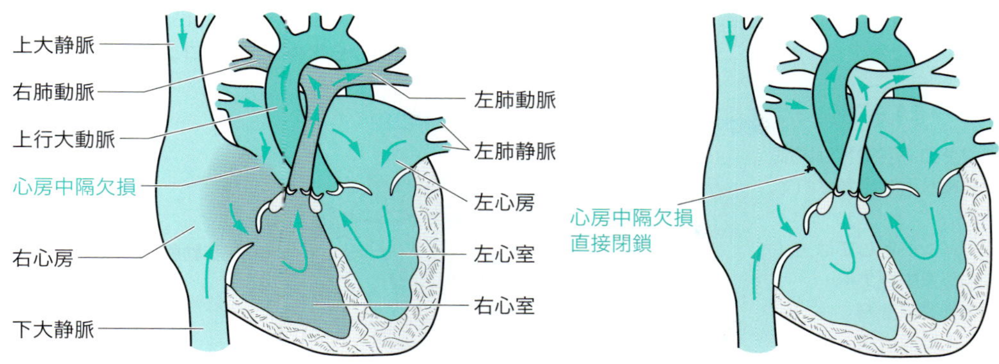

One Point Advice

左房圧＞右房圧のため，左房から右房への左右シャントとなる。肺血流が増大し，右房，右心室に容量負荷がかかる。術後は正常の血行動態になる。低侵襲手術で，心室細動下に行うことも多い。

②心室中隔欠損

分類　：二心室・非チアノーゼ・肺血流増加

おもな手術方針　：一期的心内修復術

二期的心内修復術（肺動脈絞扼術 → 心内修復術）

手術時期　：乳児期～

血行動態（▶図56）

図56 心室中隔欠損の血行動態

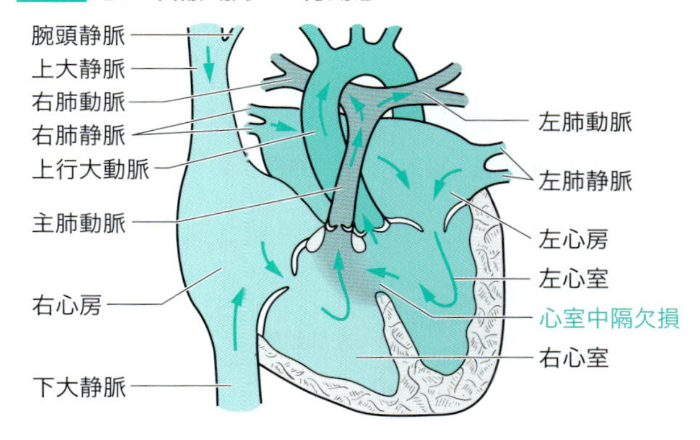

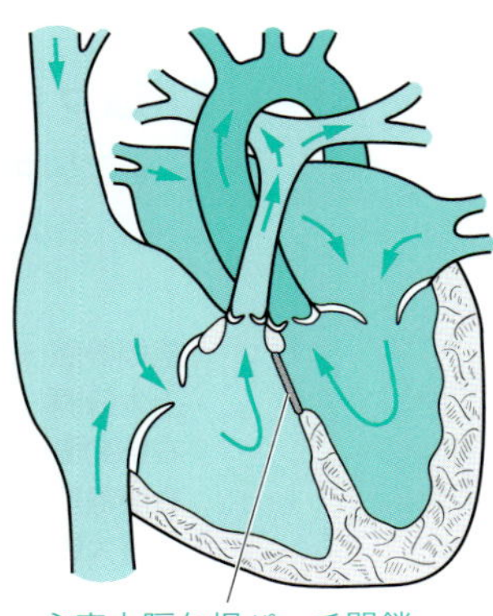

One Point Advice

左室圧＞右室圧のため，左室から右室への左右シャントとなる。肺血流が増大し，右室，左室ともに容量負荷がかかる。術後は正常の血行動態になる。

補足

●肺動脈絞扼術（こうやく）

肺血流が多いときに，肺動脈を外から締めて血流をコントロールする。通常，人工心肺を使用せずに行われる。

図57 肺動脈絞扼術（こうやく）

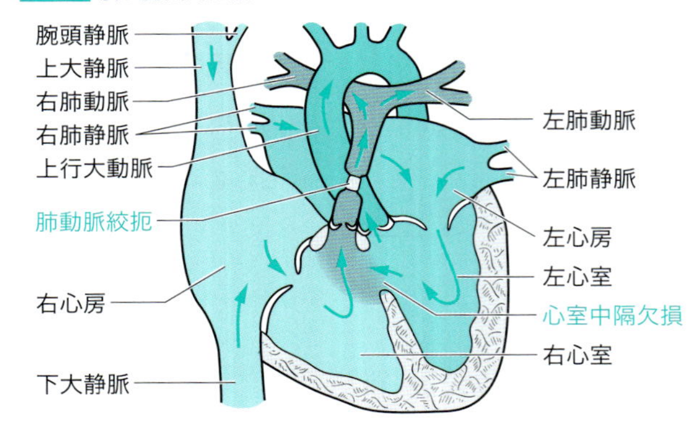

③ファロー四徴症

分類　：二心室・チアノーゼ・肺血流減少

おもな手術方針：一期的心内修復術

二期的心内修復術（BTシャント術 → 心内修復術）

手術時期　：乳児期～

血行動態（▶図58）

＼POINT!!／

ファロー四徴症は国試でも繰り返し出題されている。

ポイントとしては，

①心室中隔欠損
②肺動脈狭窄
③大動脈騎乗
④右室肥大

の四つが「四徴」とよばれているということである。

このうち，「③大動脈騎乗」というのは，心室中隔欠損の上に大動脈が「またがっている」状態で，右室からも大動脈に血液が行きやすくなる。また，「④右室肥大」は，肺動脈狭窄があるために右室圧が上昇するために起こるものと考えておくとよい。

図58 ファロー四徴症の血行動態

①心室中隔欠損　③大動脈騎乗
②肺動脈狭窄　④右室肥大

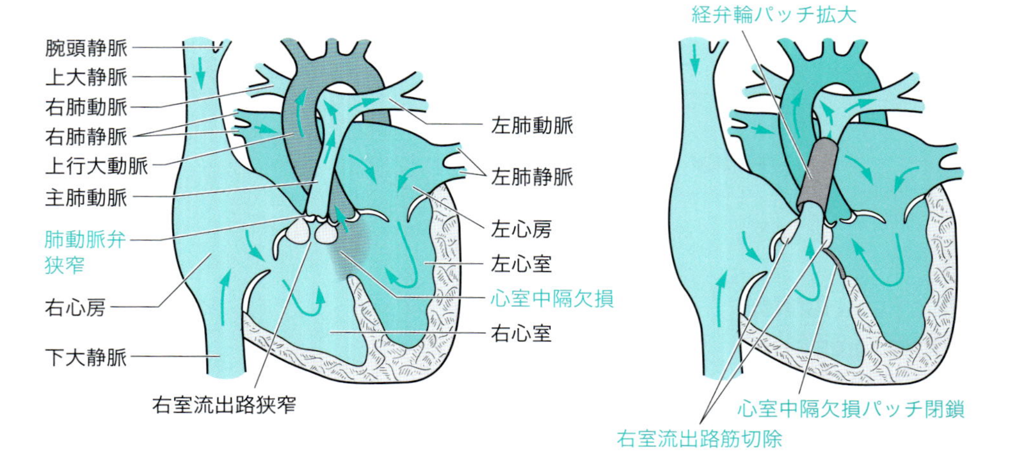

One Point Advice

肺動脈の狭窄の程度によって血行動態が変わる。基本的に心室中隔欠損は大きく，右室圧は左室圧と同程度である。右室肥大のため，術後はボリューム負荷が必要となることも多く，中心静脈圧(CVP)はやや高めとなる。

補足

●BTシャント術

肺血流が少ないときに，肺血流を増やす目的で行われる。または，動脈管依存性の先天性心疾患(【例】肺動脈閉鎖症)などでも行われる。

鎖骨下動脈や無名動脈に人工血管を吻合し，その人工血管を右肺動脈，あるいは左肺動脈につなげて肺血流を確保する。

アプローチは正中切開，または左右開胸いずれでも行われる。正中切開で行う場合は人工心肺を使用することもある。

図59 BTシャント術

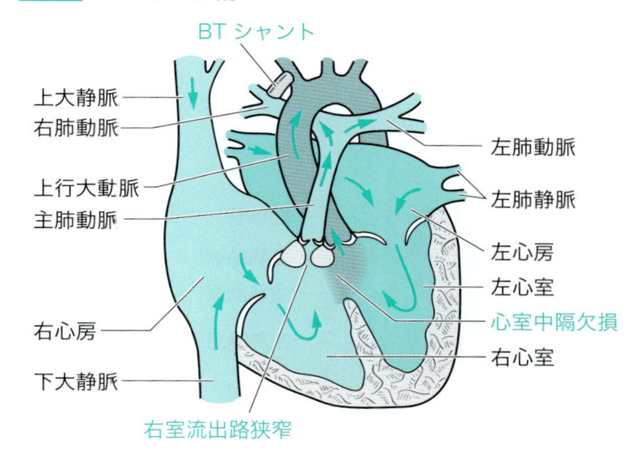

④完全大血管転位(transposition of great arteries：TGA)

右室から大動脈，左室から肺動脈がでている疾患のことである。心室中隔欠損，肺動脈狭窄の有無によってI型・II型・III型がある。

I型　(完全大血管転位)
II型　(完全大血管転位＋心室中隔欠損)
III型　(完全大血管転位＋心室中隔欠損＋肺動脈狭窄)

心疾患

●I型とII型

分類　：二心室・チアノーゼ・肺血流増加

おもな手術方針：一期的心内修復術

I型　：**大動脈スイッチ手術（Jatene手術）**

I型では生存のために心房中隔欠損が必須のため，心房中隔欠損が小さい場合には新生児期早期にカテーテルによる**心房中隔裂開術（Balloon Atrial Septostomy：BAS）**が必要になることがある。

II型　：大動脈スイッチ手術＋VSD閉鎖

I型：血行動態（▶図60）

図60 I型の血行動態

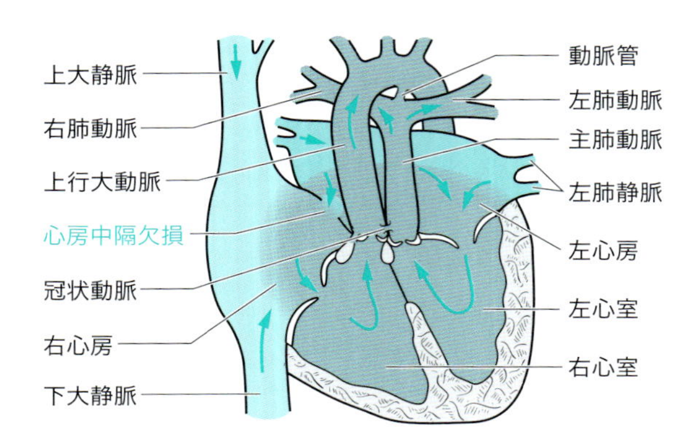

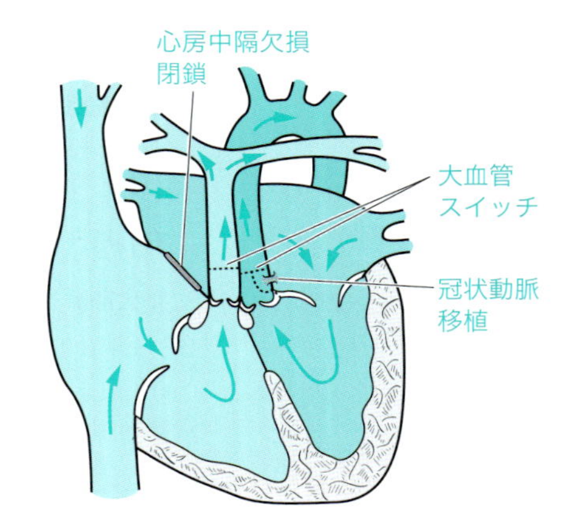

One Point Advice

大動脈と肺動脈を入れ替え，さらに冠動脈も移し替える必要がある。

●III型（完全大血管転位＋心室中隔欠損＋肺動脈狭窄）

分類　：二心室・チアノーゼ・肺血流減少

おもな手術方針：二期的心内修復術（BTシャント術 → Rastelli手術）

Rastelli手術　：VSDパッチは本来のVSDの位置とは違う場所（右室側）についていることに注目してほしい。

III型：血行動態（▶図61）

図61 III型の術後の血行動態

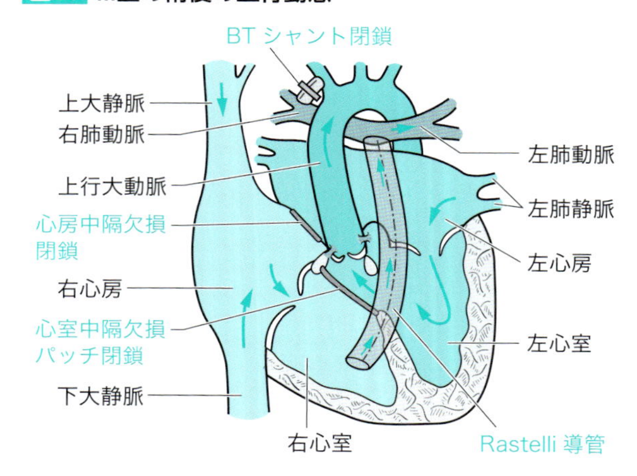

②単心室型循環

右室型単心室，左室型単心室，三尖弁閉鎖症，左心低形成症候群　など

「単心室」とは1つの疾患ではなく，さまざまな心内形態をとるものの総称であるが，専門家の間でもはっきりとした定義は難しく，基本的には「**ポンプとして使える心室が1つしかない心臓の総称**」と考えておいて問題ない。

三尖弁閉鎖症や左心低形成症候群も広義には単心室の仲間である。

分類　　　：単心室・チアノーゼ・肺血流減少または増加

おもな手術方針

新生児期　：肺動脈絞扼術またはBTシャント術

乳児期～　：Glenn（グレン）手術

1歳以降～：Fontan（フォンタン）手術

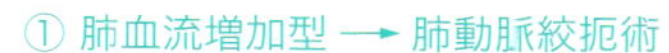

図62 新生児期の手術

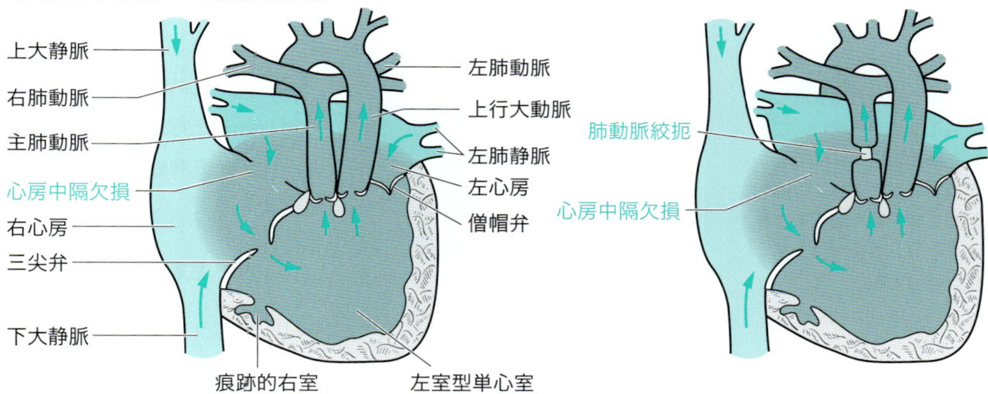

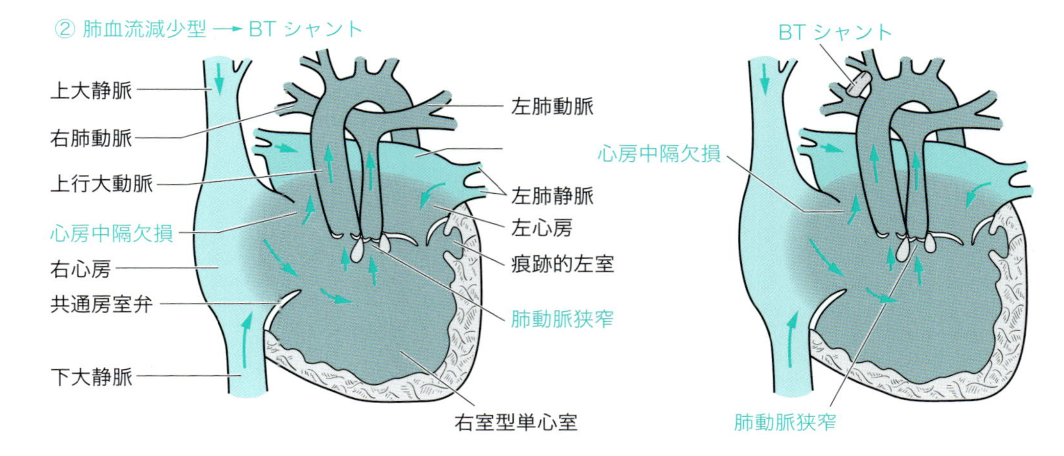

乳児期：グレン手術（▶図63）

図63 グレン手術

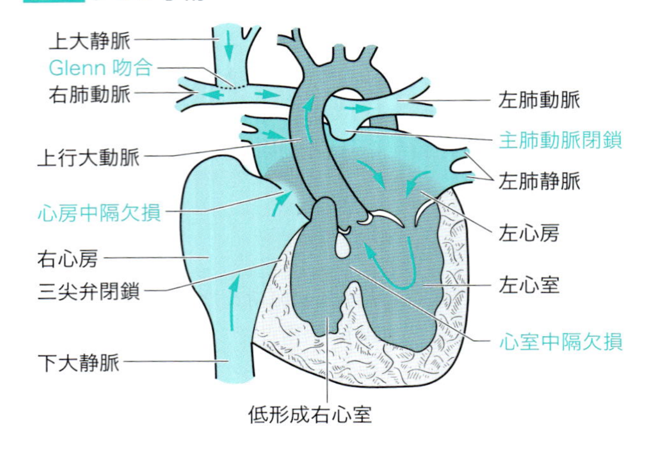

One Point Advice

グレン手術は，上大静脈を心房から切り離して，肺動脈につなぐ手術である。これによって上半身の静脈血が肺動脈に流れることとなる。

1歳以降：フォンタン手術（▶図64）

図64 フォンタン手術

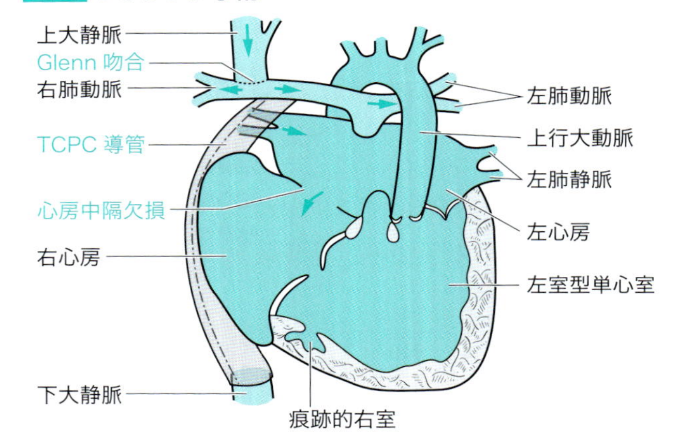

One Point Advice

フォンタン手術は，通常，グレン手術後に下大静脈を心房から切り離して人工血管を吻合し，これを肺動脈につなげる。これによってすべての静脈血は肺動脈を流れることとなり，フォンタン循環が完成する。

補足

●正常循環とフォンタン循環の違い

図65 正常循環とフォンタン循環の違い

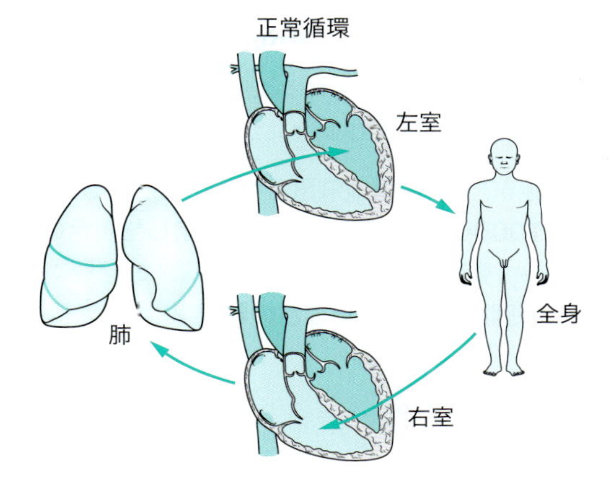

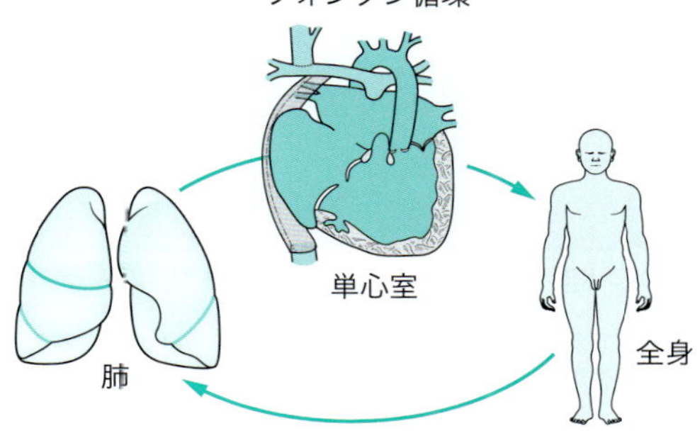

正常循環では，左室から出た血液は全身を回り，静脈血となって右室から駆出され，肺を回って左室へ戻る。

フォンタン循環では，ポンプとしての心室が1つしかないため，心室を出た血液は全身を回って，そのまま静脈血が肺へ回り心室に戻ってくるという循環となる。

この循環が成り立つためには，心機能，肺循環の両方が良好でなければならない。

●文献

1) 金子幸裕 ほか: カラーイラストでみる　先天性心疾患の血行動態　治療へのアプローチ, 文光堂, 2012.
2) 高橋長裕: 図解　先天性心疾患―血行動態の理解と外科治療 第2版, 医学書院, 2007.
3) 中澤　誠 編: ビジュアルスタイル　先天性心疾患　血行動態と心機能の基礎知識, メジカルビュー社, 2016.
4) 藤原　直 著: 小児心臓血管外科手術, 中外医学社, 2011.
5) 中澤　誠 編: 先天性心疾患, メジカルビュー社, 2014.

柏　公一

先天性心疾患に対する人工心肺操作で理解しておきたいことは，「サイズが小さいが故に留意すべき点がある。ただし，単に成人を小さくしたのが小児・新生児ではない」ということである。

希釈率が大きい

小児・新生児で使用される人工心肺回路の総充填液量は成人で使用される人工心肺回路の1/5程度と少ないが，希釈率は成人よりも非常に大きくなる。

- **体重60 kg（循環血液量を4800m*l*とする）の一般的な成人：総充填液量が1000m*l*の人工心肺回路を使用した場合の希釈率は約17 %。**
- **5 kg（循環血液量を300m*l*とする）の患児：総充填液量が200m*l*の人工心肺回路を使用した場合の希釈率は40 %（▶図66）。**

図66 希釈率の比較

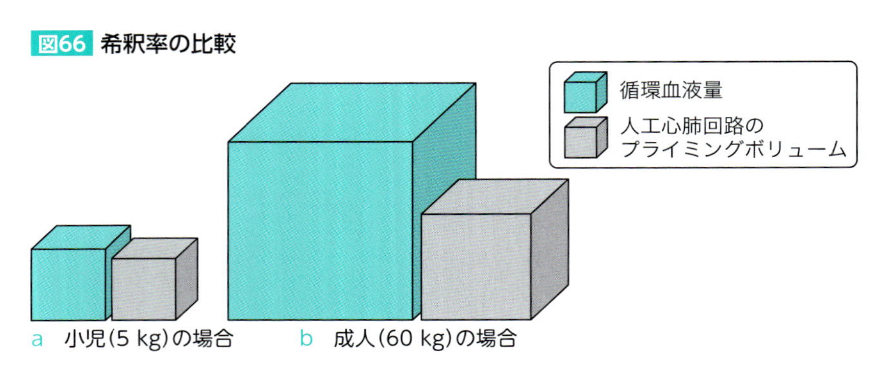

小児で使用する人工心肺回路のプライミングボリュームは成人で使用する回路よりも小さいが，血液に充填液が混ざった場合は成人よりも大きく希釈されてしまう（血液の成分が薄まってしまう）。

希釈率が大きいと人工心肺開始時のヘマトクリット値（Hct）が極端に低い値になってしまうため，小児・新生児に対する手術では充填液にあらかじめ赤血球濃厚液を入れておくことがある。

補足

充填液に血液を入れないときの希釈率の計算式

（総充填液量 ÷（総充填液量＋循環血液量））×100

補足

赤血球濃厚液には赤血球保存用添加液やブラジキニンなどの血管作動性物質が含まれている。また，赤血球濃厚液の上清中の総カリウム量は保存期間が長くなるにつれて増加する。これらの悪影響を抑えるために，赤血球濃厚液をリンゲル液の中に入れて血液ろ過（洗浄）を行っておく。

左上大静脈遺残（PLSVC：persistent left superior vena cava）（▶図67）

胎生期の左前主静脈がなんらかの原因で閉塞しなかった場合に生じ，先天性心疾患の2～4 %に合併して認められる。人工心肺による循環を確立するうえで左上大静脈を単純に遮断しても問題にならないケースもあるが，左上大静脈にも脱血カニューレを挿入し，3本脱血にしなければならない症例もある。一般的な成人に対する開心術とは異なり，先天性心疾患に対する手術では3本以上の脱血カニューレが挿入されることもあることを知っておこう。

図67 左上大静脈

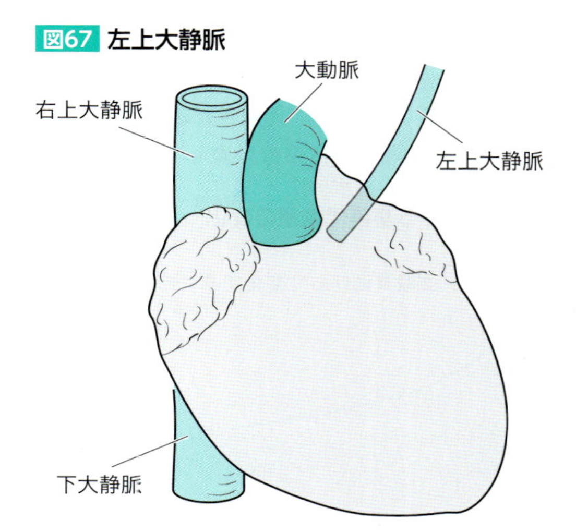

発達した体肺側副血行路

体肺側副血行路を流れる血流は全身を還流せずに肺に戻ってしまう無効な血流である（▶図68）。チアノーゼ性の先天性心疾患症例では体肺側副血行路が非常に発達していることが多い。このような症例では，無効血流分をある程度上乗せして灌流しなければ酸素の需給バランスを維持することができない。また，体肺側副血行路を介して肺に戻ってきた血液は心腔内に流れ込んでくるため，無血視野を確保するためにはベントポンプの回転数を高めに設定しなければならない。

図68 体肺側副血行路が発達している場合の血流の流れ

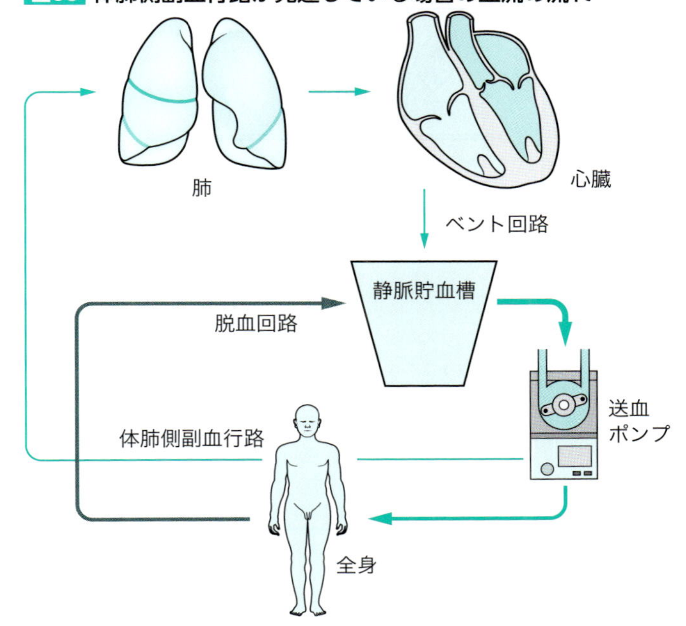

｜基礎代謝量が大きい｜

小児・新生児は成人よりも基礎代謝量が大きい。よって，人工心肺での灌流量の基準は成人よりも高く設定されるが，成長に伴って基礎代謝量が変化するため（▶図69），患児の体重も考慮しながら灌流量を調整する必要がある。

図69 成長に伴う基礎代謝量の変化

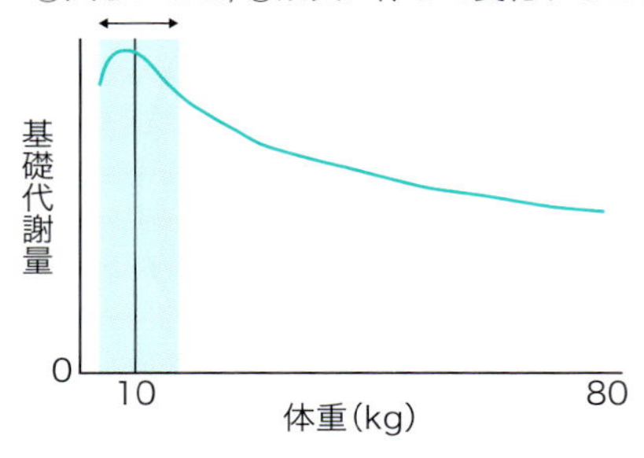

｜人工心肺離脱時｜

グレン手術などチアノーゼが残った状態で人工心肺を離脱する場合，人工心肺離脱時のHctは高い状態にしておく必要がある。先天性心疾患に対する手術の場合，人工心肺離脱時のHctは症例に応じて設定する必要がある。

補足

術後もチアノーゼが残る症例はSaO_2が低いので，全身への酸素供給量を増やすためにHctを高い状態にして（酸素を運搬する赤血球を増やして）人工心肺から離脱させる必要がある（▶図70）。

図70 チアノーゼが残った状態における人工心肺離脱時の状況

SaO_2 が 100%（チアノーゼなし）の場合

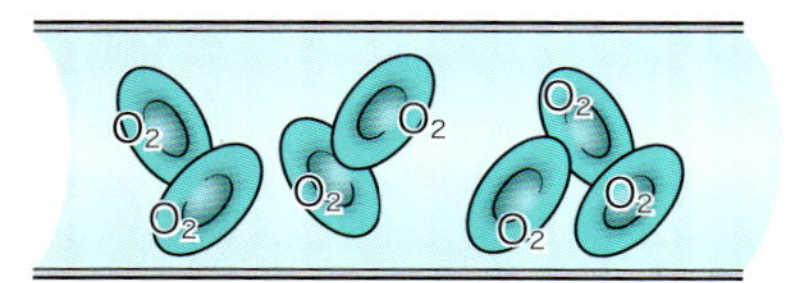

チアノーゼが残る場合

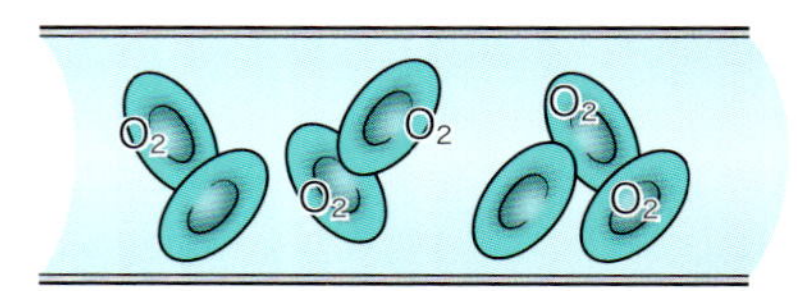

チアノーゼがない症例と同じ Hct で人工心肺を離脱すると酸素供給量が少なすぎるため・・・

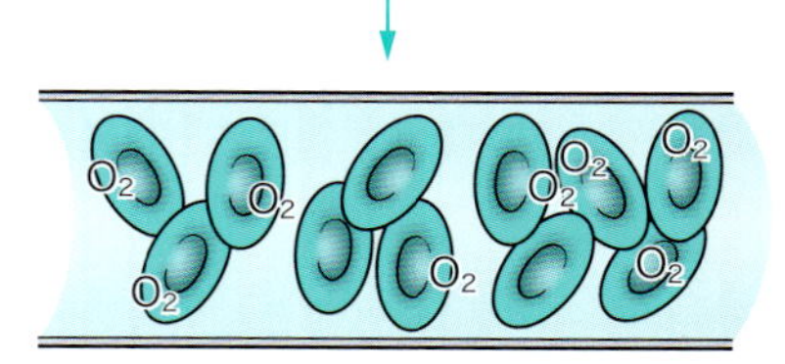

Hct を上げて酸素供給量を増やす必要がある

● 文献

1）金子幸裕，平田康隆，木村光利，阿知和郁也 著：カラーイラストでみる先天性心疾患の血行動態 治療へのアプローチ，文光堂，2012.

2）Clark LC Jr.: Optimal flow rate in perfusion. Extracorporeal Circulation（Allen JG ed）Thomas Springfield Ⅲ, 150-163, 1958.

堤　善充

人工心肺駆動中における
おもなトラブルと対処方法

人工心肺装置は，心疾患そのものを治療する装置ではなく，心臓外科手術中に心臓や肺の機能を代行するための装置である。手術中，患者は心停止状態で人工心肺に命を委ねることになる。したがって，手術前・中・後においてなにかしらのトラブルが発生することは常に想定されることであり，トラブル発生時には的確に対処しなければ患者の生命に関わることになる。

■トラブル事例

❶ 人工心肺装置の装着・離脱時における患者の容体の急変

①人工心肺を導入し送血量が増加するに伴い，患者の動脈血酸素飽和度（SpO_2）が低下した

【対処方法】

・人工肺の換気不良が考えられる。
・酸素チューブの接続，酸素流量，医療ガスアウトレットのガス供給状態の確認を行う。
・院内配管からの供給が途絶えている場合は，酸素ガスボンベを使用する。酸素ガスボンベが確保できない場合は，酸素チューブから息を吹き込み最低限ガス交換を維持する。
・酸素チューブを予備のローラポンプに取り付け人工肺に空気を送気する。
・酸素供給がされているにもかかわらずガス交換の維持が不可能な場合は，導入期であるため心臓外科医，麻酔科医に状況を伝え離脱を試みる。

＼POINT!!／

イニシャルドロップ（体外循環初期に血圧が低下する現象）が発生する原因として，血液希釈による血液粘性の低下，血中カテコラミンレベルの低下による末梢血管抵抗の低下，肺循環消失によるプロスタグランジン分解の抑制などが考えられる。

②人工心肺導入中にイニシャルドロップにより急激に血圧が低下した

【対処方法】

・イニシャルドロップは一過性に起こる場合が多いが，低血圧が持続するようであれば人工心肺灌流量を増加させるか薬剤にて末梢血管を収縮させる。
・過度な血液希釈が原因であれば輸血を考慮する。
・急性大動脈解離を起こしている場合は，離脱を行い術式の変更などに対応できるように準備する。

＼POINT!!／

送血回路内圧の測定箇所は，日本体外循環技術医学会より提唱された人工心肺の安全装置の設置基準の勧告（第5版）では，必須項目として「送血ポンプと人工肺の間に設置し常時モニタする」「送血フィルタ入口圧は切り替えもしくは追加的にモニタできること」としており，推奨項目として「送血フィルタと送血カニューレの入口圧を常時モニタする」と記載されている。

③人工心肺導入中に送血回路内圧が急上昇し，血圧が低下した

【対処方法】

・回路に屈曲が原因ではない場合は，急性大動脈解離を起こしている疑いがあるため，離脱をする。
・術式の変更などに対応できるように準備する。
・経食道エコーや経大動脈壁エコー（epiaortic echo）にて確認し，送血部位を変更する。

＼POINT!!／

❺合併症の項のPOINT!!の脳内酸素飽和度についての記載欄参照。

④人工心肺導入後に脳内酸素飽和度の数値に左右差が発生した

【対処方法】

・上行に留置した送血管の不適切な位置や先端の方向の問題であるため，体外循環を離脱し，送血管の方向や留置位置の変更を行う。
・急性大動脈解離を起こしている場合は，離脱を行い術式の変更などに対応できるように準備する。

⑤大動脈閉鎖不全症の患者にて人工心肺導入後に突然心室細動が起こった

【対処方法】

・送血された血液が逆流し心筋が過伸展を起こしたことが原因である。
・循環を維持するのは当然であるが，速やかに電気的除細動を行う。
・心室細動による過伸展を防止するため左心ベントを挿入する。
・電気的除細動にて回復しない場合は大動脈遮断を行う。

⑥人工心肺離脱時に送血量を減らすと混合静脈血酸素飽和度が低下した

【対処方法】

・麻酔科医の人工呼吸器による換気忘れがないか確認する。
・酸素需給バランスを適正に維持できるヘモグロビン値が低い状態である可能性もあるため，輸血も考慮する。
・送血量は一定に維持しつつ，徐々に貯血レベルを下げて前負荷を増やし，血圧の変化を観察する。過度に前負荷を増やした場合には逆に体血圧は低下する。
・慎重な離脱を試みても体血圧が維持できない場合は，補助循環が必要となる場合もある。
・離脱する前に，**人工呼吸器での換気開始**，**ヘモグロビン量**，**術野からの出血**，**体温**，**カテコラミン量**などをチェックする。心臓の動きは経食道エコーで確認することも可能であるが，術野モニタや直視下にて心臓の動きを観察することも重要である。

> \ POINT!! /
> 人工心肺では脱血側にて静脈血酸素飽和度を測定しており，運用中は人工心肺灌流量，ヘモグロビン値，細胞組織での酸素消費が関与し，酸素の需要と供給のバランスが把握できる。各組織へ必要な血液(酸素)を供給できているかを判断する指標となる。通常は70%以上が望ましい。混合静脈血酸素飽和度は「動脈血酸素飽和度－酸素消費量×10／(Hb×1.39×CO)」の式で求められる。

❷ 手術中での患者の容態の急変

①術中に混合静脈血酸素飽和度が低下する

【対処方法】

・**急激な体温上昇** ⇒ 復温の時間を短縮するため送血温を過度に上げないようにする。**送血温は37℃以上にするべきではない。**
・**人工肺の換気不全** ⇒ まず動脈血酸素分圧の測定を行う。人工心肺がどのようなステージ(導入期，安定期，離脱期)であるかで判断が異なる。なんらかの原因にて人工肺の入口圧と出口圧に大きく圧較差が生じている場合，人工肺の目詰りが考えられる。このような場合，冷却中であれば**寒冷凝集**を疑い，冷却を停止し様子をみる。送血圧が低下せず上昇するようであれば(通常の2倍以上)人工肺を交換する。
・**過度な血液希釈** ⇒ ヘモグロビン値が低い場合は輸血を行う。
・**体外循環灌流量不足** ⇒ 送血圧に注意しながら灌流量を上げて様子をみる。

> \ POINT!! /
> 寒冷凝集とは寒冷凝集素によって赤血球が集塊を形成する現象で，5℃前後で最も強く凝集が発生する。寒冷凝集素症は，自己免疫性溶血性貧血の一種であり冷式自己抗体を有する。この冷式自己抗体は低温環境下で赤血球を凝集させ，末梢循環不全を引き起こす。

②術中に輸血を行った際，急激に血圧低下が起こり血圧が上がらない

【対処方法】

・アナフィラキシーショックによる血圧低下と考えられるため，循環を保ち様子をみる。回復しなければ昇圧剤の投与を考慮する。

> \ POINT!! /
> 免疫反応は，外来の異物(抗原)を排除するために働く生理機能であるが，ときに特定の抗原に対して過剰な反応を示すことがある。この過剰反応(じん麻疹，発熱反応，血圧低下など)をアレルギー反応といい，とくに反応が激しく，全身性のものはアナフィラキシーと呼ばれている。アレルギー反応は輸血副作用のなかではもっとも頻度が高い副作用である。

③乳酸値が上昇し代謝性アシドーシスが進行する

【対処方法】

・人工心肺灌流量の不足や過剰な血液希釈(ヘモグロビン値の低下)により，全身への酸素供給不足が考えられるため，人工心肺の灌流量を上げ，輸血も考

慮する。灌流圧が低い場合は昇圧薬を投与する。
・大腿動脈送血により末梢側の血流が低下している場合は末梢方向に送血管の追加を行う。
・安易に重炭酸ナトリウム（メイロン）による補正を行わず，原因特定に努める。

❸ 人工心肺装置そのものに起因するトラブルの発生

①人工心肺中に送血ポンプが突然停止してしまった

【対処方法】

・電源供給の確認を行う。
・**送血ポンプのダイアル（アナログタイプ）をゼロにし，脱血回路を遮断する**（遠心ポンプの場合は送血回路も遮断）。電源供給に問題がなければ電源をOFFにし，再度ONにする。
・再起動しても復帰しない場合は**手動操作**に切り替える。その後，予備のポンプもしくはサクション用のポンプにチューブをかけ直し，送血を開始する。
・遠心ポンプの故障は，予備のポンプを保有していない場合では送血ポンプをローラポンプへ変更する。

＼POINT!!／
送血ポンプ（ローラポンプ）が故障しベント・サクション用のポンプに交換する対応を想定している場合は，送血ポンプとチューブ径を同径にすることで，急なチューブ掛け替え後にオクリュージョンを調節する必要がなくなる点も考慮する。

②電源は供給されているが人工心肺装置の表示パネルが表示不能となった

【対処方法】

・ポンプが作動しているか確認する。作動していなければ速やかに手動操作に切り替える。
・人工装置のCPUと各ポンプとの通信不良の場合は，装置の再起動を行う。
・ポンプの交換も考慮し，循環不全や一時的な循環停止に備え冷却を開始する。
・送血ポンプは作動している状態で流量表示が不能な場合は，モニタリング（血流計）の追加を行う。

③冷却中に冷温水層の電源が落ち動かなくなった

【対処方法】

・電源コードやサーキットブレーカを確認する。
・装置本体の故障（内部基盤の損傷など）と判断した場合は，予備の冷温水槽が保有しているのであれば交換する。
・大動脈遮断解除後であれば心筋保護用の冷温水層と交換する。
・氷水や適度な温水を用いて，循環はローラポンプを使用する。

❹ 人為的な操作ミス（ヒューマンエラー）

①人工心肺中に貯血層が空となり，患者に空気を送り込んでしまった

【対処方法】

・動脈血内に空気を誤送した場合は**Mills-Ochsner（ミルズ オクスナー）の空気除去法**に準じる。
①体外循環を停止する。
②気泡混入の原因を排除し，20℃前後に冷却しながら送血回路内の気泡を除去する。
③トレンデレンブルグ体位（頭部低位）をとる。
④大動脈より送血カニューレを抜去する。
⑤上大静脈より逆行性を行う（流量：1～2 L/min，CVP：25 mmHg程度）。

⑥大動脈より空気を除去する。

②脳分離送血を開始した後に患者に空気を送り込んでしまった

【対処方法】

・体送血ポンプ（ローラ）を止めた状態で脳分離用送血ポンプを動作させたため，人工肺から空気を引き込んだことが原因である。

・Mills-Ochsnerの空気除去法に準じる。

③ベントポンプの回転方向が逆であったため空気を送ってしまった

【対処方法】

・Mills-Oschsnerの空気除去法に準じる。

④心筋保護バッグが空液となり心筋保護回路から空気を送ってしまった

【対処方法】

・心筋保護用のカニューレを抜去し，心筋保護回路内の気泡を除去する。

・順行性に空気を送った場合は逆行性に心筋保護液を注入する。

・逆行性に空気を送った場合は順行性に心筋保護液を注入する。

⑤人工心肺終了後に血圧が低下した

【対処方法】

・人工心肺回路のシャント（採血ラインやパージライン）の遮断忘れや送血ラインの遮断忘れ（遠心ポンプ使用時）⇒ シャントラインを遮断し，血圧に留意しながら貯血槽内の血液を送血する。

・人工心肺を再開する場合は，ヘパリンを投与しACTを確認した後に開始する。

⑥人工心肺中に回路内圧が上昇した

【対処方法】

・送血回路が屈曲していないか確認する。

・回路内凝固が疑われる場合は，まずヘパリンを投与し回路内圧の監視を行う。

・回路内圧測定箇所（**人工肺の前**，**人工肺と動脈フィルタの間**，**動脈フィルタの後**）に留意し，凝固している箇所の特定を行う。

・人工心肺から離脱可能な状況であれば離脱する。

・交換が必要な場合は交換する。

・動脈フィルタの目詰まりに対応するため，フィルタのバイパスラインを開放しない。

⑦人工心肺中に誤ってプロタミンを投与した

【対処方法】

・早急に体外循環を停止し，投与したプロタミンの倍量のヘパリンを貯血層に投与する。再循環を行いながら血栓の有無を確認する。

・再循環中に多量の血栓の確認や回路圧が上昇する場合は，新しい人工心肺回路に切り替える。時間を要する場合は，一旦PCPSにて補助循環を行う。

・若干の回路内血栓が認められても使用可能と判断した場合は，送血カニューレを抜去し，血液をフラッシュして後に再度挿入して開始する。

＼POINT!!／

脳分離体外循環法にはいくつかの方法があるが，とくに順行性脳分離体外循環の場合に体送血ポンプにローラポンプを使用する場合，脳送血ポンプ流量が体送血ポンプ流量より多くなった場合，人工肺の膜に陰圧がかかり空気を吸い込むトラブルが発生する。このようなトラブが発生しない対策として「脳送血ポンプに陰圧制御の設定をする」「体送血ポンプが停止した場合に脳送血ポンプも停止する安全機構（ストップリンク）を設定する」「遠心ポンプを使用する」などの方法が考えられる。

＼POINT!!／

ベントポンプからの空気誤送対策としてベント回路への逆流防止弁設置を行う。

⑧回路内が凝固していたため離脱後に人工心肺の再開ができなかった

【対処方法】

・プロタミン中和後の血液をポンプサクションにて吸引した。
・早急に循環維持しなければならない状況であることからPCPSにて対応する。

⑨回路内圧上昇により回路が破損した

【対処方法】

・早急に循環停止を行い，送血回路を遮断し患者側からの動脈血の損失を防止する。
・循環停止時間を術者，麻酔科医に伝える。
・体外循環復旧時間が**5分以上**（深部体温に依存）予想される場合は，頭部を冷却する。また，状況によっては，逆行性送血も考慮する。
・破裂部位の交換が必要な場合は実行する。

> \ POINT!! /
> カーラーの救命曲線によれば，36℃の体温で循環虚血にさらされた場合は3～5分間の脳血流停止により脳に不可逆的な脳障害が起こる。体温を下げるに従い脳保護効果が大きくなり，安全限界時間が延長する。

5 合併症

①人工心肺中の尿が赤くなっている

【対処方法】

・過度の吸引，高温の熱交換水の使用，ローラポンプの不適切なオクリュージョンなどによる溶血が原因と考えられ，放置すれば術後急性腎不全を発症する可能性が高くなる。
・まず溶血の原因を特定し，問題を解決する。
・灌流圧，灌流量の調整を行い，利尿剤を投与し利尿を図る。
・ハプトグロブリンの投与も考慮する。

②術中に患者の顔が赤くなっている

【対処方法】

・上大静脈脱血不良による脳血流の異常な上昇は，術後脳浮腫や脳出血を起こす可能性があるため早期に対応しなければならない。
・脱血不良の場合はカニューレの位置を変える
・$PaCO_2$を正常範囲にコントロールする。
・高血王であれば一時的に送血量を下げ，原因を特定する。

> \ POINT!! /
> 上大静脈脱血不良は中心静脈圧などによって判断するが，脳内酸素飽和度（regional cerebral oxygen saturation：rSO_2）モニタの測定値（とくにヘモグロビン変化量）によっても判断ができる。rSO_2モニタとは，前額部にセンサを装着し，大脳皮質の微小血管（細動脈・細静脈・毛細血管）の酸素飽和度（局所混合血酸素飽和度）を測定している。局所の灌流状態や代謝といった酸素需給バランスの変化をとらえており，ヘモグロビン（酸素化ヘモグロビンや脱酸素化ヘモグロビン）の濃度変化量により脳の状況を把握することができる。

③貯血レベル低下に対応するために大量に補液を行った

【対処方法】

・尿量や出血の確認を行う。
・貯血レベルが急に低下，または上下する場合は脱血不良を疑い，カニューレ位置の確認を行う。
・晶質液の補液によって過度に血液希釈され浸透圧が低下している場合は，血液中の水分が血管外に移動し循環血液量の不足が生じるため，代用血漿や輸血にて対応する。
・脱血不良を見過ごし，補液により対応したため全身浮腫を起こし，急性肺障害（ALI：acute lung injury）を発症する可能性が大きくなる。

④人工心肺導入後，回路内圧が急上昇し，大動脈壁が青色となり径の拡張を認めた

【対処方法】

・急性大動脈解離が起こっているため，早急に体外循環を停止する。または，心拍動があれば離脱をする。
・経食道エコーやepiaortic echoにて確認し，送血部位を変更する。

\ POINT!! /

停電の場合，多くの施設では人工心肺装置に無停電電源装置が装備されており，装置本体への電源確保には対策が講じてあるが，医療ガスの停電時の供給について考慮する必要がある。とくに吸引は停電時使用できない可能性があり，吸引補助脱血法にて運用している場合は安全対策を講じる必要性がある。停電時のマニュアル作成とシミュレーションを行うことが重要である。

6 災害・天災に伴う停電など

①突然，手術室の無影燈や蛍光灯が消灯し室内が暗くなった

【対処方法】

・人工心肺が動作しているかポンプの表示パネルなどで確認を行った後，懐中電灯などで照明を確保し，貯血レベルを確認する。ポンプが停止状態であれば前述したように手動操作に切り替える。
・即座に停電の原因（手術室のメインの漏電遮断機が作動，病院内での電力設備のトラブル，電力会社からの供給停止）を究明し，復旧にかかる時間などを考慮する必要がある。
・復旧に時間を要する場合，離脱可能な状態であれば離脱する。

②人工心肺中に地震が発生した

【対処方法】

・人工心肺装置は重量が400～500 kgであるため，2～3名程度で人工心肺装置を押さえ，貯血槽レベル，送脱血回路に注意し，揺れが収まるのを待つ。
・転倒予防策としては，**重心が高いシステムはロックをせず，低いシステムはロックする。**
・貯血層の液面が大きく揺れるため，レベルが低い状態では空気を引き込む可能性があり，地震発生時に可能であれば補液を行い，液面を高く保つようにする。
・地震が収まった後，電源や医療ガスの供給を確認し，停電や火災などの二次災害が発生する可能性があるので，情報収集を行う。

ここにあげた事例はほんの一部だが，実際の臨床の場においては上記以外にもさまざまな問題が生じ，また生じる可能性も秘めている。

補足

●禁忌事項

トラブル事例にあげた事項は，絶対に行ってはならないし，あってはならない。人命に関わることとなる。

・人工心肺中に患者に空気を送ってしまった。
・人工心肺中に長時間低血圧になった。
・送血ポンプが停止し循環が保てなくなった。
・混合静脈血酸素飽和度が低い状況が改善されない。
・急性大動脈解離を起こしてしまった。
・回路内凝固により循環維持が困難になった。
・脱血不良による脳障害や腹部臓器障害が発生した。

●文献

1) 安達秀雄, 百瀬直樹: 人工心肺ハンドブック　改訂2版, p.176-193, 中外医学社, 2009.
2) 安達秀雄, 百瀬直樹: 人工心肺トラブルシューティング　改訂2版, p.170-219, 中外医学社, 2014.
3) 許　俊鋭, 山田芳嗣, 百瀬直樹: 心臓手術の実際　Part3, p.46-53. 中外医学社, 2014.
4) 日本体外技術研究会安全対策委員会(編): 人工心肺安全ハンドブック ケース100の分析と安全対策, p.160-170, 日本体外技術研究会, 2003.
5) 渡橋和政: 心臓血管外科研修医コンパクトマニュアル, p.165-167, メディカ出版, 2013.
6) 阿岸鉄三, 渡辺　敏, 横山正義: 生命維持管理装置の緊急事態とその対策-わたしはこう考え, こうする-, p.106-149, 秀潤社, 2003.
7) 四津良平　平林則行: CE技術シリーズ　人工心肺, p.236-246, 南江堂, 2015.
8) 安野　誠: 人工心肺, 人工臓器43, p209-212, 2014
9) 小池龍平: 人工心肺施行中のヒューマンエラー　回路内に気泡が入ってしまった, p.13-17, クリニカルエンジニアリング 16, 秀潤社, 2005.
10) Mills NL, Ochsner JL: Massive air embolism during cardiopulmonary bypass, Causes, prevention and management, J Thorac Cardiovasc Surg, 80, 708, 1980.
11) 野口悟司: トラブルシューティング, 人工臓器34, p.245-248, 2005.
12) 古垣達也, 高橋　宏, 茂木芳賢ほか: 二度にわたる自然災害の被害(大震災・竜巻)と防災訓練の効果, 体外循環技術40, p.67-71, 2013.
13) 鈴木一郎, 千葉美紀, 富田元沖ほか: 起振装置を用いたハードシェル静脈リザーバー気泡発生の検討, 体外循環技術39, p.153-158, 2012.

まとめのチェック

■心臓の構造・機能

□□ 1	心臓の位置を述べよ。	▸▸ 1	左右の肺に挟まれた縦隔にあり，第2～5肋間の高さで，横隔膜の上に位置する。
□□ 2	心臓の大きさを述べよ。	▸▸ 2	250～300gの重量で，人の手拳大(しゅけんだい)の大きさ。
□□ 3	心筋について述べよ。	▸▸ 3	横紋筋(おうもんきん)であり不随意筋(ふずいいきん)。左心室の心筋層のほうが右心室の心筋層よりも厚い。
□□ 4	心臓に関わる血管をあげよ。またその働きについても述べよ。	▸▸ 4	①動脈(artery)：心臓から血液を送り出す血管。上行大動脈，肺動脈など。 ②静脈(vein)：心臓へ血液が戻ってくる血管。上大静脈，肺静脈など。 ③毛細血管(capillary)：物質交換を行う血管。 ④冠循環：心臓自体への血液の供給。冠状動脈が担う。
□□ 5	冠状動脈の障害で引き起こされる疾患はなにか述べよ。	▸▸ 5	冠状動脈の閉塞や狭窄などで，狭心症や心筋梗塞などの虚血性心疾患を引き起こす。
□□ 6	循環障害による病態について述べよ。	▸▸ 6	動脈側で血液を送り出せないと，静脈側は血液が滞って「うっ血」し，うっ血性心不全を引き起こす。リンパ系の還流も低下し，全身に浮腫(むくみ)が生じ，肝臓や脾臓も腫大する。
□□ 7	心臓における血液の流れ(経路)を述べよ。	▸▸ 7	上・下大静脈 → 右心房 → 右心室 → 肺動脈 → 肺毛細血管 → 肺静脈 → 左心房 → 左心室 → 大動脈 → 全身毛細血管
□□ 8	心房中隔と心室中隔に障害が生じた場合，どのような病態を呈するか述べよ。	▸▸ 8	心房中隔は右心房と左心房を仕切る壁であり，心室中隔は右心室と左心室を仕切る壁である。心房中隔あるいは心室中隔に穴(孔)が空いた状態(欠損)になると心房中隔欠損症(左房→右房シャント)や心室中隔欠損症(左室→右室シャント)を引き起こす。
□□ 9	心臓の刺激伝導系の経路を述べよ。	▸▸ 9	洞結節 → 房室結節 → ヒス束 → 右脚・左脚 → プルキンエ線維→ 心筋

■人工心肺の基礎

□□ 1	**人工心肺回路の構成品について述べよ。**	▸▸ 1	回路，静脈貯血槽，人工肺，送血フィルタ，血液パラメータ測定用セルなどから構成されている。標準的な人工心肺回路図は書けるようにしておこう。
□□ 2	**多孔質膜，均質膜の欠点について述べよ。また，それらの欠点を補った膜とはどのような膜か述べよ。**	▸▸ 2	多孔質膜の欠点としては，経時的に膜の疎水性が失われ，血漿漏出が起こり，ガス交換能が低下することがあげられる。一方，均質膜には細孔が開いていないので血漿漏出は起きないが，機械的強度が弱いのが欠点である。それぞれの欠点を補ったのが複合膜とよばれる膜であり，ポリプロピレンの片面にシリコンをコーティングするなどの加工が施されている。
□□ 3	**人工心肺装置に搭載されている血液ポンプの種類について述べよ。**	▸▸ 3	・**送血ポンプ**：心臓の機能を代行しているポンプ。ローラポンプもしくは遠心ポンプが用いられる。 ・**吸引ポンプ**：術野の出血を回収するためのポンプ。 ・**ベントポンプ**：心腔内の減圧や空気抜き，無血視野の確保のために用いられるポンプ。 そのほか，血液濃縮(限外ろ過)用のポンプが搭載されていることもある。吸引，ベント，血液濃縮用のポンプにはローラポンプが用いられる。
□□ 4	**ローラポンプと遠心ポンプの特徴について述べよ。**	▸▸ 4	▶表1(92ページ)のとおり。
□□ 5	**心停止の原理について述べよ。**	▸▸ 5	ナトリウムチャンネルを不活化すれば心筋細胞の興奮は起こらない。ナトリウムチャンネルを不活化するためには，静止膜電位を高い状態で維持することが必要である。細胞外のカリウム濃度を高くして外向きに流れる電流を小さくすれば，静止膜電位は高い状態で維持されるため，心停止が継続する。

まとめのチェック

□□ 6	心筋保護液の投与方法について述べよ。	▶▶ 6	・**順行性投与**：大動脈基部に挿入した心筋保護注入針から，もしくは左右の冠動脈口に直接挿入したカニューレから心筋保護液を注入する方法。 ・**逆行性投与**：冠静脈洞に挿入したカニューレから心筋保護液を注入する方法。
□□ 7	人工心肺中における灌流量，灌流圧について述べよ。	▶▶ 7	・**灌流量**：一般成人では2.4 L/min/m^2，小児では2.8～3.0 L/min/m^2程度を基準に設定されることが多い。 ・**灌流圧**：一般的に成人では60 mmHg程度，小児では40 mmHg程度を維持することが多い。
□□ 8	α-stat法とはなにか述べよ。	▶▶ 8	体温補正を行わずに37 ℃で測定してpHの値を7.4にコントロールする方法。中等度低体温まではα-stat法でコントロールするのが一般的である。α-stat法でコントロールした場合は，血圧が変動しても脳血流を一定に保つ自己調整機能が維持される。
□□ 9	低体温とその影響について述べよ。	▶▶ 9	末梢血管抵抗の上昇，血液粘性抵抗の増大によって，末梢組織では循環不全の状態となる。
□□ 10	血液希釈の欠点について述べよ。	▶▶ 10	・過度な血液希釈により酸素供給量が低下する。 ・血液膠質浸透圧が低下するなどにより，全身がむくんだり，胸水や腹水が貯留したりする。
□□ 11	ACTが延びにくい場合の対処方法について述べよ。	▶▶ 11	・ヘパリンを追加投与する。 ・アンチトロンビンIIIを補充する。

■手術が必要となる心疾患
狭心症・心臓弁膜症

□□ 1 **冠動脈の解剖，名称について述べよ**	▶▶ 1 冠動脈は左右あり，左冠動脈は1本の左主幹部から左前下行枝と左回旋枝に分かれる。左前下行枝は中隔枝と対角枝を分岐する。回旋枝は高位側壁枝，鈍縁枝，後側壁枝を分岐する。右冠動脈は右室枝を分岐した後，後下行枝と房室枝に分かれる。
□□ 2 **冠動脈バイパス術の術式3つについて述べよ。**	▶▶ 2 冠動脈バイパス術には，人工心肺装置を使わないoff-pump CABGと人工心肺装置を使うon-pump CABGに分かれる。on-pump CABGは，大動脈遮断心停止下CABG(conventional CABG)と心拍動を維持したままのon-pump CABGに分かれる。
□□ 3 **off-pump CABGの際に臨床工学技士が行うべきことを述べよ。**	▶▶ 3 突然の循環動態悪化の可能性が常にあるため，人工心肺装置やPCPSなどの補助循環がすぐに始められるような体制，物品の保管部位，組み立て手順について常に確認しておく必要がある。
□□ 4 **4つの弁膜の名称と構造について述べよ。**	▶▶ 4 右心系に三尖弁，肺動脈弁，左心系に僧帽弁，大動脈弁がある。三尖弁，僧帽弁は心房と心室の間にある逆流防止弁であり，房室弁としてまとめられる場合もある。三尖弁，僧帽弁の構造は，弁尖の一辺は弁輪に付着し，もう片方は腱索を介して心室の乳頭筋，心室筋に繋がっている。肺動脈弁，大動脈弁は通常3つの弁尖をもち，弁輪，バルサルバ洞を含めて心室の出口の逆流防止弁として機能している。
□□ 5 **どのような弁膜症があるか述べよ。**	▶▶ 5 弁膜症は大きく分けて，狭窄症と閉鎖不全症がある。狭窄症は，弁の修復が難しいことが多く，弁置換となる割合がほとんどであるが，閉鎖不全症では弁の修復が可能である場合も多く，弁形成術が行われる。

まとめのチェック

□□ 6 送血部位はどのように決定するか述べよ。

▸▸ 6 通常の送血部位は上行大動脈である。上行大動脈に動脈硬化が強い場合は，上行大動脈からの送血は回避し，腋窩動脈や大腿動脈からの送血を考慮するが，大動脈の動脈硬化の状況をよく把握して，逆行性送血で脳合併症のリスクを高めないか，などを確認しながら選択する。

□□ 7 完全体外循環が必要な手術はなにか述べよ。

▸▸ 7 右心系の手術をする際は，心臓に戻ってくる静脈血が出血しないようにコントロールする必要があるため，上大静脈と下大静脈に脱血カニューラを挿入し，それぞれをスネアして血液すべてを脱血カニューラに流入させて出血を抑える

■重症心不全

□□ 1 Forrester分類における心係数と肺動脈楔入圧の基準値を述べよ。

▸▸ 1 心係数は2.2 L/分/m^2以上，肺動脈楔入圧は18 mmHg未満。

□□ 2 重症心不全治療に用いられる医療機器を述べよ。

▸▸ 2 CRT，IABP，PCPS，VAD。

□□ 3 IABPの駆動ガスを述べよ。

▸▸ 3 ヘリウムガス。

□□ 4 IABPの効果を2つ述べよ。

▸▸ 4 左室拡張期大動脈圧の上昇(diastolic augmentation)と左室収縮期後負荷の減弱(systolic unloading)。

□□ 5 IABPの禁忌を述べよ。

▸▸ 5 大動脈弁閉鎖不全症，大動脈解離，大動脈瘤，下肢閉塞性動脈硬化症。

□□ 6 PCPSの合併症を述べよ。

▸▸ 6 下肢虚血，流量不足，穿刺部出血，血管損傷，左室後負荷増大・肺うっ血，central hypoxia，感染。

□□ 7 VADの種類を述べよ。

▸▸ 7 体外設置型と植込み型。体外設置型は空気駆動式拍動流型が主流で，植込み型は連続流型が主流。

□□ 8 **左心補助人工心臓の送血管が吻合される部位，脱血管が留置される部位はどこか述べよ。**

▶▶ 8 送血管は上行大動脈に吻合され，脱血管は左室心尖部から左室内に留置されることが多い。

□□ 9 **現在，植込型補助人工心臓の血液ポンプとしてはどのようなポンプが使用されているか述べよ。**

▶▶ 9 連続流（定常流）ポンプである遠心ポンプや軸流ポンプ。

□□ 10 **心拍動下において，連続流ポンプから拍出される血液の流れが拍動流となる理由を説明せよ。**

▶▶ 10 収縮期と拡張期でポンプ前後の圧力差（大動脈圧－左室内圧）が変化することにより，連続流ポンプから拍出される血液量が収縮期と拡張期で変わるため。

□□ 11 **左心補助人工心臓を駆動するときに卵円孔を閉じなければならない理由を述べよ。**

▶▶ 11 静脈血が卵円孔を介して血液ポンプに引き込まれ，動脈血の酸素飽和度が低下してしまうため。

□□ 12 **左心補助人工心臓装着後に右心不全が顕著である場合の循環動態はどのようになるかを説明せよ。**

▶▶ 12 右心不全により右心室からの拍出量が低下，左心室に十分な血流が灌流してこないため，左心補助人工心臓だけで循環を維持することは難しい。

まとめのチェック

先天性心疾患

□□ 1 **心房中隔欠損の血行動態，手術について述べよ。**

▸▸ 1 心房中隔欠損は，左房と右房の間に欠損孔があり，左房から右房へ血液が流れることにより，肺血流増加，右室容量負荷が起こる。手術は心房中隔欠損閉鎖術で，心室細動下に行われることも多い。

□□ 2 **心室中隔欠損の血行動態，手術について述べよ。**

▸▸ 2 心室中隔欠損は，左室と右室の間に欠損孔があり，左室から右室へ血液が流れることにより，肺血流増加，左室および右室の容量負荷が起こる。手術は心室中隔欠損閉鎖術を行う。

□□ 3 **ファロー四徴症の四徴について述べよ。**

▸▸ 3 ファロー四徴症は，以下の四徴をもつ先天性心疾患である。
①心室中隔欠損
②肺動脈狭窄
③大動脈騎乗
④右室肥大

□□ 4 **単心室循環となるおもな先天性心疾患をあげよ。**

▸▸ 4 単心室循環となる疾患には，
・左心低形成症候群
・三尖弁閉鎖症
・右室型単心室
・左室型単心室　などがある。

□□ 5 **単心室の手術について述べよ。**

▸▸ 5 単心室の手術は，
・新生児期に肺動脈絞扼術またはBTシャント術
・乳児期にグレン手術
・1歳以降にフォンタン手術
というように段階的に行うのが一般的である。

□□ 6 **グレン手術について述べよ。**

▸▸ 6 グレン手術はおもに単心室循環の疾患に対して乳児期に行われる手術で，上大静脈を肺動脈につなぐ手術である。

□□ 7 **フォンタン手術について述べよ。**

▸▸ 7 フォンタン手術は，単心室循環の疾患に対する手術で，上大静脈と下大静脈の両方を肺動脈につなげる手術である。通常，グレン手術が先に行われているので，下大静脈をグラフトなどを用いて肺動脈につなぐ手術が行われるのが一般的である。これによって，すべての静脈の血液が肺をとおることになる。

□□ 8 先天性心疾患に対する人工心肺で注意すべきことを述べよ。

▸▸ 8
・希釈率が大きい。
・左上大静脈が遺残している症例もある。
・チアノーゼ性の先天性心疾患では体肺側副血行路が発達していることが多い。
・基礎代謝量が大きい。
・術後もチアノーゼが残る症例がある。

□□ 9 希釈率が大きく，極端にヘマトクリット値が低い値になる場合の対処方法について述べよ。

▸▸ 9 あらかじめ充填液に赤血球濃厚液を入れて，血液ろ過(洗浄)を行っておく。

□□ 10 体肺側副血行路が発達している症例で気をつけるべきことはなにか述べよ。

▸▸ 10
・無効血流分をある程度上乗せして灌流しなければ酸素の需給バランスを維持することができない。
・ベントポンプの回転数を高めに設定しなければ無血視野を確保することが難しい。

□□ 11 基礎代謝量が大きいために通常，成人よりも高めに設定されているものはなにか述べよ。

▸▸ 11 灌流量。

□□ 12 術後もチアノーゼが残る手術で人工心肺を離脱するときに注意すべきことはなにか述べよ。

▸▸ 12 術後もチアノーゼが残る症例ではSaO_2が低いので，全身への酸素供給量を増やすためにHctを高い状態にして人工心肺から離脱させる必要がある。

まとめのチェック

■人工心肺駆動中におけるおもなトラブルと対処方法

□□	1 人工心肺使用時に医療ガス供給が途絶えた場合の対処方法を述べよ。	▸▸ 1	・酸素ボンベを使用する。 ・酸素チューブに息を吹き込む。 ・酸素チューブをローラポンプに掛け空気を送気する。
□□	2 イニシャルドロップによる低血圧が持続する場合の対処方法について述べよ。	▸▸ 2	一過性であるためそのまま様子をみる。持続するようであれば昇圧剤を投与する。
□□	3 人工心肺導入時の脳内酸素飽和度の左右差の原因について述べよ。	▸▸ 3	送血管の位置や先端方向の問題や急性大動脈解離が起こっている。
□□	4 冷却中に人工肺の圧較差が大きくなる原因と対処方法について述べよ。	▸▸ 4	寒冷凝集が疑われるため，まず冷却を止めて様子をみる。
□□	5 人工心肺離脱時に送血量を減らすと混合静脈血酸素飽和度が低下する原因を述べよ。	▸▸ 5	前負荷が不足している，または心不全状態である。
□□	6 人工心肺中に混合静脈血酸素飽和度が低下する原因について述べよ。	▸▸ 6	急激な体温上昇，人工肺の換気不全，過度な血液希釈，体外循環灌流量不足。
□□	7 乳酸値が上昇し代謝性アシドーシスが進行した場合の対処方法について述べよ。	▸▸ 7	人工心肺の灌流量を上げ，輸血も考慮する。灌流圧が低い場合は昇圧薬を投与する。
□□	8 送血ポンプが突然停止した場合の対処方法について述べよ。	▸▸ 8	手動操作に切り替え，原因特定に努める。復旧が困難な場合は予備のポンプもしくはサクションポンプを使用する。

□□ 9 冷温水層が故障した場合の対処方法について述べよ。

▶▶ 9
・予備の冷温水槽を保有していれば交換する。
・大動脈遮断解除後であれば心筋保護用の冷温水層と交換する。
・氷水や適度な温水を用いて，循環はローラポンプを使用する。

□□ 10 空気を患者に送ってしまった場合の対処方法について述べよ。

▶▶ 10 空気除去は，
①送血を停止し，回路内の空気を除去する。
②トレンデレンブルグ体位
③送血カニューレの抜去
④逆行性送血
⑤大動脈より空気除去，の手順で行う。

□□ 11 地震に対応するため，人工心肺装置のキャスターのロックについて述べよ。

▶▶ 11 転倒予防策としては，重心が高いシステムはロックをせず，低いシステムはロックする。

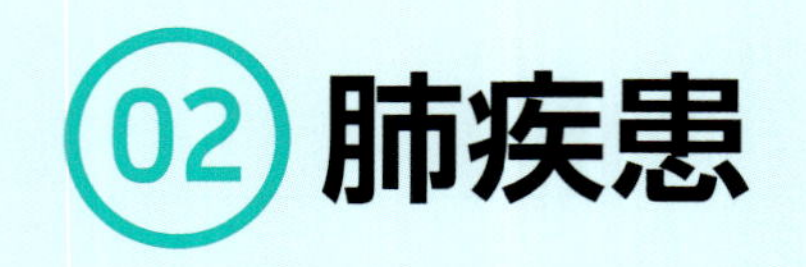

02 肺疾患

庄司文裕・豊川剛二・岡本龍郎・佐々野浩一

庄司文裕

肺の構造

肺の外観(▶図1)

肺は左右の胸腔を占める1対の半円錐状の実質器官で，ガス交換が行われる臓器である。

肺は臓側胸膜によって覆われている。肺は肺葉に分かれているが左右非対称であり，右肺はmajor fissure(斜裂)とminor fissure(水平裂)にて上・中・下葉の3つの肺葉に分かれ，左肺はmajor fissure(斜裂)にて上・下葉の2つの肺葉に分葉している。下葉縦隔面では胸膜は2重になって肺靱帯を形成している。肺の上端部は肺尖部，肺下部は肺底部，気管支や血管が出入りする部分を肺門部という。

肺のおもな役割はガス交換であり，気管支・肺胞系と肺血管系さらには神経系，リンパ系の働きによって**ガス交換**を行っている。

補足

肺の大きさ

「右肺＞左肺」であり，成人で右肺が約1.2 L，左肺が約1.0 L，重量は右肺が約600 g，左肺が約500 g。

図1 肺葉の構造

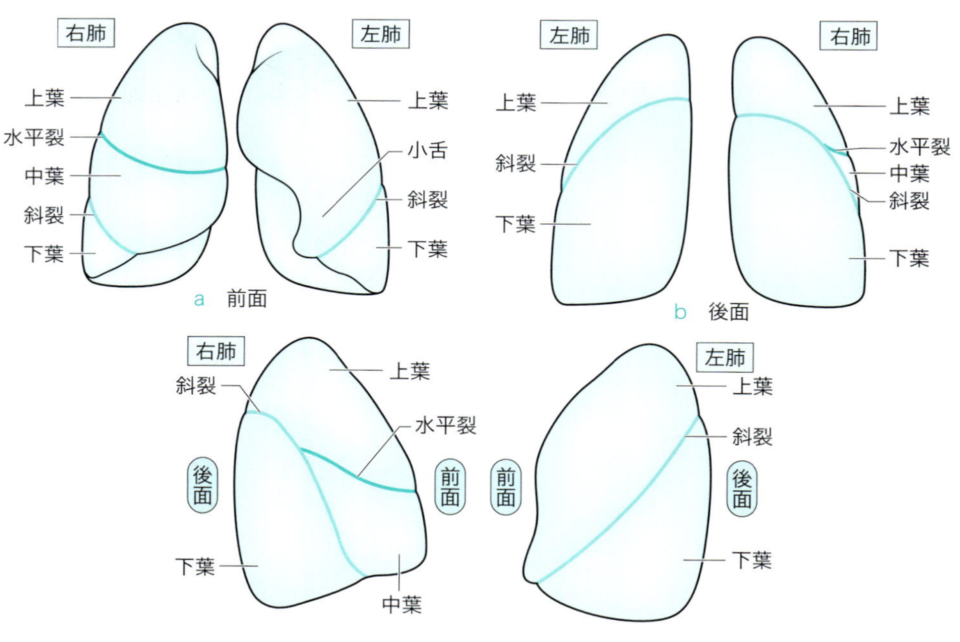

(坂井建雄 編：カラーイラストで学ぶ集中講義 解剖学，p.67，図1，メジカルビュー社，2012.)

気管・気管支の概観(▶図2，3)

気管は半円筒状の管状構造物であり，喉頭から第4胸椎の高さに至る。甲状腺の後方，食道の前方に位置している。前頸部正中の皮下を下降して胸腔に入り，第4，5胸椎の高さ，心臓の後方で左右の気管支に分かれる。左右に分岐した主気管支は左右対称ではない。形状的には気管はかまぼこ型の筒状を呈しており，約20個の馬蹄形（ばていけい）の軟骨から構成され，**軟骨部**とよばれる。この軟骨によって気管前壁および側壁は支持されており，後壁は軟骨を欠き，膜様部とよばれる平滑筋膜性壁にて形成される。

気管から左右主気管支が分岐する部分を**気管分岐部**とよぶ。さらに，主気管支は肺葉気管支に分岐する（主気管支は気管分岐部から上葉枝分岐部までを指す）。右は3本，左は2本に分岐し，さらに2～5本の区域気管支に分岐する。右では主気管支の上葉気管支分岐部から中葉気管支分岐部までを**中間気管支**とよぶ。区域気管支の次の分枝は**亜区域**とよばれる。

図2 気管と気管支の概観

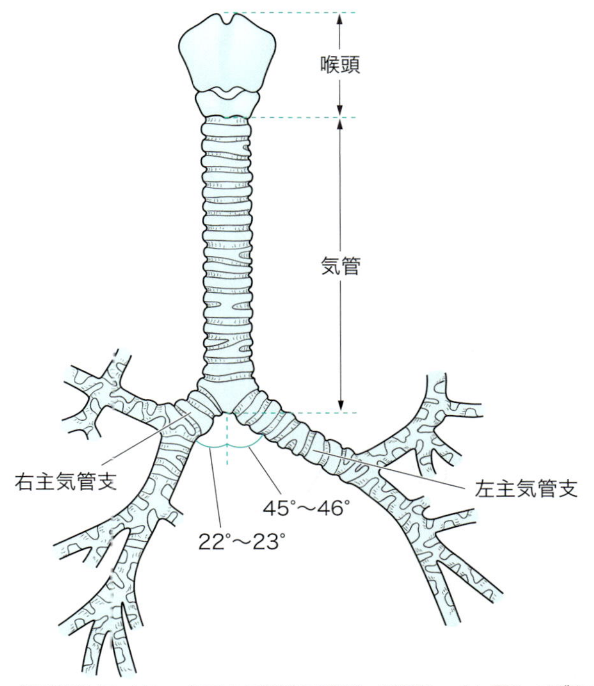

（坂井建雄 編：カラーイラストで学ぶ集中講義　解剖学，p.64，図1，メジカルビュー社，2012.）

図3 気管の壁構造

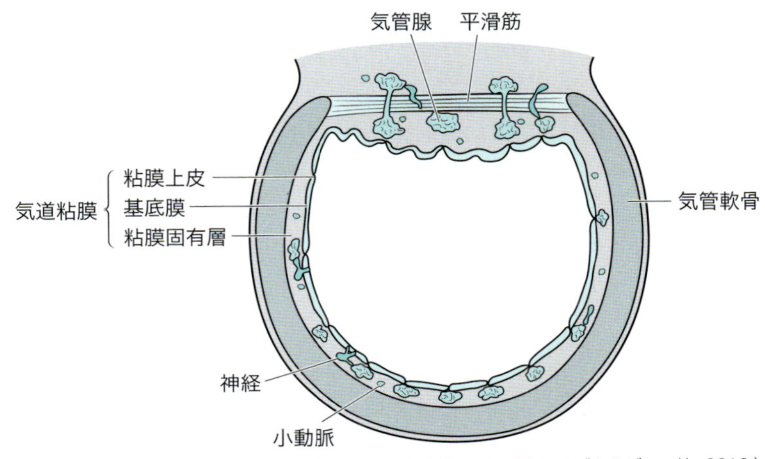

（坂井建雄 編：カラーイラストで学ぶ集中講義　解剖学，p.65，図4，メジカルビュー社，2012.）

| 気道の分岐 |

気管から主気管支を経て，計24回の分岐を行い肺胞に至る。気管 → 左右主気管支 → 右(上中下葉枝)，左：上下葉枝 → 右10区域(上葉3区域，中葉2区域，下葉5区域)，左(上葉4区域，下葉4区域)→ 右10亜区域(上葉6亜区域，中葉4亜区域，下葉12亜区域)，左(上葉10亜区域，下葉10亜区域)・・・と，さらに分岐を繰り返しながら肺胞に至る(▶図4)。

気管の分岐次元を0として分岐数から，気管，主気管支，肺葉気管支，区域気管支，小気管支，細気管支(終末，呼吸)，肺胞道，肺胞に分類される(▶表1，▶図5)。

図4 気道の分岐①

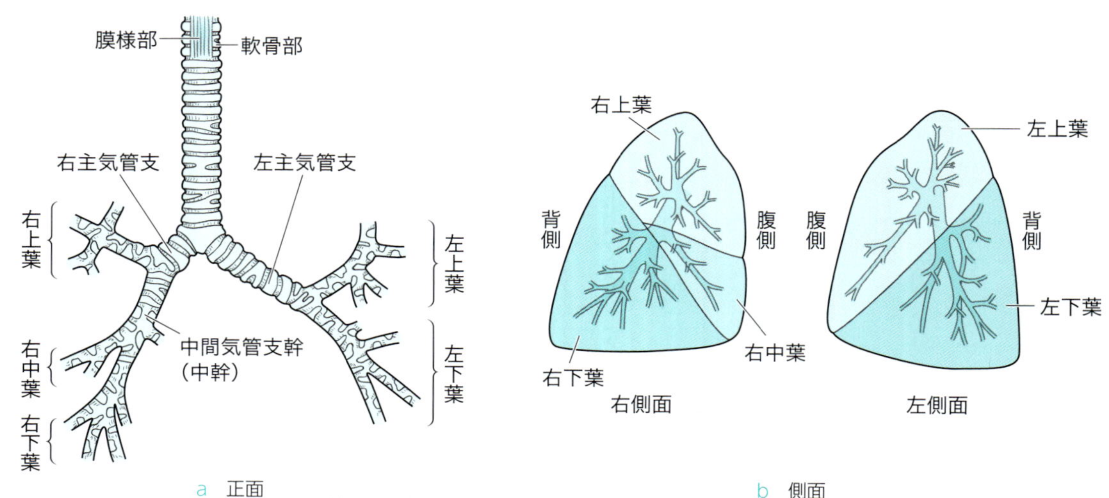

(岡田隆夫 編：カラーイラストで学ぶ集中講義　生理学，p.194，図1，メジカルビュー社，2014.)

表1 気道分岐と肺区分

分岐数	名　称	肺の区分			
0	気管				
1	主気管支				
2	肺葉気管支				肺葉
3～4	区域気管支			肺区域	
5～10	小気管支				
11～14	細気管支		小葉		
14～15	終末細気管支				
16～18	呼吸細気管支	細葉			
19～20	肺胞道				
21～24	肺胞				

(岡田隆夫 編：カラーイラストで学ぶ集中講義　生理学，p.194，表1，メジカルビュー社，2014.)

図5 気道の分岐②

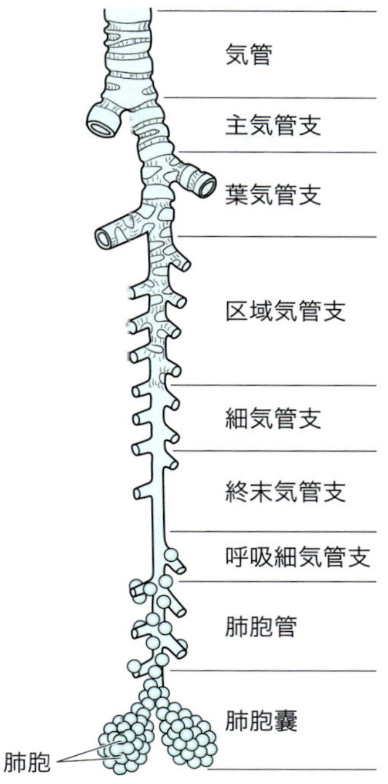

(坂井建雄 編:カラーイラストで学ぶ集中講義　解剖学, p.64, 図2, メジカルビュー社, 2012.)

補足

●気管の長さ・太さ

成人男性で長さ約12 cm 長, 横径1.5 cm。

●左右主気管支の比較

口径:右>左, 長さ:右<左, 気管主軸からの分岐角度:右(20〜40度)<左(40〜60度)。

気管支壁の構造

気管支壁の構造は内腔より, 粘膜上皮 → 粘膜下層 → 筋層 → 外膜の順に層構造を呈している。また, 筋層の外側には軟骨・気管支腺が存在しており, これらは第7分岐部の気管支まで存在する。気管支腺は粘液腺と漿液腺から構成される。粘液細胞は杯細胞と類似しているが, 漿液細胞は種々の酵素やIgAなどを分泌する。

気管支上皮は線毛円柱上皮に覆われており, 線毛運動にて喉頭方向へ物を送っている。線毛上皮細胞の間には杯細胞が多数存在し, 粘液を分泌し, 気道内腔湿潤や外気中の異物捕縛といった生体防御に一役を担っている。これらの細胞の基底部には基底細胞が存在している。

このほか, 気管支上皮には神経内分泌細胞, Kultschitzky(クルチッキー)細胞が存在しており, 活性ペプチドを産生している。終末気管支レベルでは線毛は消失し, 肺胞上皮に移行する。

肺胞の構造(▶図6)

肺胞上皮細胞とその周囲の肺毛細血管網で肺胞は構成されており, 肺胞上皮細胞と毛細血管の間でガス交換が行われる。肺胞上皮細胞にはI型とII型の2種類がある。

I型肺胞上皮細胞:細胞質は肺胞膜を形成している。I型肺胞上皮細胞の細胞質は非常に薄く, 同様に薄い毛細血管壁と隣接することによってガス交換が行われる。

II型肺胞上皮細胞:肺表面活性物質(肺サーファクタント)を産生する。肺表面活性物質のおもな役割は, 肺胞内腔を被覆することによって肺胞の虚脱を防止することである。

また，肺胞壁には肺胞細胞があり，異物や分解産物の貪食（どんしょく）を行っている。肺胞上皮細胞を隔てる隔壁を肺胞中隔といい，ここに多数の毛細血管が流出入している。また，肺胞中隔には小孔が存在し，Kohn（コーン）孔とよばれる。

図6 肺胞レベルの肺胞上皮細胞と肺毛細血管

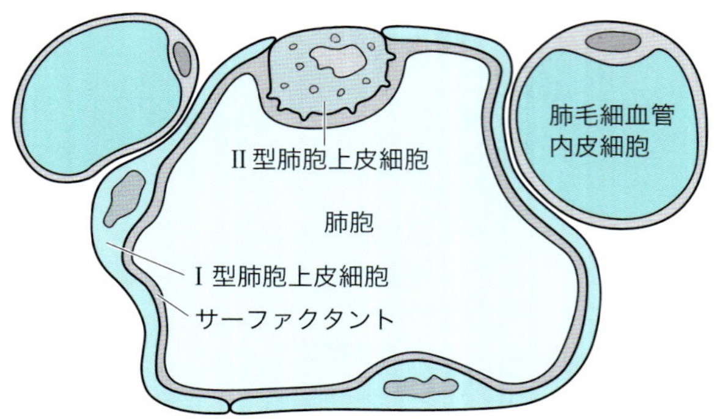

(岡田隆夫 編：カラーイラストで学ぶ集中講義　生理学，p.197，図6，メジカルビュー社，2014.)

肺血管系，神経系，リンパ系（▶図7）

肺は右心系と左心系の間で直列の関係にある。肺動脈は右室から出て左右の主肺動脈に分かれ，左右の肺に至る。肺内において肺動脈は気管支と並走している。肺胞でガス交換を行った後に，毛細血管を集める細静脈となり，さらに集まることにより太さを徐々に増し中枢に至り，左右それぞれ上・下肺静脈となって左房へと還流する。気管支動脈は大動脈から分枝しており，肺に達する前に食道，気管，リンパ節，肺に入った後は気管支，リンパ節，胸膜を栄養している。一方，気管支静脈は一部気管支動脈からの血液が集まり，右は奇静脈，左は半奇静脈に還流する。

肺葉迷走神経および交感神経から支配されている。

気道系のリンパ管は呼吸細気管支レベルで盲端となる。胸膜表面，小葉間隔壁，血管・気道周囲および壁内などでネットワークを形成し，最終的に胸管を介して静脈系へと還流する。

図7 小葉の形態

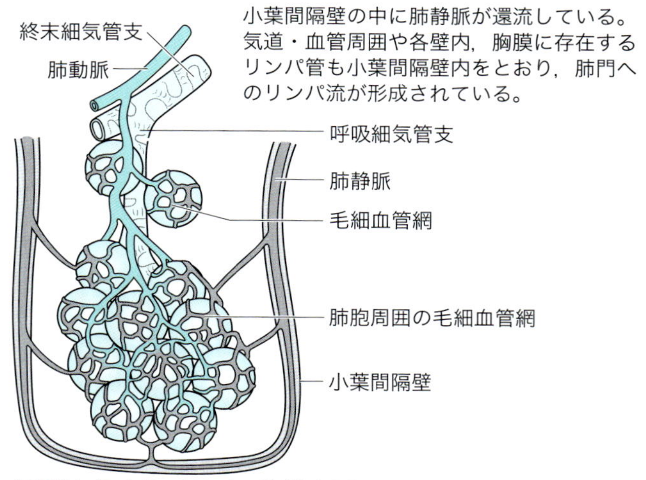

(岡田隆夫 編：カラーイラストで学ぶ集中講義　生理学，p.196，図5，メジカルビュー社，2014.)

胸腔の構造と生理

■構造

胸腔は胸壁内腔を覆う壁側胸膜と肺表面を覆う臓側胸膜に覆われている。胸膜は中皮細胞によって構成されている。中皮細胞に存在する微絨毛によって呼吸時の壁側胸膜と臓側胸膜との摩擦を減らす。壁側胸膜と臓側胸膜との間には胸腔スペースが存在し，少量の生理的胸水が存在する。

■生理

胸郭系・横隔膜系の呼吸運動が胸腔内圧を変化させ，換気を行う。胸水は静水圧，膠質浸透圧，組織圧，リンパ系で規定される。生理的胸水は壁側胸膜より産生され，リンパ系にてその量がコントロールされている。

胸郭・横隔膜（▶図8）

■安静換気

吸気相では，吸気筋（外肋間筋，傍胸骨肋軟骨筋，横隔膜）が作用して，胸郭が拡大，横隔膜位が低下する。呼気相では，胸郭・横隔膜・肺の弾性力の作用で受動的に肺が虚脱する。

■努力呼吸

吸気相では，胸鎖乳突筋，斜角筋群が関与する。呼気相では，内肋間筋，腹直筋，外斜筋，内斜筋，腹横筋が関与する。

図8 安静換気・努力呼吸時に関与する吸気筋と呼気筋

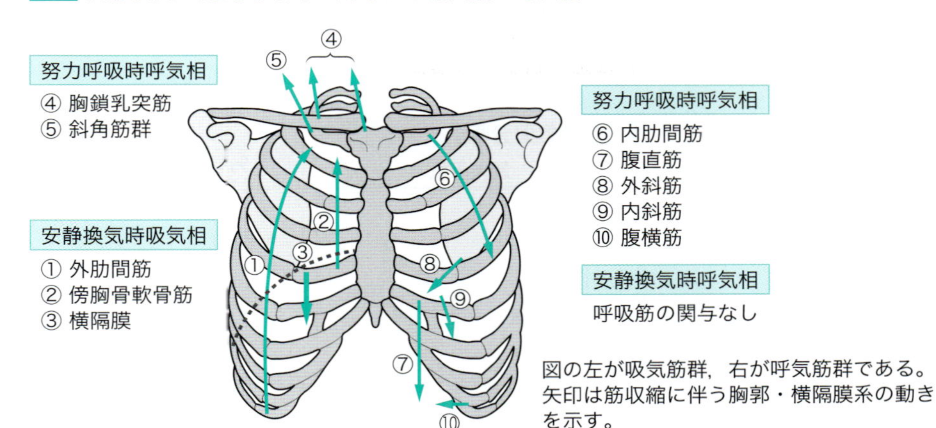

図の左が吸気筋群，右が呼気筋群である。矢印は筋収縮に伴う胸郭・横隔膜系の動きを示す。

（岡田隆夫 編：カラーイラストで学ぶ集中講義　生理学，p.199，図1，メジカルビュー社，2014.）

● 文献
1）岡田隆夫 編：カラーイラストで学ぶ集中講義　生理学，メジカルビュー社，2014.
2）坂井建雄 編：カラーイラストで学ぶ集中講義　解剖学，メジカルビュー社，2012.
3）藤井義敬 編：呼吸器外科学　第4版，南山堂，2009.

豊川剛二

肺の機能

ガス交換

肺の最も重要な機能はガス交換，すなわち酸素を血液の中に取り込み（**酸素化**），体内で産生される炭酸ガスを排泄（**換気**）することである。また，空気中の粉塵(ふんじん)や細菌などに対する**防御機構や代謝機能**も有している。

まず，胸郭系・横隔膜系の呼吸運動が胸腔内圧を変化させることで換気は行われる。安静換気では外肋間筋，傍胸骨肋軟骨筋や横隔膜といった吸気筋が作用し，胸郭が拡大，横隔膜が低下する。安静換気の呼気相では，胸郭・横隔膜・肺の弾性力の作用で受動的に肺が縮む。努力呼吸の吸気時には胸鎖乳突筋，斜角筋群，努力呼吸の呼気時には内肋間筋，腹直筋，外斜筋，内斜筋，腹横筋が関与する（▶図8）。

換気に伴う肺気量分画はスパイロメトリーによって知ることができる（▶図9）。肺気量分画は，全肺気量（TLC：total lung capacity），肺活量（VC：vital capacity），残気量（RV：residual volume），機能的残気量（FRC：functional residual capacity），1回換気量（TV：tidal volume），予備吸気量（IRV：inspiratory reserved volume），および予備呼気量（ERV：expiratory reserved volume）からなり，**残気量以外はスパイロメーターで測定可能**である。また，最大吸気位から最大呼気位まで一気に呼出させた際の呼出量を努力性肺活量（FVC：force vital capacity）と定義し，▶図10に示す努力呼出曲線で示される。最大の努力呼出1秒後の呼出量が1秒量であり（$FEV_{1.0}$），$FEV_{1.0}$をFVCで除した値（%）が1秒率（$FEV_{1.0}$ %）である。換気障害には気道の気流制限があるものと，肺を含む胸郭系の呼吸運動が制限されるものとがあり，前者は**閉塞性換気障害**，後者は**拘束性換気障害**に分類される。気流制限は一秒率（$FEV_{1.0}$≦70%），拘束性障害は肺活量（%VC≦80 %）に反映される。

＼POINT!!／

肺活量は，肺の容積から残気量を引いた量である。

図9 肺気量分画

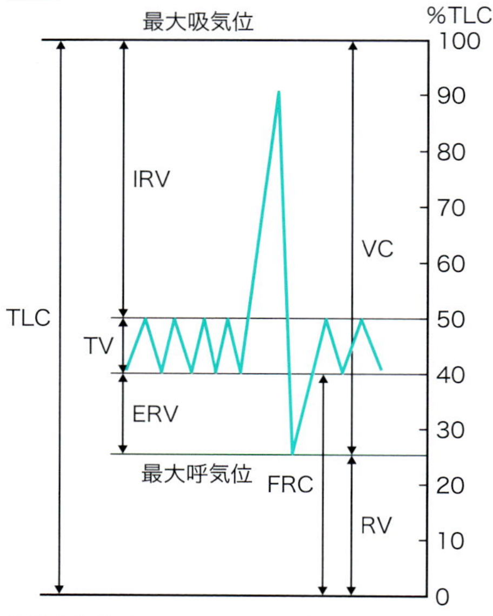

（岡田隆夫 編：カラーイラストで学ぶ集中講義　生理学，p.200，図1，メジカルビュー社，2014.）

図10 努力呼出曲線(時間軸でみた肺気量)

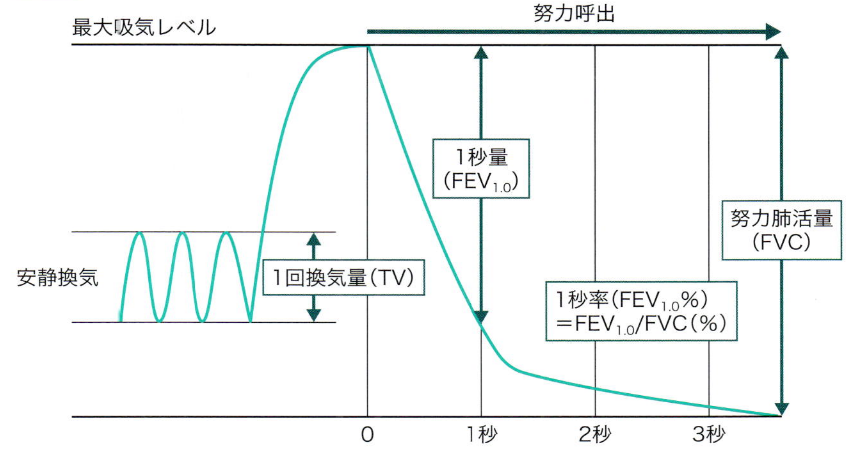

(岡田隆夫 編:カラーイラストで学ぶ集中講義 生理学, p.200, 図2, メジカルビュー社, 2014.)

▶図6に示すように，ガス交換の場である肺胞腔は，2種類の肺胞上皮細胞で被覆されており(**I型・II型肺胞上皮細胞**)，肺胞毛細血管内の血液(赤血球，血漿)と肺胞腔との間のガス交換は細胞の高さの低いI型肺胞上皮細胞の部分(thin portion)で行われる。一方，細胞の高さの高いII型肺胞上皮細胞の部分(thick portion)ではガス交換は行われず，**肺表面活性物質(肺サーファクタント)**などの分泌を行っている。また，肺胞腔と肺毛細血管内腔との間には肺胞上皮細胞，基底膜，血管内皮細胞が存在する。肺毛細血管レベルで血液が肺胞を通過する時間は0.75秒と短く(transit time)，毛細血管内の酸素分圧が上昇し，0.25秒で定常状態に達する。肺胞から毛細血管への酸素輸送は瞬時に行われる。炭酸ガスの拡散は酸素より迅速に行われる。炭酸ガスが毛細血管から肺胞腔へ拡散する時間は酸素と比べて20〜30倍も速い。

実際に適切なガス交換が行われているかどうかについては，動脈血液ガス分析によって酸素分圧(PaO_2)や炭酸ガス分圧($PaCO_2$)などを測定する必要がある。動脈血ガス分圧を規定する因子として，①大気圧(P_B)，②吸入気ガス濃度(F_I)，③肺胞換気量(V_A)，④換気・血流比(V_A/Q_C)，⑤ガス拡散能力(D_L)，⑥静脈性短絡率(Q_S/Q_T)がある。PaO_2には上記6つの因子が関与するのに対し，$PaCO_2$はほとんど肺胞換気量のみによって規定される。

肺の換気・血流比が血液ガスに及ぼす影響について，換気が血流に比べ大きすぎれば余分な換気は無駄になる(**死腔効果**)。逆に，換気が血流に比べて小さすぎれば，十分な酸素を受け取ることができない(**シャント効果**)。このような換気と血流のつりあいを換気・血流比(V_A/Q_C)で表す。通常，ヒトのV_A/Q_Cは全体としてみると約0.8であるが，肺の各部分でみると換気と血流は一定ではなくV_A/Q_Cは部位によって異なる。例えば，換気が減少する病変局所で血流が保たれていれば，その病変はlow V_A/Q_Cとなる。健側を下にした側臥位にするだけで，血液ガスが患側下の側臥位と比べて改善することが期待される。体位を変化することで，換気不良な肺局所の血流を健常な肺局所へシフトできれば，換気血流不均等が是正され，血液ガスも改善する。

肺胞腔内から赤血球のヘモグロビンまでのガス拡散は，①肺胞上皮，②間質，③毛細血管内皮，④血漿，⑤赤血球膜を通過する必要がある。間質性肺炎や肺水腫のようにこの過程で病変を生じると拡散が困難となる。炭酸ガスは酸素に比べ40倍も拡散しやすく，拡散障害による影響は受けにくい。

補足

●肺表面活性物質(肺サーファクタント)の機能

肺胞で肺胞内圧を肺サーファクタントが被覆しているために，肺胞サイズにより表面張力を変化させる。その結果，肺胞内圧はサイズの小さい肺胞の方がサイズの大きな肺胞より低くなる。サイズの異なる肺胞を連結すると，肺胞内のガスは肺胞サイズの大きい肺胞からサイズの小さな肺胞へと移動する。その結果，肺胞の虚脱を防止していることになる。

補足

30分以内に分析するときは室温のままでよいが，分析まで時間がかかるときには氷水に注射筒ごと浸ける。氷水に浸けても保存限度は3時間までである。酸素吸入の濃度や流量を変えたときには，恒常状態に至るには健常人では4〜5分であるが，呼吸器疾患の患者ではより時間を要するため，20分以上みる。

\ POINT!! /

生理的死腔率(V_D/V_T)の基準値は約0.3である。

適切なガス交換を経て，酸素は赤血球のヘモグロビンと結合して運搬される。二酸化炭素は血漿への溶解と重炭酸イオンとなって運搬される。**酸素と結合し得るヘモグロビンの何%がO_2と結合しているかを示すものが酸素飽和度（O_2 saturation：SO_2）である。**SO_2は酸素分圧PO_2によって規定され，この関連を示すものが**酸素解離曲線**である（▶図11）。60 mmHgまでは動脈血中の酸素飽和度SaO_2の低下はわずかである。一方，PaO_2が低い組織では解離曲線が急峻なため，わずかなPaO_2の低下でも大量の酸素がヘモグロビンから放出されることになる。**酸素解離曲線を右方移動するものとしてアシドーシス，高体温や高炭酸ガス血症があり，一方，左方移動するものとしてアルカローシス，低体温，低炭酸ガス血症や2,3-DPG[*1]の減少がある（▶図12）。**

用語アラカルト

＊1　2,3-DPG
赤血球に存在し，ヘモグロビンと酸素の結合を調整している。

図11　酸素解離曲線

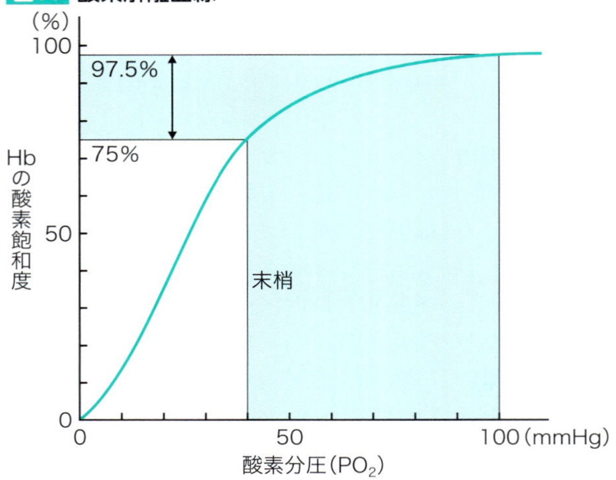

（岡田隆夫 編：カラーイラストで学ぶ集中講義　生理学，p.214，図3，メジカルビュー社，2014.）

図12　酸素解離曲線に及ぼすCO_2，pH，温度の影響

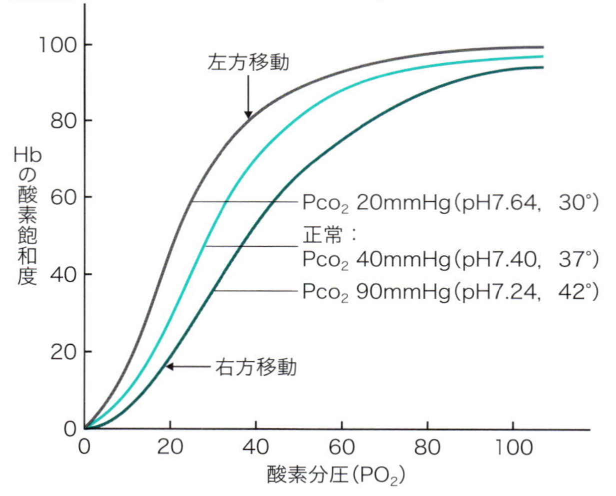

（岡田隆夫 編：カラーイラストで学ぶ集中講義　生理学，p.214，図4，メジカルビュー社，2014.）

補足

パルスオキシメータ

光が酸化ヘモグロビンと還元ヘモグロビンを伝搬した際の2つの波長を検出する検出器を有し，指尖などにおいて，発光器と検出器でクリップ状に挟んで酸素飽和度(SpO_2)を測定する機器であり，その原理は日本のエンジニアにより発見された。毛細血管血を中心とした酸素飽和度測定となり，寒冷による末梢血管の収縮や脈圧の減少などがあると測定できない。また，メトヘモグロビンやカルボキシヘモグロビンのために喫煙者では過大評価されることがあるので注意が必要である。

動脈血採血を必要とせず，非侵襲的であり，運動負荷中や夜間モニタ中の持続的モニタリングも容易である。動脈血採血で得られた酸素飽和度ともよく相関するため，非常に有用である。

ガス交換以外にも，呼吸器系の機能として免疫学的・非免疫学的防御機構がある。物理的な防御機構としては，空気中の粉塵や細菌などの粒子は気管支内壁に付着し，気管支粘膜表面の線毛上皮によって粘液とともに排出される。また，肺胞マクロファージなどによる貪食・消化やその他の免疫学的防御も動員される。免疫反応は抗原や異物の貪食後の抗原提示，免疫応答としてT細胞系とB細胞系のものがある。密に張り巡らされているリンパ系が免疫機構に関与する。

さらに，代謝機構も存在し，呼吸器系はガス交換を行う過程で肺胞上皮細胞・血管内皮細胞・間質・マクロファージなどが，さまざまな代謝機能を担っている。呼吸器系ではエネルギー源となる糖代謝，コラーゲンやエラスチンなど結合組織と接着因子，プロテアーゼとアンチプロテアーゼのバランス，NOとNO合成酵素，気道平滑筋弛緩に関与するタンパク質代謝，肺表面活性物質とアラキドン酸関連の脂肪代謝が重要である。

補足

●解離曲線上，重要なポイント

PaO_2 30 mmHg → SpO_2 60 %，PaO_2 60 mmHg → SpO_2 90 %，PaO_2 20 mmHg → SpO_2 30 %，PaO_2 40 mmHg → SpO_2 75 %，PaO_2 100 mmHg → SpO_2 97.5 %。

● 文献

1）岡田隆夫 編：カラーイラストで学ぶ集中講義　生理学，メジカルビュー社，2014.

岡本龍郎

手術が必要となる肺疾患

はじめに

胸部の外科はおもに，

①呼吸器外科
②心臓・血管外科
③食道外科

の3領域に分かれる。そのなかで，肺の手術は呼吸器外科が担当するが，呼吸器外科には心臓・血管および食道を除く胸部の臓器がすべて含まれる。

また，疾患にはその病態から，

①腫瘍性
②炎症性
③先天性

などに分類され，胸部の各臓器に種々の病態が存在するため，疾患の種類は多岐にわたる。

本項では，全体像がつかみやすいよう，呼吸器外科疾患を解剖学的領域に分け概説する（▶表2）。

表2 手術を要する呼吸器疾患

部　位	腫瘍性	炎症性	その他
肺の疾患	肺がん	肺膿瘍	肺嚢胞
	転移性肺腫瘍	肺結核	
		肺真菌症	
縦隔疾患	縦隔腫瘍	縦隔炎	縦隔嚢胞
胸壁・胸膜・横隔膜	胸壁腫瘍	膿胸	気胸
	悪性胸膜中皮腫		横隔膜ヘルニア

肺の疾患

❶肺がん

肺がんは現在，日本におけるがん死亡原因の第1位の疾患であり，現在も罹患率[*2]・死亡率[*3]ともに増加している，非常に重要な疾患である。全国の手術症例数も毎年増加している。肺がんの発生に，喫煙が大きく関与することはいうまでもないが，近年では，非喫煙者に発生する肺がんも増加しており，他の要因も考えられているが，依然明らかになっていない。

■肺がんの種類

肺がんは，肺胞[*4]や気管支の上皮細胞ががん化して発生する。肺がんには数多くの種類（組織型分類）があり，治療方針はその種類別に異なる。大きく小細胞肺がんと非小細胞肺がんに大別され，小細胞肺がんは非常に進行が速いため手術を行えることが少ないが，非小細胞肺がんは早期で見つかった場合には手術の適応となることが多い。非小細胞肺がんのおもなものには，腺がん，扁平上皮がん，大細胞がんなどがある（▶表3）。

用語アラカルト

＊2　罹患率
ある期間に新たに診断されたがんの数をその期間の人口で割った値。通常1年ごとに算出され，「人口10万人のうちの罹患数」で表される。

＊3　死亡率
ある一定の期間中に死亡した人の割合。日本人の死亡率の場合，通常1年ごとに算出され，「人口10万人のうちの死亡数」で表される。

＊4　肺胞
肺において，気管支の最末梢枝につながる袋状の部位。呼吸上皮で囲まれ，周囲の毛細血管の間でガス交換が行われる。

表3 肺がんの種類と特徴

分類	組織型	割合	特徴
非小細胞がん	腺がん	50～60%	肺の末梢側に発生する。非喫煙者にも好発する
	扁平上皮がん	20～30%	肺の中枢側と末梢側に発生する。ほとんどが喫煙者に発生する
	大細胞がん	約10%	未分化な非小細胞肺がん。ほとんどが喫煙者に発生する
	腺扁平上皮がん	＜5%	腺がんと扁平上皮がんの成分がそれぞれ10%以上占める腫瘍
小細胞がん	小細胞がん	約15%	悪性度が強く，手術の対象にならないことが多い。ほとんどが喫煙者に発生する

■肺がんの進行度

肺がんは，他のがんと比較して，周囲へ進展(浸潤[*5]や転移[*6])しやすい性質がある。進展が強い場合は手術による治療が困難な場合もあるため，術前の画像診断などにより，進行度を把握することが治療方針を考えるうえで非常に重要である。肺がんの進行度分類(病期分類)を▶表4に示す。

一般的に，IIIA期までは手術を行うことが多い。また，肺がんが周囲臓器へ浸潤している場合は，周囲臓器の一部も一緒に切り取る(合併切除)することもある。

表4 肺がんの病気分類

病期	内容
IA期	腫瘍の大きさが3 cmより小さく，リンパ節転移がない
IB期	腫瘍の大きさが5 cmより小さく，リンパ節転移がない
IIA期	腫瘍の大きさが5 cmより小さいが，肺内のリンパ節転移があるなど
IIB期	腫瘍の大きさが5～7 cmあり，肺内のリンパ節転移があるなど
IIIA期	同側の縦隔のリンパ節に転移があるなど
IIIB期	対側の縦隔のリンパ節に転移があるなど
IV期	遠隔転移があるなど

■肺がんの手術

肺がんの手術の基本は，がんを肺ごと切り取ること(肺切除)である。標準的には，がんの存在部位や広がりを考慮し，肺葉切除または肺全摘術が行われる(▶図13)。肺手術は，胸腔内のスペースで行われるため，麻酔には分離肺換気[*7]を用いる。すなわち，ダブル・ルーメンの気管内挿管チューブを用いて病側肺を虚脱させ，健側肺で換気を行いつつ手術を行う。

補足

●組織型分類

腫瘍細胞の分化と増殖形態に基づく病理組織学的な腫瘍の分類。

用語アラカルト

＊5 浸潤

ある細胞が従来存在する臓器をこえて他の組織中に出現すること。がんの場合，隣り合った臓器に組織を破壊しつつ入り込んでいく。

＊6 転移

ある臓器にできたがん細胞が，血液やリンパの流れに乗って離れた臓器に運ばれ，そこで増大し，新たな病巣をつくること。

用語アラカルト

＊7 分離肺換気

左右の肺を別々に換気することができるダブル・ルーメンチューブを用い，麻酔を行う。呼吸器外科手術では，病側の肺を虚脱させて手術操作を行うため，麻酔中は健側の肺のみで換気を行う。

図13 肺がんの標準術式

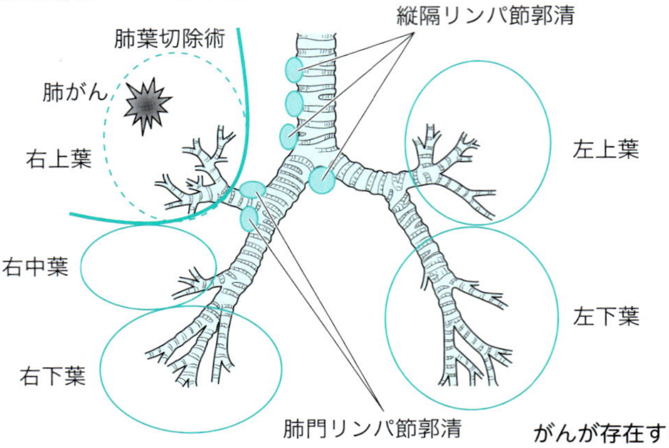

がんが存在する肺葉を切除する。

■縮小手術

非常に早期の肺がんや低肺機能患者の場合は，末梢肺を部分的に切り取る楔状切除や，区域という領域で切除する区域切除を行う。

■拡大手術

周囲へ浸潤している肺がんに対しては，周囲臓器も切り取る拡大手術が行われる。合併切除[*8]も行われる。

用語アラカルト

＊8　合併切除
胸壁・横隔膜，気管支，大血管や心房，椎体などの一部を肺と一緒に切り取ることを合併切除という。

＊9　リンパ節転移
リンパ経路を介してがんが転移し，リンパ節にがんの病巣をつくること。

| 合併切除 |

■リンパ節郭清

肺がんは高率にリンパ節転移[*9]を起こす。胸部のリンパ節は，気管支周囲と縦隔に存在する。通常はがんの存在部位に応じた所属リンパ節（肺門部と同側縦隔リンパ節）を郭清する。

②転移性肺腫瘍

他臓器がんの肺転移は，数個の範囲であれば切除することがある。ただし，原発巣や他の病巣がコントロールされていて，肺転移を切除すれば長期の生存が期待できる患者に限って行う。

全国統計によると，肺転移の手術が行われるがんには，大腸がん，腎がん，頭頸部がん，乳がん，などが多くなっている（▶表5）。

表5 転移性肺腫瘍切除例の内訳（計7403例）

原発臓器	*n*	%
大腸・直腸	3639	49.1
腎臓	600	8.1
乳腺	456	6.2
耳鼻咽喉	446	6.0
骨・軟部組織	435	5.9
肺	384	5.2
尿管	380	5.1
肝胆膵	311	4.2
その他	752	10.2

❸炎症性肺疾患

■結核

戦前・戦後の時代では，肺手術の多くを占めていたが，現在は減少し，結核感染症の手術は全国で年間に百数例を数えるのみとなった。しかしながら，現在でも重要な感染症の1つである。肺がんとの鑑別のため手術されることも多い。

■非結核性抗酸菌症

結核菌と類似する細菌感染症であり，通常は手術の対象になることは少ないが，薬物治療に抵抗性の症例では肺切除などの手術を行うことがある。

■真菌症

手術を行うことが多い菌種は，アスペルギルスとクリプトコッカスである。結核後遺症の肺などに感染したアスペルギルス症は，難治性となることが多く，手術でのコントロールに難渋することもある。

■肺膿瘍

肺内の感染が悪化し，肺内に膿が溜まった状態である。肺化膿症ともいう。抗生剤治療で改善しない場合は，感染コントロール目的に肺切除術が行われることがある。

❹囊胞性疾患

■気腫性囊胞症（ブラ・ブレブ*10）

両者は区別できないことも多く，まとめてブラと呼称される。薄壁囊胞の場合，破れることがあり，破れて肺から空気が胸膜腔内に漏れると肺が虚脱する。なんらかの原因で空気が胸膜腔内に漏れ，肺が虚脱した状態を**気胸**という。難治性の気胸，繰り返す気胸，両側性気胸などは手術を行う。この場合，破れた囊胞を切除することが多い。

■進行性・巨大気腫性肺囊胞

エアートラッピング*11機序などにより，気腫性肺囊胞が進行性に増大し，片側胸腔の３分の１以上を囊胞が占める状態である。肺の**拘束性障害*12**や感染などが併発することが多く，手術の対象となる。

用語アラカルト

＊10　ブラ・ブレブ
ブラは肺胞壁の破壊によって生じた肺内の異常気腔で，ブレブは胸膜弾力板の破壊により臓側胸膜内に発生した異常気腔である。

＊11　エアートラッピング
気道の狭窄などにより，吸気時には気道が開き空気が入るが，呼気時には気道が途絶し空気が出ていかない状態などを示す。

＊12　拘束性障害
肺の容積減少に伴う肺活量の減少を特徴とする呼吸機能障害。

｜縦隔の疾患｜

❶縦隔腫瘍（▶表6）

胸腺由来の腫瘍（胸腺腫，胸腺がん，胚細胞性腫瘍），リンパ腫，神経原性腫瘍などがある。画像検査での鑑別診断は難しく，悪性腫瘍の割合も多いため，診断と治療を兼ねて手術を行うことが多い。手術は，胸腺由来の腫瘍は胸腺ごと腫瘍を取り除く手術（胸腺摘出術）を行い，胸腺以外の腫瘍には腫瘍摘出術を行うことが多い。周囲臓器へ浸潤した腫瘍に対しては，腫瘍と周囲臓器を合併切除することも多い。

補足

●嚢胞

気管支嚢胞，心膜嚢胞，食道嚢胞，胸腺嚢胞など，それぞれの臓器の近傍にできることが多い。ほとんどが良性であり，手術を行う必要がないことも多いが，増大するものや感染を併発するものには手術を行う。

用語アラカルト

＊13 胸膜腔の陰圧

壁側胸膜と臓側胸膜に囲まれた胸膜腔内は，通常陰圧が保たれており，呼吸運動により胸郭が膨らむと陰圧を介して肺が受動的に膨張する。

表6 縦隔腫瘍切除例の内訳

疾　患	例　数	%
胸腺腫	1935	41.4
先天性嚢腫	906	19.4
神経原性腫瘍	495	10.6
胸腺がん	271	5.8
胚細胞腫瘍	231	4.9
リンパ性腫瘍	210	4.5
甲状腺腫	115	2.5
その他	508	10.9
計	4671	100.0

❷縦隔炎

なんらかの原因により，縦隔に感染が波及した状況を縦隔炎という。急性発症で強い炎症を伴う場合は，重症感染症に進展することが多く，手術での縦隔切開とドレナージを要する。

とくに，口腔や咽頭の感染が降下性に縦隔に進展し，重篤な感染症をきたす縦隔炎を，**降下性壊死性縦隔炎**とよび，緊急手術の適応となる。

| 胸膜・胸壁・横隔膜の疾患 |

❶気胸

肺や胸壁に穴が開くことにより，胸膜腔内に空気が入り，**胸膜腔の陰圧**＊13が保てなくなることにより肺が虚脱した状態になる（▶表7，▶図14）。

表7 気胸の分類

分　類	種　類	原　因
自然気胸	特発性	気腫性肺嚢胞（ブラ・ブレブ）の破裂
	続発性	肺組織の破綻によるもの：肺気腫，間質性肺炎，肺がん，肺炎
		月経随伴性気胸：異所性子宮内膜症
外傷性気胸	穿通性外傷	鋭利物や肋骨骨折による肺の損傷
	鈍的外傷	肺の変位による肺挫傷，破綻
医原性気胸		胸部穿刺処置や気管支鏡下生検時の肺損傷

図14 胸膜腔の解剖

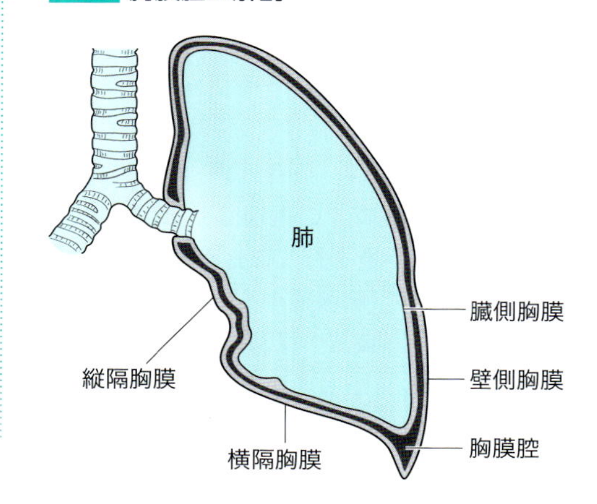

■自然気胸

特発性自然気胸と**続発性自然気胸**に大別され，前者は気腫性肺嚢胞（ブラ・ブレブ）の破裂が原因で起こる気胸である。通常，胸膜腔内に胸腔ドレーンを挿入し，胸膜腔内に漏れている空気を排出（胸腔ドレナージ）する（▶図15）。ドレーンチューブは持続吸引器に接続し，胸腔内圧を陰圧に保つことで肺を膨張させる処置が行われる。

繰り返す気胸，両側気胸，緊張性気胸（エアートラッピングにより胸膜腔が貯留した空気により陽圧となり，縦隔や対側の肺を圧排することで呼吸不全となる状態）では手術を行うことが多い。手術は，気胸の原因となるブラを切除する。胸腔鏡下手術にて行うことが多い。

続発性気胸は，肺などになんらかの基礎疾患が存在して，それに起因する気胸である。肺気腫，間質性肺炎，肺がんなどが原因となることが多い。まずは胸腔ドレナージが行われるが，難治性の場合は手術を行うこともある。また，女性の月経時期に起こる月経随伴性気胸は，子宮内膜組織が横隔膜や肺に迷入したことにより，月経時の内膜組織の脱落により気胸を発症すると考えられている。手術では内膜組織を検索し，切除する。

図15 胸腔ドレナージ

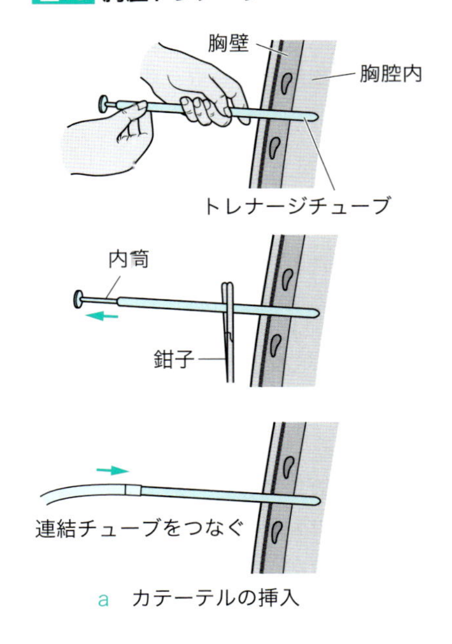

a　カテーテルの挿入

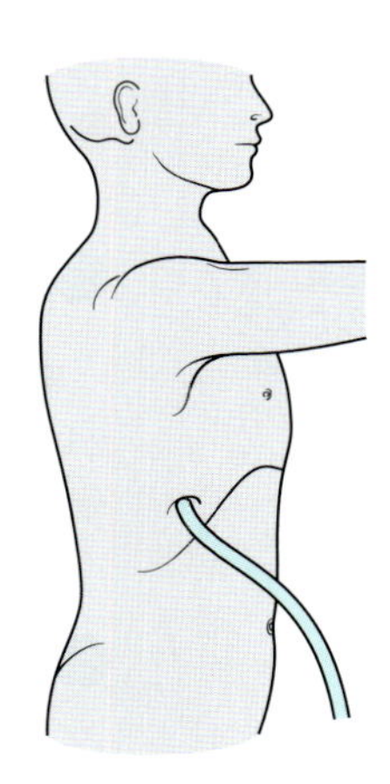

b　カテーテルの皮膚への固定

カテーテルを皮膚に縫合固定し，
持続吸引器に連絡する。

■外傷性気胸

胸部外傷に伴い，肺や気管支，胸壁などに穴が開き，気胸を発症する。緊急手術を要することも多い。

②血胸

胸壁や縦隔，肺などの血管の破綻により，胸膜腔内に血液が貯留した状態のこと。通常，胸腔ドレナージにて血液を排出するが，保存的治療で止血が得られない場合，大量の血液が貯留し，肺の膨張が得られない場合は手術を行う。

❸膿胸

胸腔内に膿性の液が貯留した状態のこと。発症後3カ月以内の場合は**急性膿胸**，3カ月以上経過した場合を**慢性膿胸**とすることが多い。膿の貯留した腔と肺や気管支などの臓器とに交通がある（瘻孔（ろうこう）がある）場合を**有瘻性膿胸**（ゆうろうせい），交通のない場合を**無瘻性膿胸**（むろうせい）という。

まずは膿を排出するために，胸腔ドレナージおよび抗生剤投与が行われるが，難治性である場合，肺の膨張が得られない場合は手術を行う。有瘻性膿胸は，瘻孔が菌の供給源となるため難治性のことが多い。

❹悪性胸膜中皮腫

胸壁の内側と肺の外側に存在する胸膜が腫瘍化することにより生じる悪性腫瘍のこと。胸腔内の胸膜全体が悪性細胞で覆われる**びまん性悪性胸膜中皮腫**が代表的である。

長年建築資材として使われてきた石綿（いしわた）（**アスベスト**[*14]）の曝露（ばくろ）により，アスベストを吸入するとアスベストが肺側胸膜に刺さり，長期にわたり胸膜に影響を及ぼすことで発がんすると考えられている。非常に難治性の腫瘍であり，通常は化学療法が行われるが，比較的早期と考えられる場合は手術を行うこともある。手術は，片側の胸膜と肺を取り除く胸膜外肺全摘術か，胸膜切除および肺剥皮術が行われる。

用語アラカルト

＊14 アスベスト

石綿（いしわた）のこと。蛇紋石（じゃもんせき）や角閃石（かくせんせき）が繊維状に変形した天然の鉱石で無機繊維状鉱物の総称。耐久性，耐熱性などの特性に非常に優れ，建設資材などに広く使用されてきた。繊維1本が直径0.02～0.35 μm（髪の毛の5,000分の1）程度であり，空気中に飛散した繊維を吸入すると肺の胸膜側にとどまり，胸膜中皮腫の発生に関与すると考えられている。

❺胸壁腫瘍

手術の対象となる悪性腫瘍のなかには，軟骨肉腫，骨肉腫，Ewing（ユーイング）肉腫などがある。腫瘍の存在する胸壁を，肋骨および筋肉・軟部組織などを一緒に切除する。胸壁欠損部位は，人工物で再建することが多い。

❻横隔膜ヘルニア

腹部臓器が横隔膜の欠損部分をとおって，胸腔内に逸脱して生じる。原因によって先天性と後天性に大別される。欠損孔の部位や脱出臓器と脱出の程度などにより治療法が異なるが，手術の場合は脱出臓器を還納して，横隔膜欠損部位（ヘルニア門）を縫縮やパッチにより閉鎖する。

●文献

1）藤井義敬 編，正岡　昭 監：呼吸器外科学 第4版，南山堂，2009.
2）日本呼吸器外科学会 編：呼吸器外科テキスト，南江堂，2016.
3）日本肺癌学会 編：肺癌取扱い規約 第7版，金原出版，2010.
4）Thoracic and cardiovascular Surgery in Japan during 2012. Annual Report by the Japanese Association for Thoracic Surgery. Gen Thoracic Cardiovasc Surg, 62: 734-763, 2014.

佐々野浩一

肺手術に使用される医療機器のしくみと保守点検

はじめに

肺の外科手術は大きく分けて，

①開胸して行う手術
②小切開または普通に開胸して胸腔鏡とよばれる内視鏡を補助として併用する手術
③完全に内視鏡のみで行う手術

の3種類に分けられる。このなかで内視鏡を使用して行う手術をVATS（Video Assisted Thoracic Surgery）という。肺の手術で使用する医療機器にはこの内視鏡装置以外にも，組織を切開・凝固・剥離するために使用する電気メスや超音波凝固切開装置，肺実質や気管支，血管を切離するための自動吻合器などの機器や器具が一般的に使用されるが，本項では最近とくに使用されることが多くなった内視鏡装置について説明する。

内視鏡を用いた手術とは

内視鏡手術は，開胸手術のように人体を大きく切開するようなことはなく，体の数箇所に内視鏡カメラや内視鏡機器および器具を挿入するための金属の筒を設置する穴傷（ポート）を作成する。その1つの穴傷から挿入した内視鏡カメラを通してモニタに映し出された生体内手術野を見ながら，そのほかの穴傷から挿入した内視鏡専用の器具や機器を操作して手術を行う。

手術野では，術者，助手，スコピスト*15，器械出し看護師などがそれぞれの配置に着き，それぞれの役割を果たしながら手術を遂行していく（▶図16）。

内視鏡を用いた手術は人体に数箇所の穴を開け，そこからアプローチする手術なので，人体には低侵襲で患者にとっては負担の少ない手術であるが，装置の不具合や出血などで手術が途中で中断，または遂行できなくなることもある。

補足

超音波凝固切開装置は，デバイス先端のチップを高周期に振動させることで，組織と接触する際に発生する摩擦熱を利用して，凝固や微細血管の止血をするために使用される。

自動吻合器は，血管を含む組織を一瞬にして切離，切除および縫合できる器具である。

補足

一般的に電気メスとよばれるものには，モノポーラとよばれるメス先がナイフ型で開胸時などに使用するものや，組織を直接挟んで凝固・切開するバイポーラとよばれるピンセット型があり，それらを使用して手術を行うが，内視鏡手術のみで手術を行う場合は，専用の通電ケーブルから内視鏡専用鉗子に電流を流すことで，切開や凝固を行う内視鏡専用のシステムを使用する。

用語アラカルト

＊15 スコピスト
生体内の手術野がよく見えるように内視鏡カメラを操作する人。通常は医師の1人が担当する。

＼POINT!!／

- 内視鏡を用いた胸腔鏡手術は，自然気胸の治療にも選択されることが多い。
- 内視鏡カメラや内視鏡専用の器具は，トロッカー（金属の筒）を介して挿入される。

図16 配置例

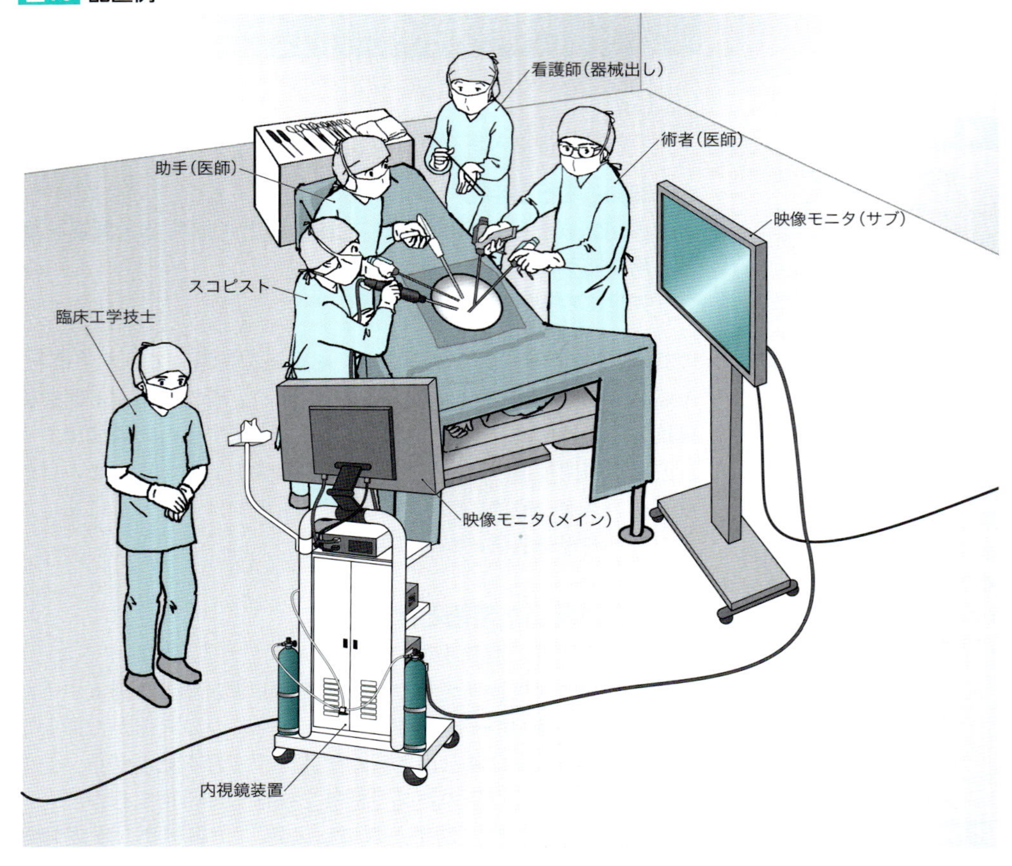

内視鏡手術の術式について

VATSの術式は対面式と見上げ式の2つに分かれる。

■対面式(▶図17)

スコープを肋間に対して垂直に挿入する術式で，術者も助手も開胸したときと同じ視野で手術を行うことができる。しかし，モニタ映像を倒立像で見ることがあるため，モニタ映像の設定(正立像，倒立像)変更は，臨床工学技士が行うことが多い。スコピストは習熟した技術が必要である。

■見上げ式(▶図18)

スコープを肋間から見上げるかたちで挿入する術式で，助手がサポートしやすく，スコピストも内視鏡の操作がしやすくなる。しかし，部位によっては見えにくい場所が発生してしまうこともある。さらには，下葉部分をモニタ映像で見る際に左右の手の動きが逆転してしまうこともこのアプローチの特徴である。

それぞれ選択する方式は術者の好みによることが多いようである。

図17 対面式VATS

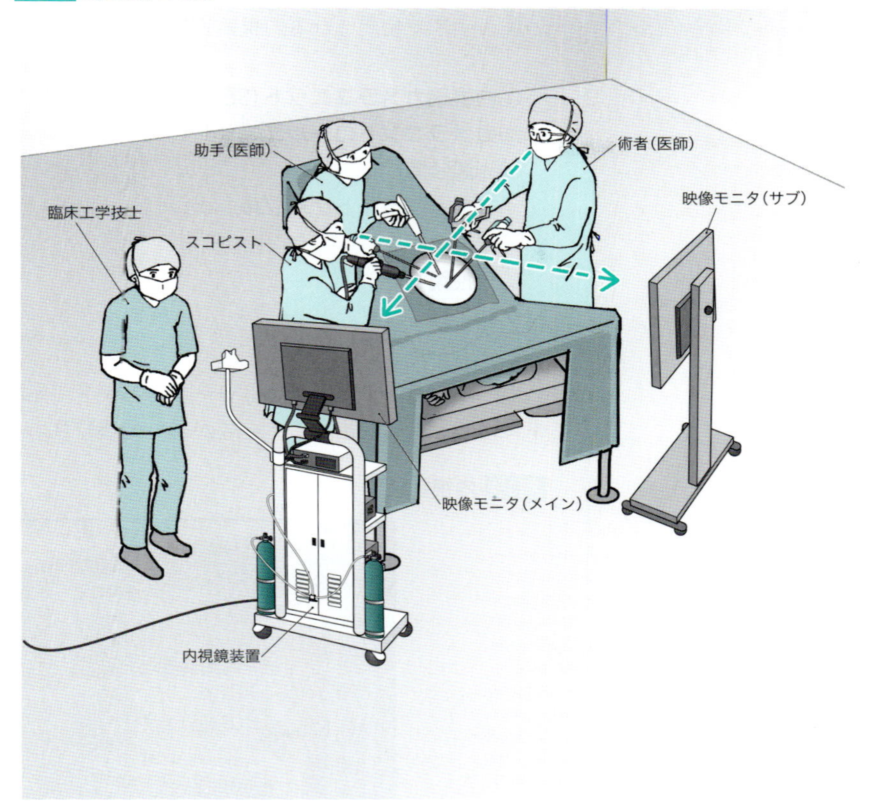

図18 見上げ式VATS

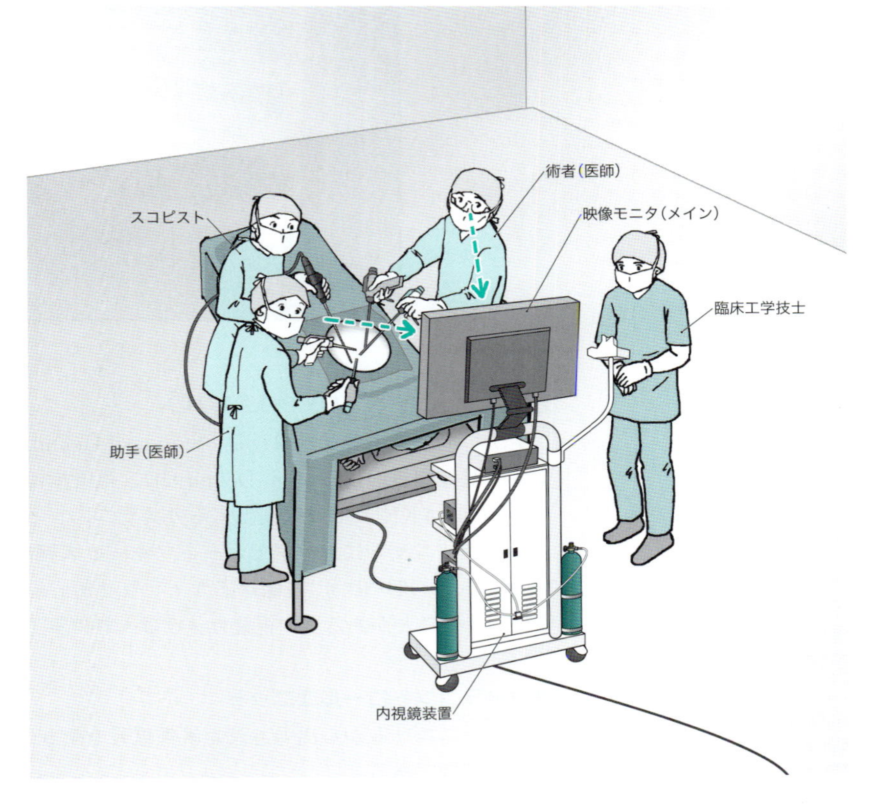

内視鏡装置のしくみ

肺の手術で使用される内視鏡装置の基本構成は,

①内視鏡カメラユニット(SD, HD, 4KHD)
②カメラコントロールユニット
③光源装置
④ファイバライトケーブル
⑤モニタ
⑥硬性鏡
⑦鉗子類

となっている。カメラコントロールユニット,光源装置,モニタは専用のカートに搭載させて使用するケースが多い(▶図19)。

図19 内視鏡装置

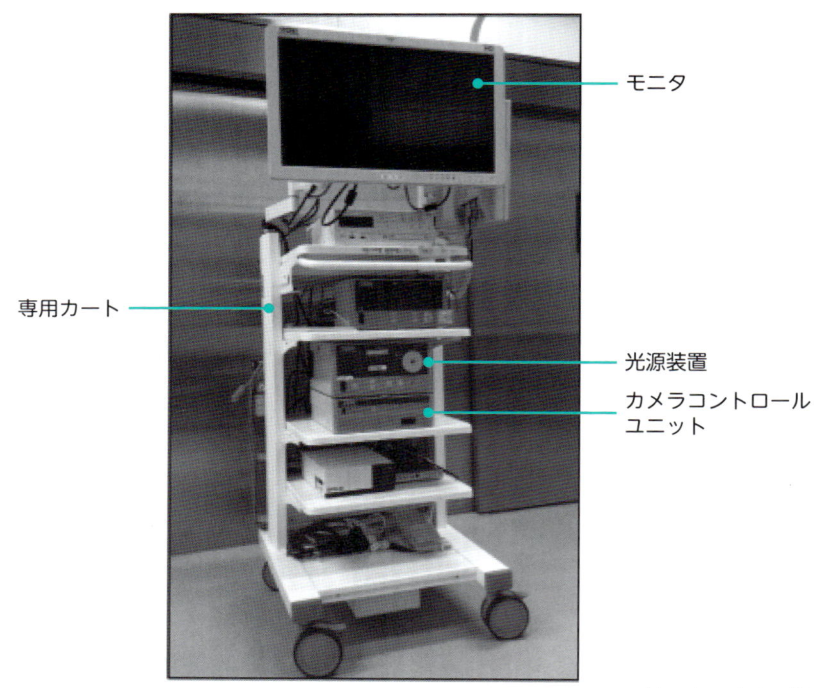

(カール・ストルツ社)

■カメラユニット(SD, HD, 4KHD)

アナログ品質の映像画質(SD:Standard Definition),高解像度のフルハイビジョン映像画質(HD:High Definition),最近ではフルハイビジョン画質の4倍の4K画質(4KHD)で映像描出するカメラユニットがある。

カメラユニットには標準でオートフォーカス機能やズーム機能が搭載されている。また,3D(3次元)映像対応カメラや蛍光イメージング機能をもったカメラも使用することがある。内視鏡カメラは一般に3CCD方式[*16]を採用している。

■カメラコントロールユニット

カメラユニットから出力された映像信号をデジタル画像処理し,モニタへ表示する装置である。

用語アラカルト

*16 3CCD方式
CCD(Charge Coupled Device:電荷結合素子)が3つあり,入射光をプリズムで光の3原色(赤,緑,青)に分解し,それぞれの色情報を得るために特化したCCDで独立して感知する方式である。別名「3板式」ともいわれ,再現性の高い映像が得られる。

■光源装置

高輝度のライティングシステムで手術野を照らす光を出力する装置である。ランプは**キセノンランプ**＊17（300W）が使用されている。ランプの**色温度**＊18は太陽光と等しい6000 Kとなっており，手術野を自然な色で再現することができる。ランプの寿命はおよそ500時間といわれている。

■ファイバライトケーブル

光源装置より出力された光をいくつもの束となった**グラスファイバ**＊19を経由してスコープ先端へと伝達する。高出力の光が集中するためライトケーブルは高耐熱素材が使用されている。ライトケーブルの先端部分は光が集中していることで高温となっており，そのため敷布カバーの発火や患者の皮膚を火傷させる原因となりうるため，取り扱いには十分な注意が必要である。

■モニタ

一般にフルハイビジョンに対応した液晶ディスプレイが使用され，カメラコントロールユニットより出力された映像信号を表示させる表示装置である。また最近では，4Kハイビジョンに対応した液晶ディスプレイも使用され始めた。

■硬性鏡

外装はステレンスのカバーに覆われており，内部はレンズと光を伝達するための導光路が組み込まれている。カメラユニットのカメラヘッドとファイバライトケーブルを接続して使用する（▶図20）。

図20 硬性鏡，Full HD カメラ，ファイバライトケーブルの組立図

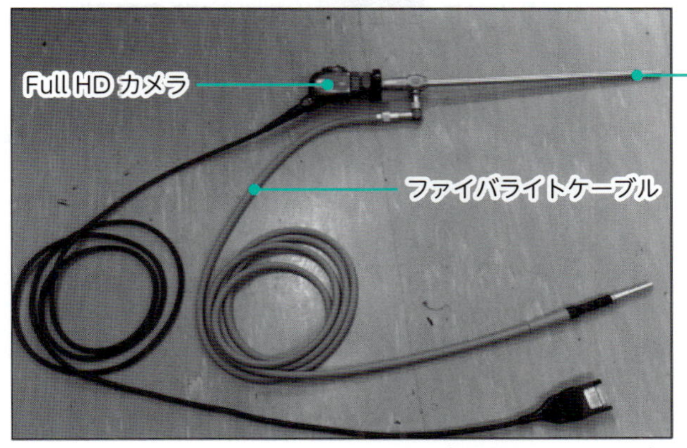

（IMAGE 1 カメラヘッド：カール・ストルツ社）
（ファイバーライトケーブル：カール・ストルツ社）

■鉗子類

内視鏡を用いた手術において組織を把持，剥離，また切離するための器具である。

鉗子の構造は，細く長いシャフト，絶縁カバーおよびハンドルから構成され，先端部分はそれぞれ用途によって形状が異なる。

| 保守点検の方法について |

■カメラユニット（▶図21）

外観点検はカメラヘッドに破損などの異常がないこと，カメラコントロール

用語アラカルト

＊17 キセノンランプ
キセノンガスが封入されたガラス管の中での放電発光を利用した放電灯の一種である。ランプの寿命が長く，一番太陽光に近いといわれる人工光線である。

＊18 色温度
光の色を数値で表すもので，単位はK（ケルビン）。自然光は5000～6000 K。

＊19 グラスファイバ
ガラスを溶かして糸状に引き伸ばしたもので，原料のガラスは石英ガラスが使用されている。

補足

石英ガラスは，約1000度まで耐えることが可能な耐熱ガラスである。また，金属不純物の割合が極端に少ないため，透明度が高いガラスである。

補足

一般的に内視鏡手術は，消化器外科分野の手術に多く使用されている状況である。消化器外科分野の内規鏡手術では，今回説明した肺手術の内視鏡装置にプラスして使用する装置がある。それが「気腹装置」である。

気腹装置は，腹腔内を炭酸ガスで充満させることで，生体内で内規鏡器具を操作する空間を確保させるために使用される。 使用する炭酸ガスは不燃性で，組織に吸収されやすい特性をもっている。

＼POINT!!／

気腹装置を使用する手術では，腹腔内を炭酸ガスで充満させるため，腹腔内圧が上昇し，血液循環を悪くしてしまう。その結果，肺血栓塞栓症などに注意が必要である。

ユニットに接続できること，内視鏡（硬性鏡）に接続できることを確認する。

機能点検は映像信号が正常に映し出されること，操作ボタンが正常に作動すること，フォーカス，ズーム機能が正常に作動することを確認する。

図21 Full HD カメラの各種名称

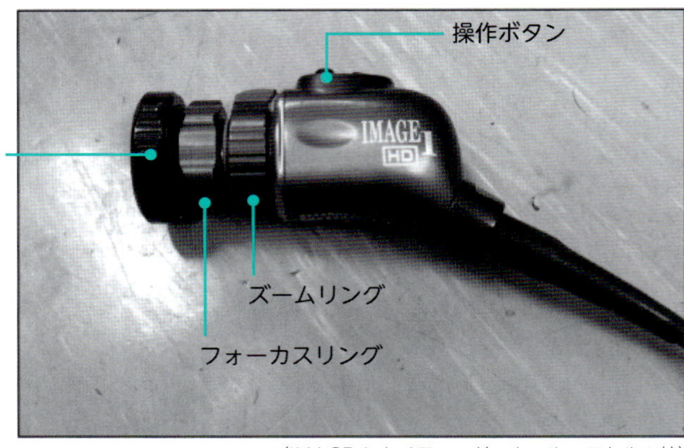

（IMAGE 1 カメラヘッド：カール・ストルツ社）

用語アラカルト

＊20 カラーバー
色の基準となる信号。色のついた棒状の領域が表示される。

＊21 ホワイトバランス
使用している光源の下で白いものが白く映るように基準の白色の色補正を行う機能。室内灯と光源装置では色温度が違うため，カメラで描出されている映像の最適な色再現を実現するためには，このホワイトバランス操作が重要な鍵となる。

■カメラコントロールユニット（▶図22）

主電源スイッチをONにしてディスプレイに**カラーバー**[＊20]が表示されることを確認する（▶図23）。

カメラユニットを接続してモニタに画像が表示され，**ホワイトバランス**[＊21]がとれることを確認する。

図22 カメラコントロールユニットの各種名称

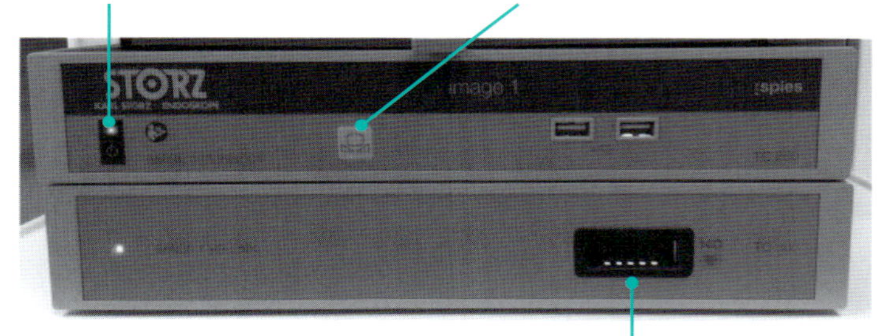

（IMAGE 1 SPIES システム：カール・ストルツ社）

図23 モニタにカラーバーを表示

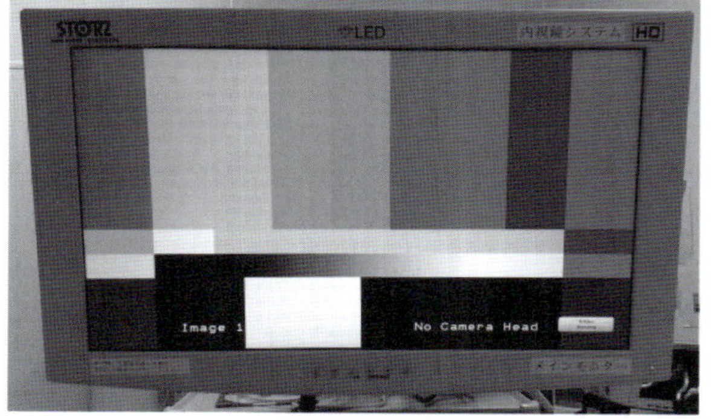

（LCDモニタ：カール・ストルツ社）

■光源装置（▶図24）

・主電源スイッチをONにしてランプが点灯することを確認する。
・光量ボタンを押して光量が変化することを確認する。
・スタンバイボタンを押して光量が「0」になることを確認する。
・ランプ交換表示機能がある光源装置の場合は，ランプ交換表示が点灯していないかを確認する（▶図25）。

図24 光源装置の各種名称

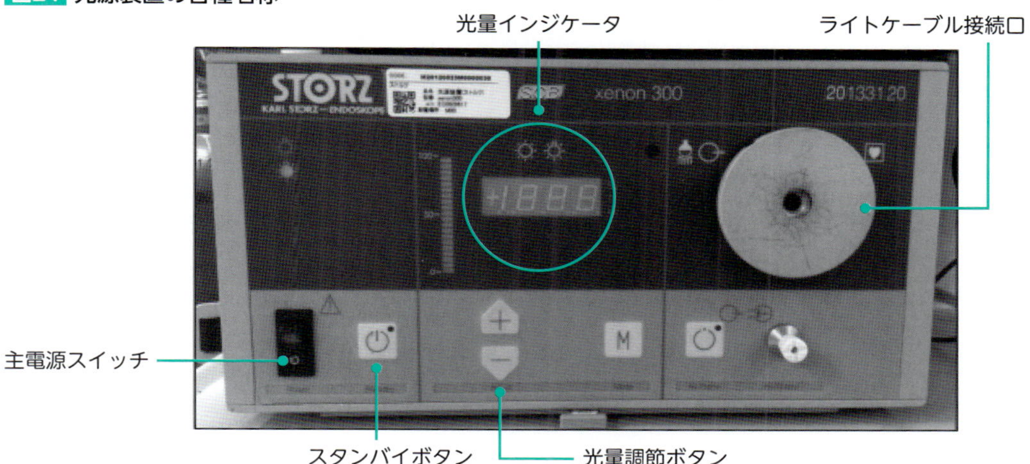

（ビデオ光源装置キセノン300：カール・ストルツ社）

図25 ランプ交換表示

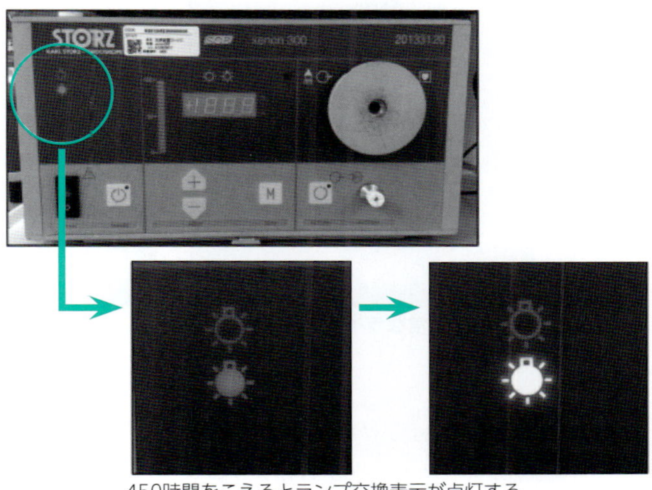

450時間をこえるとランプ交換表示が点灯する。

（ビデオ光源装置キセノン300：カール・ストルツ社）

■ファイバライトケーブル

ライトケーブルの片方の端を蛍光灯などに向けて，他方の端での暗点の数を目視にて確認する（▶図26）。**暗点がレンズの出口断面の1/4をこえる範囲に達すると，光の伝導がはっきりとわかるほど低下してしまう**ため，その場合は交換が必要となる（▶図27）。また，最近では専用の点検装置も販売されているので，そういった点検装置を使用すれば，ライトケーブルの劣化が客観化される。

図26 ファイバライトケーブルの点検

光に当てる

レンズ出口断面の黒い部分が
どの程度あるか確認

（ファイバーライトケーブル：カール・ストルツ社）

図27 ファイバライトケーブル出口断面

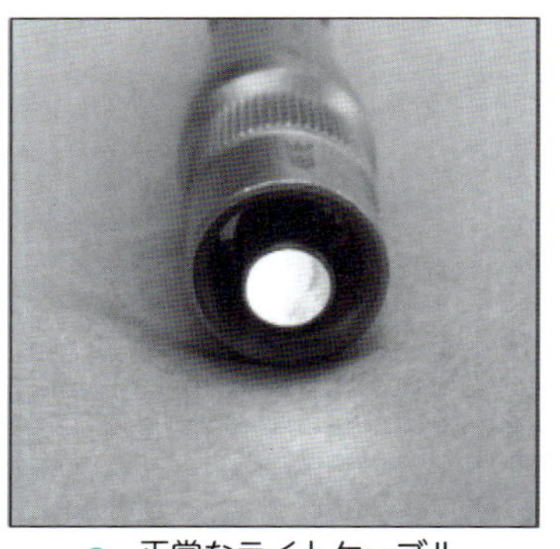

a　正常なライトケーブル

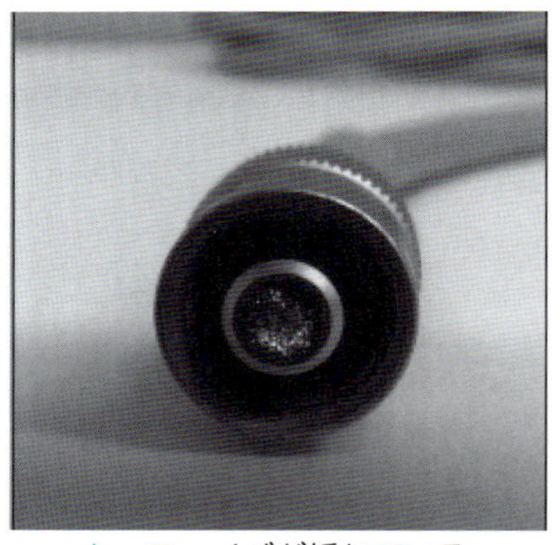

b　ファイバが折れている
ライトケーブル

■モニタ

カメラユニットからカメラコントロールユニットを経由した映像信号が，正常にモニタに映し出されることを確認する。

また，カラーバーを描出して色合いの調整などを行う。

補足

視野の欠損は，硬性鏡破損の合図と考えられる。

■硬性鏡

・外表面に異常がないことを確認する。
・緩んでいる部品がないか確認する。
・先端部のレンズやレンズ周辺部に異常がないことを確認する。
・硬性鏡を覗きながらゆっくりと回し画質に異常がないことを確認する。

■鉗子

・先端部に亀裂や摩耗がないことを確認する。

・ハンドルを動かして先端部がスムーズに開閉できることを確認する。

・絶縁カバーの被膜にキズや剥がれ，破れがないことを確認する。

絶縁カバーに関しては，電気メスを併用した場合に破損箇所からの放電現象により重篤な事故を起こす可能性がある（▶図28）。絶縁カバーの点検ついては，目視確認だけではなく鉗子絶縁不良検知器を用いて点検することを推奨する（▶図29）。

図28 破損があった鉗子で電気メスを併用した例

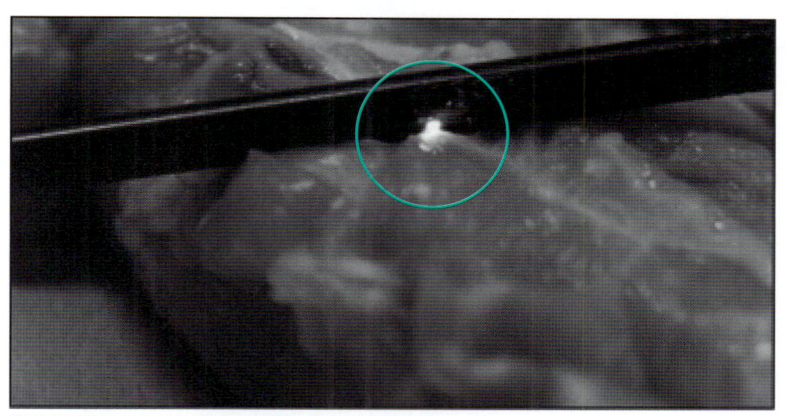

破損箇所からの放電現象がみられる。

図29 鉗子絶縁不良検知器（インスルスキャン）を用いた点検

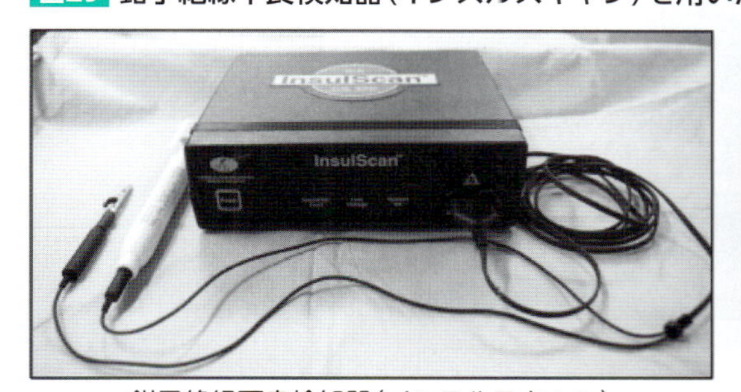

鉗子絶縁不良検知器（インスルスキャン）

（インスルスキャン：モバイルインスツルメント社）

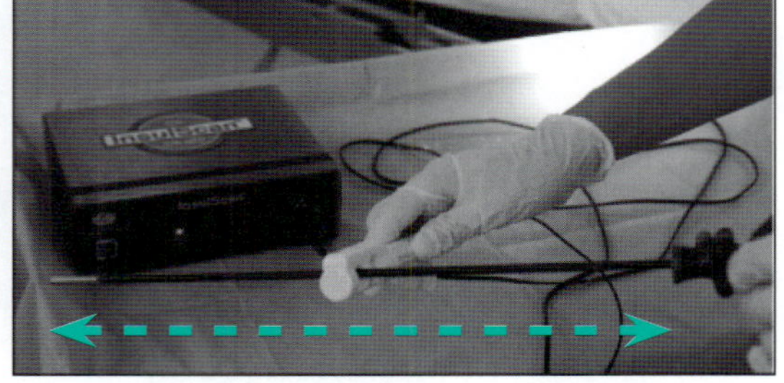

鉗子とスキャナの間に高電圧をかけて絶縁不良部分を確認する。

手術中のおもなトラブルと対処方法

｜内視鏡装置使用中のおもなトラブルと対処方法｜

使用中のトラブルでは，どの部分で不具合が起きているかを判断する（原因の切り分け）ことが重要なポイントとなる。内視鏡装置ではとくに映像系のトラブルが多くみられるが，その原因はさまざまである。ここでは，いくつかのトラブル事例をもとに，その対処方法について説明する。

■トラブル事例

❶ カメラの映像が出ない。

【対処方法①】

電源を確認する。

・各機器と電源コードとの接続を再度確認する。
・映像ケーブルの配線を触ったりした際に，ほかのケーブルに引っ張られ，気づかない間に抜けてしまっていることがある（▶図30）。
・すべての機器の電源が入らない場合は，専用カートに搭載されているメイン電源のヒューズが切れている可能性がある。

補足

ヒューズが切れるということは，カートに搭載している機器になんらかの不具合が発生して過電流が流れて切れた可能性があることも十分に頭の片隅に入れておいてほしい。

図30 内視鏡装置の裏側

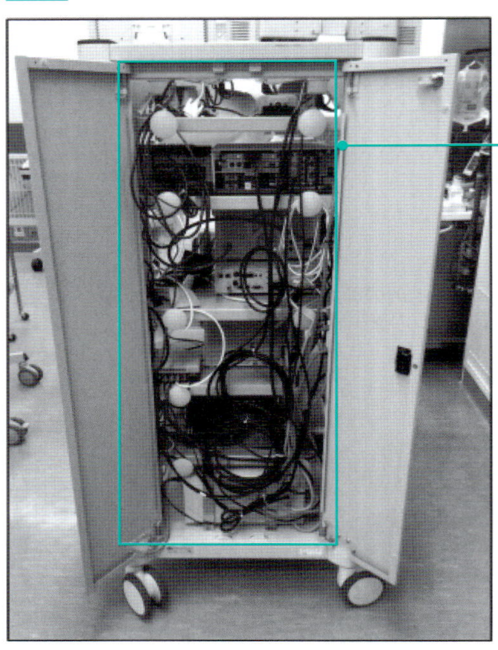

記録装置を搭載している場合は配線が複雑化していることが多い
（カール・ストルツ社）

【対処方法②】

入力切り替えの確認。

映像入力スイッチング切替えは，カメラコントロールユニットからの映像信号が選択されているか確認する。それ以外では，モニタの入力選択で適切な入力信号が選択されていない可能性がある。

【対処方法③】

メニュー画面またはカラーバーは，カメラコントロールユニットから抽出されるため，これらが表示されている場合はモニタへの接続ラインは問題ないと考える。

その次に考えることはカメラコントロールユニットとカメラヘッドケーブルとの接続を確認することである。

【対処方法④】

メインモニタが映らない(サブモニタの表示は正常か)。

サブモニタの映像が正常でメインモニタのみ映らない場合は，メインモニタとカメラコントロールユニットとの間の接続不良が考えられる。当然メインモニタが正常でサブモニタが映らない場合も同様の可能性がある。

❷ 映像にノイズがでる，色合いがおかしい。

補足

手術台が上下する際にもケーブルが引っ張られてしまう可能性があるため，ケーブルの取り回しにも注意が必要である。

【対処方法①】

カメラユニット(カメラヘッド)ケーブルの根元を確認する。

カメラヘッドケーブルの断線が一番多い要因である。とくにカメラヘッド側，カメラコントロールユニット側の根元の断線が多くみられる(▶図31)。

図31 カメラヘッドケーブルの断線しやすい箇所

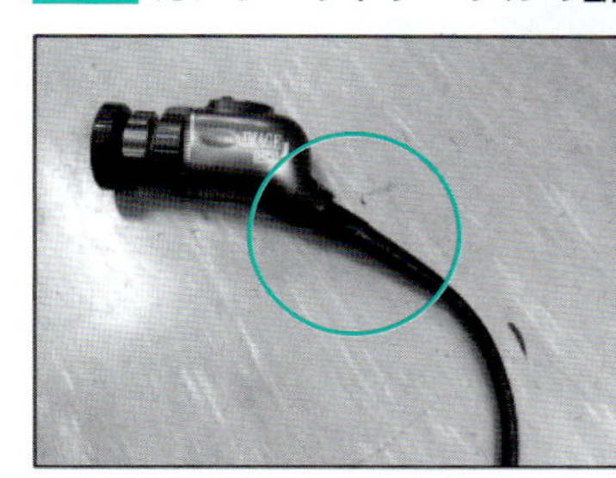

a カメラヘッド側根元

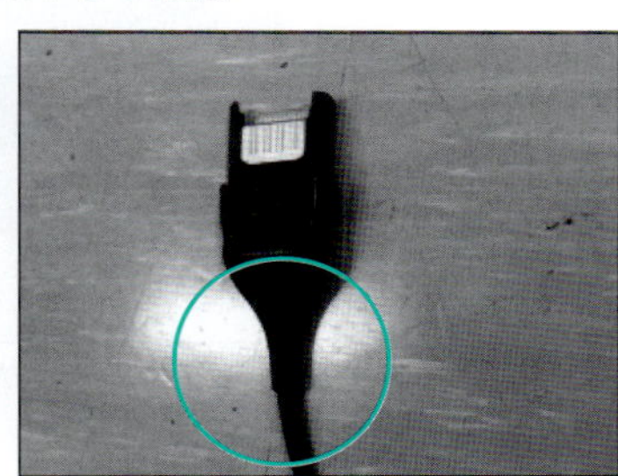

b カメラコントロールユニット側根元

補足

ピンタイプのコネクタはピンの破損がないか確認する。

【対処方法②】

カメラコントロールユニットに接続するカメラヘッドからの接続コネクタを確認する。

コネクタ部分が汚れていると接触不良を起こす(▶図32)。イソジンなどが付着してしまう可能性もあるので，取り扱いに注意が必要である。

図32 コネクタの汚れが疑われた際の確認箇所

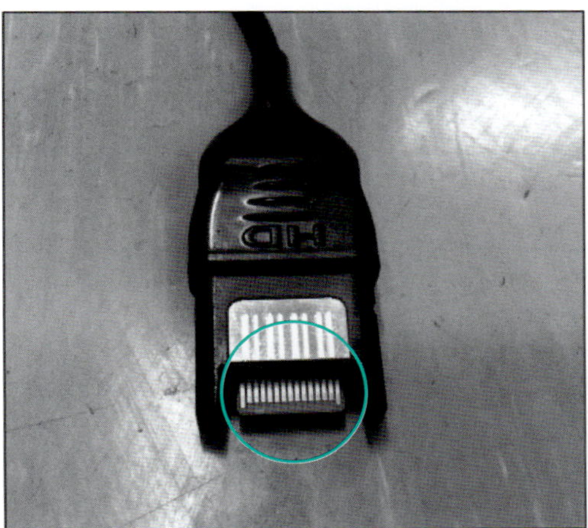

イソジンなど汚れが付着すると映像にノイズが入る。

肺疾患

補足

映像ケーブルは常に予備を準備して，断線時に交換できるようにしておこう。

【対処方法③】

モニタとカメラコントロールユニットとの接続ケーブルを確認する。

カメラはハイビジョン対応が一般的となり，映像ケーブルはDVI－Dケーブルを使用する機器が多くなった。DVI－Dケーブルは接続端子部が大きいため，狭いスペースでの配線時は根元が曲がってしまい断線する可能性がある（▶図33）。

図33 カメラコントロールユニットの背景

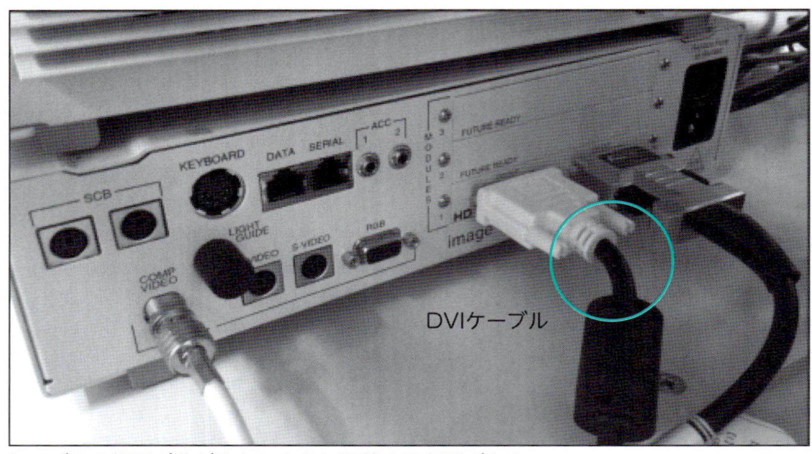

ケーブルの根元が曲がらないように配線する必要がある。

（IMAGE 1 カメラコントロールユニット：カール・ストルツ社）

【対処方法④】

モニタの設定が変更されていないか。

液晶モニタになり，設定項目が増えたため，診療科や術者によっては独自の設定にして使用する場合がある。そのため，元の設定にもどすために最初の設定は記録しておく必要がある。

【対処方法⑤】

ホワイトバランスを取り直す。

ホワイトバランスは毎回とるのが基本である。また，スコープを変更した際もホワイトバランスを取り直した方がよい。ホワイトバランスがズレてしまうと，すべての色合いがおかしくなってしまう。例えば，赤が紫などになってしまうこともある。

【対処方法⑥】

サブモニタの表示のみノイズがでる。

サブモニタに繋がっている接続ケーブルの接続とケーブル自体の状態も確認する。メインモニタと違い，サブモニタの映像ケーブルの接続は，使用しないときは外してあるため毎回接続作業が必要となる。そのため，接続部分のピンやコネクタが破損する可能性が高くなってしまう。

【対処方法⑦】
電気メスと同じコンセントを使用しない。

電気メスだけでなく超音波凝固切開装置などのエネルギーデバイスもノイズの発生が著しいため，同じコンセントから電源をとると不要なノイズを拾ってしまう。内視鏡装置の電源はテーブルタップを使用すると他のスタッフがテーブルタップの空きに別のデバイスの電源をとることがある。そのため，基本的には内視鏡装置の電源は単独でとることでトラブルを回避できる。

❸ 画像が暗い，曇っている。

補足

ランプの寿命が近づくと光量が落ちるだけでなく，画面に揺らぎが発生する。

【対処方法①】
光の通り道を確認する。

光源装置のランプ使用時間が規定内か確認する。光量は使用時間とともに徐々に落ちてしまいがちである。キセノンランプの寿命は約400～500時間前後（▶図34）となっている。また，湿度が高いとランプが点灯しづらくなる。

図34 光源装置のランプ寿命の確認

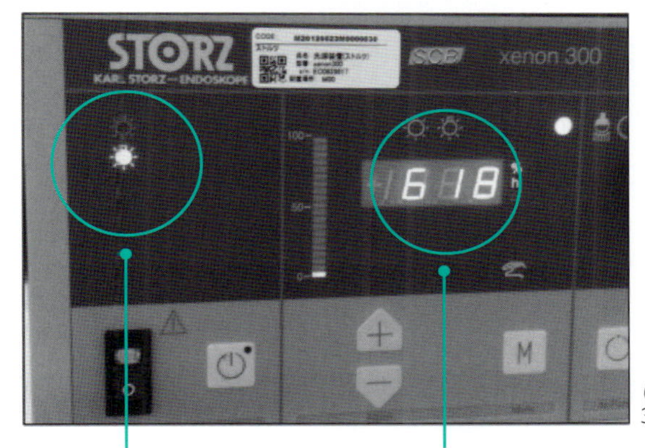

ランプ交換表示が点灯　使用時間をこえている

（ビデオ光源装置キセノン300：カール・ストルツ社）

【対処方法②】
ファイバライトケーブルは断線していないか。または，出口断面に熱による変形はないか確認する（▶図35）。

図35 ファイバライトケーブルの出口断面

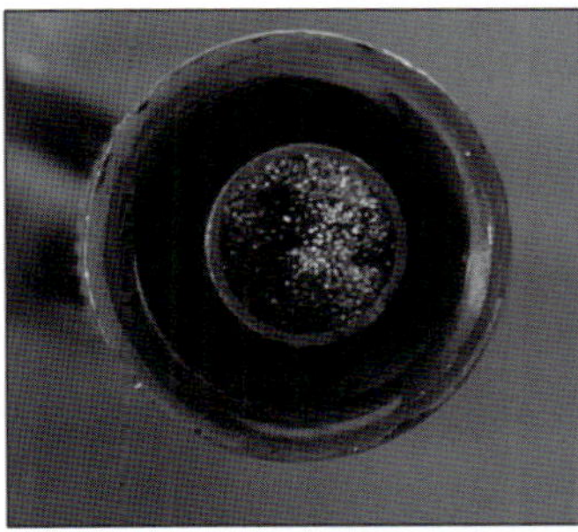

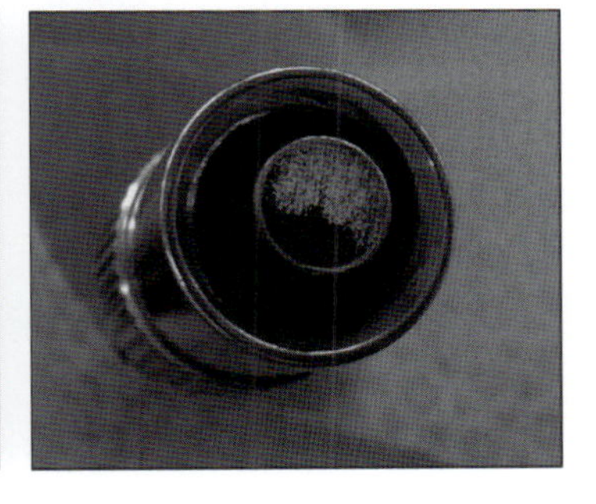

ほとんど光が出ていない。

肺疾患

【対処方法③】
カメラヘッドのレンズを確認する。

カメラヘッドとスコープの接眼レンズも汚れている場合があり，確認が必要である。

【対処方法④】
液晶モニタの明るさやコントラスト設定を確認する。

映像が暗いという理由でモニタの明るさ設定を無理に上げると，画面全体が白くなってしまう。そのほか，**コントラスト**[*22]や**シャープネス**[*23]の設定も変更されていないか確認する必要がある。

【対処方法⑤】
スコープは問題ないが，すぐに曇ってしまう。

基本的にレンズは結露で曇るので，スコープを冷やさないようにすることが重要である。スコープを使用しないときは術野に準備したお湯の中に入れて温めておくとよい。

4 ファイバライトケーブルによる熱傷

【対処方法】
光源装置の電源が入った状態で，ランプ点灯中のファイバライトケーブルの先端は高温になっているため，先端がサージカールドレープの上に置かれたままになっていると熱傷を起こす可能性がある。ランプ点灯中のファイバライトケーブルの先端は高温になっているため，使用しないときは消灯しておくことが重要である。

用語アラカルト

＊22 コントラスト
画像の表示における明暗の差を表す。コントラストを強めれば明るい部分は一層明るく，暗い部分はより暗く表現される。コントラストを極端に弱めると明るさが平均化されてしまい，ボヤけた画像になってしまう。

＊23 シャープネス
輪郭をはっきりと見えるように画像処理する機能のこと。

補足
レンズクリーナーも有効であるが，ハイビジョン画質ではクリーナーの塗りムラや拭きムラが映像に影響を与える場合があるので注意が必要である。

● 文献
1) 古平　聡：内視鏡外科手術関連機器の保守管理，Clinical Engineering，2号：116-124, 2013.
2) 石田　稔：内視鏡外科手術関連機器の保守点検の実際，Clinical Engineering，1号：20-26, 2016.
3) 古平　聡，薄井兼一：内視鏡点検機器で何がわかる？，Clinical Engineering，1号：27-29, 2016.

まとめのチェック

■肺の構造

□□ 1	肺の外観について述べよ。	▸▸ 1 右3葉，左2葉に分かれる。肺門には，主気管支，肺動脈，肺静脈，気管支動脈，気管支静脈がとおる。
□□ 2	気管～主気管支～葉気管支に至る分岐について述べよ。	▸▸ 2 Th4・5の高さで左右の主気管支に分かれ，肺門に入ると右3つ，左2つに分かれ葉気管支となる。
□□ 3	I型およびII型肺胞上皮細胞の働きについて述べよ。	▸▸ 3 I型肺胞上皮細胞は，毛細血管との間でガス交換を行う。 II型肺胞上皮細胞は，サーファクタントを分泌する。
□□ 4	胸腔内圧と呼吸運動について述べよ。	▸▸ 4 吸息期に胸腔内圧は下がり，呼息期に上がる。

■肺の機能

□□ 1	酸素解離曲線を右方移動するものはなにか述べよ。	▸▸ 1 アシドーシス，高体温，高炭酸ガス血症。
□□ 2	酸素解離曲線を左方移動するものはなにか述べよ。	▸▸ 2 アルカローシス，低体温，低炭酸ガス血症，2,3-DPGの減少。
□□ 3	スパイロメーターで測定できない肺気量分画はなにか述べよ。	▸▸ 3 残気量
□□ 4	肺活量の計算方法を述べよ。	▸▸ 4 肺の容積から残気量を引いた量。

まとめのチェック

■手術が必要となる肺疾患

	問題	解答
□□ 1	非小細胞肺がんのおもな組織型を4つ述べよ。	▶▶ 1 腺がん，扁平上皮がん，大細胞がん，腺扁平上皮がん
□□ 2	肺手術のときの麻酔換気法を述べよ。	▶▶ 2 分離肺換気法
□□ 3	肺がんの標準的手術法を述べよ。	▶▶ 3 肺葉切除およびリンパ節郭清術
□□ 4	ブラやブレブの破れの原因となり，肺から空気が胸腔内に漏れ肺が虚脱する病気はなにか述べよ。	▶▶ 4 自然気胸
□□ 5	縦隔腫瘍のうちもっとも頻度が多いものを述べよ。	▶▶ 5 胸腺腫
□□ 6	胸腔内の血管の破綻により胸腔内に血液が溜まる病態はなにか述べよ。	▶▶ 6 血胸
□□ 7	悪性胸膜中皮腫の原因と考えられているものはなにか述べよ。	▶▶ 7 アスベストの吸入

■肺手術に使用される医療機器のしくみと保守点検

	問題	解答
□□ 1	スコピストとはどのようなことをする人か述べよ。	▶▶ 1 術野がよく見えるように内視鏡カメラ操作を担当する人のこと。
□□ 2	肺の手術で使用される内視鏡装置の基本構成を述べよ。	▶▶ 2 ①カメラユニット，②カメラコントロールユニット，③光源装置，④ファイバライトケーブル，⑤モニタ，⑥硬性鏡，⑦鉗子類

□□ 3 キセノンランプの寿命を述べよ。

▶▶ 3 ランプの寿命は約500時間である。

□□ 4 ファイバライトケーブルの光量が低下する原因を述べよ。

▶▶ 4 グラスファイバの断線，ライトケーブルの出口断面の1/4以上が暗点であることが予想される。

□□ 5 グラスファイバの原料を述べよ。

▶▶ 5 石英ガラス

□□ 6 ホワイトバランスの目的について述べよ。

▶▶ 6 使用する光源による描出映像の色再現のために基準となる白色の色補正を行う機能である。

■手術中のおもなトラブルと対処方法

□□ 1 カメラの映像が出ない原因について述べよ。

▶▶ 1 電源コンセントが抜けていないか，カートのヒューズが切れていないか，モニタの入力が切り替わっていないか，映像ケーブルが断線していないかなど。

□□ 2 映像にノイズが入る原因について述べよ。

▶▶ 2 カメラヘッドケーブルの断線，コネクタ部分の汚れ，映像ケーブルの断線，電気メスなどのエネルギーデバイスと同じ電源を使用していないかなど。

□□ 3 画像が暗くなる原因ついて述べよ。

▶▶ 3 ランプの使用時間が寿命に達していないか，ファイバライトケーブルが断線していないかなど。

□□ 4 画像が曇る原因について述べよ。

▶▶ 4 カメラヘッドとスコープとの接眼レンズの汚れ，液晶モニタ自体の設定の変更，スコープが冷えてしまい結露が発生，レンズクリーナーの塗り方にムラがないかなど。

□□ 5 ファイバライトケーブルにより熱傷を起こす原因について述べよ。

▶▶ 5 ランプが点灯している状態のファイバライトケーブルの先端は高温になっているため，ランプ点灯中のままサージカールドレープの上に置いてしまうと熱傷を起こす可能性がある。

03 消化器疾患

臼杵尚志・小松崇俊

臼杵尚志

消化器の位置と構造

消化器は口から肛門に至る外界に開いた中空の管(消化管)とこれに付属する消化腺で構成される。頭部に位置する口から頸部・胸部・腹部を経て肛門までの体幹に位置している。消化管はその位置により，口腔(口)・咽頭・食道・胃・小腸・大腸に区別される。消化腺には消化管から独立し，消化管と導管で連絡する大型の器官と，消化管の壁内に存在する小型の腺がある。大型の消化腺としては唾液腺・肝臓・膵臓があげられ，小型の腺としては胃液を分泌する胃腺などがある(▶図1)。

図1 消化器系の概観

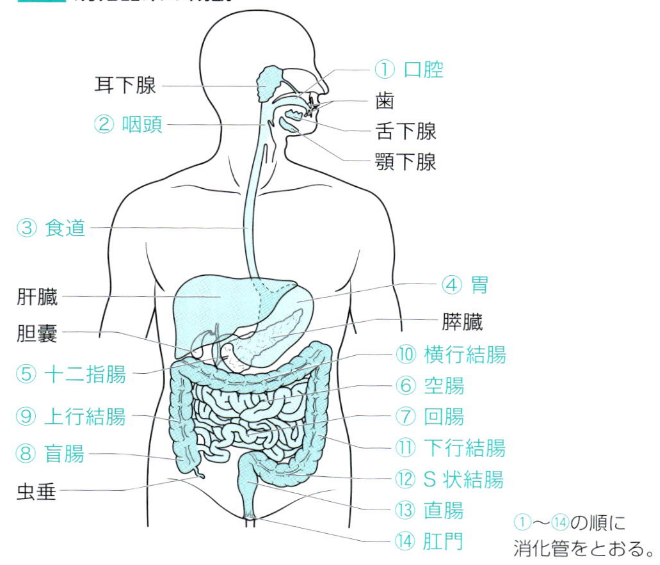

| 消化管の壁構造 |

食道以下の消化管はほぼ同様の層構造をもっている。もっとも内腔側が粘膜(粘膜上皮・粘膜固有層・粘膜筋板)で，外側に向かって粘膜下層，筋層，外膜または漿膜(しょうまく)である。胃以外の筋層は2層に分かれており，内側が内腔を輪状に囲む輪走筋(りんそうきん)，外側が消化管の走行に沿う縦走筋(じゅうそうきん)である。腹腔内にある消化管は腹膜とよばれる漿膜で覆われ，胸部(縦隔)にある食道は疎な結合織でできた外膜に覆われている。粘膜下層にはMeissner(マイスナー)神経叢(そう)，輪走筋・縦走筋の間にはAuerbach(アウエルバッハ)神経叢がある(▶図2)。

図2 消化管の壁構造

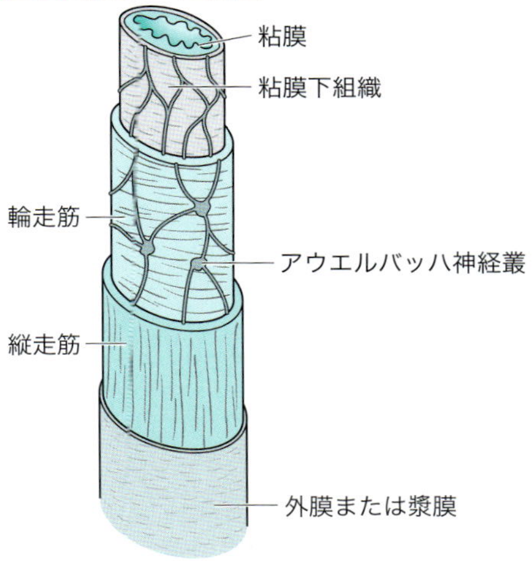

粘膜
粘膜下組織
輪走筋
アウエルバッハ神経叢
縦走筋
外膜または漿膜

上部消化管と唾液腺

■口腔

口腔は，口唇・口蓋・頬・舌・歯・唾液腺で構成されている。口蓋の前方2/3は骨（上顎骨・口蓋骨）を口腔粘膜が覆っており，ここを硬口蓋，後方1/3を軟口蓋という。舌は口腔底から隆起した随意筋でできており，表層は重層扁平上皮で覆われている（▶図3）。ここには多数の舌乳頭があり，また味覚の神経末端が分布した味蕾がある。

図3 口腔咽頭の全景（傍矢状断）

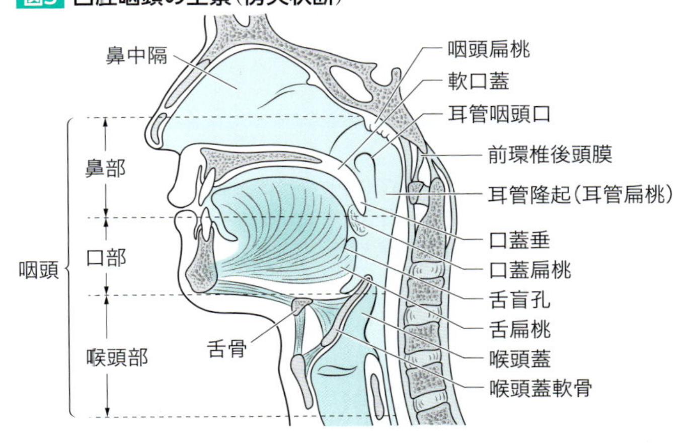

■唾液腺

唾液腺には，大唾液腺である耳下腺・顎下腺・舌下腺と小唾液腺である舌腺などがある。耳下腺は外耳の前下方にあり，導管である耳下腺管は上顎第2臼歯の高さで口腔に開く。浅葉と深葉に分かれ，その間に顔面神経が走行している。顎下腺は両側の下顎角下方にあり，顎下腺管は舌小帯の両側に開口する。舌下腺は顎下腺の前，口腔底の粘膜下にある。多数の小さな導管が口腔底に開口するが，一部の導管は顎下腺管に合流する（▶図4）。

図4 舌下腺と顎下腺

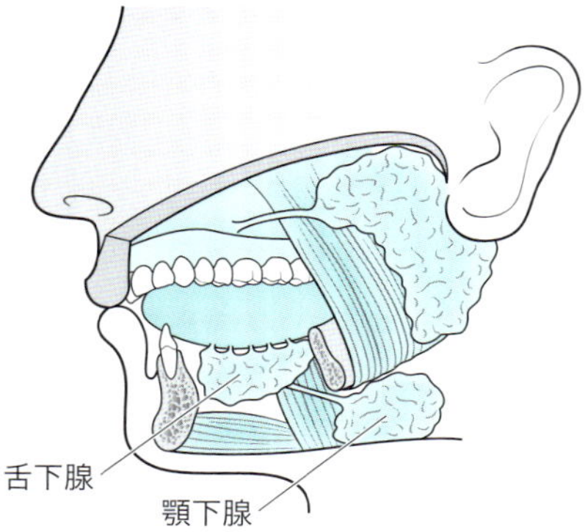

舌下腺

顎下腺

■咽頭

咽頭は鼻腔と口腔の背側下方に位置し，肛門側は背側で食道，前方で喉頭につながる。呼吸器系と消化器系の共通した通路であり，ここで両者は前後に交差する（▶図3）。粘膜上皮は口腔と同じ重層扁平上皮で多数の不随筋で覆われている。軟口蓋が咽頭側壁に移行する部位に口蓋扁桃がある。

■食道

食道は咽頭と胃をつなぐ長さ約25 cm，幅約2 cmの消化管で，後縦隔に位置する。上部では前方に気管があり，下方では心臓がある。背側には脊椎があるが，横隔膜の高さで下行大動脈と交差する。胸郭より上を頸部食道，胸郭内(縦隔)にある部分を胸部食道，横隔膜より下で胃の入口部までを腹部食道とよぶ。食道入口部，気管分岐部，横隔膜貫通部に生理的狭窄部があり，横隔膜を食道が貫通する部位を食道裂孔という。

補足

●食道の構造は

粘膜は，口腔・咽頭と同じ重層扁平上皮で，粘膜筋板が発達している。筋層は上部が骨格筋，下部が平滑筋で，中部ではこれらが混在している。また，咽頭との境界，胃との境界部分には食道括約筋がある。

補足

●食道の栄養血管と支配神経は

食道の栄養血管は上部では下甲状腺動脈，中部では胸大動脈から直接分枝する食道動脈，下部では下横隔動脈と左胃動脈である。静脈は上方で奇静脈から上大静脈，下方は門脈系につながっており，門脈の側副血行路となり得る。副交感神経である迷走神経が食道に伴走し，多数の食道枝を分枝するが，迷走神経の枝である反回神経からも食道枝が分枝する（▶図5）。

図5 食道〜胃

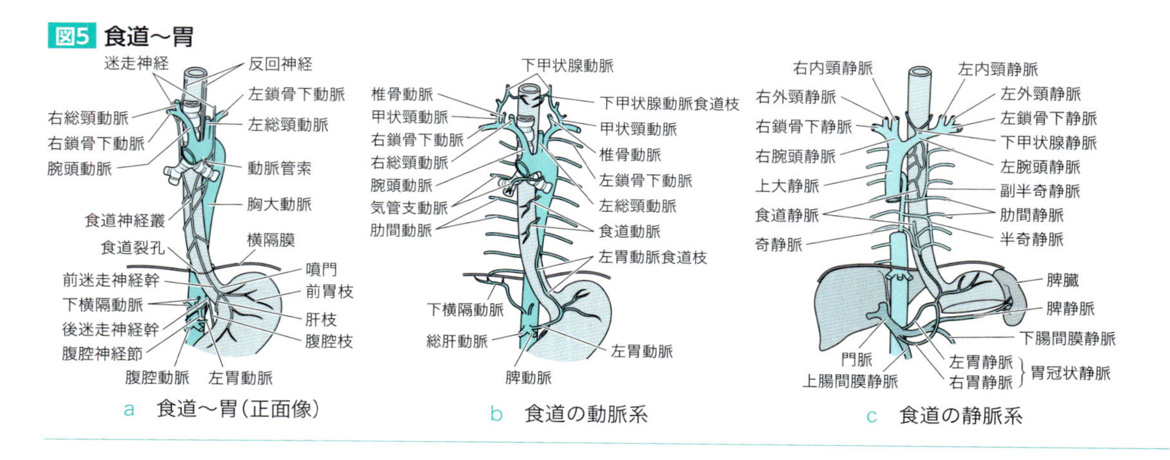

a 食道〜胃（正面像）　b 食道の動脈系　c 食道の静脈系

■胃

胃は腹腔内にあり，J字型で嚢状のふくらみをもつ。食道から噴門につながり，幽門で十二指腸に続く。体表からは上腹部～左季肋部に位置し，胃上部の大部分は肋骨弓より頭側にある。胃の噴門・胃底部・小弯・幽門の前方は肝臓の左葉とほかは腹壁に接し，後方には大動脈・膵臓がある。胃底部は横隔膜に接し，その後壁～胃体上部後壁～大弯は脾臓に接する。また，下方には横行結腸がある。J型に曲がったところを角切痕とよぶが，それより十二指腸側を幽門部，食道側を胃体部という。胃体部のうち噴門より頭側，横隔膜と接する部分を胃底部という。また，胃の右～上縁(肝臓側)を小弯，その逆側(脾～横行結腸の側)を大弯とよぶ。

| 下部消化管 |

■小腸

小腸は胃と大腸の間に位置する6～7 mの消化管で，十二指腸・空腸・回腸からなる。小腸の粘膜上皮は単層円柱上皮である。

補足

●胃の構造は

胃を覆う腹膜は小弯側では肝臓との間に間膜を形成し，これを小網とよぶ。また，大弯側では横行結腸の前をとおりエプロン状に垂れ下がる大網を形成する。胃壁の構造も粘膜・粘膜下層・筋層・漿膜であるが，筋層は他の消化管にみられる縦走筋・輪走筋の内側に斜走筋が加わる(▶図6)。胃の粘膜上皮は単層円柱上皮であり，上皮細胞の表面は特殊な粘液で覆われている(▶図7)。また，粘膜内には噴門腺・胃底腺・幽門腺の3種の胃腺がある。

図6 胃の筋層

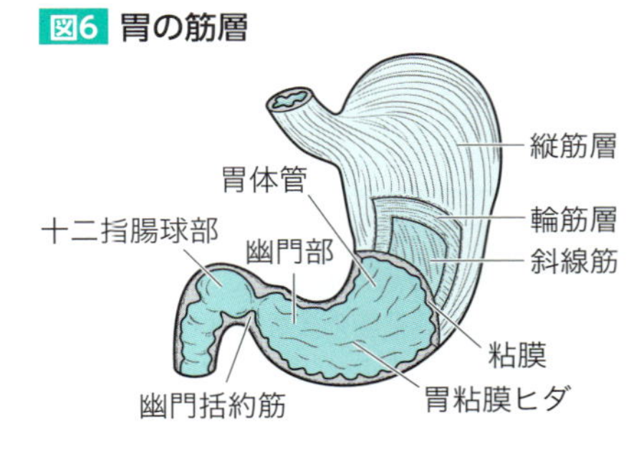

図7 胃腺の構造(胃底部)

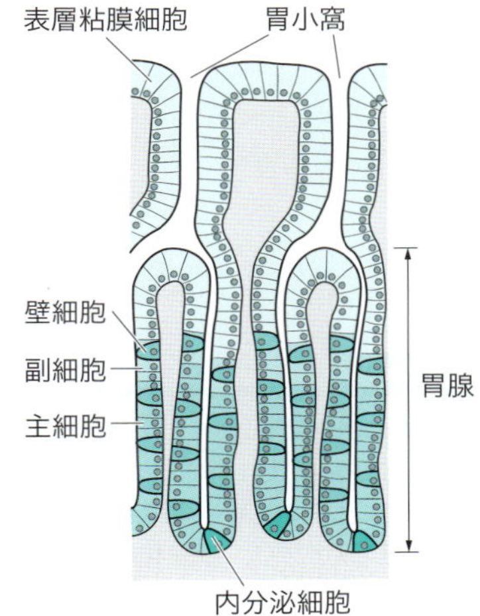

補足

●胃の栄養血管と支配神経は

胃の栄養血管は，左右の胃動脈・左右の胃大網動脈・短胃動脈で，これらに伴走する同名の静脈がある(▶図8)。腹腔神経節を介して分布する交感神経と，副交感神経である迷走神経の枝が分布する。

図8 胃の血管系

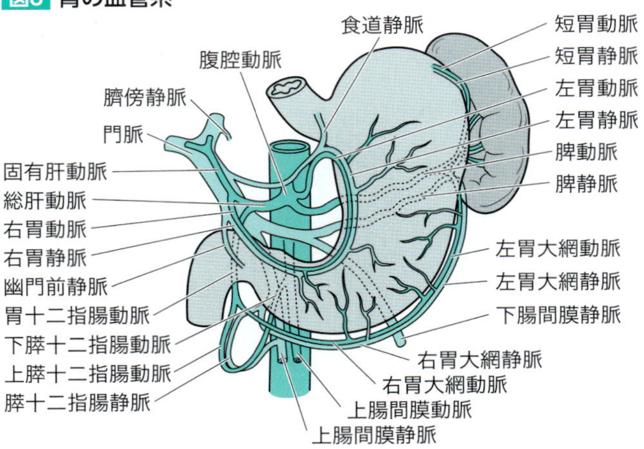

①十二指腸

十二指腸は胃の幽門に続く長さ約25 cmの消化管で膵頭部を囲むように「C」字状の走行を示す。上部・下行部・水平部・上行部に区分され，上部のうち幽門に続く膨らんだ部分を**球部**とよぶ。下行部の背側には腎臓があり，水平部の背側には下大静脈・脊椎・腹大動脈，前方には上腸間膜動脈と上腸間膜静脈がある。

補足

●小腸の栄養血管は?

空腸・回腸の栄養血管は上腸間膜動脈から分岐して腸間膜内を走行し，これらと伴走する静脈は集まって上腸間膜静脈となり，脾静脈と合流して門脈となる。

②空腸・回腸

空腸と回腸は小腸の大部分を占める。空腸はTreitzの靱帯で十二指腸と区別されるが，空腸と回腸には明確な区別はない。空腸・回腸は結腸間膜の前方に位置するが，概ね空腸は左上腹部を回腸は右下腹部を占める。回腸の末端は結腸に移行するが，この部を回盲部とよび，ここには逆流を防止するBauhin弁(回盲弁)が存在する。

補足

●十二指腸の構造は

下行部には大小の十二指腸乳頭があり，総胆管と主膵管が合流して開口する大十二指腸乳頭はVater乳頭ともよばれる(▶図9)。同開口部には胆汁・膵液の排出を調節するOddiの括約筋がある(▶図14)。

図9 十二指腸の構造

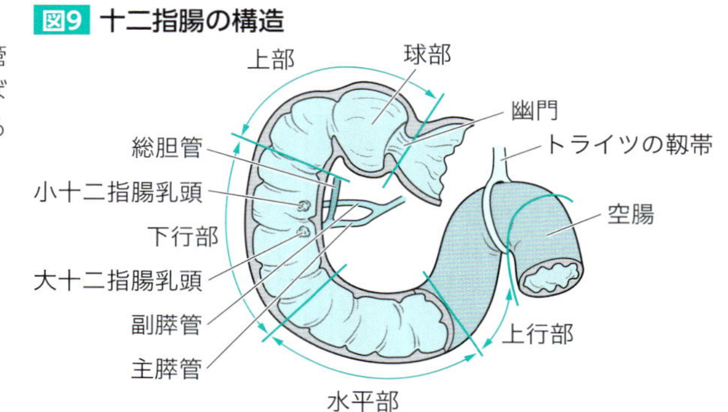

補足

●小腸の構造は

小腸の内腔には粘膜で形成される多数の輪状ヒダがみられるが，これは空腸の上部でもっとも発達している。小腸粘膜ではさらに絨毛・微絨毛も発達しているため，小腸粘膜の表面積は極めて大きい(▶図10)。絨毛の底部は腸陰窩という窪みがあり，腸線を形成する。また，粘膜内にはリンパ小節があるが，回腸末端近くではこれが集合し集合リンパ小節(Peyer板)を形成する。

図10 小腸壁の構造

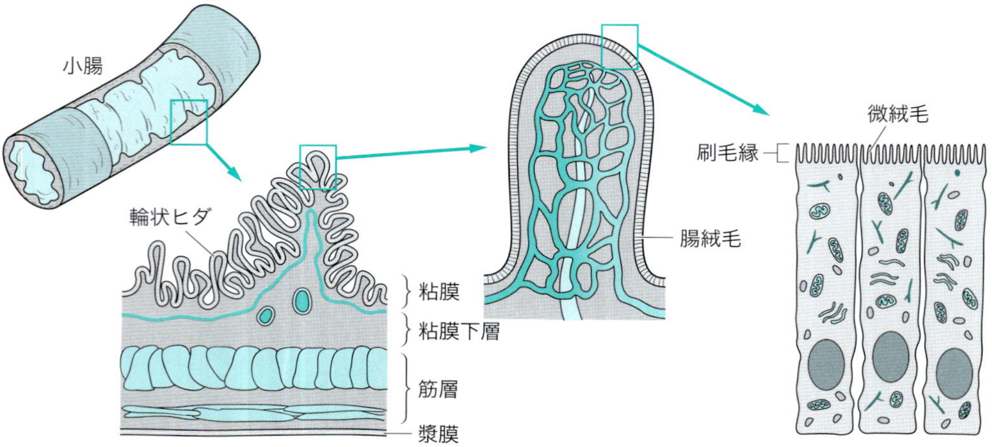

■大腸

大腸は右腸骨窩からはじまって，腹腔内を時計回りにほぼ一周して骨盤腔に入り，下行して肛門に至る長さ約1.5 mの消化管である。盲腸・結腸・直腸に分けられ，結腸はさらに上行結腸・横行結腸・下行結腸・S状結腸に区分される。

補足

●盲腸の栄養血管は?

上腸間膜動脈の枝である回結腸動脈と，これに並走する同名の静脈の末梢枝が分布している。

①盲腸

盲腸は右下腹部の右腸骨窩にある大腸のはじまりの部である。上行結腸との境界部に回腸の末端が開口し，ここにバウヒン弁がある。嚢状の形で先端に虫垂があり，虫垂ではリンパ小節が発達している。

②結腸

盲腸から上方へ向かって肝下面に達し，ここで左に曲がるが，この部までを上行結腸とよび，この屈曲部が肝結腸曲(右結腸曲)である。左に向かう部分を横行結腸とよび，脾の下極近くで再度下方へ曲がるが，ここを脾結腸曲(左結腸曲)とよぶ。ここから下行結腸となるが，左腸骨窩から骨盤上口に向かってS字状に屈曲し，ここをS状結腸とよぶ。上行結腸と下行結腸は後腹膜に固定されているが，横行結腸とS状結腸は腸間膜を介して固定されている。

補足

●大腸の構造は?

粘膜上皮は単層円柱上皮で多くの杯細胞をもつが，肛門管(後述)の櫛状線(歯状線)より肛門側は皮膚と同じ重層扁平上皮である。小腸のような輪状ヒダや絨毛にもたず内腔表面は平滑である。粘膜下には消化管のなかでもっとも多くのリンパ小節がある。結腸では，縦走筋繊維が結腸壁の周りに一定間隔で並ぶ3つの筋束(結腸ひも)(▶図11)をつくるが，直腸ではこれが広がり小腸などと同じ2層の筋層構造となる。

補足

●結腸の栄養血管は?

上行結腸には回結腸動脈・静脈と右結腸動脈・静脈，横行結腸には中結腸動脈・静脈の末梢枝が分布するが，これらは上腸間膜動脈・静脈から分枝する。下行結腸とS状結腸には下腸間膜動脈・静脈の枝である左結腸動脈・静脈，S状結腸動脈・静脈の末梢枝が分布する(▶図11)。

図11 結腸の動脈(・静脈)

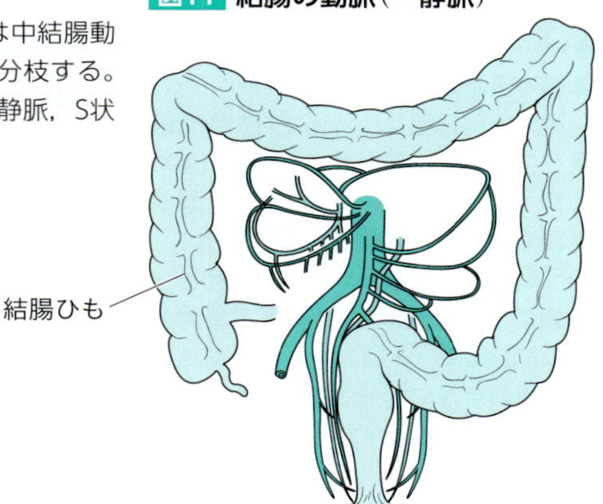

(高橋　孝 著: 結腸癌手術-結腸右半・横行・左半切除術. 消化器外科Vol 20. No 7(臨時増刊号), ヘルス出版, 1997.)

補足

●直腸の構造は?

直腸最下端部では輪走筋は発達して内括約筋を形成するが，これは自律神経の支配を受ける不随筋である。内括約筋を囲むかたちで走行する外括約筋は随意筋で，これらは肛門挙筋とともに排便に関与する（▶図12）。

③直腸

S状結腸に続き，骨盤後壁に接しつつ下行する部分が直腸で，下部では直腸膨大部を形成し肛門管を経て肛門に続く（▶図12）。直腸の下1/3では漿膜をもたず，腹膜はここで反転する。男性における膀胱と直腸の間で腹膜が反転する部を直腸膀胱窩，女性における子宮と直腸の間で腹膜が反転する部を直腸子宮窩（Douglas窩）とよぶ（▶図13）。

図12 直腸（前頭断面）

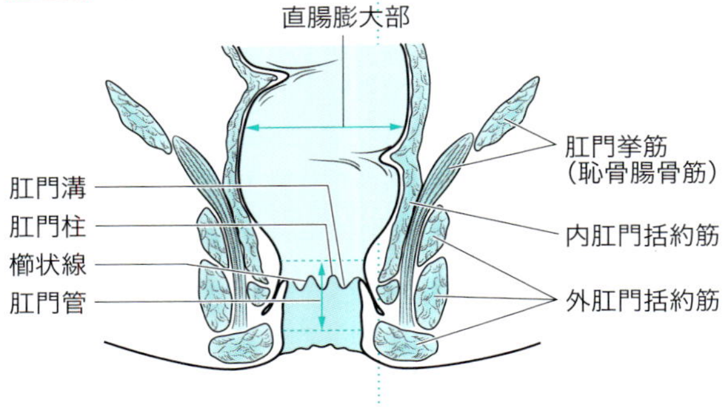

図13 直腸（男性，矢状断面）

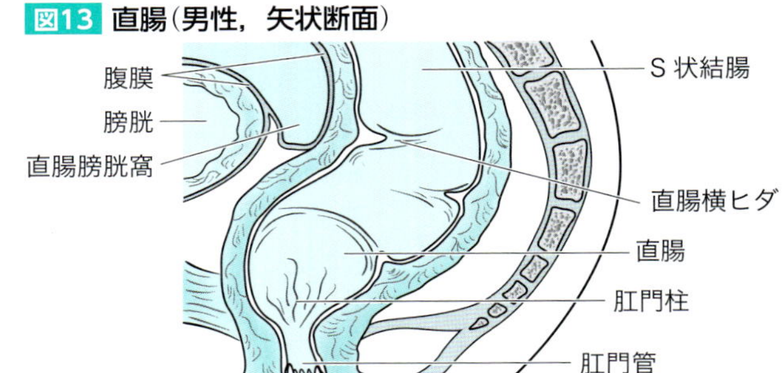

| 膵肝胆 |

■膵臓

膵臓は胃の背側（後腹膜）に位置する重さ約60 g，長さ12〜15 cmの臓器で，その前面に腹膜がある。十二指腸に囲まれた幅の広い膵頭部，膵体部，膵尾部からなり，膵尾部の左上方には脾臓がある。

補足

●膵の構造は

膵の腺房細胞から分泌された消化酵素を含む膵液は膵管から主膵管に集められる。主膵管は膵管内を走り，膵頭を経て大十二指腸乳頭に開く。また，もう1本の導管である細い副膵管は主膵管の上方を走行し，小十二指腸乳頭に開口する（▶図14）。膵内には外分泌腺のほかに内分泌機能をもつ膵島（Langerhans島）がある。膵島は膵全体に分布するが，とくに膵尾部に多く分布している。

図14 膵臓の構造

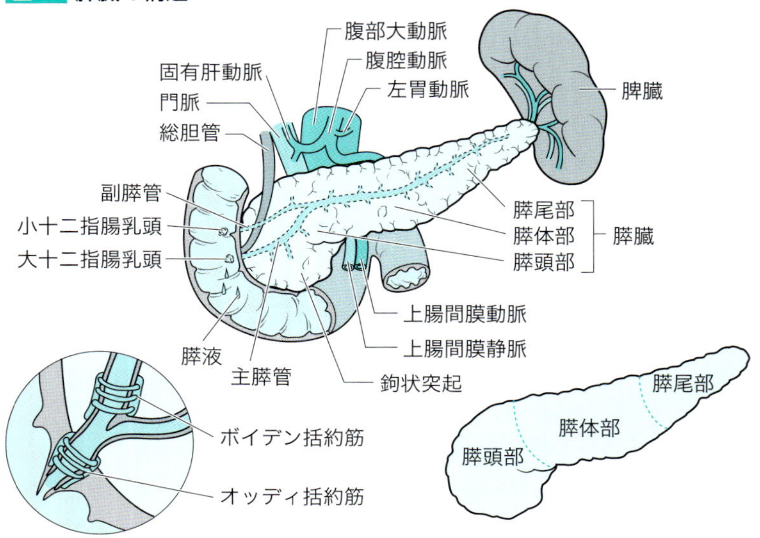

■肝臓

肝臓は，その重さが約1 kgある体内で最も大きな実質臓器であり，前上面には腹壁と横隔膜，下面には胃・胆嚢・十二指腸・左結腸曲・右腎があり，後面は下大静脈・食道・大動脈・椎体がある。4つの葉からなり，大きな右葉と四面体のような形状の左葉の間には肝鎌状間膜（かんかまじょうかんまく）がある。肝の後下方には方形葉と尾状葉があり，これら4つの葉に囲まれた部分を肝門とよぶ。

■胆道

肝臓の小葉間胆管は集合して左右の肝管となり，肝外で左右が合流して総肝管（そうかんかん）となる。肝右葉の下面には洋ナシ型をした胆嚢があり，ここから胆嚢管がでて総肝管と合流し，総胆管となる。総胆管は肝十二指腸間膜内を下行し，十二指腸球部の後面をとおって膵臓に入る。膵管と合流して胆膵管膨隆部（たんすいかんぼうりゅうぶ）を形成した後，十二指腸下行部に大十二指腸乳頭として開口する。つまり，胆道は肝で産生された胆汁の消化管への導管である（▶図17）。

補足

●肝臓に出入りする脈管と血流

肝門には動脈，門脈，肝管，リンパ管，神経などが出入りする（▶図15）。肝静脈は肝臓の上後方で下大静脈に流入する。肝臓は肝小葉の集まりで，肝小葉は六角柱の形状をしており，中央に中心静脈がある。肝細胞は索状に並んで類洞（るいどう）・毛細胆管を形成し，中心静脈の周囲に放射状に並んでいる（▶図16）。門脈血流は類洞を小葉間門脈から中心静脈の方向に流れ，胆汁は毛細胆管から小葉間胆管に集まってくる。

図15 肝臓の概観と構造

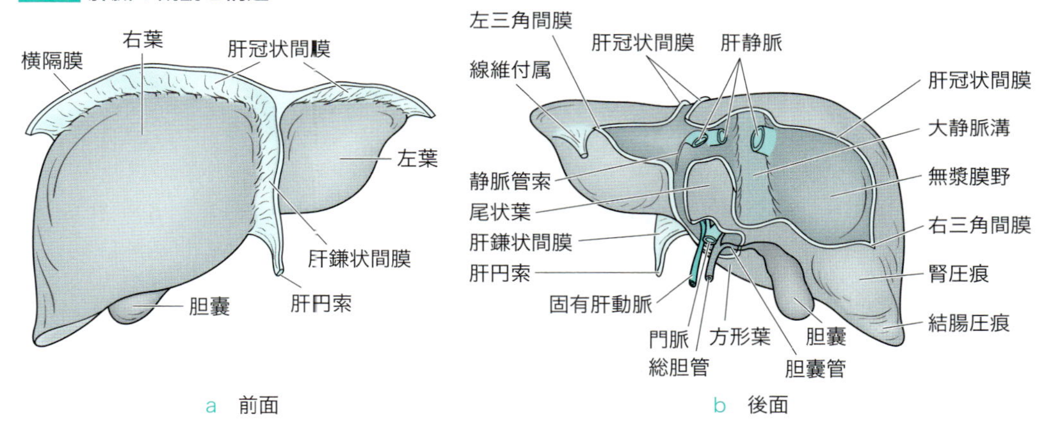

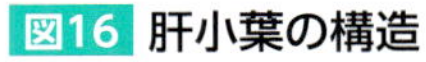

図16 肝小葉の構造

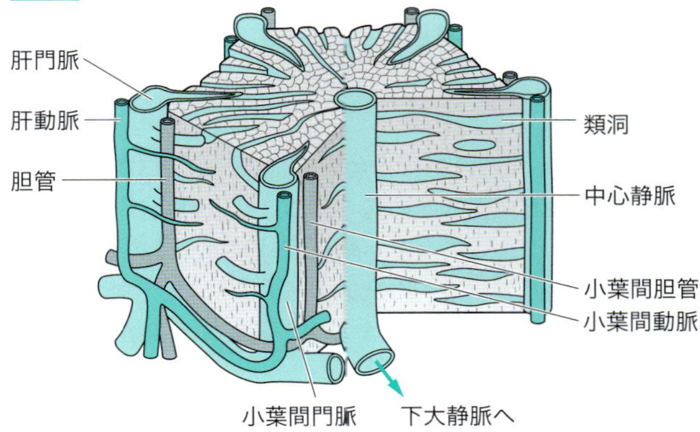

\ POINT!! /

解剖学的左葉と外科的左葉

肝鎌状間膜で右葉と左葉を分けるのは解剖学的な呼び名であり，脈管の分布からは肝鎌状間膜より数cm右側に左右の境界がある。外科的右葉・左葉はここで分けている。したがって，解剖学的な左葉は外科的左葉の外側区である。

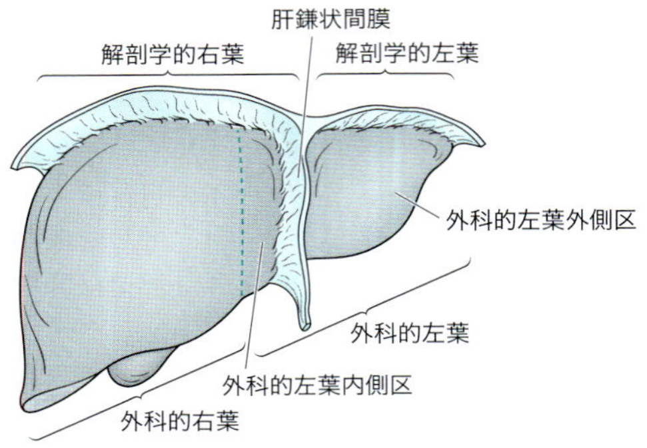

図17 肝臓・胆嚢・胆管の構造

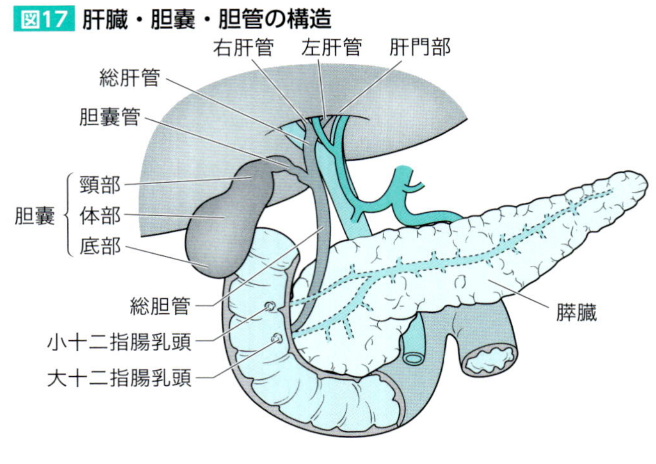

\ POINT!! /

門脈

肝臓には，動脈血が流れ，栄養血管である固有肝動脈のほかに，上腸間膜静脈・脾静脈（下腸間膜静脈は脾静脈に流入する）からの静脈血が流れ，機能血管である門脈が流入する。門脈内の血液には小腸で吸収された栄養が豊富に含まれている。

肝臓の血流

肝臓には他の多くの臓器と異なり，血液が流入する2つの血管ある。このうち，固有肝動脈は栄養血管であり，門脈は小腸で吸収された栄養素を貯蔵庫でもある肝臓へ運ぶ機能血管である。

消化器の機能

消化器は，摂取された食物を口から肛門に向けて運搬しつつ，食物を分解し，生体に必要な成分を体内に吸収，不要なものを排泄する機能をもつ。運搬のために筋層の収縮と弛緩を波状に起こす蠕動（ぜんどう）を起こし，これにはおもに壁内のアウエルバッハ神経叢（しんけいそう）が関与している。食物の分解には消化腺から分泌される消化液が関与する。

上部消化管の機能

■咀嚼

歯は食物を咀嚼（そしゃく）する働きをもち，この動きによって食塊は唾液腺から分泌される唾液と混和される。

■唾液

唾液腺からは1日に約1.5 Lの唾液が分泌される。唾液には，塩類・ムチン・アミラーゼなどの酵素が含まれるが，ムチンは唾液に粘り気を与えて食塊の通過を容易にし，粘膜の表面を保護する。また，唾液が流れることで口腔内を清潔に保つ。アミラーゼはでんぷんをマルトースまで分解するが，この作用は食塊を嚥下した後，胃内に到達するまで続く。

■嚥下

嚥下（えんげ）には，「口腔相」，「咽頭相」，「食道相」があり，「口腔相」では口を閉じて舌を硬口蓋に押し付け食塊が咽頭に送られる。「咽頭相」は食塊が咽頭に触れることで反射的に起きるが，このとき，軟口蓋は挙上して鼻腔への流入を，喉頭蓋は下がり，声門が閉じて気道への食塊の流入を防ぐ。「食道相」では食塊が食道に入ることで食道の蠕動運動が始まるが，続いて上部食道括約筋が収縮し，逆流を防ぐ（▶図18）。

図18 嚥下の初期相

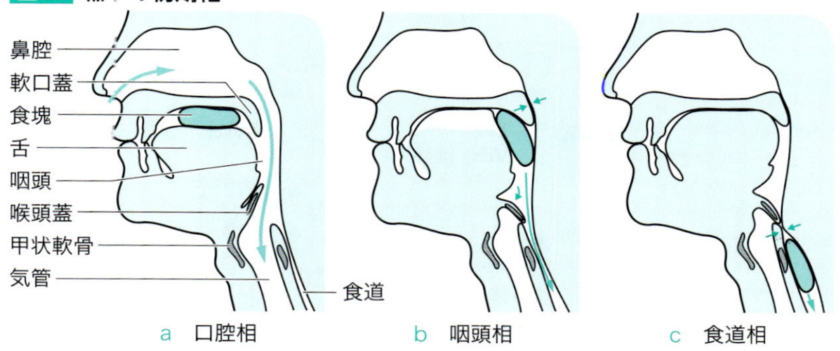

■食道の運動

食塊の咽頭到達により，上部食道括約筋が弛緩し食塊を受け入れるが，その後の上部括約筋収縮に続いて食道の蠕動運動が起き，食塊は下方へと運搬される。下部食道括約筋は食塊が通過すると収縮して胃から食道への逆流を防ぐ(▶図19)。

図19 食道の運動

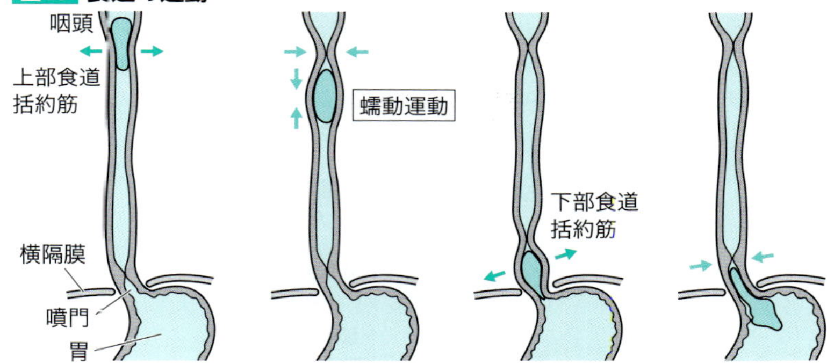

■胃の働き

①運動

食塊が胃に到達すると，胃上部は弛緩し，食塊を受け入れやすくする。3層の平滑筋で撹拌(かくはん)され，また，蠕動運動により十二指腸方向へ移送されるが，大弯上部から発生した蠕動波(ぜんどうは)が達すると，下部食道括約筋が収縮し，幽門括約筋も収縮するため，食塊は胃に押し戻される。その結果，胃内で一時貯留することになり，次項で示すペプシンによる消化が進んでいく。

②胃液の分泌

壁細胞から分泌される胃酸はpH 1で強い殺菌作用をもち，鉄分も可溶化された状態になる。主細胞から分泌されるペプシノゲンは胃酸によってペプシンとなり，タンパク質の消化が起きる。表層粘液細胞から分泌される粘液は胃酸や消化液による粘膜上皮の障害を防いでいる。壁細胞から分泌される内因子はビタミンB12と複合体を形成し，この複合体は回腸で吸収される(▶図20)。

＼POINT!!／

●タンパク質の分解

胃内で産生されるペプシン，膵で分泌されるトリプシンはタンパク質を分解する消化酵素である。

図20 胃液の分泌と消化吸収

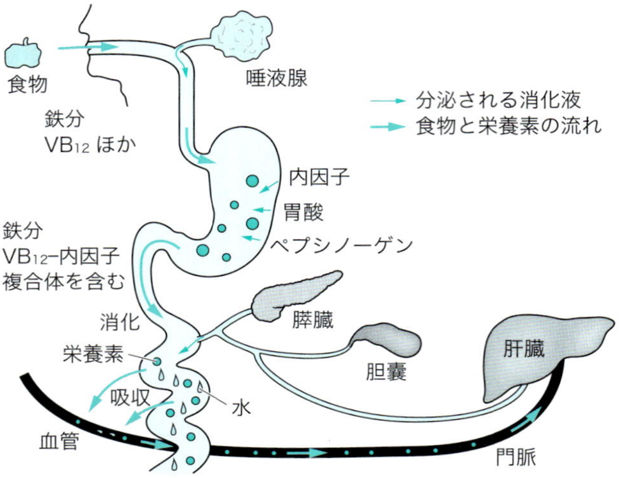

補足

●胃酸分泌に関与する物質

①**促進**：アセチルコリン・ヒスタミン・ガストリン

②**抑制**：セクレチン・コレシストキニン

補足

●胃液分泌の3つの段階（▶図21）

①**脳相**：視覚・味覚・嗅覚による反射で分泌が起きる。

②**胃相**：胃に食塊があることでガストリン分泌を介して分泌が起きるが，胃内のpHが下がるとガストリンの分泌が低下する。

③**腸相**：胃内容が十二指腸に送られると胃抑制ペプチドが放出され胃の蠕動が抑制されるとともに，セクレチン・コレシストキニンにより胃酸の分泌も抑制される。

図21 胃酸の分泌の調節

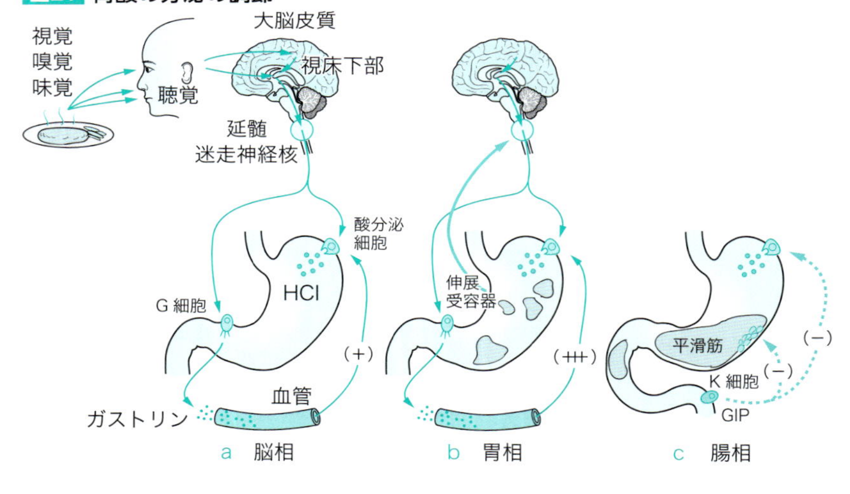

下部消化管

■小腸

小腸では腸腺から1日1.5 Lの腸液が分泌される。蠕動運動によって内容物を肛門側に移送しつつ，腸液・膵液・胆汁と混和させ，炭水化物・タンパク質・脂肪を消化する。さらに，グルコース（ブドウ糖）・アミノ酸・脂肪酸などの栄養素，水・無機塩などを，濃度勾配による拡散や能動輸送・受動輸送によって小腸内で吸収する。糖質・タンパク質の分解産物は血流に，脂肪の分解産物はリンパ流により運ばれる。一方，壁内のリンパ小節は，胃酸で殺菌されなかった細菌に対する防御機能をもつ。胃酸分泌を抑制するセクレチン・コレシストキニンなどのホルモンもここで分泌される。

■大腸

大腸では液状の内容物から水分が吸収され，次第に固形の糞便（ふんべん）が形成されていく。回腸から結腸内に入った内容物は蠕動により移送されるが，上行結腸では逆蠕動があり，上行結腸で内容物が停滞することでさらに水分の吸収が促進する（▶図22）。

図22 大腸の概観と運動

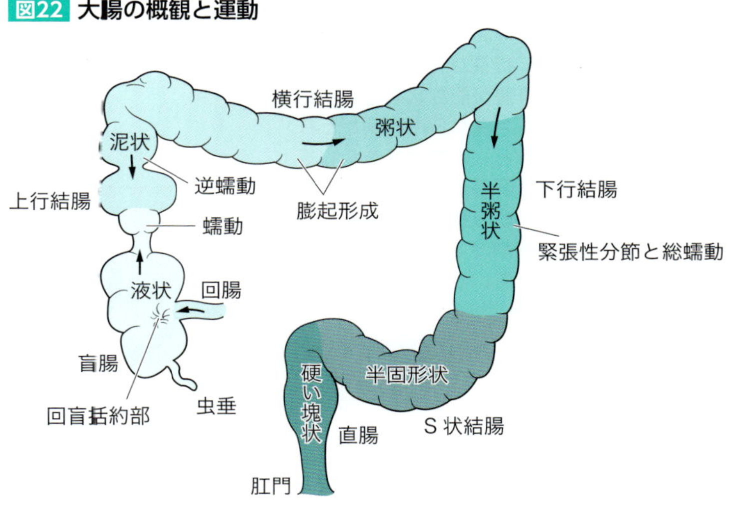

補足

●総蠕動

横行結腸以下では1日に1～2回の大きな蠕動（総蠕動（そうぜんどう））が起こり，下行結腸やS状結腸に停滞していた糞便を直腸へ押しやる。この総蠕動は胃に食物が入ることで引き起こされ，これを胃大腸反射とよぶ。

| 膵肝胆 |

■膵臓

消化器としての膵臓の機能は膵液を分泌する外分泌機能である。膵液には炭水化物を分解するアミラーゼ，タンパク質を分解するトリプシン・キモトリプシン，脂質を分解するリパーゼなどが含まれている。このうち，トリプシン・キモトリプシンは不活性型として分泌されるが，十二指腸内で活性型に変換される。また，脂質は胆汁によって乳化されることでリパーゼの作用を受けやすくなる。なお，消化器としての機能以外に，血糖調整に関与するインスリン・グルカゴンなどを分泌する内分泌機能もある（▶図23）。

POINT!!

●膵液

膵液には，炭水化物を分解するアミラーゼ，タンパク質を分解するトリプシン，脂肪を分解するリパーゼが含まれている。

図23 膵臓の内部構造（外分泌と内分泌）

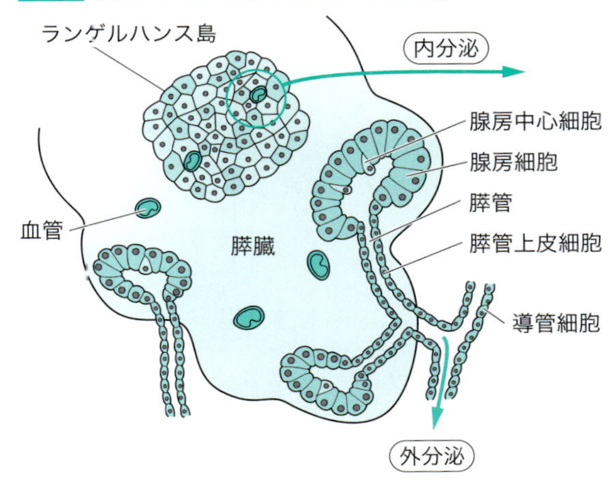

■肝臓

小腸で吸収され，門脈をとおって運ばれてきたグルコースやアミノ酸などに対して，肝臓では合成・分解・貯蔵・解毒がなされる。

補足

●排便のしくみ

糞便が直腸に入り直腸壁が進展するとその刺激は仙髄の排便中枢に伝わる。排便中枢は大脳からの抑制を受けていてすぐに排便は起こらないが，排便可能な状態と判断され大脳からの抑制がとれると，骨盤神経を介して直腸平滑筋の収縮と内括約筋の弛緩が起こる。随意筋である外括約筋も弛緩して便が排出される（▶図24）。

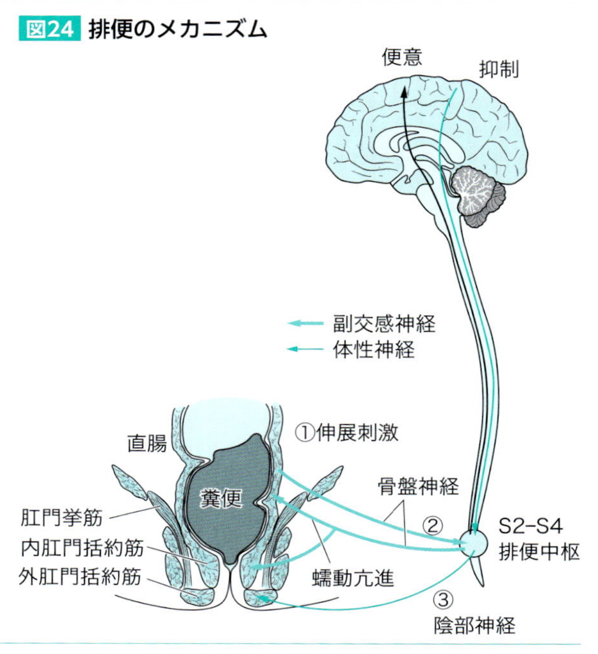

図24 排便のメカニズム

＼POINT!!／

肝内には多量の血液が貯蔵されるが，造血に必要な鉄や脂溶性ビタミン（A, D, E, K）なども貯蔵されている。ビタミンには水溶性のものと脂溶性のものがあり，B群・Cは水溶性である。

補足

●肝臓の代謝機能

インスリンの存在下でグルコースをグリコーゲンに変換して貯蔵し，グルカゴンの存在下ではグリコーゲンをグルコースに変換する。また，グルコースを分解してATPを産生する。

アルブミン・グロブリン・フィブリノゲンなどの血漿タンパク質や凝固因子，中性脂肪・コレステロール・リン脂質などの脂質を合成する。

インスリン・グルカゴン・コルチゾール・アルドステロン・性ホルモンなどのホルモンを不活化する。

胆汁色素・コレステロールなどの組成をもつ，1日約500 m*l*の胆汁を生成，脂質の消化に関与する（▶図25）。

アンモニア・アルコールなどの脂溶性有害物質をそれぞれ尿素・アセトアルデヒドなど無毒な水溶性物質に変換し，胆汁中に排泄する。薬剤の解毒にも関与する。

胎生期には造血機能ももつが，一方，類洞のKupffer（クッパー）細胞は老化した赤血球や異物を貪食（どんしょく）してビリルビンを合成，血液を浄化する。

図25 肝臓の機能

＼POINT!!／

●肝細胞における糖代謝

肝細胞は環境に合わせてブドウ糖（グルコース）からグリコーゲンをつくり，また，グリコーゲンからブドウ糖をつくる。

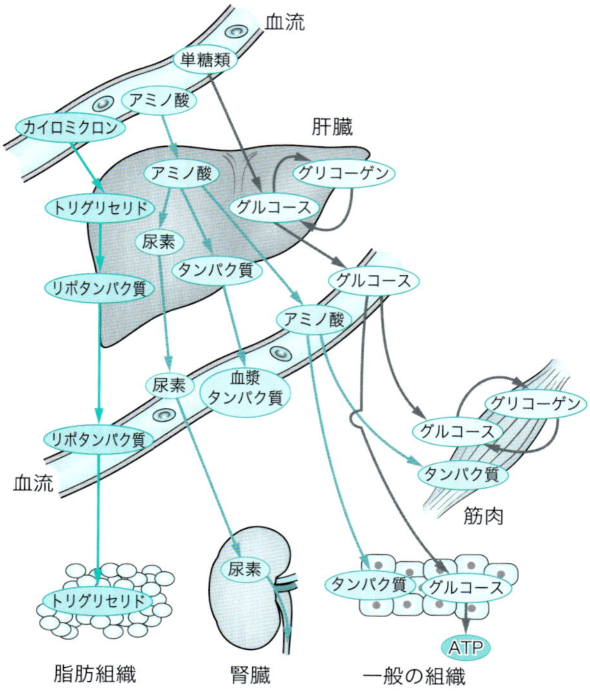

■胆道

胆道は消化腺の1つである肝臓の導管であるが，オッディ括約筋が収縮した状態では生成された胆汁は十二指腸に排出されることはなく，胆嚢に蓄積される。十二指腸に食物が到達すると食物中の脂肪により，十二指腸粘膜細胞から分泌されるコレシストキニンにより胆嚢の収縮が起こり，同時にオッディ括約筋が弛緩，胆汁が十二指腸に排出される。

＼POINT!!／

●胆汁

胆汁は肝臓で産生され，肝内胆管・肝管をとおって胆嚢に蓄積される。ここで濃縮されたのち，食物の十二指腸通過に呼応して排出される。

補足

●胆汁の腸肝循環

胆汁中の胆汁酸は消化管内で脂肪の消化吸収を助けた後，回腸末端で再吸収され，門脈系を経由して肝に戻り再利用される（▶図26）。

図26 胆汁の腸肝循環

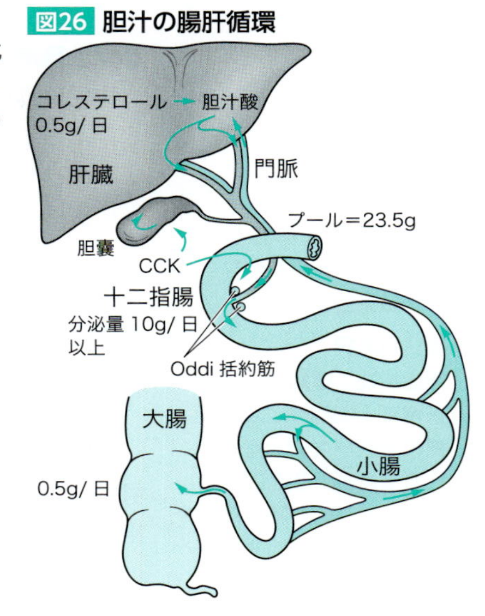

補足

●栄養素を分解する酵素のまとめ（< >内は分解酵素）

①多糖類

多糖類　＝<アミラーゼ>⇒　二糖類

二糖類　⇒　単糖類

麦芽糖　＝<マルターゼ>⇒　ブドウ糖＋ブドウ糖

ショ糖　＝<スクラーゼ>⇒　ブドウ糖＋果糖

乳糖　　＝<ラクターゼ>⇒　ブドウ糖＋ガラクトース

②タンパク質の分解（<>内は分解酵素）

タンパク質　＝<トリプシン・キモトリプシン>⇒　ペプチド

ペプチド　＝<ペプチダーゼ>⇒　アミノ酸

③脂肪の分解（<>内は分解酵素）

脂肪　＝<リパーゼ>

⇒　脂肪酸・グリセリン

手術を必要とする消化器疾患

消化器疾患総論

■腫瘍とは

すべての細胞は細胞分裂によりその細胞数を増やす性格をもっているが，正常細胞では周囲環境などによりその増殖が制御されている。一方，腫瘍細胞はその制御を受けず，自律して増殖する。

■消化管におけるがんの進展

がんは消化管粘膜から発生し，粘膜下層，筋層へと進展していく。その過程のなかで壁内を走行するリンパ管や微細な血管に浸潤すると，リンパ流や血流を介して，原発臓器の外部へと進展していく。消化器がんでは周囲リンパ節への転移や遠隔臓器としては肝臓への転移が多くみられる。一方，がんが消化管壁の深くまで進展すると，周囲臓器に直接浸潤するほか，腹腔内臓器では腹膜，胸部食道では胸膜を破り，腹腔内や胸腔内にがん細胞が散布されることがある。これを**腹膜（胸膜）播種**（はしゅ）とよぶ。

■悪性腫瘍に対する外科治療

悪性腫瘍の外科治療は，基本的には完全に切除し完治を目指す術式を選択する。ただし，腫瘍の進展形式は原発臓器により，また，発生した腫瘍の性格により大きく異なるため，その進展形式を考慮しつつ，さらに手術後の消化機能への影響を最小限に留めるよう，個々の症例に合わせた術式が選択される。

補足

●良性腫瘍と悪性腫瘍

①**良性腫瘍**：増殖速度が遅く，生命などへの悪影響が少ないもの。

②**悪性腫瘍**：増殖速度が速く，周囲組織へ浸潤し，リンパ流や血流を介して他の臓器へ転移し，生命を脅かす性格をもつもの。

●がんと肉腫（にくしゅ）

①**がん**：消化管における粘膜などの上皮から発生する悪性腫瘍。

②**肉腫**（間葉系悪性腫瘍）：消化管の筋層などから発生するもの。

●術式の選択

①**根治手術**：腫瘍周囲の正常部（肉眼的には腫瘍の進展がないと考えられる組織）と進展し得るリンパ節を腫瘍とともに切除する術式である。

②**他の術式**：腫瘍の進行度から根治手術が難しい場合には，食事摂取などのQOL改善を目指した術式（例えば，消化管が腫瘍で閉塞している場合にその前後の消化管を吻合（ふんごう）するバイパス手術など）を選択する場合もある。また，高齢・併存症など全身状態に影響する因子を考慮し，あえて縮小手術（明らかな腫瘍遺残は回避する）が選択される場合もある。

｜消化器疾患各論｜

■口腔から咽頭

❶ 口腔がん

口腔内では舌がん・口腔底がんなどが発生し，多くは扁平上皮がんである。男性に多く，危険因子は喫煙である。化学療法や放射線療法が行われるが，手術により摘出される場合も多い。

補足

●形成外科的再建術

腫瘍の位置によっては，手術により嚥下（えんげ）機能や顔の外観に影響を及ぼすため，形成外科的な再建手術が行われることも多い。形成外科的な再建には胸部から筋皮弁を，管茎を軸にローテーションして用いる方法や，より遠い部位から切離した筋皮弁の血管を頸部の血管に顕微鏡下に吻合して用いる方法などがある（▶図27）。

図27 血管茎を付けて作成された大胸筋皮弁

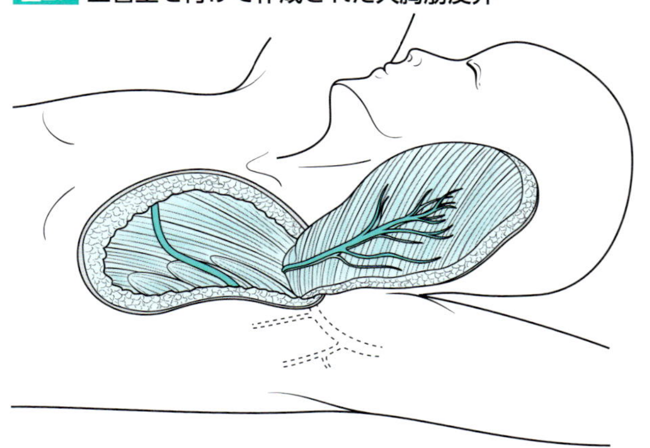

（波利井清紀 著：筋肉弁および筋皮弁の基礎知識，医学教育出版社，1985.）

補足

●切除術式

早期のがんに対しては内腔からの切除が実施されるが，進行がんは手術や放射線治療の適応となる。進行がんに対する治療は喉頭の合併切除を必要とする場合も多く，術後に発声を失うことになる。気管の切除端を永久気管孔として前頸部に造設（ぞうせつ）し，一方，消化管の再建には栄養血管とともに空腸を採取し，頸部の血管と顕微鏡下で吻合し，咽頭と食道間に間置する「遊離空腸再建」（ゆうりくうちょうさいけん）が行われる。

補足

●手術療法と使用機器

耳下腺では腺内に顔面神経が走行しており，手術操作により神経麻痺をきたすことがある。このため，手術中に支配神経を確認する目的で神経刺激装置を用いることがある。

●食道の腺がん

欧米人に多く食道下部に発生する腺がんも増加傾向にあるが，これは胃食道逆流症が関与して発症するBarrett（バレット）食道，食道腺などから発生し，前者はバレット食道腺がんとよばれる。

❷ 扁桃炎

口蓋扁桃（こうがいへんとう）の感染による炎症であるが，繰り返して発症する場合や腫大が高度で呼吸や摂食に影響する場合には手術適応となる。手術は口腔内から実施される。

❸ 咽頭がん

咽頭に発生する悪性腫瘍で多くは扁平上皮がんである。危険因子は喫煙で，発生母地・危険因子が同じであることから，前項の口腔がんや後述する食道がんとの合併例が多い。

■唾液腺

❶ 腫瘍

唾液腺に発生する腫瘍は，おもに耳下腺に多く発生する。良性では混合腫瘍（多形成唾液腺腫）が多く，ほかにはWarthin（ワルチン）腫瘍（腺リンパ腫）などがある。悪性では腺がん・扁平上皮がんなど多彩である。良性では経過観察となる場合もあるが，組織学的な確定診断のために切除されることが多い。悪性腫瘍に対しては腫瘍の切除や周囲リンパ節の郭清（かくせい）が行われる。

補足

●手術療法と使用機器

手術は腫瘍の部位・深達度により術式が異なるが，さらに患者の全身状態が大きく関係する。前述のように発症には喫煙が関与し，喫煙による呼吸機能低下をきたしている例が多いためである。一般的な手術は，食道切除のための開胸と再建臓器を操作するための開腹が必要となり，手術侵襲が非常に大きいことも理由の1つである。最近は食道切除と胸腔内リンパ節廓清（かくせい）を胸腔鏡（きょうくうきょう）下（か）で，再建のための胃管作成などを腹腔鏡（ふくくうきょう）下（か）で実施することも多い。手術には電気メスのほか，超音波凝固切開装置などが多用され，鏡視下手術の際には，内視鏡機器・気腹装置なども用いられる（▶図28）。

図28 再建に用いる胃管の作成

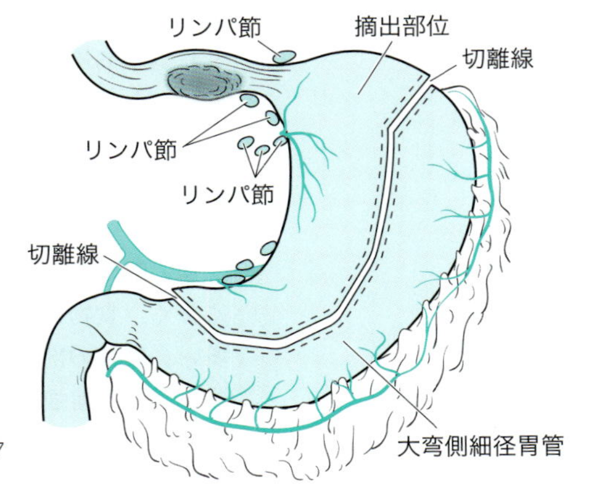

（岩佐正人・小越章平 著：食道再建術．消化器外科Vol 20. No 7（臨時増刊号），ヘルス出版，1997.）

■食道

❶ 食道がん

食道粘膜から発生する悪性腫瘍で，日本人では扁平上皮がんが大部分を占める。男性に多い疾患で，喫煙・飲酒が関与するが，近年，遺伝子多型の関与も報告されている。腫瘍の進行度により，内視鏡的治療・手術・放射線療法・化学療法などが，単独で，あるいは組み合わせて実施される。

補足

●手術療法と使用機器

腹腔鏡下あるいは開腹下で，胃の位置の修正と腹腔内での固定，ヘルニア孔の縫縮が行われる（▶図29）。

①Bochdalek孔ヘルニア

②胸骨後ヘルニア

③食道裂孔ヘルニア

図29 横隔膜ヘルニア

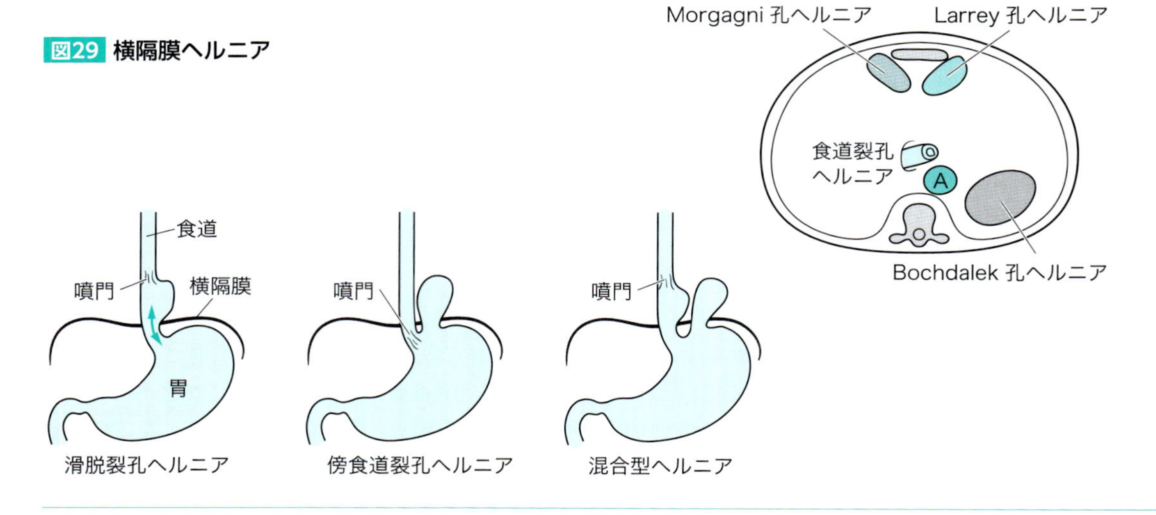

❷ 良性腫瘍

食道壁筋層から発生する筋腫が大部分である。胸腔鏡下・開胸下に核出術（かくしゅつじゅつ）が施行されることが多い。

❸ 突発性食道破裂

強い嘔吐などが起因となって，食道壁が全層性に破綻した状態で，食道下部に多く，食物により胸腔内・腹腔内あるいはその両者が汚染されていることが多い。破裂の部位により，開腹術・開胸術が選択され，破裂部の縫縮（ほうしゅく）と周囲臓器を用いた補強，汚染された腹腔内・胸腔内の洗浄とドレナージが実施される。

❹ 横隔膜ヘルニア

先天性・後天性に横隔膜にできた孔（こう）や裂け目から，あるいは本来ある裂孔（れっこう）が開大して腹腔内の臓器が縦隔や胸腔内に脱出した状態で，横隔膜の修復術などが実施される。胃が食道裂孔をとおって脱出する食道裂孔ヘルニアの頻度が高く，次項の逆流性食道炎の原因ともなる。

❺ 逆流性食道炎

食道・胃接合部の逆流防止機能の低下により胃液・十二指腸液が食道内へ繰り返し逆流すると粘膜障害や潰瘍形成，さらには瘢痕形成から狭窄をきたす場合もある。軽症例では薬物療法が実施されるが，腹腔鏡下で胃上部を接合部に巻き付けて逆流を防止する手術などが実施される（▶図30）。

図30 逆流性食道炎

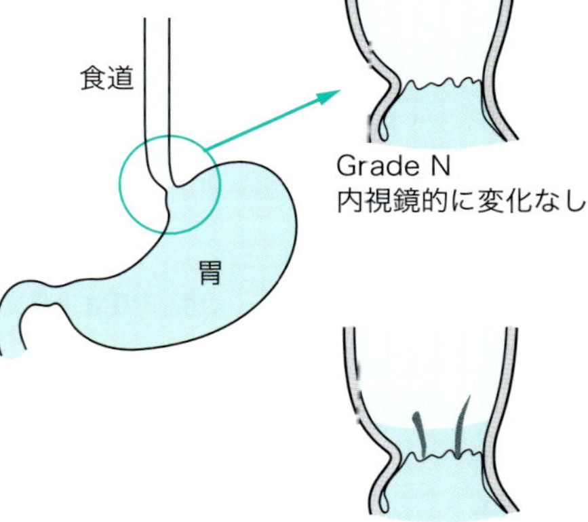

Grade N
内視鏡的に変化なし

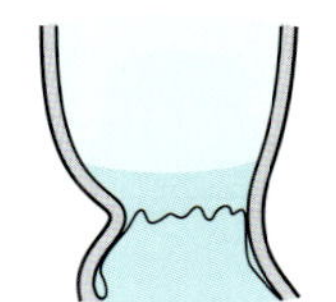

Grade M
発赤・柵状血管の透過性低下を認める

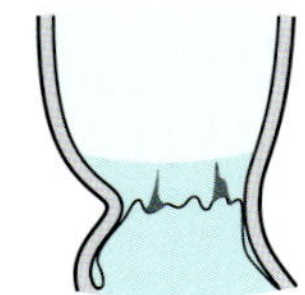

Grade A
粘膜障害(びらん・潰瘍)が粘膜壁に限局してあるが長径 5mm を超えない

Grade B
粘膜障害は長径 5mm 以上となるが粘膜襞に限局し，相互に癒合しない

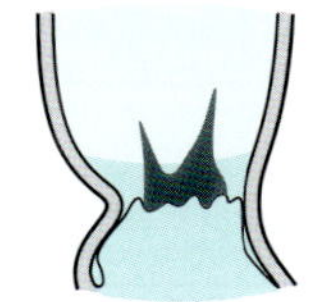

Grade C
1 箇所以上の粘膜障害が 2 条以上の粘膜襞にまたがって癒合するが，全周の75% を超えない

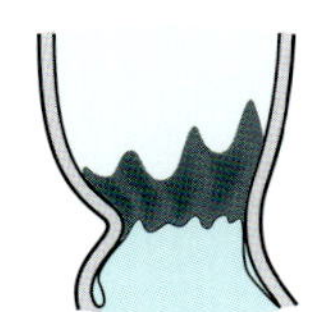

Grade D
粘膜障害が相互に癒合し，全周の 75% 以上を占める

6 アカラシア

自律神経の異常に起因した下部食道括約筋の機能障害により，食物が食道から胃内へ通過し難くなった状態で，食道は下部を中心に大きく膨らみ，誤嚥性（ごえんせい）肺炎をきたすこともある。食道下部から胃にかけての筋層を切開し逆流防止機構を付加する手術や，内視鏡的拡張術，内視鏡的筋層切開術などが実施されている(▶図31)。

図31 食道アカラシア

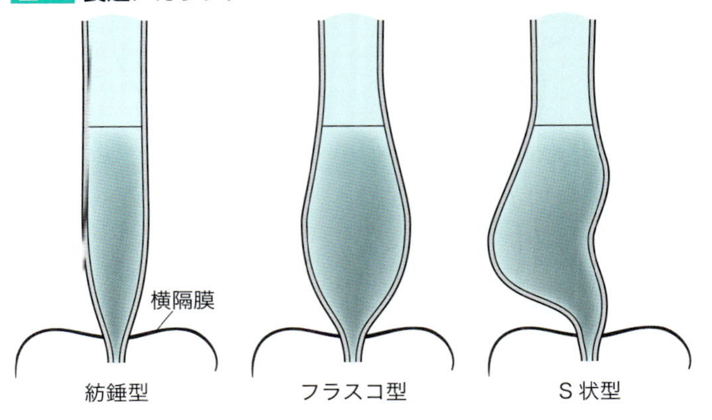

■胃・十二指腸

1 胃がん

胃がんは欧米に比べて日本人に多い悪性腫瘍で，食生活・遺伝的素因・*Helicobacter pylori*（ヘリコバクター ピロリ）菌感染などが発症に関与している。近年，食生活の変化や内視鏡を用いた健康診断の普及により死亡率は低下している。▶図32のような肉眼型分類で分類されているが，がんの浸潤が粘膜下層までに留まるものは早期がんに分類される。

図32 胃がんの肉眼型分類

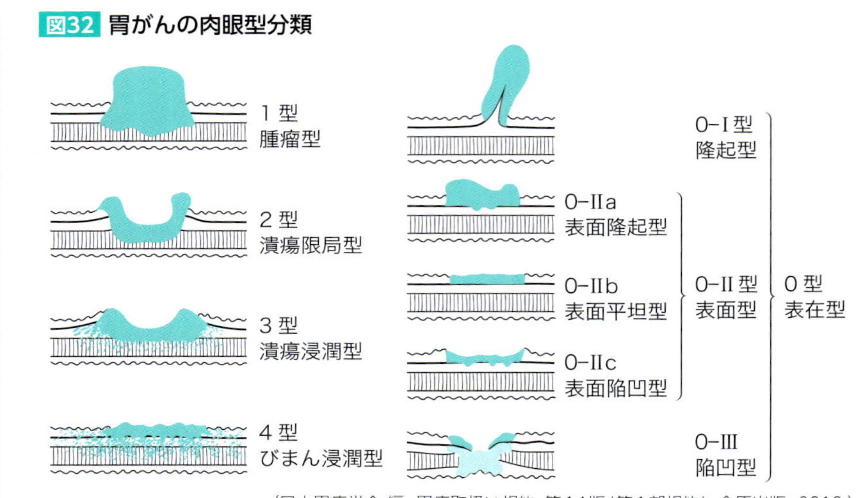

(日本胃癌学会 編：胃癌取扱い規約-第14版(第1部規約)，金原出版，2010.)

補足

●手術療法と使用機器

早期がんに対しては積極的に内視鏡的治療が行われているが，腫瘍径や組織型，あるいは内視鏡的切除後の病理所見によっては早期がんに対しても手術が実施される。手術はそれぞれの進行度に合わせた周囲リンパ節の郭清が行われ，進行がんに対しては手術と化学療法が組み合わせて行われる。切除範囲としては，腫瘍の占居部位や進行度により，幽門側の2/3を切除する幽門側切除，噴門側切除，胃全摘などが選択される。近年，早期がんを中心に腹腔鏡下胃切除が積極的に行われるようになったが，術者の触覚による判断が困難であることから，切除範囲を決定するために胃内視鏡検査を実施しつつ行われることもある。腹腔鏡下手術には超音波凝固切開装置が多用される(▶図33)。

図33 Billroth I法とRoux-Y法

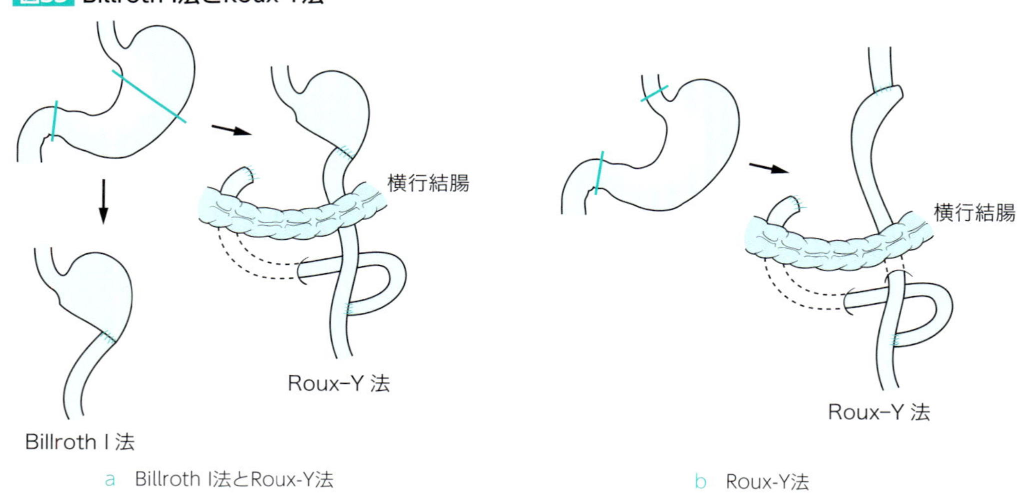

a Billroth I法とRoux-Y法　　b Roux-Y法

\ POINT!! /

●ヘリコバクター・ピロリ菌

胃潰瘍・十二指腸潰瘍への関与が指摘されており，その治療のために除菌療法が行われる。

❷ 胃・十二指腸潰瘍

ストレスや喫煙，薬物(消炎鎮痛剤・ステロイド)などの影響で，胃酸・ペプシンなどの粘膜に対する攻撃因子と粘液などの防御因子のバランスが崩れることで，胃・十二指腸に潰瘍が発生する。胃では角切痕(胃角)近傍に，十二指腸では球部に多く発生する。*Helicobacter pylori*(ヘリコバクター ピロリ)菌感染，非ステロイド系抗炎症剤(NSAIDs)の関与も指摘されている。

補足

●胃十二指腸潰瘍に対する薬物療法と手術療法

近年，薬物療法の進化により，外科的治療の頻度は大きく低下し，出血（胃に多い）に対しては内視鏡的止血術や穿孔（せんこう）（十二指腸に多い）に対しては，胃内の減圧と薬剤による保存的治療が多く選択されるが，これらの治療が無効な際には，手術が実施される。出血に対しては，潰瘍部を含めた胃の部分切除が，比較的小さな穿孔に対しては腹腔鏡下に穿孔部の縫縮と大網による穿孔部の被覆が実施される（▶図34）。

図34 胃粘膜の攻撃因子と防御因子

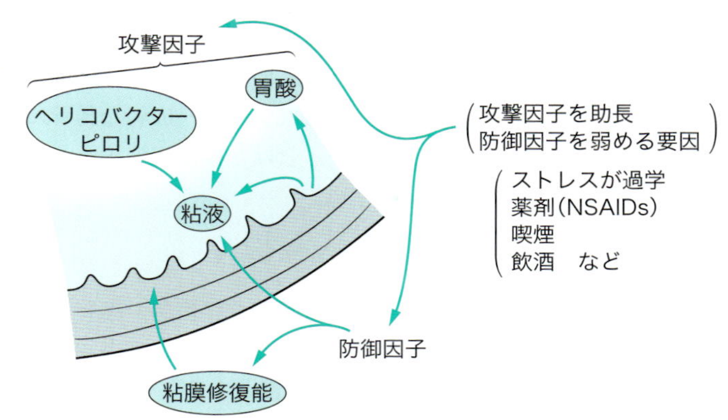

3 GIST

gastrointestinal stromal tumor は消化管壁の筋層（間質）から発生する腫瘍で，大きさや形状により，経過観察あるいは手術が実施される。手術に際しては，腫瘍がおもに内腔に突出しているか，壁外に突出しているかで方法が異なるが，胃内からの内視鏡的治療と腹腔鏡による治療が組み合わせて実施されることもある（LECS：Laparoscopy and Endoscopy Cooperative Surgery）（▶図35）。

図35 LECS

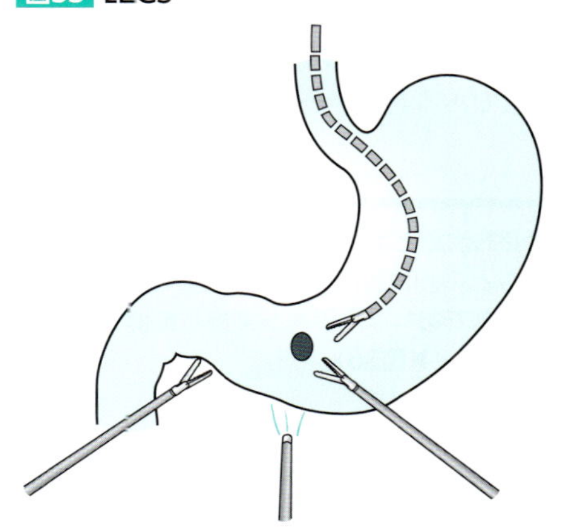

4 ファーター乳頭がん

十二指腸のファーター乳頭に発生するがんで，後述する膵頭部がんと同様の膵頭十二指腸切除が実施される。膵がんより比較的予後良好である。

5 胃切除後症候群

食物を一時的に貯留する機能が欠如することから，摂食量が減り，体重減少をきたすことが多い。とくに胃全摘を実施された例においてこれは顕著である。また，胃酸の濃度が下がることで鉄分の吸収が悪くなること，胃全摘では内因子が分泌されずビタミンB12の吸収障害をきたすことから貧血をきたす。

■小腸

❶ Crohn(クローン)病

腸管の慢性炎症性疾患で，若年成人での発症が多く腹痛や下痢が主訴で，痔瘻(じろう)などの肛門病変をしばしば併発する。回腸から上行結腸が好発部位で狭窄や瘻孔(ろうこう)を形成するが，広範な腸管に病変を認めることもある。薬物療法が中心であるが，しばしば閉塞症状をきたして手術の適応となる。

❷ 腸重積(ちょうじゅうせき)

口側の腸管が肛門側の腸管内に陥入した状態であり，小児において回腸の末端が結腸内に入ることが多い。成人では腸管内に突出した腫瘍（ポリープやがん）が先進部となることや，長期に留置された経腸栄養チューブ・イレウス管に起因する腸重積もみられる。陥入した腸管がうっ血し，虚血から壊死に陥る場合がある。

❸ イレウス

イレウス（腸閉塞）は腸管の内容物が肛門側へ運ばれなくなった状態である。

❹ 短腸(たんちょう)症候群

広範な腸管の血行障害や繰り返された小腸切除によって小腸から十分な栄養素を吸収できなくなった状態を指す。手術適応となる疾患ではないが，手術に関連する病態である。

補足

●腸重積の保存的治療と手術療法

超音波検査などの画像診断の後，小児では治療として空気による注腸が行われる。保存的治療が無効であれば，手術を実施し重積を解除するが，しばしば陥入腸管の切除を余儀なくされる（▶図36）。

図36 腸重積

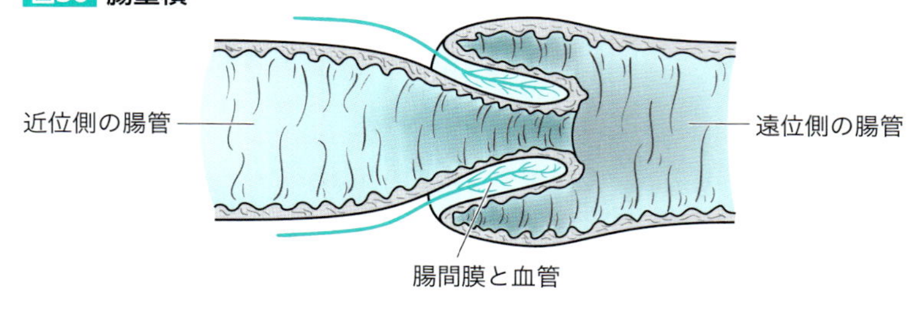

（アン・ウォー/アリソン・グラント 著：ロス＆ウィルソン　健康と病気のしくみがわかる解剖生理学（改訂版），西村書店，2008.）

補足

●手術療法

手術で軽快した後にも高頻度に再発をきたすことから，将来的な短腸症候群を回避するため，極力消化管を切除せず，狭窄の解除に主眼を置いた術式が選択される。

＼POINT!!／

●炎症性腸疾患

クローン病・潰瘍性大腸炎は炎症性腸疾患で，近年開発された多くの治療薬のほか，副腎皮質ステロイドが用いられる。

補足

●機械的イレウスと麻痺性イレウス

機械的イレウスは物理的な消化管内腔の閉塞であり，前述のクローン病や腸重積のほか，開腹術後の癒着に起因するもの，腸管あるいは壁外の腫瘍による内腔の閉塞，異物による閉塞などが原因となる。一方，開腹術直後や広範な腹膜炎の際のように，腸管の麻痺によるものが麻痺性イレウスである。

補足

●イレウスの保存的治療と手術療法

経鼻的に挿入したイレウス管で口側腸管の減圧を行うことで軽快する場合もあるが，軽快しない場合は手術の適応となる。また，腸間膜の血流障害などにより腸管壁への血流が途絶する場合は**絞扼性イレウス**（こうやくせい）とよばれ，緊急手術の適応となる。腸管虚血の原因としては上腸間膜動脈血栓症，**嵌頓ヘルニア**（かんとん）などがある（▶図38）。

図37 索状物によって絞扼された小腸

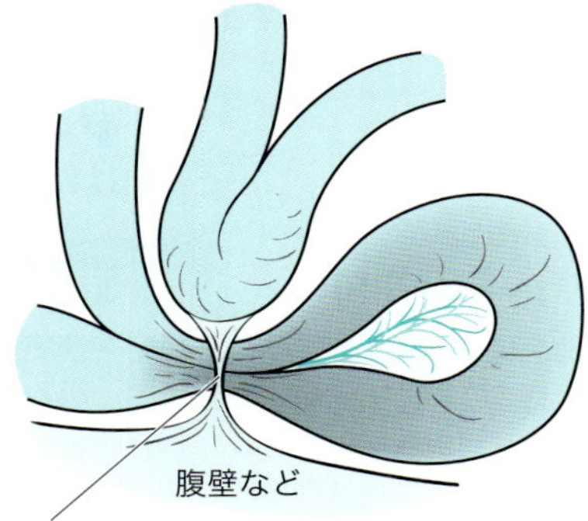

■大腸

1 虫垂炎

糞石（ふんせき）などの異物による閉塞，細菌感染を原因とする虫垂の炎症で，軽症の場合は抗生物質の投与で軽快するが，ときには虫垂穿孔（ちゅうすいせんこう）からの膿瘍形成や腹膜炎をきたすこともある。手術による虫垂切除，膿瘍を併発する際にはドレナージ術が行われる。最近では腹腔鏡下で実施される場合もある。

補足

●手術療法

腫瘍径の大きな早期がんや進行した腫瘍に対しては腫瘍を含めた口側・肛門側の腸管切除とおもな栄養血管に沿ったリンパ節の郭清術が行われ，進行がんに対しては化学療法も行われる。大腸がんは胃がんなどより生物学的な悪性度が低く，手術成績も劣らないとの報告から，最近では広く腹腔鏡下切除術が実施されるようになった。

2 大腸がん

国内における罹患数が増加し続けている大腸がんは，女性では死因の第1位となっている。治療の第一選択は切除で，早期の病変に対しては内視鏡的な治療が実施される。

図38 上行結腸がんに対する手術の切除範囲

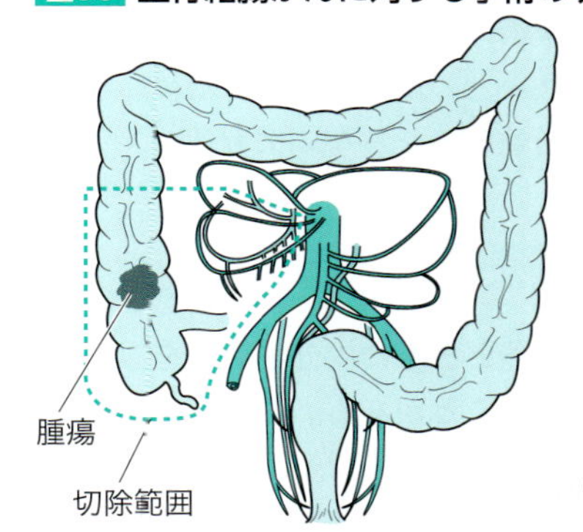

（高橋　孝 著：結腸癌手術-結腸右半・横行・左半切除術．消化器外科 Vol 20. No 7(臨時増刊号)，ヘルス出版，1997.）

補足

●直腸がんに対する術式の変化

肛門近くの直腸がんに対しては，直腸から肛門までを一塊として切除し，人工肛門を造設する腹会陰式直腸切断術（ふくえいんしき）（Miles手術（マイルス））が実施されるが，近年，肛門括約筋の一部を切除側に含めつつ腫瘍を切除する内肛門括約筋切除（うちこうもんかつやくきんせつじょ）などの導入により，極力自然肛門を温存するようになってきた（▶図38）。

図39 内肛門括約筋切除を併施する肛門温存術

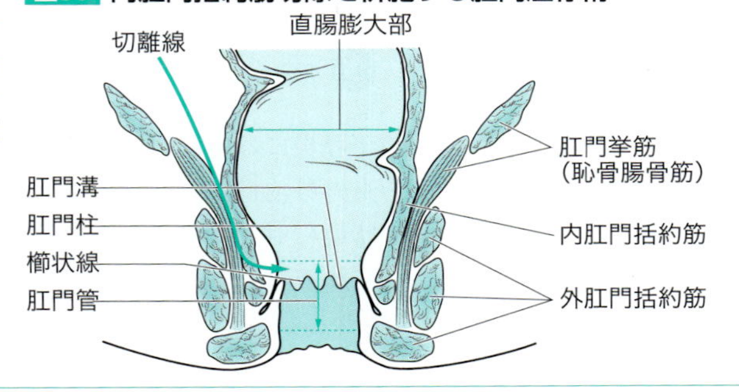

消化器疾患

③ 潰瘍性大腸炎

結腸・直腸粘膜にびらん・潰瘍形成をきたし，出血・下痢・発熱，重症例では穿孔をきたす若年成人好発の慢性炎症性疾患である。薬物療法が第一選択であるが，しばしば大腸がんを併発するため，そのような症例や重症例に対しては外科治療が実施される。

補足

●潰瘍性大腸炎の手術療法と使用機器

外科治療は直腸下部の一部を除いた大腸全摘と残る直腸下部の粘膜を肛門側から切除し，小腸嚢(のう)を直腸下部の筋筒内に入れて肛門と吻合する術式がおもに行われる。肛門側から粘膜を切除する際に，種々のエネルギーデバイスが用いられる（▶図40）。

図40 小腸嚢-肛門吻合

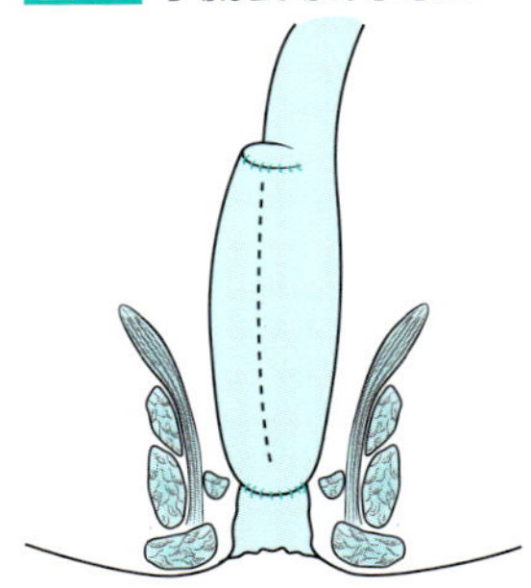

＼POINT!!／

●膵臓の手術と血糖値

構造の解説で示したが，インスリンを産生するランゲルハンス島は膵頭部より膵尾部に多いことから，膵頭十二指腸切除術よりも膵体尾部切除術の術後の方が糖尿病の発症率は高い。また，膵がんはしばしば主膵管に沿って広く進展するため，前述の2つの術式で腫瘍が取り切れない場合は，膵全摘となることもあるが，同術式の手術後には血糖値のコントロールに難渋することが多い。

補足

●膵内分泌腫瘍の部位診断

治療の第一歩は，腫瘍の占居部位を同定することであるが，CTやMRIなどの画像診断で明確なかたちが描出される腫瘍だけではないため，部位診断そして術式の決定には苦慮する場合も多い。

■膵臓

① 膵がん

膵臓に発生する悪性腫瘍の多くが膵がんである。女性より男性に多く発生し，ほかのがんと比較して極めて予後が不良である。予後不良の原因としては，健診などでの早期発見が困難であること，神経周囲浸潤など種々の画像診断で認識される範囲以上にがんの進展が広範囲であることなどがあげられている。治療の第一選択は手術であるが，近年，根治術が困難と想定される腫瘍に対して手術前に化学療法などの治療を実施した後に手術を行う治療法が選択されることもあるが，手術適応にならない例も多い。

② 膵内分泌腫瘍

膵臓は外分泌機能とともに内分泌機能を有しており，そのような内分泌細胞から腫瘍が発生することがある。このような例では，それぞれの腫瘍がどの細胞から発生したかで症状が異なる。例えばインスリン産生細胞から発生するインスリノーマではしばしば低血糖発作が起こり，ガストリン産生細胞から発生するガストリノーマは消化性潰瘍を頻発する。

③ 膵炎

膵炎には急性膵炎とこれを繰り返すなかで発症する慢性膵炎があり，いずれも外科治療が第一選択ではないが，重症の急性膵炎では壊死や膿瘍を形成した状態に対してドレナージ目的の手術を行うことがある。また，慢性膵炎に対して膵液を良好に消化管へ誘導する目的でのFrey(フレイ)手術を行うことがある。

＼POINT!!／

●急性膵炎

急性膵炎に対する治療の基本は，絶食・高カロリー輸液・タンパク分解酵素阻害薬と抗菌薬の投与である。

補足

●膵がんの手術療法と使用機器

手術方法は腫瘍の占居部位により大きく2つの方法に分かれる。術後の膵液瘻（ろう）防止の観点から，種々のエネルギーデバイスが用いられているが，必ずしも使用法が確立するまでには至っていない。

占居部位が膵体尾部の場合は，体尾部切除が実施され，脾動静脈が切離されるため，周囲リンパ節の郭清とともに，脾臓も摘出される。

腫瘍占居部位が膵頭部の場合は，膵頭十二指腸切除が実施される。同術式は胆汁・膵液が食物と合流する部位を切除することから，食物の通路と胆汁・膵液の消化管への導管の3つの通路を再建することになる（▶図41）。煩雑な術式であることと，膵液は非常に強力な消化液であることから，手術後の合併症が多い術式である。

図41 膵頭十二指腸切除術の切除範囲と再建法

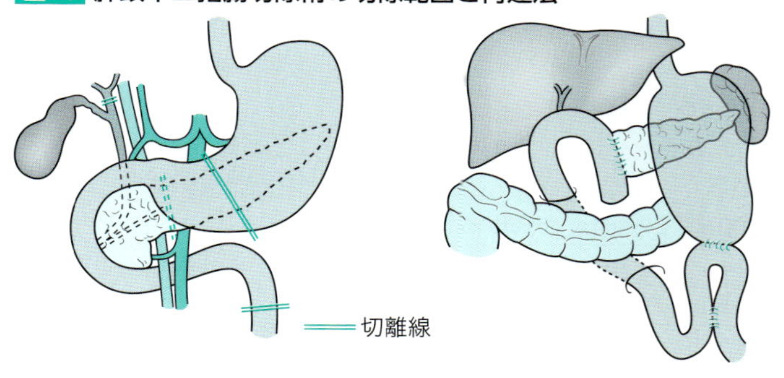

POINT!!

●肝硬変

肝硬変に伴う臨床所見には，黄疸・手掌紅斑・女性化乳房・くも状血管腫などがあり，重症化すると昏睡に陥る。

●門脈圧亢進症

肝硬変はしばしば門脈圧亢進症を伴うが，その臨床所見には吐血・腹水・浮腫・腹壁の血管怒張・脾腫・内痔核などがある。

●C型肝炎

C型肝炎はC型肝炎ウイルスによって発症するが，針刺し事故や性交渉など血液を介して感染する。慢性化して肝硬変に移行しやすく，しばしば肝細胞がんを発症する。

■肝

❶ 肝硬変

アルコールの多飲，B型・C型肝炎ウイルスの感染などにより肝小葉構造の破壊が起こる恒久的な病変が肝硬変で，肝不全や肝細胞がんを発症する。手術の適応になる疾患ではないが，その併存症である食道静脈瘤は手術適応になる場合があり，肝硬変に伴う脾機能亢進症は，血小板減少症を引き起こし，脾摘の適応になる。

❷ 肝がん（HCC，CCC）

肝がんには，肝細胞から発生する肝細胞がんと肝内胆管から発生する肝内胆管がん（胆管細胞がん）がある。また，おもに消化器がんから門脈血流を介して転移する転移性肝がんもあり，画像診断の後，腫瘍と主要な脈管の解剖学的位置関係や根治性，残肝機能などに考慮し手術の適応を決める。

補足

●各種治療法と使用機器

ほかの治療法としては，動脈塞栓術・ラジオ波焼灼（しょうしゃく）療法，エタノール注入療法もあるが，術式としては肝葉切除・区域切除などが実施される。このような実質臓器の切除には超音波破砕吸引装置・超音波凝固切開装置などが用いられる。また，腫瘍と重要な脈管との位置関係を確認し，切除範囲を決定するために術中超音波検査も多用される。体外からラジオ波焼灼療法がし難い位置の腫瘍に対しては，開腹下でラジオ波焼灼療法が行われることもある。

＼POINT!!／

●肝硬変の重症度分類

肝硬変の重症度分類には，Child-Pugh分類・臨床病期があるが，Child-Pugh分類には血清ビリルビン・血清アルブミン・プロトロンビン時間が用いられる。

＼POINT!!／

●肝機能の把握

肝細胞がんの場合，発症母地として肝硬変を有する場合が多いため，切除後の肝機能を予測することは重要である。症状，検査値から重症度・予備能を推定するとともに（▶表1），CT画像を元に，術後の残肝体積を計算し，肝機能検査の結果と併せて，術後肝不全の危険性について判断する。

表1 Child-Pugh（チャイルド ピュー）分類

項目＼ポイント	1点	2点	3点
脳　症	な　い	軽　度	ときどき昏睡
腹　水	な　い	少　量	中等量
血清ビリルビン値（mg/dl）	2.0未満	2.0～3.0	3.0超
血清アルブミン値（g/dl）	3.5超	2.8～3.5	2.8未満
プロトロンビン活性（%）	70超	40～70	40未満

※各項目のポイントを加算しその合計点で分類する。

Chile-Pugh分類	
A	5～ 6点
B	7～ 9点
C	10～15点

（日本肝癌研究会 編：原発性肝癌取扱い規約-第6版，金原出版，2015.）

■胆

❶ 胆石症

胆汁中の成分から形成される結石である。コレステロール結石とビリルビン結石が多く，食物としてのコレステロール摂取量などが関与する。胆嚢内・肝内胆管・総胆管内の石をそれぞれ胆嚢結石・肝内胆管結石・総胆管結石とよぶ。無症候性の場合もあるが，右上腹部の疝痛（せんつう）や発熱で発症する急性胆嚢炎として発症する場合もある。また，総胆管結石では，黄疸をきたす場合もあり，これ

補足

●各種治療法と使用機器

胆嚢結石に対しては，基本的に腹腔鏡下胆嚢摘出術が選択される。総胆管結石（▶図42）に対しては，手術が選択される場合もあるが，大部分は内視鏡的乳頭切開術などの方法により内視鏡的に摘出される。この乳頭切開術には高周波メス（電気メス）が使用される。

図42 胆汁の流れ

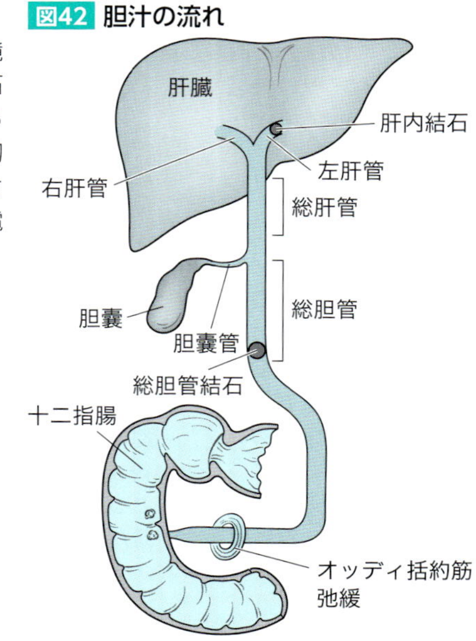

補足

●胆嚢がんの手術療法と使用機器

進行したがんに対する手術では周囲リンパ節の郭清を必要とするが，さらに進展すると，肝床部から肝臓に進展し，その進展範囲によりさまざまな範囲の肝切除が必要になる（▶図43）。このような手術には肝切除と同様，超音波破砕（はさい）吸引装置などの機器を使用する。また，腫瘍が胆道粘膜に沿って膵内胆管まで進展している場合は，膵頭十二指腸切除が行われることもある。

図43 胆嚢がんに対する肝切除を伴う切除術

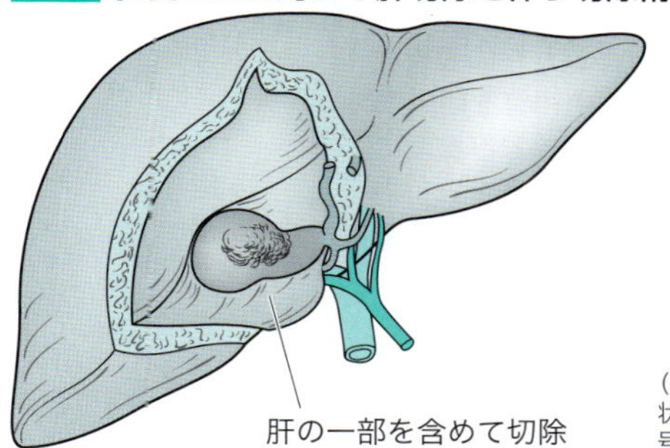

（川原田嘉文 著：胆嚢癌の手術（S4a,S5切除兼尾状葉全切除）．消化器外科 Vol 20. No7（臨時増刊号），ヘルス出版，1997.）

がファーター乳頭近傍の膵管との合流部に陥入すると急性膵炎をきたすこともある。

2 胆嚢がん

胆嚢粘膜から発生するがんで，早期の場合は，胆嚢の切除のみで治癒する場合もあるが，深達度が深くなるに従い，肝十二指腸間膜内のリンパ節などに転移する。

3 胆管がん

胆管の粘膜から発生するがんで，しばしば黄疸をきたして発見される。肝門部近傍の胆管がんではその進展範囲により右葉あるいは左葉の肝切除を必要とする場合が多く（▶図44），下部の胆管では膵頭十二指腸切除を必要とする。

図44 Couinaud（クイノー）の肝区域と葉切除

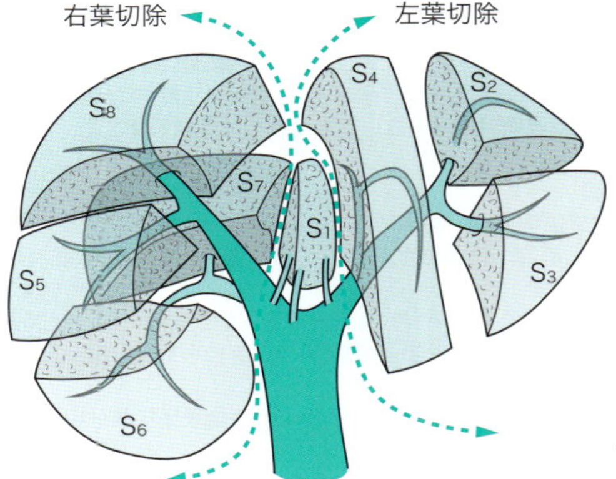

（二村雄次 著：肝門部胆管癌の手術．消化器外科 Vol 20. No7（臨時増刊号），ヘルス出版，1997.）

④ 黄疸

「黄疸(おうだん)」は1つの疾患名ではなく，種々の病態によりビリルビンの代謝・分泌が正常に行われなくなった状態である。肝機能異常により黄疸をきたす場合もあるが，手術適応になるのは，肝で生成された胆汁が十二指腸に至る流れが閉ざされた閉塞性黄疸の場合である。

補足

閉塞性黄疸と治療

閉塞性黄疸の原因としては，胆管がん，胆嚢がんの胆管浸潤，膵頭部がん，総胆管結石などがある。内視鏡を用いてファーター乳頭経由で胆管閉塞をきたした部位より肝臓側にチューブを入れ（ENBD），胆汁を体外に誘導することで黄疸を軽快させ（減黄(げんおう)という），その後に原疾患に対する手術を実施する。内視鏡的に適した部位までチューブの挿入ができない場合は，体外から超音波ガイド下に肝内胆管を刺してそこへチューブを挿入し（PTCD），減黄する（▶図45）。

図45 閉塞性黄疸に対する胆道ドレナージ法

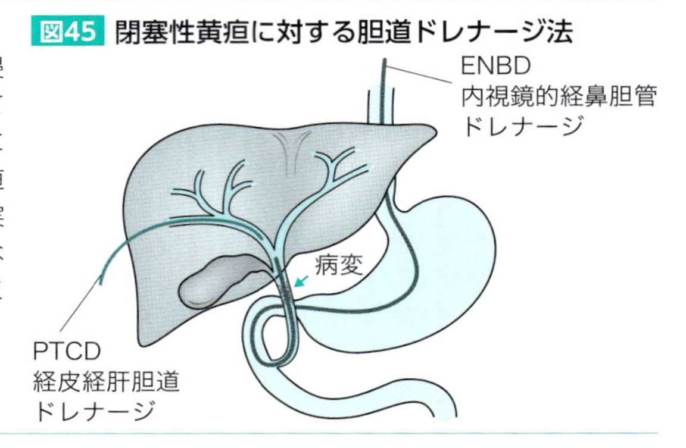

補足

脾臓に対する手術療法

脾臓に対して手術が行われるのは脾機能亢進症のほか，同部に発生する悪性リンパ腫などの腫瘍や，外傷性の脾破裂などがあげられる。術式のほとんどは脾臓摘出術であるが，まれに部分切除が選択される。なお，脾は事故などの受傷直後には異常な所見がなく，遅れて脾の被膜が破れて腹腔内出血が起こる遅発性破裂が多い臓器であることを追記しておく。

■脾臓

① 脾機能亢進症

肝硬変に伴う脾機能亢進のためにしばしば血小板減少症が発症する。肝細胞がんなどへの治療を行いやすくする目的で，脾臓の摘出が行われることがある。

② その他

脾臓に対する手術は，胃がんの治療として胃全摘を行う際に脾門部リンパ節郭清を目的に脾摘が広く行われてきた。しかし，近年の臨床試験で，がんの根治性に対する脾摘の効果が確認できず，また，脾摘に伴うと考えられる肺炎球菌感染の重症化が報告されていることから，今後，脾臓に対する手術は減少すると考えられる。

＊出典の記載されていないイラストにつきましては，執筆者により作図されたもの，あるいは「坂井建雄 編: カラーイラストで学ぶ 集中講義　解剖学，メジカルビュー社，2012.」ならびに「岡田隆夫 編: カラーイラストで学ぶ 集中講義　生理学　改訂2版，メジカルビュー社，2014.」から引用もしくは改変引用，あるいは参考にして作成しました。

文献

1) 日本胃癌学会 編: 胃癌取扱い規約-第14版(第1部規約)，金原出版，2010.
2) 高橋　孝 著: 結腸癌手術-結腸右半・横行・左半切除術．消化器外科 Vol 20. No 7(臨時増刊号)，ヘルス出版，1997.
3) 岩佐正人・小越章平 著: 食道再建術．消化器外科 Vol 20. No7(臨時増刊号)，ヘルス出版，1997.
4) 三富利夫・幕内博康著: 食道アカラシアの手術．消化器外科 Vol 20. No7(臨時増刊号)，ヘルス出版，1997.
5) 川原田嘉文 著: 胆嚢癌の手術(S4a,S5切除兼尾状葉全切除)．消化器外科 Vol 20. No7(臨時増刊号)，ヘルス出版，1997.
6) 二村雄次 著: 肝門部胆管癌の手術．消化器外科 Vol 20. No7(臨時増刊号)，ヘルス出版，1997.
7) 日本肝癌研究会 編: 原発性肝癌取扱い規約-第6版，金原出版，2015.
8) アン・ウォー/アリソン・グラント 著: ロス&ウィルソン　健康と病気のしくみがわかる解剖生理学(改訂版)，西村書店，2008.

小松崇俊

消化器外科手術に使用される医療機器のしくみと保守点検

超音波凝固切開装置

■超音波凝固切開装置

電気エネルギーを超音波振動に換え，摩擦熱を発生させることで止血(凝固)しながら組織(脈管)を切開する装置である。

■作用原理

超音波凝固切開装置から流れてくる電気を，超音波発生装置で超音波振動に変換し，その振動を増幅装置で先端に向けて増幅(集約)しブレードへ伝える。(▶図46)

図46 超音波凝固切開装置の基本構造

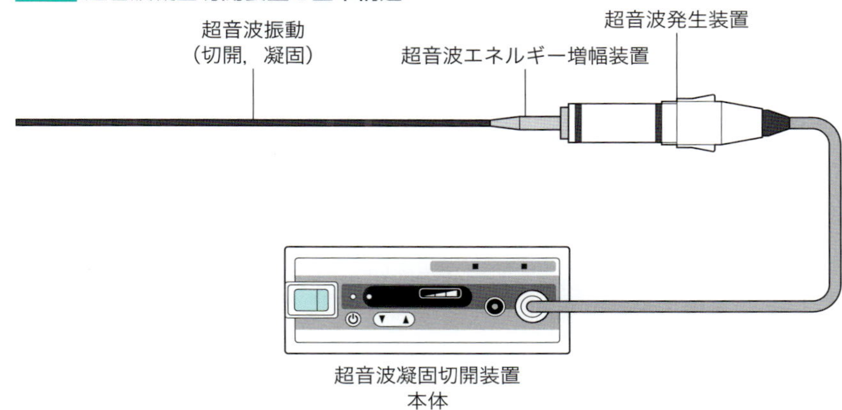

凝固のメカニズム

ブレードの超音波振動が組織中のタンパク質を変成させ，粘着性のコアギュラム*1を形成すること。毛細血管を溶着，太い血管や管腔組織はシールされる(▶図47)。

用語アラカルト

*1 コアギュラム
タンパク質が熱変性により粘着性の凝集物になったもの。

図47 ブレードによる凝固

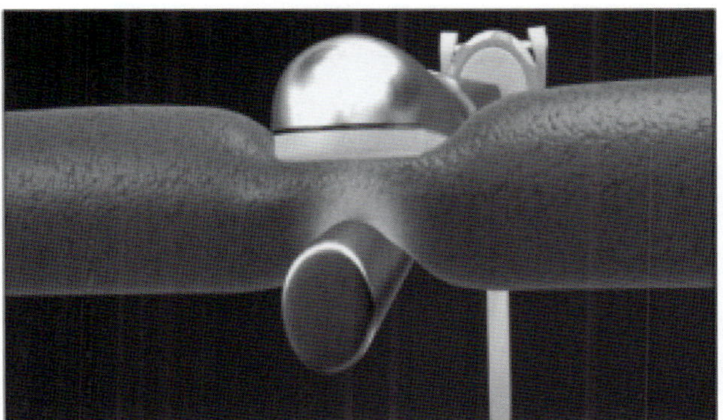

(オリンパス)

消化器疾患

｜切開のメカニズム｜

振動するブレードが局所的に組織を弾性限界以上に進展させ，機械的に切開を行う。ブレードへの術者の手の圧力により切開のコントロールが可能である（▶図48）。

図48 ブレードによる切開

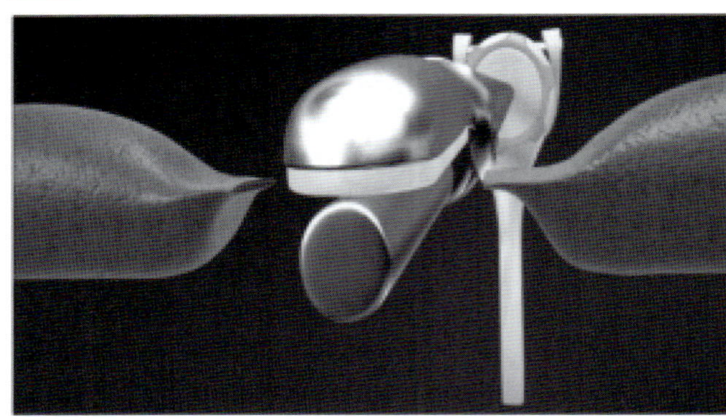

（オリンパス）

①**構造：**トランスデューサ（▶図49）と装置本体（▶図50）

図49 トランスデューサ

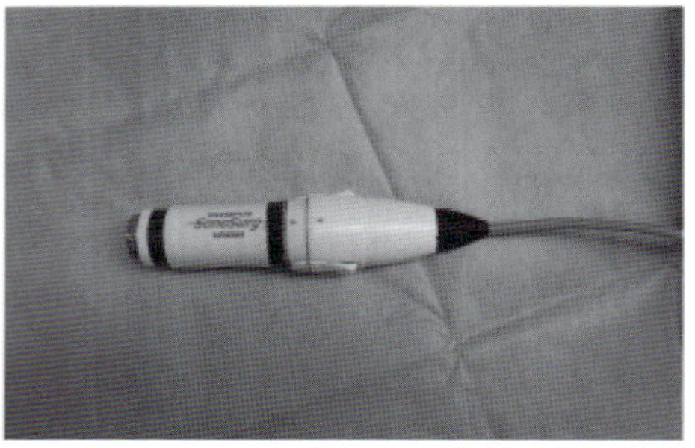

（Sonosurg-T2H-C：オリンパス）

図50 装置本体

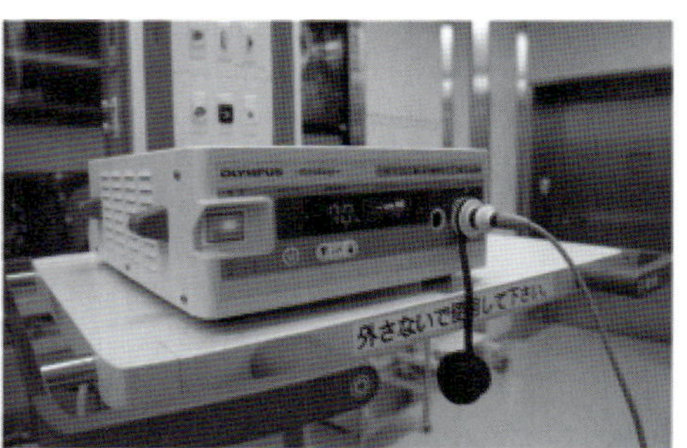

（Sonosurg-G2：オリンパス）

②**アクティブブレード：**フック型（▶図51）・シザーズ型（▶図52）

図51 フック型アクティブブレード

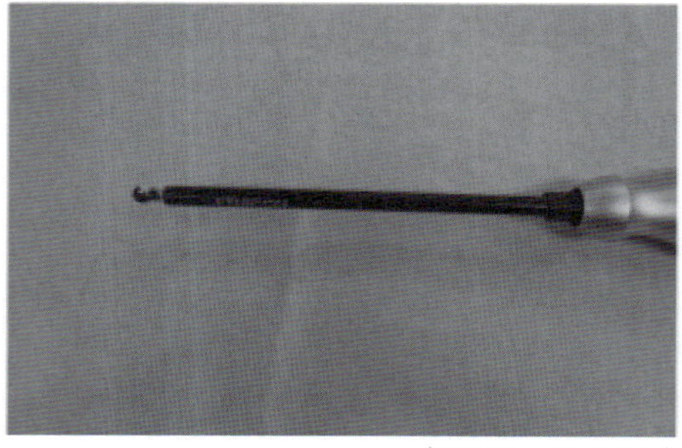

（DH105：ETHICON）

図52 シザーズ型アクティブブレード

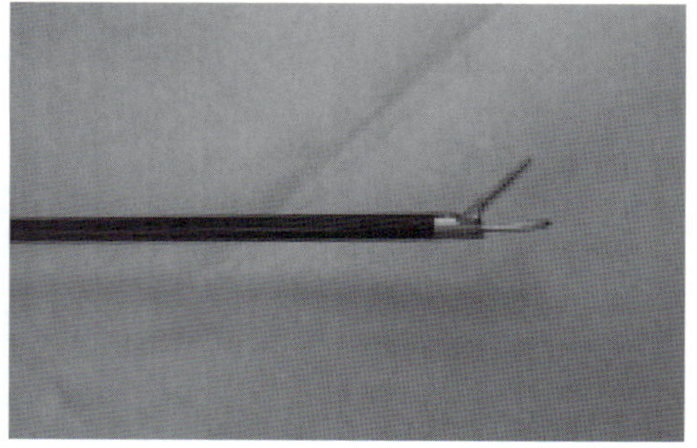

（T3795：オリンパス）

③**適応**

内視鏡下手術（腹腔鏡・胸腔鏡），消化器外科，呼吸器外科，心臓血管外科，泌尿器外科，産婦人科，耳鼻咽喉科，口腔外科，整形外科，形成外科，脳神経

補足

- 超音波とは人間の耳には聞こえない音(可聴音は30Hz～20kHz)。
- 20 kHz ＜ 超音波 ＜ 200 MHz
- 45～55 kHzの周波数でアクティブブレードが振動する。
- 水分が多い部位ではミストが発生する。
- 術式・用途によりアクティブブレードの種類を選ぶ必要がある。

表2 電気メスと超音波凝固切開装置の相違点

	電気メス	超音波凝固切開装置
作用温度	300℃，ジュール熱	70～100℃，摩擦熱
動脈切離	十分な止血効果が得られない 鏡視下手術では頻回な血管のクリップピング操作が必要	離断面をコアギュラムがシール 鏡視下手術において止血操作が省略できる
静脈切離	ジュール熱により血管壁が収縮し止血が容易	血管壁が薄く十分なコアギュラムが形成されないときがある
周辺組織への影響	熱的な損傷あり	熱的な損傷は少なく，創の治癒も速い 神経に近接する処置にも安全
術野	煙の発生	血液や洗浄液が多いとミストが発生
操作時間		電気メスに比べ切開，凝固操作に時間がかかる

(見目恭一 編：臨床工学技士　イエロー・ノート　臨床編，p.220，表2，メジカルビュー社，2013.)

外科など。

一般的な外科手術で使用される電気メスと併用で使用され，それぞれの特長を生かし使い分けられている(▶表2)。

手術室のようす(機器の配置)

手術室には，医師，看護師，臨床工学技士などの医療スタッフが配置され，チームとして手術を行っている。臨床工学技士は医師の指示のもと，生体機能代行装置や生命維持装置の操作だけでなく，手術室内の機器のセッティングやトラブル対応など患者の安全や生命を守る重要な役割を担っている(▶図53)。

図53 超音波凝固切開装置を用いた手術室のようす

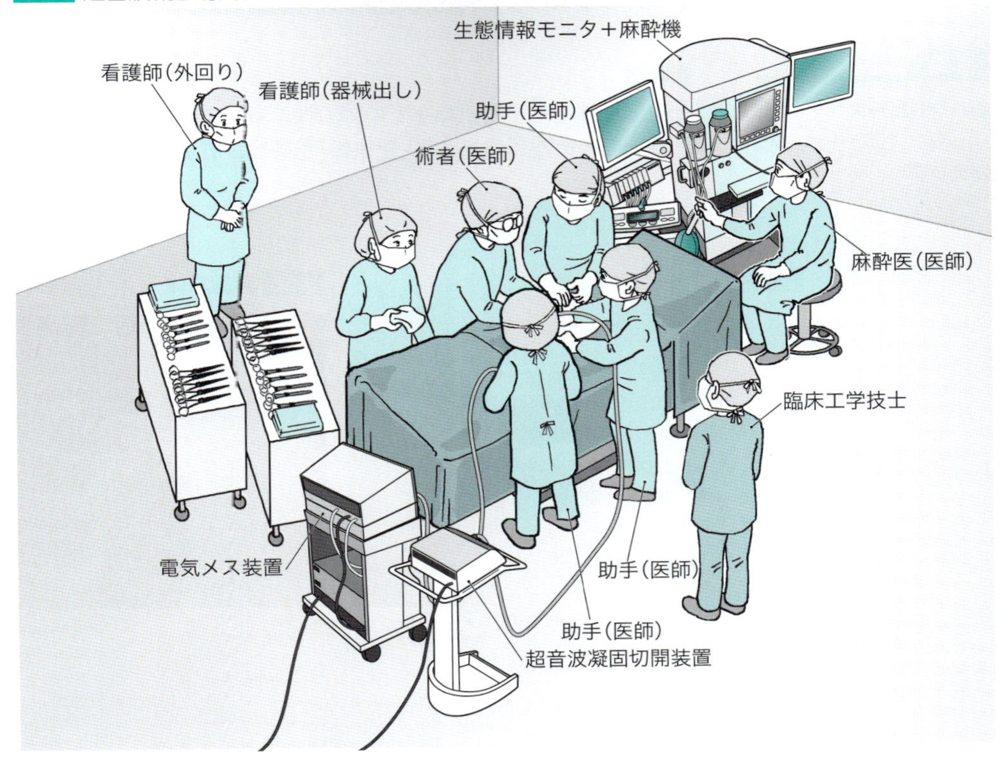

■実際の使用のようす

【例】

①消化器外科　：胃部分切除術でのシザーズ型ブレード使用（▶図52）

②心臓血管外科：内胸動脈剥離でのフック型ブレード使用（▶図51）

図54 左内胸動脈剥離のようす

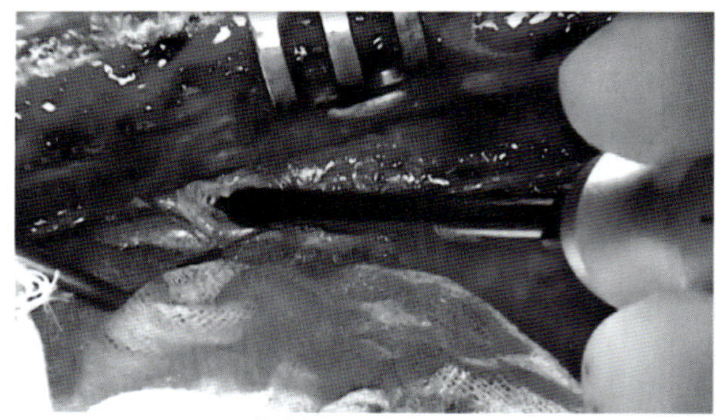

（心臓血管外科 准教授 山下洋一先生のご厚意による）

｜超音波外科吸引装置｜

■超音波外科吸引装置

超音波発生装置で発生させた電気エネルギーをハンドピースに内蔵されている振動子（トランスデューサ）により超音波振動に変換し，ハンドピース先端に取り付けたチップを振動させる。これにより組織を選択し破砕・吸引する。

■作用原理

①ハンドピース先端チップの機械的振動による組織の破砕。

②生理食塩水による乳化・洗浄・破砕組織の吸引除去。

補足

●ハンドピース

トランスデューサ，先端チップ

■特徴

血管や神経，正常組織などの弾力性に富んだ組織を残しながら，脆弱組織および弾力性のない組織（石灰化組織）を破砕・吸引する

■構造

図55 ハンドピース

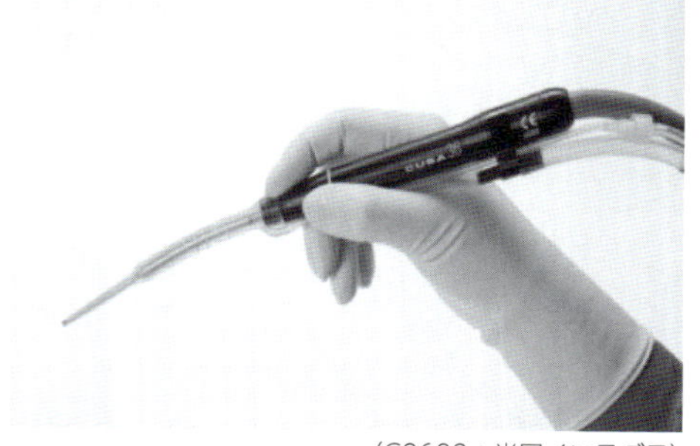

（C2602：米国インテグラ）
（許可を得て掲載）

図56 装置本体

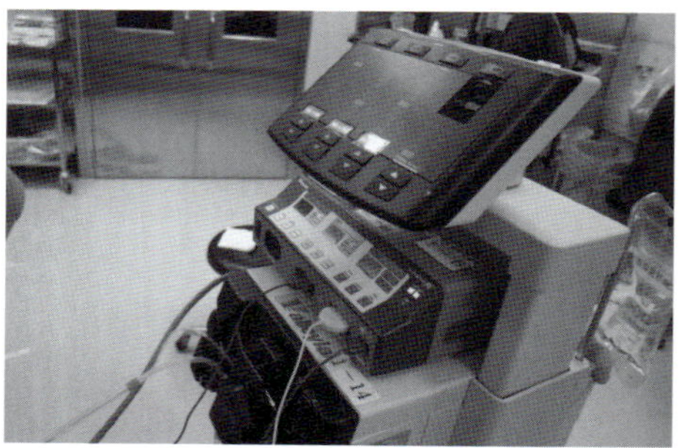

（CUSAEXCEL2：米国インテグラ）

振幅と超音波出力の関係

振動しているハンドピースチップを組織に接触させると組織は破砕される。この破砕力の大きさはチップの振幅と超音波出力によって決まる。チップの振動の大きさが振幅となり，このときの振動エネルギーが超音波出力となる（▶図57）。

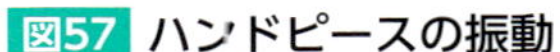

図57 ハンドピースの振動

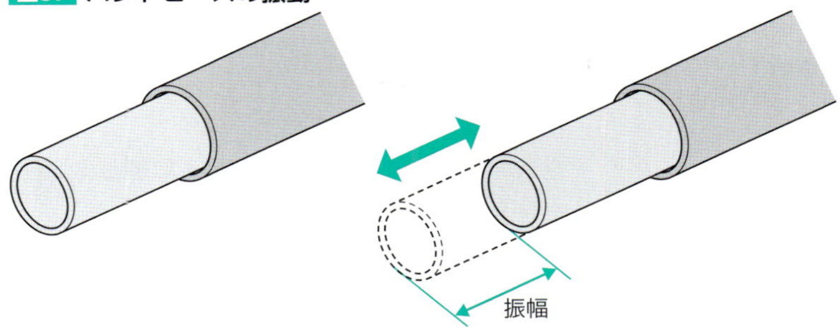

振幅

・チップの移動する距離(チップストローク)。
　振動するチップは組織に対してハンマーのように作用する。
・破砕の割合はハンドピースやチップの組み合わせによって異なる。
・振幅の設定により組織の破砕の速度が異なる。
　・振幅が大きいほど，慣性前進力が大きく破砕効率がよい。
　・振幅が小さいほど，慣性前進力が小さく破砕効率が若干落ちる。

■超音波振動子

①**電歪振動子**〔電圧をかけると歪む性質をもつ電圧セラミックス系(PZTなど)〕
　→ エピゾ素子(▶図58)
・セラミックディスクを使用する。
・電流が流れるとセラミックディスクの形状が変化する。
・空気による冷却。
・MRI適合

図58 電歪振動子型ハンドピース

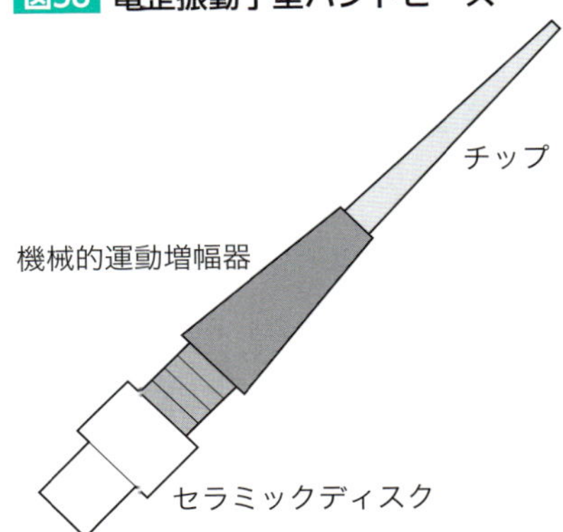

【長所】

・ハンドピースが小型で軽量。

【短所】

・ハンドピースは空冷(加熱)。

・振幅が小さい。

・壊れやすい。

②磁歪振動子(コイルなどで磁界を加えて使用するニッケルなど)→ 磁歪素子(▶図59)

・堅牢なニッケル合金を使用。

・電気エネルギーによる層の伸展・収縮して運動。

・水冷方式

・MRI不適合

図59 磁歪振動子型ハンドピース

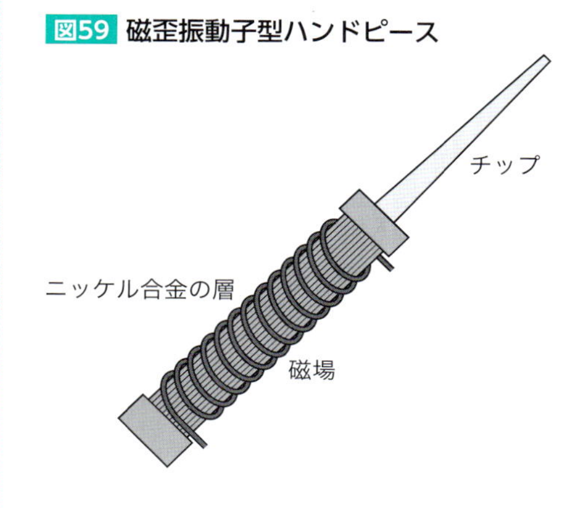

【長所】

・大きな振幅を発生。

・水冷によってトランスデューサの寿命が延長。

・より堅牢。

【短所】

・ハンドピースケーブルが少し重い。

・ハンドピースの外側にチューブ。

■超音波外科吸引装置の機能

3つの機能が同時に行われる。

①破砕(キャビテーション)

軟組織・水分を含む組織をとおして，チップが細胞壁に当たり再び引き戻されると低圧が生じる。次にチップが細胞壁に当たるときは，ガスは内破し，細胞が破裂する。

・灌流(イリゲーション)

灌流液と超音波振動により組織を乳化させ，浮遊させる。

・吸引(アスピレーション)

吸引を行うことで乳化や破砕された組織を取り除く。

■超音波吸引装置の模式図（▶図60）

図60 超音波吸引装置の模式図

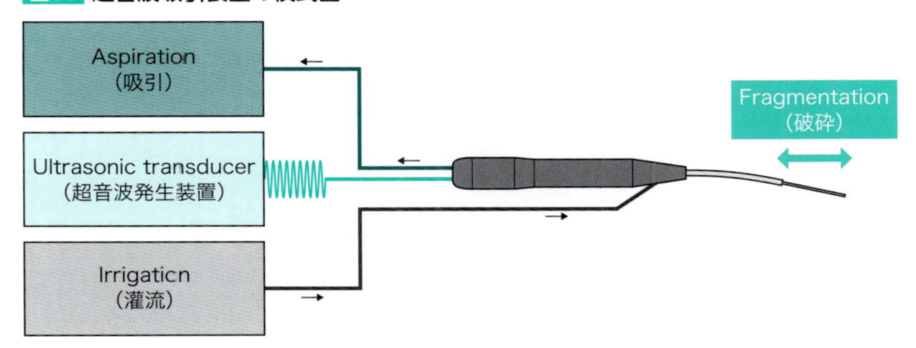

補足

●PZT → チタン酸ジルコン酸鉛

- 弾性に富んだ太い血管は損傷を受けずに温存される。
- 微小血管は熱凝固される。
- 20～40 kHzの超音波振動を利用する。
- 先端チップは200～300 μmの振幅で振動する。
- μm（マイクロメートル）＝0.001 mm
- 超音波外科吸引装置で使用される周波数帯域（▶図61）
- 超音波の応用
  ①通信的応用 → 超音波画像診断装置（エコー）
  ②動力的応用 → 超音波手術装置（超音波凝固切開装置・超音波外科吸引装置）

■組織の除去

- 強度が高い組織は弾性に富み破砕しにくい。
  血管壁・管・腱・靱帯など。
  水分の含有量が少なく，コラーゲンが多くて破砕に対する抵抗性が高い。
- 強度が低い組織は破砕しやすい。
  腫瘍，実質および脂肪。

■適応

脳腫瘍摘出，肝臓などの実質臓器の部分的切除，腹腔鏡下手術での各種臓器の剥離・切除，白内障破砕吸引，脂肪吸引など。

図61 使用される周波数帯域

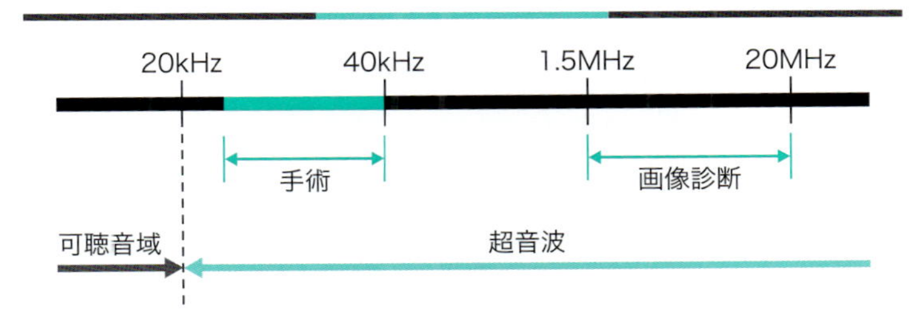

■手術室のようす（機器の配置）

手術室では，数多くの医療機器を使用し手術が行われる。臨床工学技士は手術室内の機器のセッティングやトラブル対応など，患者の安全や生命を守る重要な役割を担っている（▶図62）。

図62 超音波吸引装置を用いた手術室のようす

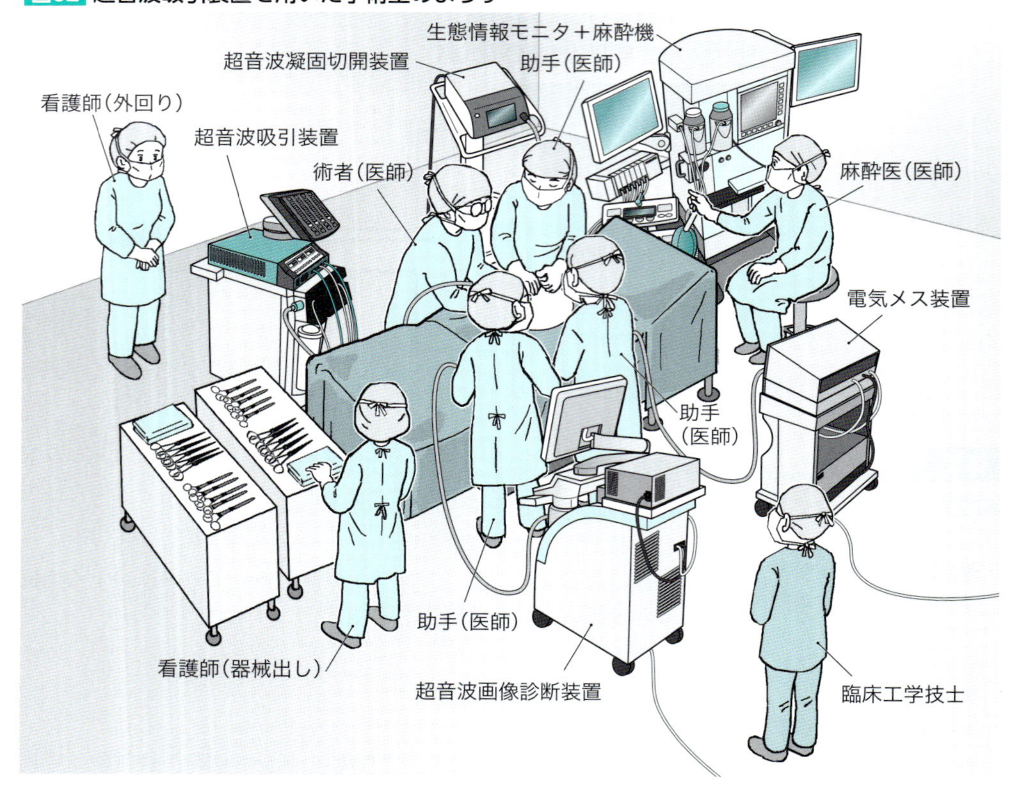

■実際の使用のようす

消化器外科では，肝部分切除術で超音波吸引装置を使用する（▶図63）。

図63 超音波吸引装置を用いた肝部分切除術のようす

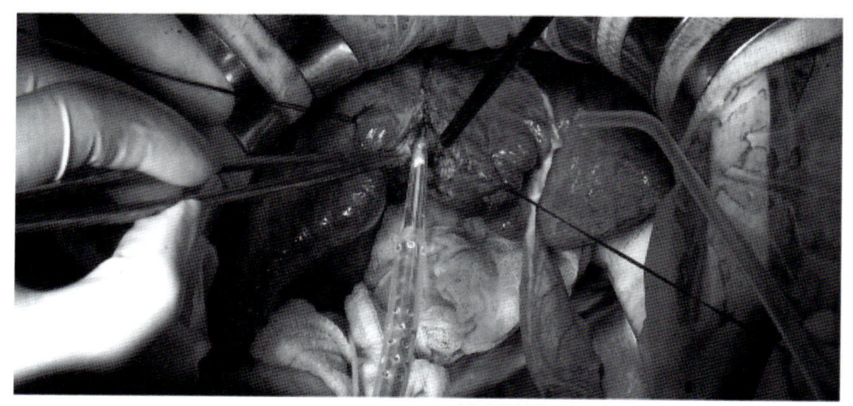

（消化器外科 准教授 岡野圭一先生のご厚意による）

●文 献

1）見目恭一 編：臨床工学技士 先手必勝 弱点克服 完全ガイド，メジカルビュー社，2015.
2）見目恭一 編：臨床工学技士 イエロー・ノート 臨床編，メジカルビュー社，2013.

手術中のおもなトラブルと対処方法

手術室では，数多くの医療機器を使用し手術が行われる。臨床工学技士は，手術室内の機器のセッティングやトラブル対応など患者の安全や生命を守る重要な役割を担っている。また，機器やシステムを理解し，点検などを行うことにより機器の性能を維持することで安全性を確保することも，重要な業務なのである。

トラブル対応の後，点検確認を行い現場に従事するスタッフに原因などをフィードバックし情報共有をすることにより，安全教育を行うことも臨床工学技士の重要な役割である。

｜超音波凝固切開装置｜

■トラブル事例

❶ 機器本体でのトラブル

本体の電源スイッチを押しても装置の電源が入らない，システムエラーの表示

【対処方法】

①電源コードの断線 → 電源コードの交換
②電源コードの接続緩み → 電源コードの接続確認
③機器本体の故障 → メーカーに修理依頼

❷ トランスデューサでのトラブル

トランスデューサを機器本体に接続してもエラーコードが表示される。

【対処方法】

①トランスデューサの使用回数制限をこえている → トランスデューサの交換
②トランスデューサの内部エラー → トランスデューサの交換
③トランスデューサコードの断線 → トランスデューサの交換
④トランスデューサと機器本体との接続不良 → 本体との接続確認

❸ ブレードでのトラブル

ブレードをトランスデューサへ接続したがエラーコードが表示される。

【対処方法】

①ブレードが適切に接続されていない → トランスデューサとブレードを専用のトルクレンチで締める。
②使用中にブレードが緩んでしまった → トランスデューサとブレードを専用のトルクレンチで締める。

③ブレードの先端部の損傷 → ブレードの交換
④動作中に異音がする → ブレードの接続確認
（確認後エラーが解除できない場合はブレードの交換）
⑤動作直後にエラー → ブレードのシャフト先端に組織片などの異物がないか確認（除去後エラー解除できない場合はブレードの交換）

4 フットスイッチでのトラブル

フットスイッチペダルを操作しても動作しない。

【対処方法】
①フットスイッチペダルの接続不良 → フットスイッチペダルの接続確認
②フットスイッチペダルの故障 → フットスイッチペダルの交換
③フットスイッチペダルコードの断線 → フットペダルコードの交換

このような事例を未然に防ぐためにも日々の機器点検は必要である。超音波凝固切開装置の点検業務風景（▶図64～67）を示す。

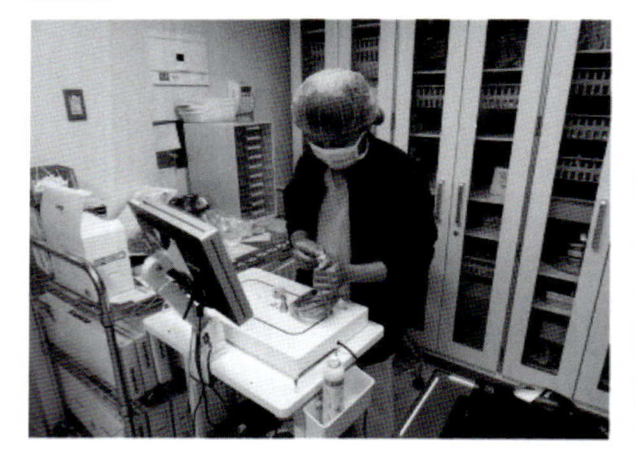
図64 洗浄不良がないかの確認

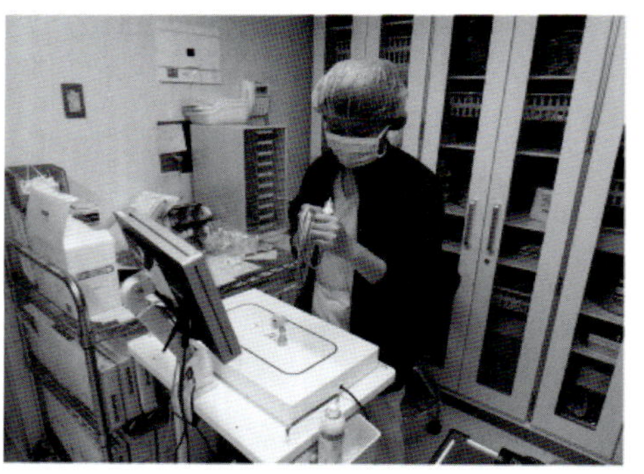
図65 トランスデューサ全体の外観確認

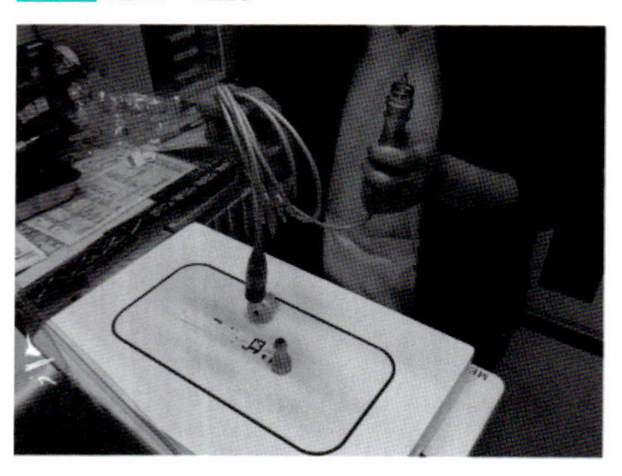
図66 備品の確認

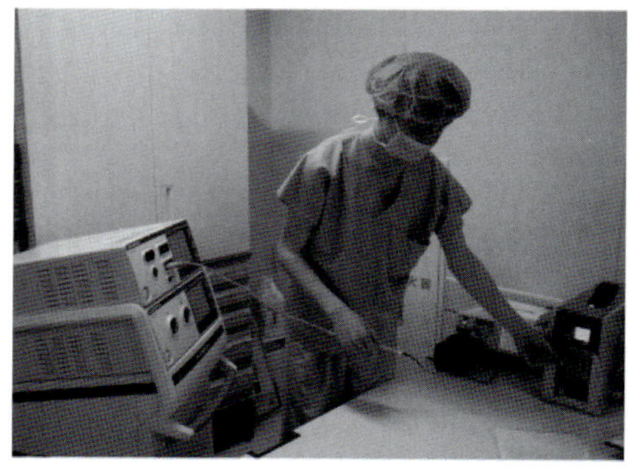
図67 装置を用いての動作確認

■トラブル事例

❶ 機器本体でのトラブル

①本体の電源スイッチを押しても装置の電源が入らない。

【対処方法】

①電源コードの断線 → 電源コードの交換
②電源コードの接続緩み → 電源コードの接続確認
③背面部の電源メインスイッチがOFFになっている → 電源メインスイッチをONにする
④機器本体の故障 → メーカーに修理依頼

②システムエラーの表示（使用前・終了時）

【対処方法】

①冷却水槽が正しくセットされていない → 冷却槽をコンソールに正しくセットする
②冷却水不足 → 冷却水の補充
③ハンドピースケーブルの接続不良 → ハンドピースケーブルの接続確認（解消されない場合はハンドピースの交換）
④冷却水の循環不全 → ハンドピースケーブルの接続確認・冷却槽のセット確認
⑤フットスイッチケーブルがコンソールに接続されていない → フットスイッチケーブルの接続確認
⑥終了時に冷却水の排水を完了前にハンドピースを取り外した → 再度ハンドピースをコンソールに接続し排水を完了させる

③使用中でのトラブル

【対処方法】

①点滴セットのローラー・クランプが閉まっているため洗浄水が出ない → ローラー・クランプを開ける
②洗浄チューブが正しくセットされていないため洗浄水が出ない → 洗浄チューブを正しくセットする
③ハンドピースの摩滅のため破砕力がなくなった → 新しいハンドピースと交換
④チップ先端の破損・緩み → 新しいハンドピースとチップへの交換
⑤破砕組織が吸引できない → 先端チップの詰まりをチェックし，チップクリーナで詰まりを取り除く
⑥サクションチューブ接続不良により吸引不良 → 接続確認
⑦サクションが弱い → コントロールパネルでの設定確認

■超音波外科吸引装置の点検風景（▶図68〜70）

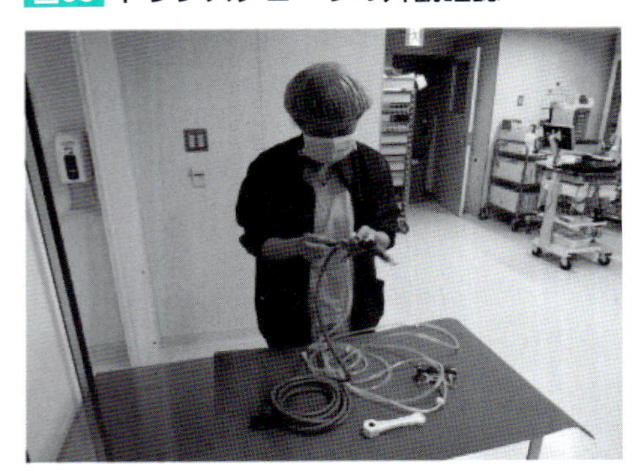

図68 トランスデューサの外観確認

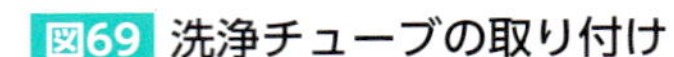

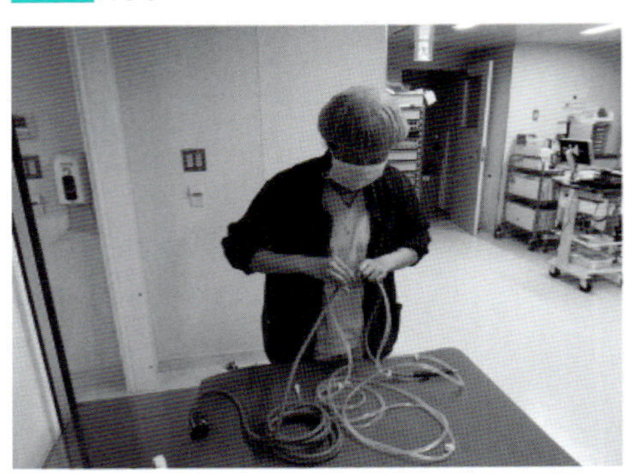

図69 洗浄チューブの取り付け

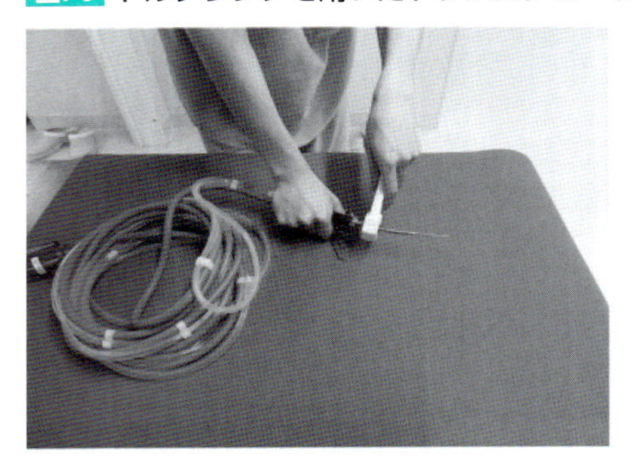

図70 トルクレンチを用いたトランスデューサとチップの接続

上記にあげた事例のように手術室ではさまざまな問題が生じる。そういった問題を早期に解決し，円滑に手術が行えるように簡易操作マニュアルなどの作成も重要である（▶図71，72）。

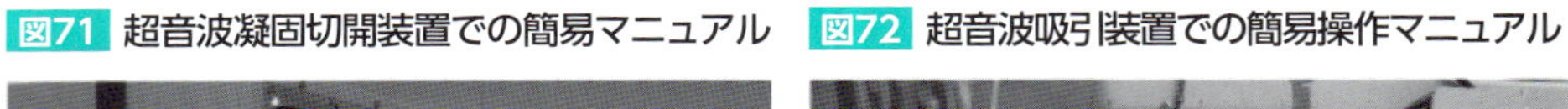

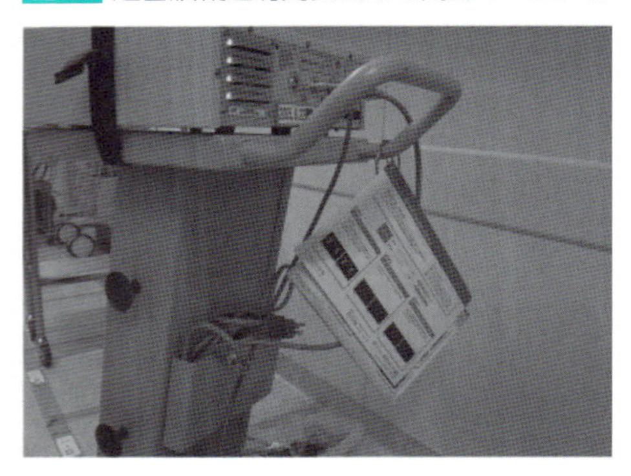

図71 超音波凝固切開装置での簡易マニュアル

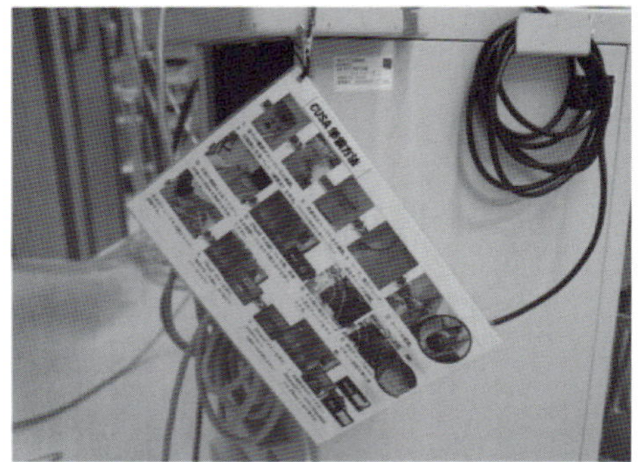

図72 超音波吸引装置での簡易操作マニュアル

まとめのチェック

■消化器の構造・機能

□□ 1	消化管を食物のとおる順に述べよ。	▸▸ 1	口腔 ➡ 咽頭 ➡ 食道 ➡ 胃 ➡ 小腸(十二指腸・空腸・回腸) ➡ 大腸(盲腸・結腸・直腸)
□□ 2	口腔の機能を述べよ。	▸▸ 2	咀嚼(そしゃく)を行う。唾液を分泌し，嚥下しやすくするとともに，でんぷんを分解する。
□□ 3	味を感じるのはどこか述べよ。	▸▸ 3	味蕾(みらい)
□□ 4	一般的な消化管の壁構造を述べよ。	▸▸ 4	粘膜(粘膜上皮・粘膜固有層・粘膜筋板)・粘膜下層・筋層(内輪外縦)・漿膜(外膜)
□□ 5	大唾液腺を述べよ。	▸▸ 5	耳下腺・顎下腺・舌下腺
□□ 6	消化器系と呼吸器系の共通した通路について述べよ。	▸▸ 6	咽頭，ここで2つの通路は前後に交差する。
□□ 7	食道の働きを述べよ。	▸▸ 7	食物を蠕動(ぜんどう)運動により胃に送る。
□□ 8	食道の上皮はなにか述べよ。	▸▸ 8	重層扁平上皮
□□ 9	胃の右～上縁(肝臓側)の名前を述べよ。	▸▸ 9	小弯
□□ 10	胃・肝臓間の間膜の名前を述べよ。	▸▸ 10	小網(しょうもう)
□□ 11	胃壁筋層の特徴を述べよ。	▸▸ 11	3層の平滑筋をもつ。
□□ 12	胃壁から分泌されるものを述べよ。	▸▸ 12	胃酸・ペプシノゲン(胃酸によりペプシンになる)・粘液・内因子
□□ 13	胃酸の働きを述べよ。	▸▸ 13	食物の分解・殺菌作用
□□ 14	胃酸分泌を促進させる物質を述べよ。	▸▸ 14	アセチルコリン・ヒスタミン・ガストリン
□□ 15	小腸の働きを述べよ。	▸▸ 15	膵液中の消化酵素により，栄養素を分解し吸収する。

まとめのチェック

□□ 16	ファーター乳頭について述べよ。	▸▸ 16 総胆管と主膵管が合流して十二指腸に開口する部位(大十二指腸乳頭ともよぶ)。 開口部に胆汁・膵液の排出を調節するオッディの括約筋がある。
□□ 17	多糖類を分解する酵素を述べよ。	▸▸ 17 アミラーゼ(二糖類に分解される)
□□ 18	多糖類は最終的になにに分解されるか述べよ。	▸▸ 18 単糖類(ブドウ糖など)
□□ 19	タンパク質の分解酵素を述べよ。	▸▸ 19 トリプシン・キモトリプシン(ペプチドに分解される)
□□ 20	タンパク質は最終的になにに分解されるか述べよ。	▸▸ 20 アミノ酸
□□ 21	脂肪の分解酵素を述べよ。	▸▸ 21 リパーゼ(脂肪酸とグリセリンに分解される)
□□ 22	バウヒン弁について述べよ。	▸▸ 22 回腸末端が結腸に移行する部位にある逆流防止弁。
□□ 23	大腸の働きを述べよ。	▸▸ 23 水分の吸収・排便機能。
□□ 24	ダグラス窩について述べよ。	▸▸ 24 女性において，子宮と直腸の間で腹膜が反転する部位。
□□ 25	排便に関与する内括約筋と外括約筋の違いを述べよ。	▸▸ 25 内括約筋は自律神経支配の不随筋，外括約筋は随意筋である。
□□ 26	膵臓の外分泌機能について述べよ。	▸▸ 26 アミラーゼ・トリプシン・リパーゼなどの消化酵素を分泌する。
□□ 27	ランゲルハンス島について述べよ。	▸▸ 27 膵内にあり，内分泌機能をもつ膵島で，血糖調整に関わるインスリン・グルカゴンなどを分泌する。
□□ 28	肝臓の解剖学的左葉と外科的左葉の違いを述べよ。	▸▸ 28 解剖学的左葉は形態学的に肝鎌状間膜より左側の部位を示す。外科的左葉は脈管の分布で，肝鎌状間膜より数cm右側で右葉と分けている。 解剖学的左葉は外科的左葉の外側区にあたる。

	問題	解答
□□ 29	門脈について述べよ。	▶▶ 29 上腸間膜静脈・脾静脈からの栄養が豊富に含まれている静脈血が流れている血管。 小腸などからでた静脈血が再び他の臓器に流入する点が特殊。 肝門から肝内に入る。
□□ 30	肝内でのグリコーゲンの代謝について述べよ。	▶▶ 30 インスリンの存在下ではグルコースをグリコーゲンに変換して貯蔵する。 グルカゴンの存在下ではグリコーゲンをグルコースに変換する。
□□ 31	肝内で合成されるタンパク質について述べよ。	▶▶ 31 アルブミン・グロブリン・フィブリノゲン・凝固因子など。
□□ 32	肝内で合成されるタンパク質・脂質について述べよ。	▶▶ 32 中性脂肪・コレステロール・リン脂質など。
□□ 33	肝臓の解毒作用について述べよ。	▶▶ 33 老廃物のアンモニアやアルコールなどの脂溶性物質をそれぞれ尿素，アセトアルデヒドなどの無毒な水溶性物質に変換し，胆汁中に排泄する。 薬剤の解毒も行う。
□□ 34	肝臓の血液浄化作用について述べよ。	▶▶ 34 類洞のKupffer(クッパー)細胞は老化した赤血球や異物を貪食(どんしょく)し，血液を浄化する。この際，ビリルビンを合成する。
□□ 35	胆汁の腸肝循環について述べよ。	▶▶ 35 胆汁中の胆汁酸は消化管内で脂肪の消化吸収を助けた後，回腸末端で再吸収され門脈系を経由して肝に戻り再利用される。
□□ 36	胆嚢の機能について述べよ。	▶▶ 36 肝で生成された胆汁は，通常のオッディ筋収縮ときには十二指腸に排出されることはなく，胆嚢に蓄積される。十二指腸に食物が到達すると，十二指腸粘膜細胞から分泌されるコレシストキニンにより胆嚢の収縮が起こり，同時にオッディ筋が弛緩，十二指腸に排出される。
□□ 37	肝内に貯蔵される脂溶性ビタミンについて述べよ。	▶▶ 37 ビタミンA, D, E, Kが貯蔵されている。

まとめのチェック

■消化器疾患

		問題		解答
□□	1	「がん」について述べよ。	▸▸ 1	増殖が速く，浸潤性の性格をもつ悪性腫瘍のうち上皮から発生したもの。
□□	2	腹膜播種について述べよ。	▸▸ 2	消化管などの粘膜から発生したがんが深くまで進展し，腹膜を破って腹腔内にがん細胞が散布された状態。
□□	3	日本人に多い食道がんの種類と発生要因を述べよ。	▸▸ 3	扁平上皮がん，喫煙と飲酒（近年，遺伝についても報告されている）
□□	4	機械的イレウスと麻痺性イレウスについて述べよ。	▸▸ 4	消化管の内腔が物理的に塞がれた状態が機械的イレウスで，開腹術の後のように腸管の動きがない状態が麻痺性イレウスである。
□□	5	膵臓の手術と術後の糖尿病の関係について述べよ。	▸▸ 5	膵島（ランゲルハンス島）は膵体尾部に多く分布することから，膵頭十二指腸切除より膵体尾部切除での術後の方が糖尿病を多く発症する。
□□	6	「閉塞性黄疸」について述べよ。	▸▸ 6	腫瘍や結石が原因で，肝で生成された胆汁が十二指腸に至るまでの胆道が閉ざされた状態。

■超音波凝固切開装置

		問題		解答
□□	1	超音波凝固切開装置は電気エネルギーをなにに変換するのか述べよ。	▸▸ 1	超音波凝固切開装置から流れてくる電気を超音波発生装置で超音波振動に変換。
□□	2	アクティブブレードの振動する周波数を述べよ。	▸▸ 2	45～55 kHzの周波数でアクティブブレードが振動する。
□□	3	アクティブブレードの形状を述べよ。	▸▸ 3	フック型・シザーズ型
□□	4	超音波凝固切開装置の作用温度を述べよ。	▸▸ 4	70 ～100 ℃，摩擦熱
□□	5	凝固のメカニズムを述べよ。	▸▸ 5	ブレードの超音波振動が組織中のタンパク質を変成させ，粘着性のコアギュラムを形成。毛細血管を溶着，太い血管や管腔組織はシールされる。

□□ 6 凝固操作に時間がかかるのは電気メス，超音波凝固切開装置のどちらか述べよ。

▸▸ 6 超音波凝固切開装置の方が凝固操作に時間がかかる。

□□ 7 動脈と静脈どちらが止血に適するか述べよ。

▸▸ 7 離断面をコアギュラムがシールし止血操作が省略できる。静脈は血管壁が薄く，十分なコアギュラムが形成されないことがある。

■超音波外科吸引装置

□□ 1 使用する超音波振動の周波数を述べよ。

▸▸ 1 20～40 kHzの超音波振動を利用する。

□□ 2 先端チップの振動する振幅を述べよ。

▸▸ 2 先端チップは200～300 μmの振幅で振動する。

□□ 3 超音波外科吸引装置の作用原理を述べよ。

▸▸ 3 ハンドピース先端チップの機械的振動による組織の破砕。生理食塩水による乳化・洗浄・破砕組織の吸引除去。

□□ 4 超音波外科吸引装置の特徴を述べよ。

▸▸ 4 血管や神経，正常組織などの弾力性に富んだ組織を残しながら，脆弱組織および弾力性のない組織（石灰化組織）を破砕・吸引する。

□□ 5 超音波振動子を2つ述べよ。

▸▸ 5 電歪振動子と磁歪振動子。

□□ 6 血管への作用を述べよ。

▸▸ 6 太い血管は損傷を受けずに温存される。微小血管は熱凝固される。

□□ 7 超音波外科吸引装置の3つの機能を述べよ。

▸▸ 7 破砕・灌流・吸引

□□ 8 超音波の通信的応用を述べよ。

▸▸ 8 超音波画像診断装置（エコー）

□□ 9 超音波の動力的応用を述べよ。

▸▸ 9 超音波手術装置（超音波凝固切開装置・超音波外科吸引装置）

□□ 10 電歪振動子と磁歪振動子のそれぞれの冷却方法を述べよ。

▸▸ 10 電歪振動子は空気による冷却・磁歪振動子は水冷による冷却。

04 脳疾患

鈴木秀謙・岩田英城

鈴木秀謙

補足

頭皮の最内側に骨膜がある。頭蓋骨の骨膜は長管骨の骨膜と異なり骨を形成する能力はほとんど失われている。そのため，成人の頭蓋骨は一度，周囲骨から切断されると，骨性の再癒合は生じないとされている。

補足

硬膜，くも膜，脳軟膜をあわせて髄膜とよぶ。硬膜とくも膜には三叉神経から知覚枝が分布しており，痛みを感じる。しかし，脳軟膜や脳実質には痛みの受容器はない。そういう訳で，疾患によっては局所麻酔での手術が可能になる。

また，頭痛とは，脳の痛みではなく，脳を包んでいる膜の痛みである。くも膜下出血や髄膜炎などの際に，この三叉神経が刺激されることにより頭痛が生じたり，項部硬直などが生じるが，これらを合わせて，臨床上，重要な徴候である髄膜刺激症状とよぶ。

脳の構造

脳を覆う構造物

脳は頭皮，頭蓋骨に覆われ保護されている。頭皮は脳を保護するクッションの役をしており，血流が豊富で，外傷を受けても感染が起こりにくく，治癒が速い。頭蓋骨は複雑な縫合を形成しながら強固な防壁をつくり，脳を外力から守っている。脳神経，動脈や静脈，延髄（脊髄に連続する）はこの骨壁に空いた穴を通って，頭蓋内外を交通させている。

頭蓋骨の中で，さらに脳は３層の被膜により覆われている。最外層の**硬膜**は，本来は骨膜に属する外層と，真の意味での硬膜である内層の２層の膜が合わさった膜である。硬膜は頭蓋骨の内面を隙間なく覆っているが，この２層間の特定の場所に静脈血が流れる細長い隙間があり，**硬膜静脈洞**とよばれる。

硬膜は頭蓋内で２つの重要な折れ曲がりをつくっている。１つは頭蓋骨の矢状（しじょう）方向に沿った折れ曲がりで，その形が草刈りに使うカマに似ているため，**大脳鎌**（だいのうがま）とよばれる。大脳鎌は大脳の正中裂内に入り込み，左右の大脳半球を分けている。もう１つは大脳と小脳を分ける**小脳テント**とよばれる折れ曲がりである。これはテント状の三角錐の２面を形成するもので，１面は開放されている。この開放部分は**テント切痕**（せっこん）とよばれ，中脳が通過している。小脳テントの上面には大脳の側頭葉や後頭葉，下面には小脳が接している（▶図1）。

硬膜の内側には，**くも膜**とよばれる薄い膜があり，これは硬膜とも最内側にある脳軟膜とも癒着していない。**脳軟膜**は最も薄い膜で，脳実質表面に密着し，脳溝（のうこう）の奥まで入り込んでいる。くも膜と脳軟膜の間には，蜘蛛（くも）の巣状の構造があり，隙間を無色透明の脳脊髄液が流れている。脳脊髄液は外力を吸収し柔らかい脳を保護する緩衝剤としての役割も担っており，丁度，豆腐が容器の中で水に浮かんだ状態で売られているのと同様のイメージで考えればよい。

図1 硬膜と硬膜静脈洞

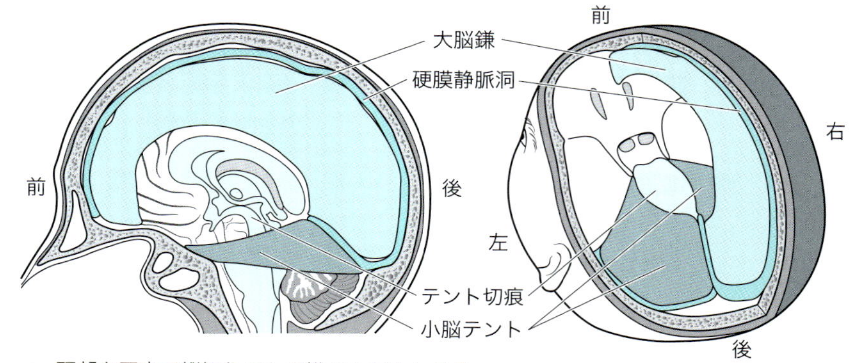

a　頭部を正中で縦切りにして横から見たところ
b　頭部の左半分を切除し，左上方より見たところ（脳は除いて，硬膜を表示している）

補足

くも膜と脳軟膜の間の腔をくも膜下腔とよぶ。くも膜下腔には脳動脈や静脈が走行している。したがって，脳動脈瘤もくも膜下腔に存在するので，脳動脈瘤破裂による出血は，くも膜下腔内を広がることからくも膜下出血とよばれる。

補足

脳の重量は約1,500gである。

|脳の基本構造|

脳は，

①**大脳**　③**脳幹**
②**間脳**　④**小脳**

に分けられる。

大脳は左右1対の大脳半球からなる。表面には多数の脳溝があり，隣り合う脳溝の間の盛り上がりを脳回とよぶ。大脳半球は外側溝（Sylvius裂（シルビウス）），中心溝（Rolandc溝（ローランド）），頭頂後頭溝により，前頭葉，頭頂葉，側頭葉，後頭葉に分けられる（▶図2）。大脳皮質の領域区分にはBrodmann（ブロードマン）による52領野区分がよく知られている（▶図3）。**各領域の大脳皮質はそれぞれ異なる機能をもっている。**同一半球内の皮質領野は連合線維で連絡され，左右の大脳半球間は交連線維で連絡されている。さらに，皮質領野は投射線維により末梢神経とも連絡している（▶図4）。

大脳半球の内側面で，間脳や脳梁（のうりょう）を取り囲むような位置を占める部位を**大脳辺縁系**とよび，**本能や情動による行動を支配する中枢**と考えられている。また，大脳半球の内部の白質，すなわち大脳髄質のなかに数個の灰白質塊があり，視床外側で大脳半球の基底部にあるので，**大脳基底核**とよばれる。

図2 脳を横から見たところ

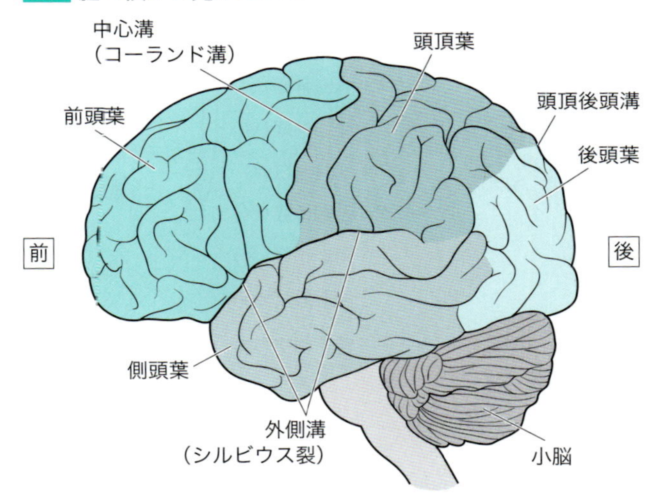

図3 ブロードマンによる人の大脳皮質地図

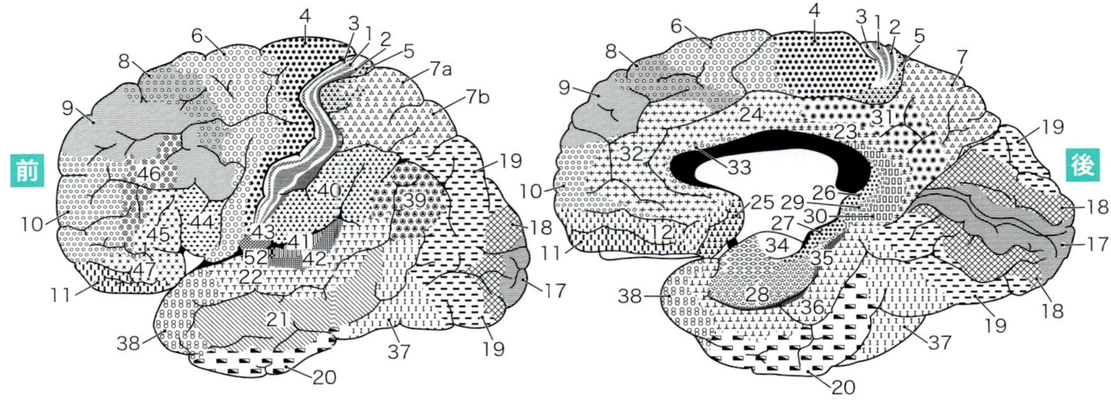

（杉村和朗 著：イラストによる中枢神経系の理解，p.69，医歯薬出版，1984.）

図4 脳の冠状断（前額面）

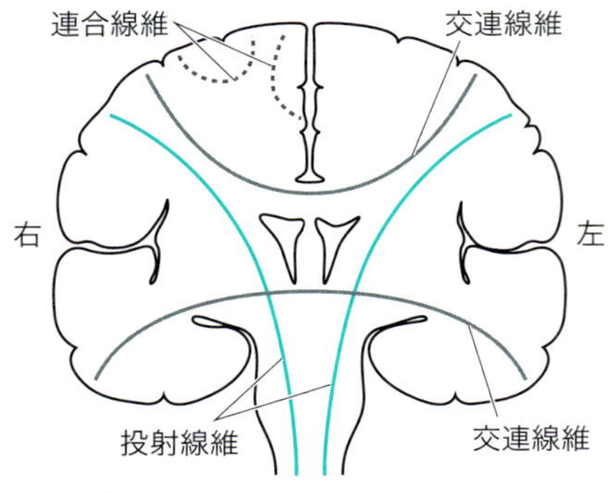

脳を冠状断にして正面から見たところ（前額面）。

図5 12対の脳神経

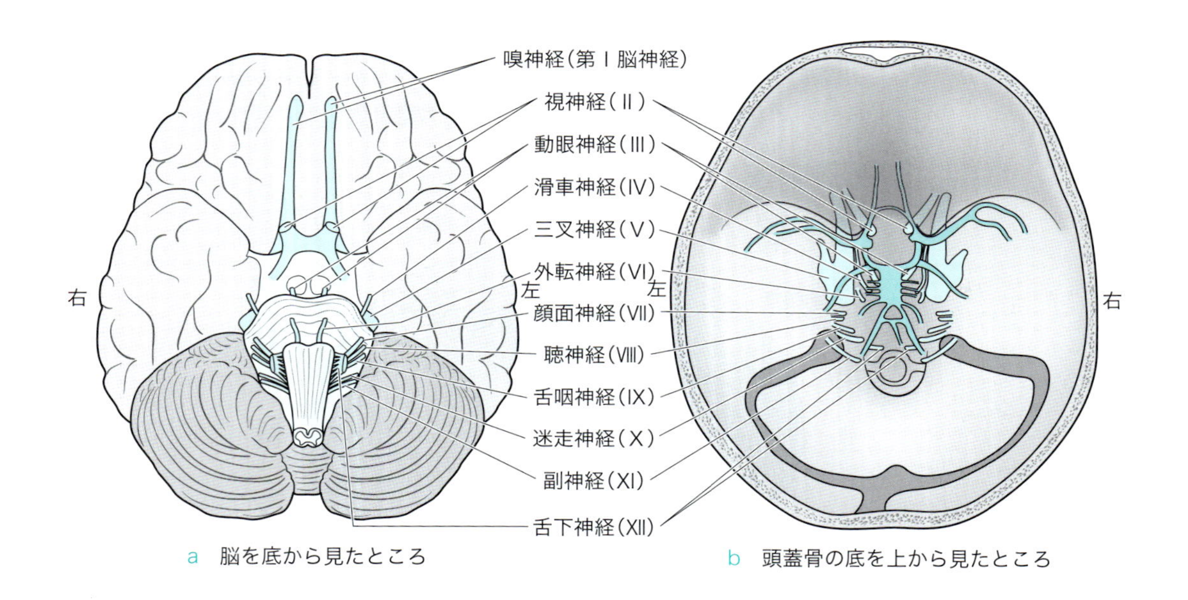

a　脳を底から見たところ　　b　頭蓋骨の底を上から見たところ

間脳は左右の大脳半球の間に挟まったかたちで存在し，おもに**視床**と**視床下部**からなる。視床下部からは**下垂体**がぶら下がるように存在する。間脳は脳幹に連続している。

脳幹は脳のほぼ中軸を占め，上方から中脳，橋，延髄に分かれる。背側には小脳があり，それぞれ神経線維で連絡している。延髄は大後頭孔を経て脊髄に連なる。脳幹には第３～12脳神経核があり，それぞれの脳神経が脳幹から出入りしている（▶図５）。

小脳は左右両側に大きく膨隆する**小脳半球**と，正中にありくびれて細い**虫部**に大別される。小脳の表面には多数の横走する溝，すなわち，小脳溝がみられ，その間にある細長い高まりを小脳回という。小脳は表層の灰白質（小脳皮質）と内部の白質（髄質）からなり，白質中心部にいくつかの灰白質塊（小脳核）が存在する。

脳の血管

脳は左右２本の内頸動脈と左右２本の椎骨動脈の４本の動脈により栄養を受ける。内頸動脈は前大脳動脈と中大脳動脈に大きく分かれ，左右の前大脳動脈は前交通動脈で連結する。左右の椎骨動脈は合流して１本の脳底動脈になり，左右の後大脳動脈に分かれる。内頸動脈と同側の後大脳動脈は後交通動脈で連結している（▶図６）。その結果，脳底部には視神経や下垂体を取り巻くように動脈の輪ができ，**Willis（ウィリス）動脈輪**とよばれる。これらのある程度，太い動脈はくも膜下腔を走行しており，さらに小動脈に分かれて初めて脳実質内に入り込み，その後に毛細血管となって脳に血液を供給する。脳動脈は血管ごとに脳実質のどこを還流するか決まっており，閉塞すると，その灌流領域の脳の機能に応じた障害が発生する。

静脈は動脈と逆で，脳実質内から脳実質外へ流出した後，合流しながら太くなり，脳表をとおって硬膜静脈洞内に入り，左右の頸静脈となって頭蓋外へ流出する。

図6 ウィリス動脈輪

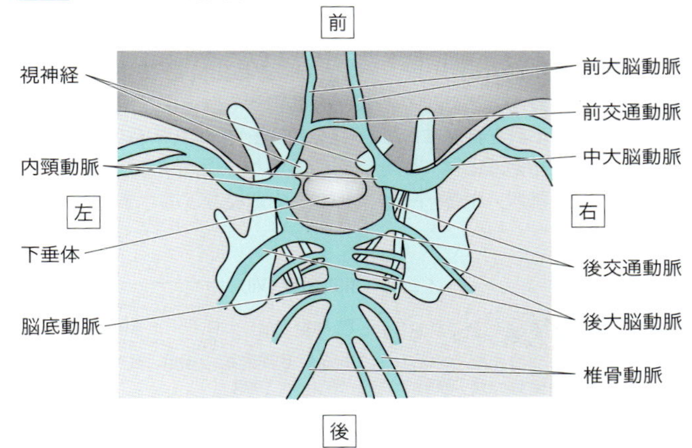

頭蓋骨の底を上から見たところ（ウィリス動脈輪）。

脳室と脳脊髄液（髄液）

大脳半球の中には左右の側脳室，間脳の中には第３脳室，中脳には中脳水道，橋と小脳の間には第４脳室がある（▶図７）。脳脊髄液の産生や吸収部位には議論があるが，**多くは側脳室・第３脳室・第４脳室内の脈絡叢（みゃくらくそう）で産生され，第４脳室内よりくも膜下腔にでる。**一部の脳脊髄液は脊髄表面を下行するが，大部分は脳幹に沿って上行し，大脳周辺のくも膜下腔を還流した後，**くも膜顆粒から硬膜静脈洞内に排出される。**

補足

大脳半球の表層は灰白質でできており大脳皮質とよばれ，大脳重量の約40％を占める。原則的に６層構造で神経細胞が分布する。左右大脳半球の大脳皮質の全表面積は約2,200cm^3（新聞紙1ページの面積に相当）といわれ，約1/3は脳回の表面，約2/3は脳溝にある。厚さは部位によって異なり，厚いところで約4～4.5 mm（運動野など），薄いところで1.5～2.5 mm（後頭葉の一次視覚野付近など）で，一般に脳回の頂で厚く，脳溝の深部で薄い。一方，大脳半球の深部は白質で，主として有髄線維からなり，大脳髄質とよばれる。有髄線維は，①連合線維，②交連線維，③投射線維の３種に大別できる（▶図４）。

補足

実際の手術の際は，神経細胞が存在する大脳皮質などを障害しなくても，これらの神経線維を障害するだけで，その線維が連絡している機能の障害が生じる。

補足

中脳からは動眼神経（Ⅲ），滑車神経（Ⅳ），橋からは三叉神経（Ⅴ），外転神経（Ⅵ），顔面神経（Ⅶ），聴神経（Ⅷ），延髄からは舌咽神経（Ⅸ），迷走神経（Ⅹ），副神経（Ⅺ），舌下神経（Ⅻ）が出入りする。

補足

小脳の重量は約130 gで脳重量の約1/10だが，小脳回により表面積は大脳皮質の約3/4になる。

補足

ウィリス動脈輪は，左右前後の脳動脈を結ぶ側副血行路として重要である。また，くも膜下出血の出血源となる脳動脈瘤の大多数はこの部に発生する。

図7 脳室と脳脊髄液の流れ

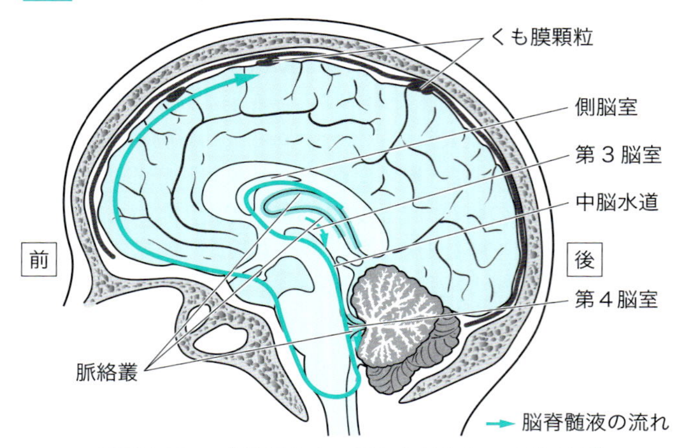

頭部を正中で縦切りにして横から見たところ(矢状面)。

補足

脳脊髄液は成人で１日約500 ml産生され，全量約130 mlで，左右の側脳室にそれぞれ約7〜10 ml，全脳室内にあるのは約20 mlとされ，大部分はくも膜下腔にある。頭蓋内と脊髄のくも膜下腔は正常では自由に交通しているので，腰椎穿刺で腰部くも膜下腔を穿刺すれば，頭蓋内の圧や病態(感染，出血など)についての情報が得られる。脳脊髄液には，脳を外部の衝撃から保護する，脳圧をコントロールする，脳の老廃物の排泄，栄養因子やホルモンの運搬などのさまざまな役割がある。

● 文献

1) 杉浦和朗: イラストによる中枢神経系の理解, 医歯薬出版, 1984.
2) 伊藤　隆: 解剖学講義, 南山堂, 1983.
3) 坂井建雄: カラーイラストで学ぶ集中講義　解剖学, メジカルビュー社, 2012.

脳の機能

人が生きていくためには，外部の環境や身体内部の変化に対し，対応し続ける必要がある。このとき，さまざまな感覚器（目，耳，皮膚など）や受容体（血圧，痛みなど）からの刺激を受け取り，その情報を統合し，その刺激に対応するための指令を効果器（筋肉，内分泌腺など）にだすのが脳の基本的な働きである。一般に，右脳は身体の左半分を制御し，左脳は右半分を制御する。

前頭葉

大きく分けると，

①運動
②精神
③運動性言語

の3つの機能を支配する（▶図8）。

中心溝のすぐ前に運動（領）野がある。**随意運動**[*1]はブロードマンの第4領野にあり，上下逆さまに反対側の身体の各部位を支配している。大まかな運動しかしない胸や腹に関係する領域は狭く，繊細な動きを必要とする手指や顔面などの領域は不釣り合いに広い（▶図9）。この部位からでる運動線維は**錐体路**とよばれ，運動性の脳神経核や脊髄に達しており，そのどこで障害されても対応する身体部位の麻痺が生じる。第4領野のすぐ前の第6および8領域は意識にのぼらない運動（**不随意運動**）の中枢で，ここから投射される神経を**錐体外路**とよび，障害されると筋緊張の異常が生じ，随意運動がスムーズにできなくなる。眼球運動野（ブロードマン第8領野），すなわち，両側の眼球を共同させて動かす中枢もある。

運動性言語中枢（ブローカの中枢，ブロードマン第44領野）は通常，左脳のみにあり，障害されると**運動性失語**[*2]が生じる。前頭葉下面には人間らしい精神機能を司る領域があり，障害されると性格が変わったり，周辺に無関心になったりする。

用語アラカルト
＊1　随意運動
随意運動は，自分の意志でできる筋肉の動きのことである（【例】顔の表情や手足の運動）。

用語アラカルト
＊2　運動性失語
運動性失語は，相手の言うことは理解できるが，言いたいことをしゃべれない状態のことである。これに対し，音は聞こえるし，言いたいことをしゃべれるが，相手の話の意味が理解できない状態を感覚性失語といい，その中枢は左側頭葉にある。病変が左側にある場合の手術のリスクが右側に比べて高い理由の大部分は，この言語中枢の存在のためである。

図8　大脳のおもな機能

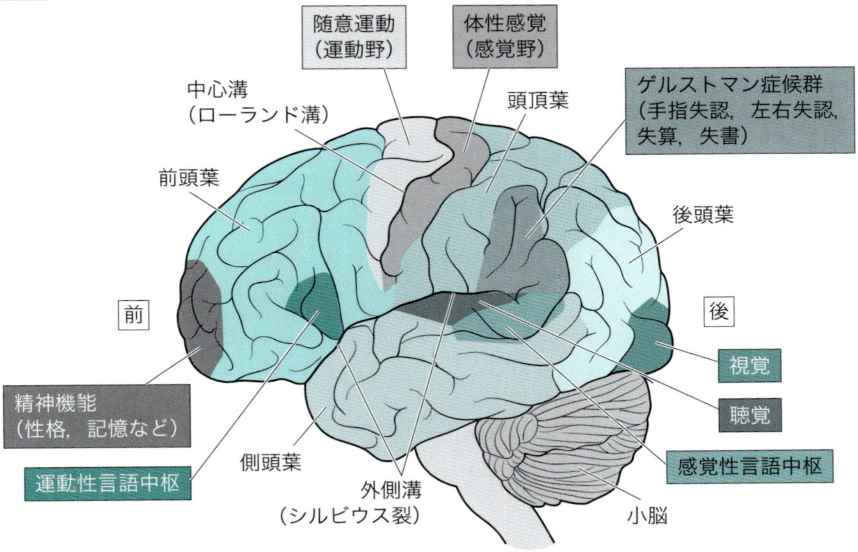

左脳を外側から見たところ。

用語アラカルト

＊3 体性感覚

熱い，冷たい，痛い，触った感じがわかる，関節の位置がわかる，などの感覚のこと。眼をつむっていても，触ることにより形や手触りで何かわかる，皮膚に書いた字を当てられる，などの感覚も司っている。

＊4 優位半球

優位半球とは，右脳と左脳のうち言語や計算などを司る側の大脳半球のことである。右脳は身体の左半分を制御し，左脳は右半分を制御するので，一般に右利きの人の脳は左側（左脳）が優位半球になる。優位半球でない方は劣位半球（非優位半球）という。

＊5 空間失認

自分を取り巻く空間のイメージができなくなることで，例えば，自宅のトイレがどこかわからずアチコチ探したりする。

＊6 着衣失行

失行は物事を順序立ててできなくなることで，着衣失行では，例えばズボンを頭から被ろうとしたりする。

用語アラカルト

＊7 ゲルストマン症候群

手指失認（自分の指の区別がつかない：【例】「人差し指を立ててごらん」と言われてもできない），左右失認（自身の左と右の区別がつかない：【例】「右手で左耳に触ってごらん」と言われても見当違いのことをする），失書（字が書けない），失算（簡単な計算さえできなくなる）が組み合わさった症状のこと。

用語アラカルト

＊8 同名（性）半盲

両眼の同じ側が見えなくなること。例えば，左後頭葉視覚野の障害では，右眼で見ても左眼で見ても右側半分が見えなくなる。

図9 運動野の支配区域分布

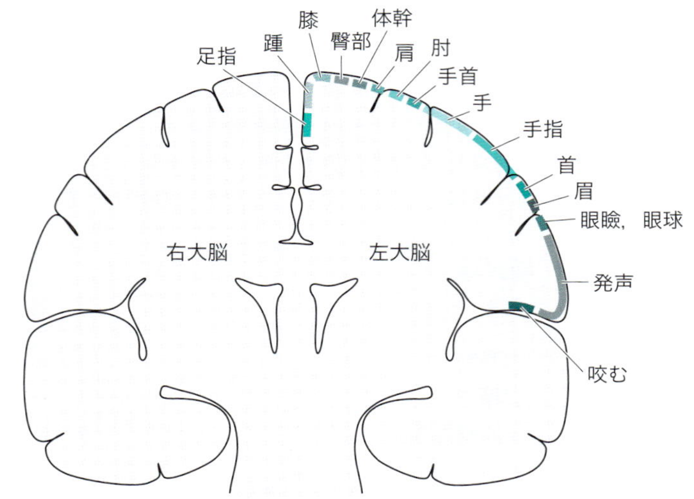

脳を冠状断にして正面から見たところ（前額面）。

頭頂葉

さまざまな感覚の中枢である。

感覚（領）野（ブロードマン第１～３領野）は中心溝の後ろにあり，**体性感覚**[＊3]を支配する。運動領野と同様に反対側の身体各部の感覚情報が，上下逆さまにこの領野の特定の場所に伝えられる。

そのほかの微妙な感覚の中枢は，右脳（劣位半球，または非優位半球）と左脳（**優位半球**[＊4]）で異なる。右側の頭頂葉障害では**空間失認**[＊5]や**着衣失行**[＊6]，左側の頭頂葉障害では**Gerstmann（ゲルストマン）症候群**[＊7]（▶図８）などが有名である。

側頭葉

聴覚（ブロードマン第41～42領野：▶図８），嗅覚（ブロードマン第34領野），記憶（側頭葉下面・内面の海馬周辺），感覚性言語の中枢があり，また後述の大脳辺縁系の一部を構成している。

感覚性言語中枢（Wernicke（ウェルニッケ）の言語中枢，ブロードマン第22領野後方：▶図８）は通常，左脳にあり，障害されると感覚性失語〔**用語アラカルト**「運動性失語」（243ページ）参照〕が生じる。

後頭葉

視覚の中枢が後頭葉内側面（視覚野，ブロードマン第17領野）にあり，障害されると反対側の**同名（性）半盲**[＊8]が生じる（▶図８）。視覚野の上下には，見た物の認知や解釈をする連合領野（ブロードマン第18～19領野）があり，障害されると物は見えてもそれが何かわからない（**視覚失認**）といった症状がでる。また，第19領野には，視覚刺激により視線を反射的に対象物に向ける眼球運動の中枢もある。

大脳辺縁系

前頭葉下面から側頭葉内側面に至る大脳半球内側面の領域で（▶図10），相互に連絡し合って，喜び・興奮・怒り・不安・不快などの情緒的表現や視床下部を介して内臓の活動を制御する。

図10 ブロードマンによる人の大脳皮質地図（大脳内側面）

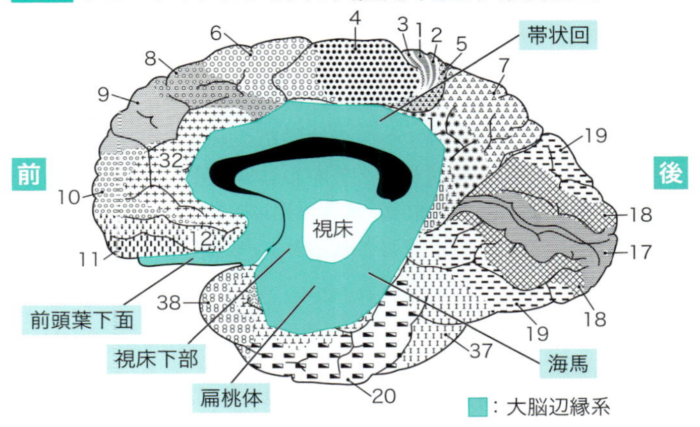

大脳基底核

大脳基底核は錐体外路の中継核として，中枢側の前頭葉，末梢側の小脳や脊髄などと複雑に連絡し合い，筋の緊張を保ったり，不随意（意識にのぼらない）運動を制御する。

間脳（視床および視床下部）

視床の機能は大きく３つに分けられる。すなわち，

①大脳皮質を目覚めさせる
②嗅覚以外のすべての感覚の中継路
③脳の異なった部位に伝えられた情報を相互に交換する中枢としての作用

である。

視床下部は自律神経（交感神経や副交感神経）の中枢であり，さらに下垂体をコントロールすることによる内分泌機能の中枢としても重要である。**視床下部が障害されると，水分代謝異常（尿崩症），体温調節障害（過高熱や低体温），食欲異常（肥満や痩せ），性器発達異常（性早熟や発達不全），電解質異常などが生じ，臨床的に極めて重篤な状態になる。**

（脳）下垂体

多数のホルモン（成長ホルモン，甲状腺刺激ホルモン，副甲状腺ホルモン，性腺刺激ホルモン，乳汁分泌ホルモン，抗利尿ホルモン）を分泌する。このうち，抗利尿ホルモンは視床下部で分泌され，下垂体では単に貯えられているだけである。

脳幹

大脳や小脳に行き来する情報のすべてが脳幹をとおる。脳神経核のほとんどが脳幹に存在する。また，**脳幹網様体**という神経細胞と神経線維が入り交じって網目状をなす構造があり，大脳皮質や視床と連絡し，覚醒や意識の水準を保つ働きをしている。つまり，脳幹という狭い場所に多数の神経線維と脳神経核〔**補足**（241ページ）参照〕が詰め込まれているために，直径わずか数mmの小さな病変でも著明かつ多彩な症状を起こす。そのため，**脳幹や脳幹近くの手術は**

もっとも慎重に実施される。延髄には，呼吸，嚥下，循環，嘔吐などの中枢があり，生命の維持に不可欠である。

小脳

小脳と中脳，橋（きょう），延髄とを結びつける上中下3対の線維連絡により，視覚や聴覚を含むすべての情報が小脳内に送り込まれ，現在行われている運動が適当か否か判断し，必要があれば是正する指令をだす。つまり，小脳は無意識に行われる運動制御（錐体外路）の中枢で，動作を円滑で正確に行うために必須である。小脳が障害されると，**小脳失調**＊9，**構音障害**＊10，**企図振せん**（きとしん）＊11，**眼振**（がんしん）＊12などが生じる。

脳神経

脳神経は12対あり，それぞれ番号と名前がついている。それぞれの脳神経は脳をでた後，目的地に到達するために頭蓋底に空いた孔を通過していくわけだが，この番号はその孔を前方から順に数えた際の順番に由来する（▶図5参照）。

脳神経とその働きは以下のとおりである。

- Ⅰ．嗅神経　：匂いを嗅ぐ
- Ⅱ．視神経　：見る
- Ⅲ．動眼神経：眼を動かす，瞳孔を縮小させる，上眼瞼を挙上させる
- Ⅳ．滑車神経：眼を動かす
- Ⅴ．三叉神経：噛む，顔面や角膜の感覚を知る
- Ⅵ．外転神経：眼を動かす
- Ⅶ．顔面神経：顔の筋肉を動かす，目を閉じる，涙を流す，味わう（舌の前方2/3の味覚），唾液を出す
- Ⅷ．聴神経　：聴く，身体のバランスを感じる
- Ⅸ．舌咽神経：味わう（舌の後方1/3の味覚），咽頭・喉頭・中耳の感覚を知る，唾液を出す，飲み込む，頸動脈洞を支配する（血圧や動脈血中のガス分圧を調節）
- Ⅹ．迷走神経：胸腹部臓器の調節，咽頭・喉頭・声帯の動き（飲み込む，口蓋を動かす，構音），外耳道や後頭蓋窩硬膜の感覚を知る
- Ⅺ．副神経　：首を回す，肩をすくめる
- Ⅻ．舌下神経：舌を動かす

用語アラカルト

＊9　小脳失調
両足の幅を広くして歩いても，よろめいて転倒しやすく，障害された小脳半球側に傾いていく（失調性歩行）。小脳虫部の障害では，身体が動揺して垂直に保つことが困難となり，立つことはもちろん，まっすぐに座っているのも難しい（体幹失調）。

＊10　構音障害
舌や口腔の筋肉の連携がうまくいかず，呂律が回らない状態となる。

＊11　企図振せん
目標点に近づくとひどくなる震えで，例えば，物を握ろうとすると手が震えるために握れない，というようなことが起こる。

＊12　眼振
眼球の不随意運動といえる。前庭神経核－小脳－眼運動系の連絡がどこで障害されても生じる。小脳障害時の眼振は多彩であるが，特徴的な失調性眼振は，動く物体をスムーズに追うことができず，いたずらに眼をキョロキョロと動かすものである。

POINT!!

- 眼振図は，眼球を挟んで対称な部位に皿電極を貼り，電極間の電位差を計測するものである。
- 顔面神経麻痺には，末梢性顔面神経麻痺と中枢性顔面神経麻痺がある。末梢性顔面神経麻痺は，ベル麻痺やギラン・バレー症候群などの際にみられ，麻痺側の額のシワ寄せができない，麻痺側の鼻唇溝が浅くなる，口笛がうまく吹けない，などの症状が出現する。中枢性顔面神経麻痺は，脳卒中などの中枢性病変の際にみられ，麻痺側でも額のシワ寄せが可能なため，末梢性麻痺と区別できる。

文献

1）杉浦和朗：イラストによる中枢神経系の理解，医歯薬出版，1984.
2）伊藤　隆：解剖学講義，南山堂，1983.
3）後藤文男，天野隆弘：臨床のための神経機能解剖学，中外医学社，1992.
4）岡田隆夫：カラーイラストで学ぶ集中講義　生理学，メジカルビュー社，2008.
5）坂井建雄：カラーイラストで学ぶ集中講義　解剖学，メジカルビュー社，2012.

手術が必要となる脳疾患

手術が必要な脳疾患にはさまざまなものがあり，大きく分けると，

①**脳血管障害**	⑤**先天奇形**
②**脳腫瘍**	⑥**感染性疾患**
③**頭部外傷**	⑦**機能的疾患**
④**水頭症**	

がある。症状は基本的に損傷を受けた脳や脳神経の機能，血管損傷の場合はその血管が灌流する脳の領域がもつ機能に応じた症状が出現する。手術体位は約30° 頭を挙上させて行う場合が多いが，これは頭位を挙上することで，静脈圧が下がり静脈性出血が減らせるのと，脳が少し萎み，手術がやりやすくなるからである。

脳神経外科の手術は機能的に重要な脳組織や脳神経，脳血管を触る微細な手術が多いため，ほとんどの場合，手術用顕微鏡は必須である。また，脳のどこ

補足

脳は頭蓋骨という堅い容器の中に入っている。そのため，「余分な物」が内容物に増えると圧が高くなる。これを**頭蓋内圧亢進**という。これを放置すると，脳は豆腐のように柔らかいので「余分な物」に押し出され，脳の中心部にある生命の維持に不可欠な脳幹を圧迫し，脳幹の機能が失われることになり死に至る。この一連の過程を脳ヘルニアとよぶ。頭蓋内圧亢進を回避するための手術法には，以下のような方法がある。

- ①**頭蓋内腫瘤の除去**：**血腫，腫瘍，腫れた脳梗塞の部分などの「余分な物」を摘出する。**
- ②**外減圧術**：**頭蓋骨の一部を除去することにより，脳が入る容器自体を大きくする（頭皮が延びる範囲内で大きくなる）。**
- ③**内減圧術**：**機能的に重要でない部分の脳（非優位半球の前頭葉や側頭葉の先端）を切除し内容物を減らす。**
- ④**脳室ドレナージ術**：**脳脊髄液の通過障害が生じており，側脳室が大きい場合（水頭症という），これ自体が頭蓋内圧亢進の原因になるので，ドレナージチューブとよばれるボールペンの芯程度の太さのチューブを側脳室に挿入し，脳脊髄液を頭蓋外に排除する**

表1 Japan Coma Scale（JCS）

Ⅰ：覚醒している	0	意識清明
	1（Ⅰ-1）	見当識は保たれているが意識清明ではない
	2（Ⅰ-2）	見当識障害がある
	3（Ⅰ-3）	自分の名前・生年月日が言えない
Ⅱ：刺激すると覚醒する	10（Ⅱ-1）	普通の呼びかけで開眼する
	20（Ⅱ-2）	大声での呼びかけや強く揺するなどで開眼する
	30（Ⅱ-3）	痛みや刺激を加えつつ呼びかけをすると，かろうじて開眼する
Ⅲ：刺激しても覚醒しない	100（Ⅲ-1）	痛みに対して払いのけるなどの動作をする
	200（Ⅲ-2）	痛み刺激で手足を動かしたり，顔をしかめたりする
	300（Ⅲ-3）	痛み刺激に対してまったく反応しない

R（不穏），I（糞便失禁），A（自発性喪失）がある場合には，JCS 200-I，JCS Ⅲ-2-Iなどと表す。

＼POINT!!／

頭蓋内圧亢進の際や脳組織が破壊された場合には，意識障害が生じる。意識障害を示すもっともよく使われるスケールに「Japan Coma Scale（JCS：以前は3-3-9度方式とよばれていた）」がある。

補足

脳神経外科手術用ナビゲーション装置は，手術中に器具で脳のどこを触っているのか，手術前に撮影したMRIなどの画像上でリアルタイムに知るための装置である。また，機能的に重要な脳をなるべく損傷しないで，病変に接近するための最適のルートを手術中に知ることができる。

を操作しているのか手術中にわからなくなってしまい，余計な損傷を周囲組織に起こしてしまうことを防ぐため，脳神経外科手術用ナビゲーションを使用して手術を実施することが多い。

| 脳血管障害 |

1 脳卒中

脳卒中には，**①出血性脳卒中**と**②虚血性脳卒中**がある。前者の代表はくも膜下出血や脳(内)出血，後者は脳梗塞である。

出血性脳卒中の場合，脳動脈瘤や脳動静脈奇形のように原因病変を認める場合，再出血の予防目的で手術を行う。また，大きな脳出血の場合，救命目的で血腫除去術を行う。

虚血性脳卒中の場合，原因病変が頸動脈狭窄症や頭蓋内動脈狭窄症などであれば，再発予防の手術を行う。脳梗塞の場合では，範囲が大きく脳腫脹が著明であれば，救命のために減圧手術を行う。

補足

脳動脈瘤の手術中に脳動脈瘤が破裂することがある。この場合，動脈性の激しい出血となるので，出血をコントロールするために脳動脈の一時遮断を行うことがある。この一時遮断が脳梗塞の原因にならないようにするためには，**閉塞時間は5分以内にすべき**とされている。場合によっては，出血を予防するために，脳動脈の一時遮断を行ったうえで，脳動脈瘤を周囲の組織から剥がす難しい操作を行う場合もある。

2 脳動脈瘤

脳動脈の血管分岐部に生じ，瘤(こぶ)のように膨らんだもので，大きくなればなるほど壁が薄くなり破裂しやすいと考えられている。くも膜下出血の原因の90 %以上を占める。破裂してくも膜下出血を起こしている場合は緊急手術の対象となる。未破裂で見つかった場合，一般に最大径5 mm以上の大きさの場合，破裂予防のために手術を考慮する。巨大脳動脈瘤が周囲の脳や脳神経を圧迫することにより，圧迫された組織の機能に応じたさまざまな症状で発症することがある。

内科的治療は存在せず，治療する場合は手術となる。手術は脳動脈瘤クリッピング術（▶図11）が一般的であるが，不可能な場合，バイパス手術を併用した脳動脈瘤トラッピング術や近位閉塞術を行う（▶図12）。近年では，脳血管内手術用の機材が進歩し，破裂脳動脈瘤，未破裂脳動脈瘤ともに脳血管内手術〔瘤内コイル留置術（血管内より脳動脈瘤内にチタン性のコイルを詰め血流が入らないようにする手術）など〕で治療することも多くなってきている。

図11 脳動脈瘤クリッピング術

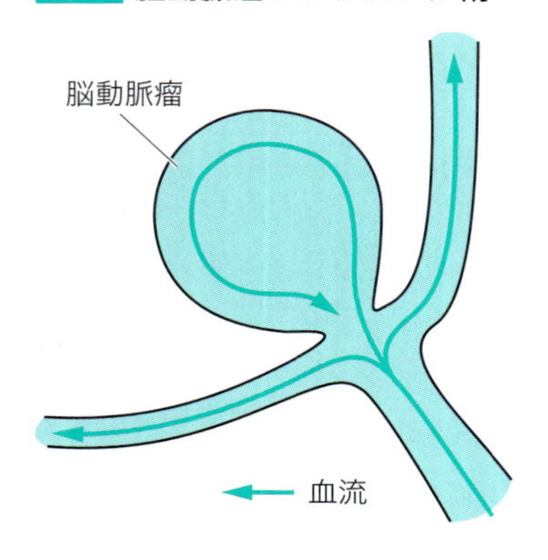

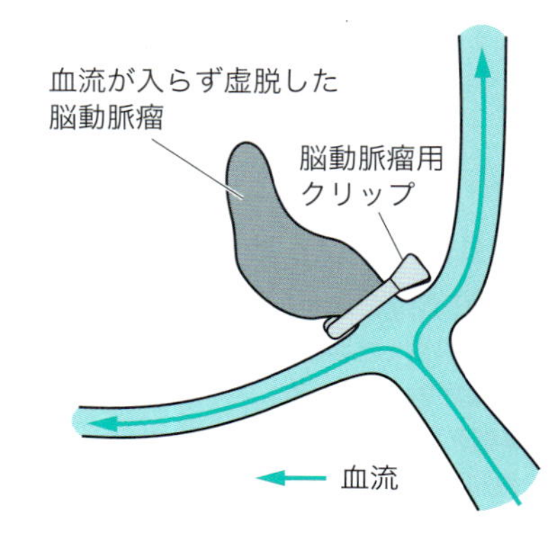

補 足

脳動脈瘤の周囲には穿通枝（▶図13）とよばれる直径1 mm未満の細い動脈が存在することがある。穿通枝は通常，脳の重要な機能の部分を栄養しているので，細くても必ず温存する必要がある。

補 足

穿通枝を損傷しないように手術用顕微鏡で拡大しながら手術を行うが，手術用顕微鏡では基本的に血管の裏側は見ることができない。そこで，神経内視鏡を用いて血管の裏側を確認し，脳動脈瘤用クリップで穿通枝を挟んでいないか確認する。内視鏡は胃カメラなどでおなじみの，細いガラスファイバを通じて光を出しながら深部や閉鎖腔内を観察するチューブであり，脳神経外科領域の内視鏡を**神経内視鏡**とよぶ。

このように狭い術野の中で手術用顕微鏡では見えない部分を神経内視鏡で観察し，術野に死角を生じないようにすることを**内視鏡支援手術**とよぶ（▶図14）。

図12 バイパス手術を併用した近位閉塞術

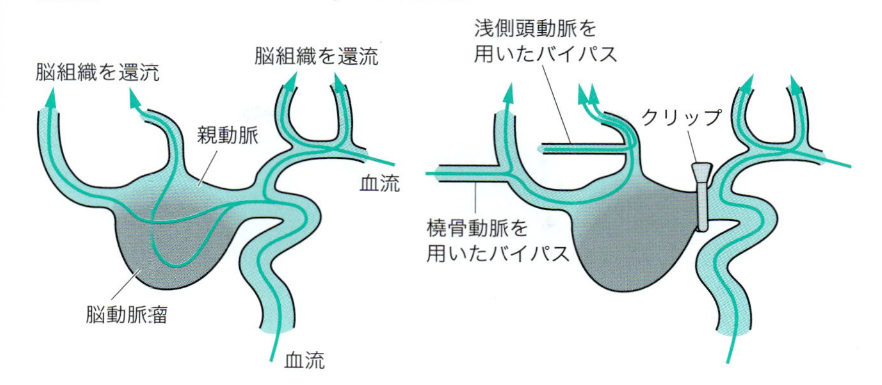

図13 穿通枝と大脳基底核

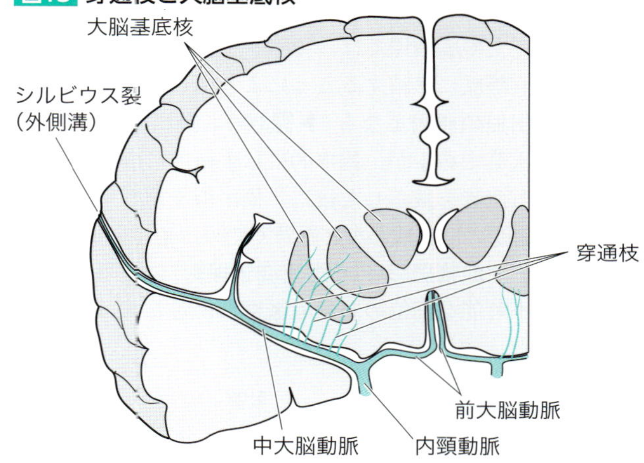

図14 クリッピング後の脳動脈瘤の観察①

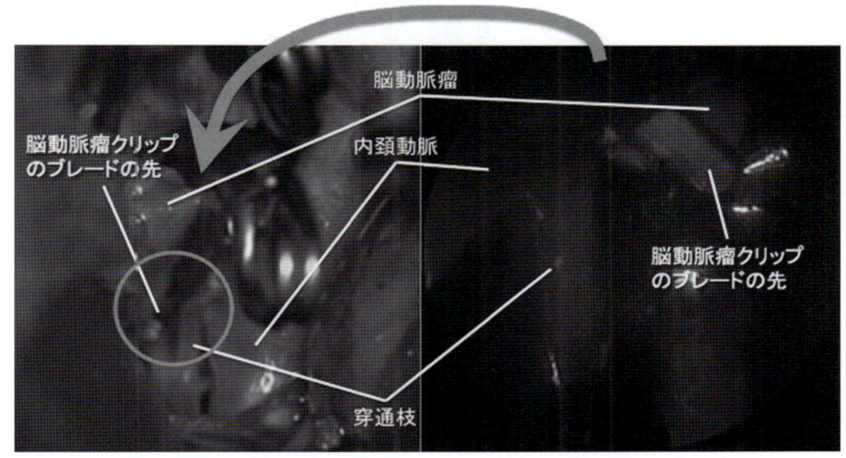

a 手術用顕微鏡による観察　　b 神経内視鏡による観察

補足

手術中に脳動脈瘤の不完全クリップや周囲脳動脈の狭窄など予期しないことが起こることがあるので，術中脳血管撮影，**インドシアニングリーン・ビデオ血管撮影（ICG蛍光血管撮影）**，超音波ドップラ血流計などを用いて確認する。術中脳血管撮影はハイブリッド手術室などで，手術中に脳血管撮影室で行うのと同様に血管造影を行う。ICG蛍光血管撮影はより簡便で，ICGを静脈内投与するだけで，手術顕微鏡で観察している術野の血管造影ができる（▶図15）。

ICGは元々，肝機能検査に用いられる暗緑色の色素であるが，血中に投与すると近赤外線を発することを利用し，手術中の血管の観察に汎用されている。超音波ドップラ血流計はプローブとよばれる棒状の検出器の先端を脳動脈に接触させると，血流の向きや大きさがモニタ上で波形として描出され，かつ血流の大きさは音の大きさでもわかるようになっている。

用語アラカルト

＊13　一過性脳虚血発作
脳虚血発作の1つであるが，24時間以内に症状が完全消失し，かつCTやMRIなどの画像で脳梗塞が出現していないものをいう。

図15　クリッピング後の脳動脈瘤の観察②

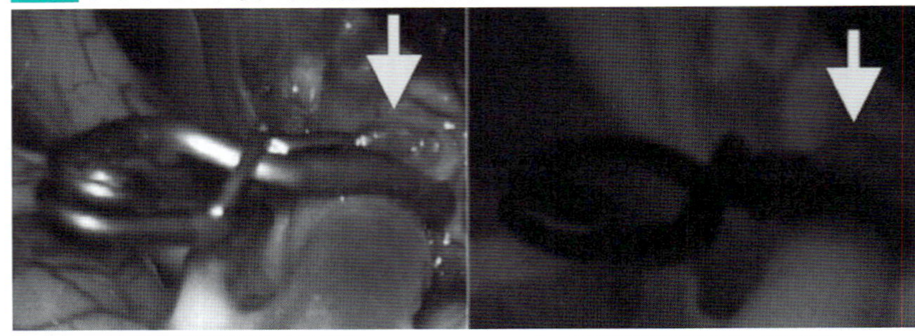

a　手術用顕微鏡による観察　　b　ICG蛍光血管造影による観察

❸ 脳動静脈奇形

正常の脳循環では，動脈－毛細血管－静脈の順に血液が流れるが，動脈が直接，静脈に連結することにより生じる血管奇形である。脳組織の中にでき，脳内出血の原因となる（▶図16）。摘出術が可能か否かは周囲の脳の機能的重要性次第であるが，基本的には手術前に脳血管内治療により脳動静脈奇形に流入する血流を減らした後に，摘出術を施行する。脳動静脈奇形の手術でも脳動静脈奇形の取り残しなどを防ぐため，術中脳血管撮影や**インドシアニングリーン・ビデオ血管撮影（ICG蛍光血管撮影）**は必須である。残存した脳動静脈奇形や摘出不可能な部位の脳動静脈奇形に対しては定位的放射線治療を行う。

図16　脳動静脈奇形

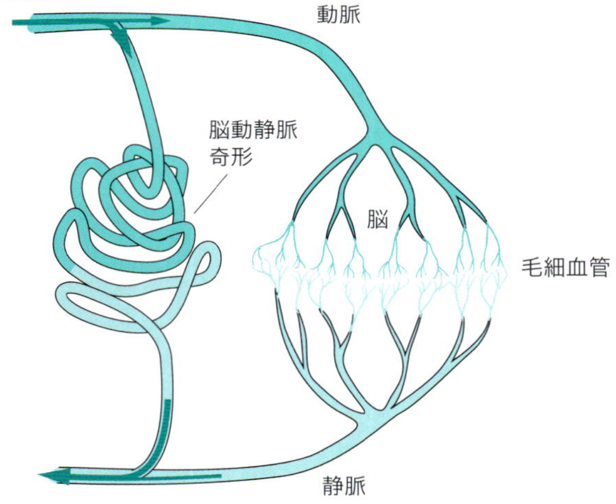

❹ もやもや病（特発性ウィリス動脈輪閉塞症）

わが国で発見，疾患概念が確立され，かつ日本語の「もやもや」が正式病名として世界的に認知されている数少ない疾患の1つである。内頸動脈が前大脳動脈や中大脳動脈に分岐する直前付近を中心に，進行性に狭窄，閉塞に至る原因不明の疾患で，その過程で，脳動脈狭窄に伴う脳虚血を代償するために大脳基底核部を中心に，多数の異常に拡張した穿通枝や側副血行路が発達し，これを脳血管撮影で観察すると，これらの血管が煙の塊のように「もやもや」と見えるために名づけられた。小児では**一過性脳虚血発作**＊13や脳梗塞で発症することが多く，成人では脳出血で発症することが多い。これらの「もやもや」血管は脆(もろ)く，出血しやすいことが知られている。

治療は血行再建術で，安全に施行可能なときは**直接的血行再建術**＊14をまず施行し，さらに追加してさまざまな**間接的血行再建術**＊15を併用する。血行再建術により脳虚血発作が予防できるだけでなく，「もやもや」血管が減少し，出血も予防できる。

補足

脳動静脈奇形に対する脳血管内治療は，脳血管撮影室にて手術前数日以内に施行する。あるいは，脳血管撮影装置を備えたハイブリッド手術室があれば，手術当日に同じ部屋の中で手術直前に施行する。

脳動静脈奇形には通常，複数の動脈が流入しているため，手術中に動脈性出血を起こし，出血量が多くなる。そのため，手術前に鼠径(そけい)部または肘部の動脈より脳血管内手術用カテーテルを流入動脈のなるべく脳動静脈奇形近くまで挿入し，塞栓物質とよばれる動脈を閉塞させる物質を注入し，脳動静脈奇形内への動脈血の流入を減らす。

図17 浅側頭動脈-中大脳動脈吻合術

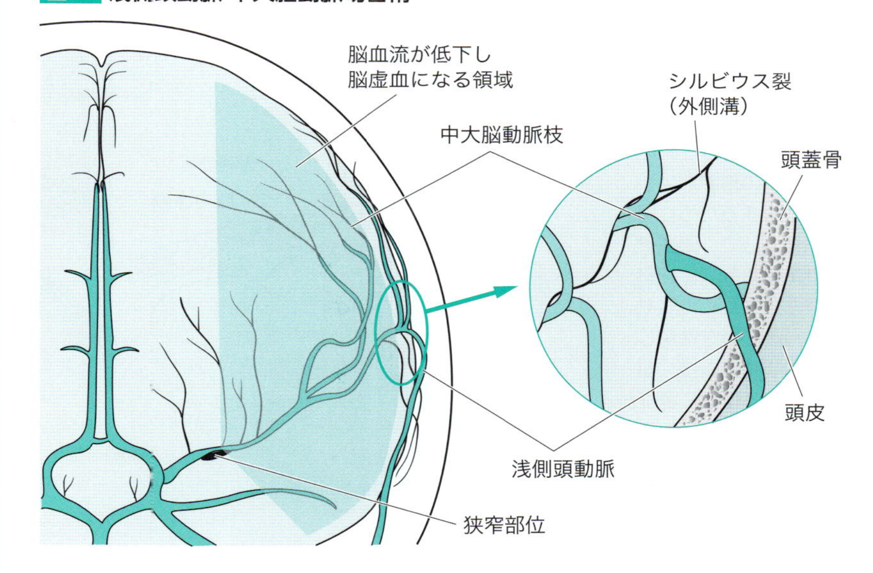

5 海綿状血管腫

異常に拡張した洞様血管が限局的に密に集合した血管奇形で，肉眼ではぶどうの房(ふさ)のように見える。てんかんの原因になったり，出血を繰り返したり，進行性に増大する症例では摘出する。

6 脳(内)出血

脳出血を外科的に治療する目的は，血腫除去により頭蓋内圧亢進による脳幹圧迫を解除し救命するか(247ページ補足参照)，血腫の圧迫による神経症状の改善を期待する場合である。出血原因としては，高血圧性が多いが，そのほかにもさまざまな原因疾患があり，原因疾患の摘出術が必要な場合は同時に治療する。

用語アラカルト

＊14 直接的血行再建術
頭蓋骨に穴を開けて，頭皮にある浅側頭動脈という動脈と，脳の表面を走る中大脳動脈の枝を直接，吻合させる手術で，浅側頭動脈－中大脳動脈吻合術という(▶図17)。この手術の場合，術直後より，脳血流は増加する。

＊15 間接的血行再建術
血行が保たれた膜状の組織をなるべく広く脳の表面に接着させておくと，術後3カ月ぐらいすると血管が新生し始め，脳血流が増加するという現象を利用した手術で，基本的には脳と血流豊富な膜との接着術である。用いられる膜様構造物としては，側頭筋，頭皮内側の帽状腱膜，反転させた硬膜(硬膜の外側には中硬膜動脈という血管が走行しているため)などがある。

補足

定位的放射線治療は，頭部を3次元座標軸(x，y，z軸)がついた専用の固定器に固定した後，病変部位のみに強く放射線を1～2回で照射する方法で，ガンマナイフなどがある。

手術方法には開頭術による血腫除去のほか，**CTガイド下定位脳手術**[*16]や神経内視鏡を用いた血腫除去術がある。脳内血腫の最大径が約3 cm以上の場合は外科的治療，約3 cm未満の場合は血圧や脳浮腫のコントロールを中心とした薬物治療を行い，血腫が自然消失するのを待つ。

用語アラカルト

＊16 CTガイド下定位脳手術

頭部を3次元座標軸（x，y，z軸）がついた専用の固定器に固定した後，CTで細かく脳の断層写真を撮影する。このCT画像を元に血腫の中心部位の座標を測定し，設定すると，ボールペンの芯を一回り大きくした筒を目標どおりの血腫中心に挿入できるので，挿入した後，血腫を吸引除去するという方法である（▶図18）。

図18 CTガイド下定位脳手術

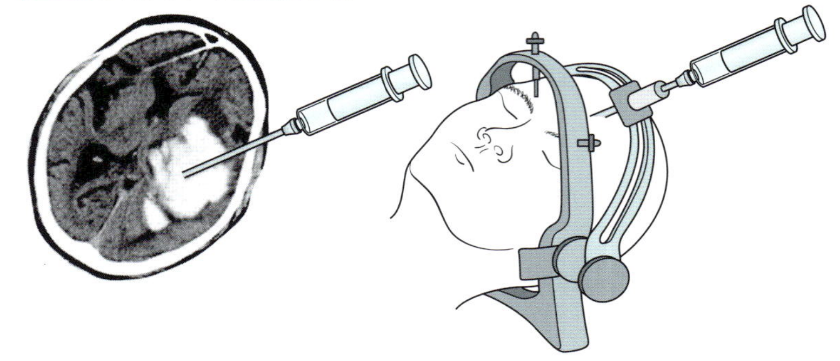

図19 神経内視鏡手術

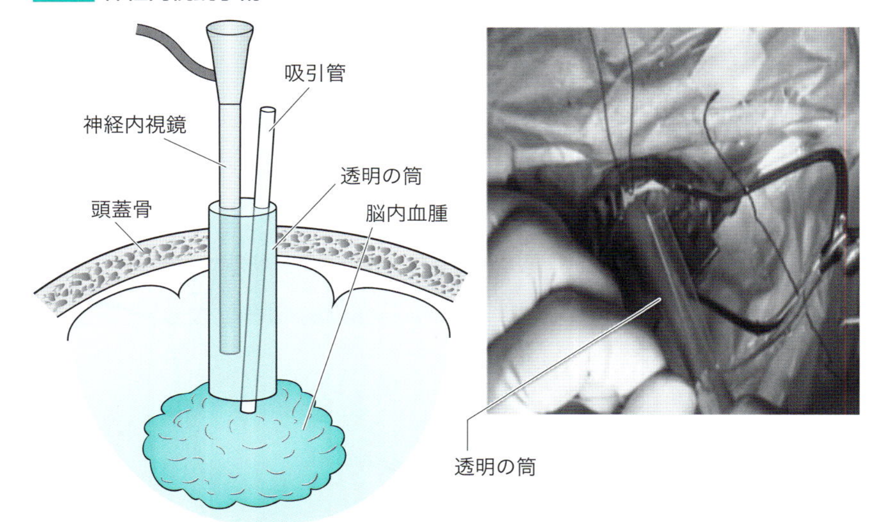

補足

脳神経外科領域の内視鏡手術を**神経内視鏡手術**とよぶ〔**補足**（249ページ）参照〕。開頭して脳を圧排しながら行う従来の脳外科手術の侵襲を少しでも小さくするために開発された方法で，頭蓋骨に開けた小さな穴に神経内視鏡を通すための筒を挿入し，その筒を使用して神経内視鏡を直接，脳内に挿入することにより血腫，その他を除去する（▶図19）。

7 頸部内頸動脈狭窄症

内頸動脈の起始部は動脈硬化により狭窄が生じやすい。内頸動脈は大脳半球のほとんどを還流しているため，この部で閉塞し，広汎な脳梗塞が生じると死亡や意識障害を含む重篤な脳障害を起こす。また，局所的に狭窄しているために乱流が生じ，血栓が生じたり，動脈硬化を起こした壁の一部が剥がれることがあり，これらが血流に乗って脳に飛んで行くと，やはり脳梗塞が生じる（▶図20）。そこで，脳虚血発作を起こした既往があれば50 %以上狭窄で，無症候でも60 %以上狭窄で，外科的に動脈硬化による狭窄部を剥ぎ取る頸動脈内膜剥離術を施行する（▶図21）〔**補足**（254ページ）参照〕。近年では，血管内治療（頸動脈ステント留置術：狭窄部をステントとよばれるチタン製の網目状の筒で血管内より拡張させる手術）が急速に普及してきている。

手術を施行してもしなくても，生活習慣病の厳重な管理と抗血小板薬の投与は必須である。

図20 頸動脈内膜剥離術①

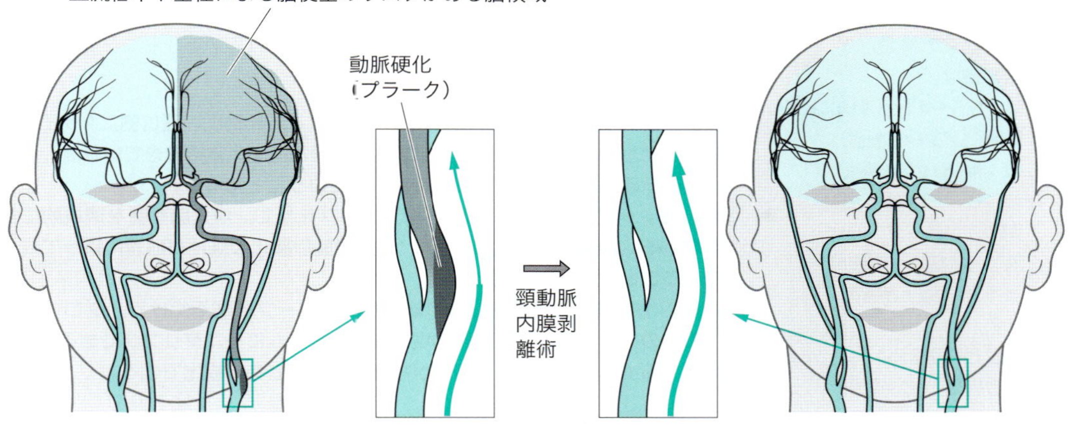

a 狭窄による血流低下，塞栓源の存在

b 脳血流の増加(脳機能の改善)，塞栓源の除去(脳梗塞の予防)

(塞栓源：プラーク破綻，付着血栓)

図21 頸動脈内膜剥離術②

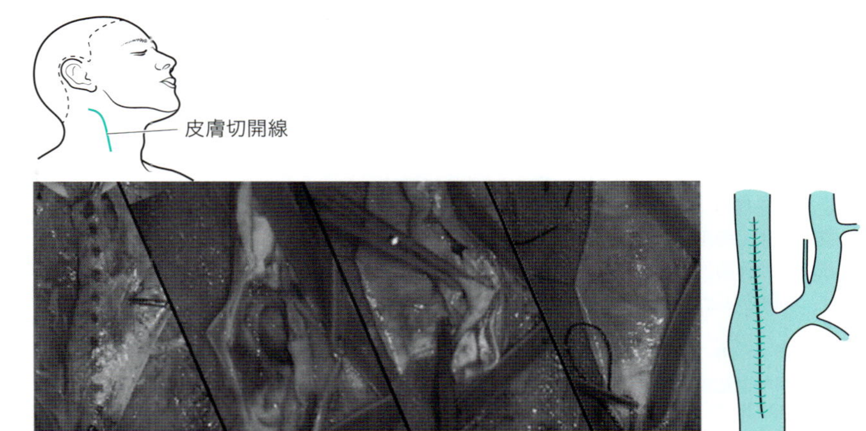

a 頸動脈の露出　b 頸動脈を切開しプラークを露出
c プラークの剥離除去　d 動脈内腔が綺麗になった後縫合

8 頭蓋内動脈狭窄または閉塞症

頭蓋内内頸動脈や中大脳動脈起始部に高度狭窄または閉塞があり，脳梗塞の発症リスクが高いと判断された場合は，脳梗塞の予防のため，浅側頭動脈－中大脳動脈吻合術を施行する〔**用語アラカルト**「直接的血行再建術」(251ページ)参照〕。脳血管内治療で狭窄部を拡張させる方法(「経皮的血管拡張術」または「ステント留置術」)もあるが，治療成績はあまりよくなく，現状では脳血管内治療の適応には慎重であるべきである。手術を施行してもしなくても，生活習慣病の厳重な管理と抗血小板薬の投与は必須である。

| 脳腫瘍 |

頭蓋内に発生する腫瘍の種類は非常に多い。大きく，脳実質内発生腫瘍と脳実質外発生腫瘍に分けられ，脳実質内腫瘍としては神経膠腫が最多で全脳腫瘍の約25 %，脳実質外腫瘍としては髄膜腫が最多で全脳腫瘍の約27 %，以下，

補足

頸動脈内膜剥離術中は，内頸動脈の血流を遮断しておく必要がある。そのため,手術中に脳梗塞を起こさないように脳の血流が十分保たれているかモニタをすることになる。よく用いられる方法には以下のものがある。

①遮断する内頸動脈の遠位側の断端圧：遮断する内頸動脈の遠位側にAラインと連結させた針を刺し，血圧を測定する。十分な血圧が維持できていれば，ウィルス動脈輪などを介した側副血行が十分ということになる。
②超音波ドップラ血流計：側頭部にプローブを当て，中大脳動脈を連続的にモニタする。血流だけでなく，塞栓（空気や動脈硬化の破片が血流に乗って飛んでくること）も発見できる。
③脳酸素化状態の近赤外光記録：前額部にプローブを貼るだけで，プローブ直下の脳のヘモグロビン酸素飽和度をリアルタイムにモニタリングできる。
④脳波：脳虚血が生じると，脳波が徐波化することから検出できる。

なお，内頸動脈の一時血流遮断を避けるために，内シャントとよばれるチューブを遮断した内頸動脈の心臓側と脳側のそれぞれに挿入し，手術中にそのシャントチューブの中を通じて血流を保つことにより，脳虚血を防ぐ方法を好む術者もいる。

下垂体腺腫（約18 %），神経鞘腫（約10 %）と続き，その他の腫瘍の発生頻度はいずれも5 %以下である。一般に，脳実質内腫瘍は悪性が多く，脳実質外腫瘍は良性が多い。

❶ 神経膠腫

基本的に悪性腫瘍で，低悪性度から高悪性度の４段階に分けられるが，いずれの悪性度でも本当の意味での全摘出は不可能である。神経膠腫は周囲の脳に浸潤しながら発育していくため，見た目では腫瘍と正常の脳の境界ははっきりしないことが多く，一見，正常に見える周囲の脳にも顕微鏡レベルでは腫瘍細胞が浸潤している。そのため，手術に際して脳神経外科手術用ナビゲーション〔補足（248ページ）参照〕は必須で，術前の画像で決定した摘出範囲を手術用ナビゲーションで確認しながら摘出する。また，腫瘍の進展範囲を把握したり，残存腫瘍を確認するために，**術中蛍光診断**＊17を汎用する。手術の役割は，診断を確定することと，腫瘍を症状が悪化しないようになるべく多く摘出し，術後の放射線や化学療法に繋げることである。拡散テンソル画像（▶図22）とよばれる特殊なMRI画像は，随意運動〔用語アラカルト（243ページ）参照〕を司る運動線維の走行（錐体路）を描出できることから，術前に腫瘍と錐体路の関係がよくわかり有用である。手術中には錐体路の損傷を避けるために**運動誘発電位（motor evoked potential：MEP）モニタリング**＊18を行う。

＼POINT!!／

脳波と脳波計
①主要な脳波の種類と周波数帯域は，
δ波：0.5～4 Hz（深い睡眠，ノンレム睡眠）
θ波：4～8 Hz（レム睡眠）
α波：8～13 Hz（安静閉眼，リラックス時）
β波：13～30 Hz（覚醒時）
γ波：30 Hz以上（覚醒時）
である。
②デジタル脳波計は，
周波数帯域：0.5～100 Hz
時定数　　：0.3秒
標準感度　：50 μV/5mm
各チャンネルの入力インピーダンス：10 MΩ程度
で，10/20電極法を用い，脳波計本体でもモンタージュ処理を行う。
③脳死判定の補助診断には，刺激に同期して加算平均処理を行う誘発脳波計測を用いる。
④脳波計測時のノイズの原因には，商用交流電源からの静電誘導，発汗，筋電位などがある。

用語アラカルト

＊17 術中蛍光診断
手術当日の朝，5-アミノレブリン酸（5-ALA：動植物の生体内に含まれる天然アミノ酸の1つ）を内服すると，悪性神経膠腫内に取り込まれ，プロトポルフィリンという物質に代謝され腫瘍内に蓄積する。そこに，青色光源（励起光）を照射すると，悪性腫瘍細胞のみが赤く光ることを利用した術中診断法である（▶図23）。

＊18 MEPモニタリング
MEPモニタリングは，脳腫瘍に限らず，術後に麻痺が悪化する可能性があるさまざまな脳疾患や脊髄疾患の手術中に汎用されている。運動誘発電位には脳（運動野）の表面に電極を置いて直接10 mA程度の電流で刺激する方法と，頭皮上からスクリュー電極などを用いて数百Vの高電圧で刺激する方法（経頭蓋MEP）がある。

図22 錐体路と腫瘍の関係の描出：拡散テンソル画像

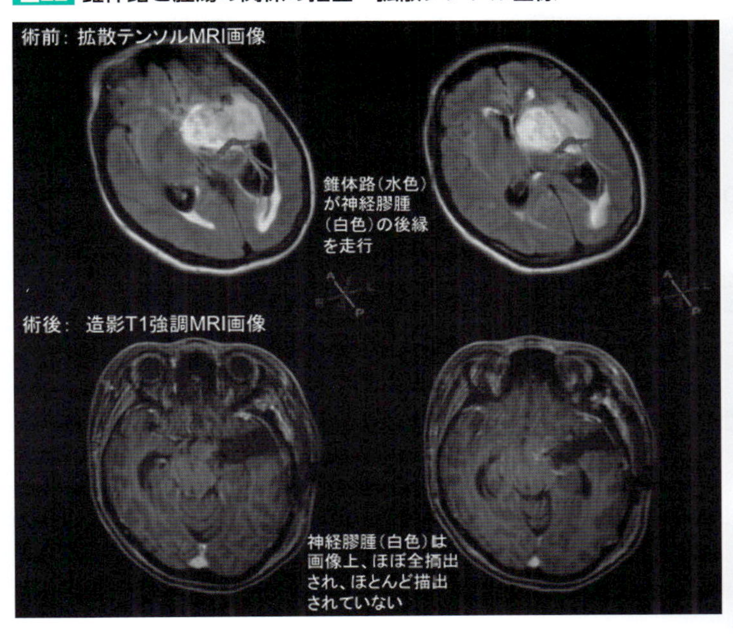

図23 術中蛍光診断

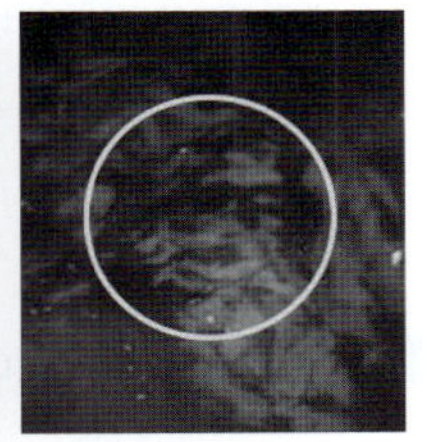
a

b

c

a　腫瘍摘出後：一見，残存腫瘍はないように見える。
b　5-アミノレブリン酸による蛍光診断をすると残存した神経膠腫が赤く見える（aと同一術野）。
c　再摘出後：蛍光染色で残存腫瘍がないことを確認する。

❷ 髄膜腫

基本的に良性腫瘍なので，全摘出を目指す。硬膜からキノコ状に発生・増大し，脳を外から圧迫していくが，通常，脳組織の中には浸潤しない。手術では腫瘍が付着した硬膜および肥厚した頭蓋骨を含め，なるべく広範囲に除去するが，絶対に脳を傷つけないように摘出する。ただし，腫瘍が硬膜静脈洞に入り込んでいる場合は，静脈性のうっ滞をきたし脳腫脹を起こすことを避けるために，硬膜静脈洞内の部分はあえて摘出せずに残すようにする。残存腫瘍があっても再発することは多くない。増殖能が大きい悪性の要素をもつ髄膜腫もあるが，その場合は放射線治療を追加する。

❸ 下垂体腺腫

下垂体から発生する腫瘍で，通常，良性であるが，由来する細胞の種類により特定の下垂体ホルモンが過剰に分泌されたり，逆に分泌が不足したりするなど，多彩な症状が出現する。下垂体ホルモンが過剰に産生される腫瘍（**ホルモン産生腺腫**）の場合は，そのホルモン由来の症状が出現する。ホルモンを産生しない腫瘍（**非機能性腺腫**）の場合はサイズが大きくなり，周囲の構造物である視神経や眼球を動かす神経を圧迫し，視野欠損，視力低下，複視を起こしたり（▶図24），ホルモン産生細胞を圧迫し機能障害（**下垂体機能不全**）を起こし，易疲労感や脱毛などで発症する。非機能性腺腫は全下垂体腺腫の約30～40 %，プロラクチン産生腺腫は約30 %，成長ホルモン産生腺腫は約20 %を占め，その他のホルモン産生腺腫は数%以下である。プロラクチン産生腺腫や成長ホル

補足

下垂体腺腫（まれに正常下垂体）内に急に出血したり，まれには梗塞を起こし，突然，激烈な頭痛，一側または両側の眼球運動障害や視野欠損，失明などをきたす状態を**下垂体卒中**とよぶ。「卒中」という用語は，それまで無症状または軽微な症状であったものが急激に発症または悪化することに由来する。下垂体卒中の治療は原則，緊急手術で血腫と腫瘍を切除し減圧することであり，腫瘍の大きさなどにより開頭術，または経蝶形骨洞手術のどちらを実施するか決める。

モン産生腺腫の場合はまず薬物治療を考慮する。そのほかの場合は手術治療を行い，全摘出により治癒が得られる。大きい腫瘍でも，経蝶形骨洞手術（▶図25）で減量する場合が多いが，開頭術を行う場合もある。

ときに，下垂体腺腫内に突然，出血することがあり，その場合は，緊急手術が必要である。

図24 下垂体と周囲の構造物

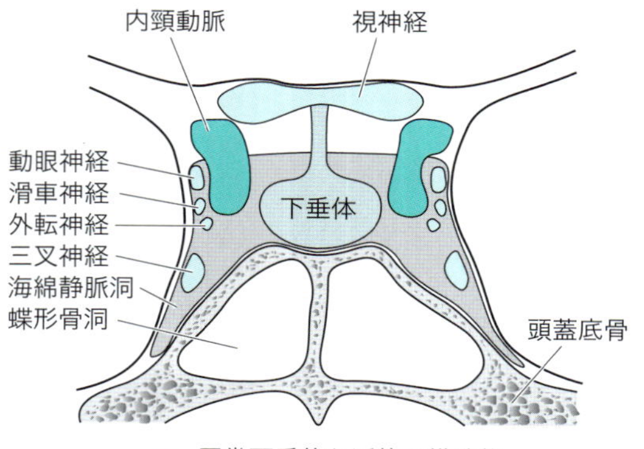

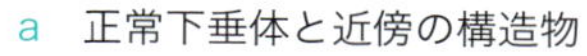
a　正常下垂体と近傍の構造物

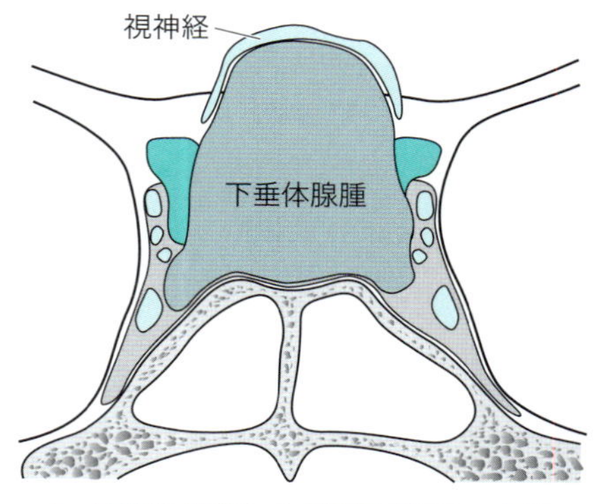

b　下垂体腺腫による周囲構造物の圧迫

図25 経蝶形骨洞手術

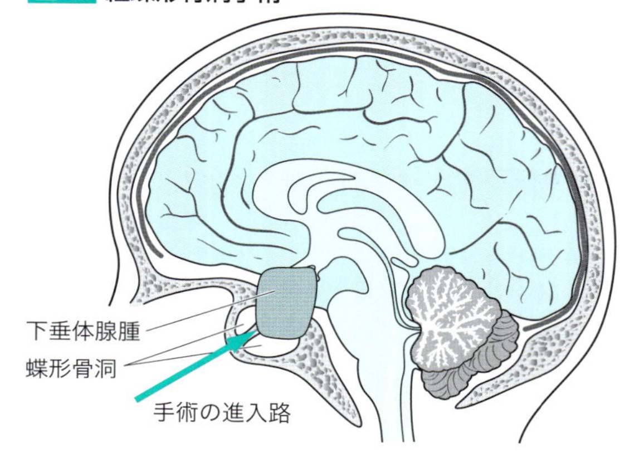

POINT!!

視覚誘発電位は閃光などの視覚刺激で大脳皮質視覚野に生じる電位である。誘発脳波の1つで，周波数帯域は0.5～300 Hz。開頭術の際に視神経を触る可能性がある場合，視神経損傷・障害をモニタする目的で用いる。

補足

経蝶形骨洞手術は，鼻腔より蝶形骨洞を介し，下垂体腺腫にいたる手術法である。以前は，手術顕微鏡を用いて実施していたが，最近では神経内視鏡を用いて行うことが多い。

用語アラカルト

＊19　聴神経

聴神経は聴覚に関与する蝸牛神経と，前庭機能（平衡感覚）に関与する前庭神経からなる。聴神経は顔面神経とともに，内耳孔（▶図26）を出入りする。

4 神経鞘腫

さまざまな感覚神経から発生するが，ほとんどは**聴神経（前庭神経）**＊19から発生する。運動神経から発生するのはまれである。そのため，以下は聴神経鞘腫（前庭神経鞘腫）について述べる。

聴神経鞘腫の初発症状は，電話などで他人の言葉がわかりにくいという一側の言語識別低下であり，難聴，耳鳴り，腫瘍がより大きくなれば，同側の顔面神経麻痺，顔面のしびれ（三叉神経の症状），眼振やふらつき（小脳の症状）が続く。良性の腫瘍で，手術摘出により治療する。しかし，良性腫瘍であるからこそ，腫瘍により伸展，非薄化され，腫瘍に密着して走行する聴神経や顔面神経の機能をいかに保つかが手術のポイントになる。そのため，顕微鏡手術を行うだけでなく，**術中モニタリング**を行う。最大径が3 cm以下の場合は定位的放射線治療〔**補足**（251ページ）参照〕で治療する場合があり，治療成績は良好である。

補足

聴神経鞘腫の手術の際に必須の**術中モニタリング**に聴性脳幹反応（Auditory Brain-stem Response：ABR）や顔面神経刺激がある。ABRは，クリック音などにより聴覚神経系を興奮させることによって得られる脳幹部での電位を頭皮上で記録したもので，聴神経に障害が加わると，電位の振幅（電位波形の大きさ）低下や潜時（刺激してから電位波形が出現するまでの時間）の延長でわかる。顔面神経刺激装置は，プローブとよばれる細い棒状の器具を聴神経鞘腫の表面に当てることにより，薄く伸展されているために見た目でははっきりしなくてもどこに顔面神経があるかを知ることができる装置である。腫瘍サイズが大きく，腫瘍が下位脳神経など，他の脳神経を圧迫している場合は，必要に応じ，他の脳神経のモニタリングも行う。

用語アラカルト

＊20 開放性骨折
骨折部の直上の皮膚に損傷がある骨折のことをいう。

図26 右内耳孔をとおる神経と聴神経鞘腫の関係

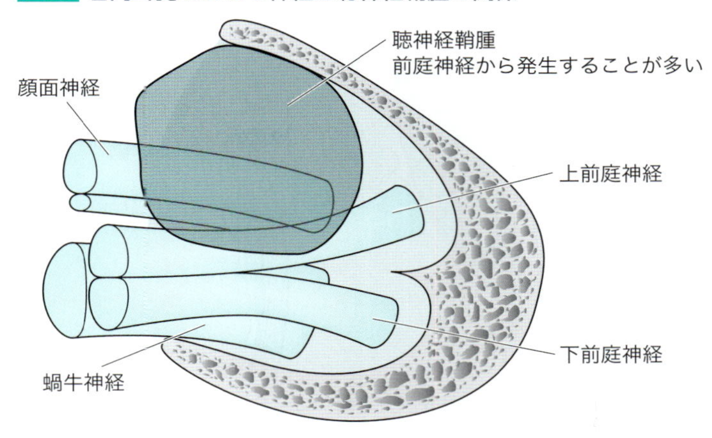

頭部外傷

通常，頭蓋骨骨折では手術は不要である。頭蓋内に出血したり，脳が腫れたりする場合，救命目的で**頭蓋内圧**をコントロールするために緊急開頭術が必要になることがある〔補足（247ページ）参照〕。

❶ 陥没骨折（かんぼつ）

狭い範囲に高速で固い物が衝突すると，頭蓋骨が凹（へこ）む陥没骨折を起こす。美容上の問題が残ると考えられたり，**開放性骨折**＊20で，とくに汚染創（おせんそう）を伴う場合は感染予防のため可及的速やかに手術を行う。

❷ 外傷性髄液漏（ろう）

硬膜が損傷し，脳脊髄液（髄液）が体外に漏出している状態を髄液漏という。漏出部位により，鼻から漏れる場合は**髄液鼻漏**（びろう），耳から漏れる場合は**髄液耳漏**という。前者が約70 %を占める。外傷性髄液漏は自然治癒することが多いが，1～2週間以上，安静臥床しても治らない場合は手術治療する。手術の目的は硬膜断裂部を通じての頭蓋内感染の予防である。したがって，断裂硬膜の補修を行い髄液漏出を止めることを目的とし，骨折そのものの補修は必要ない。

❸ 外傷性急性頭蓋内血腫

外傷後，通常，数時間以内に増大してくる血腫で，場所により脳内血腫，急性硬膜下血腫，急性硬膜外血腫の3つに分けられる（▶図27）。血腫が小さく，頭蓋内圧が抗浮腫薬などでコントロールできる場合は内科的治療を行い，血腫が自然消失するのを待つ。手術の目的は頭蓋内圧をコントロールすることで，頭蓋内圧亢進症状を認める場合は，緊急に開頭血腫除去術を行う〔補足（247ページ）参照〕。

図27 外傷性急性頭蓋内出血

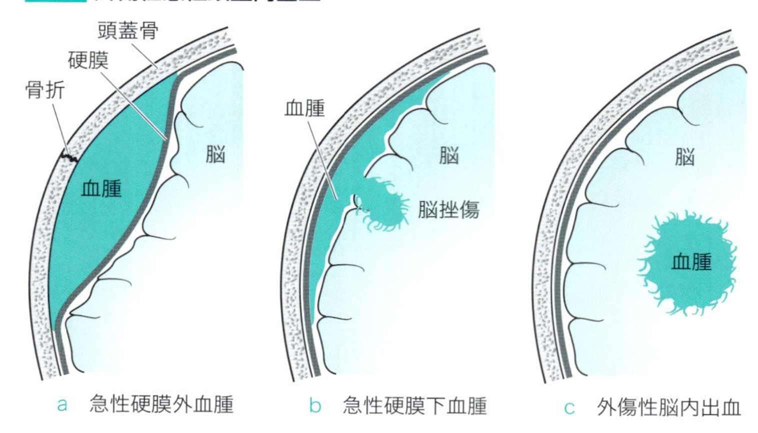

4 慢性硬膜下血腫

外傷後3週間以上経過した後にゆっくりと硬膜下腔に貯留してくる暗赤色の液体状の血腫で，採取した後に放置しておいても固まらない。高齢者に多く，認知症や片麻痺などで発症する。局所麻酔で，1箇所，10円玉大程度の穿頭術を行い，内部の血腫を洗浄除去し，血腫腔にドレーンを置いておくだけで治癒する(▶図28)。

図28 慢性硬膜下血腫に対する穿頭・血腫洗浄除去術

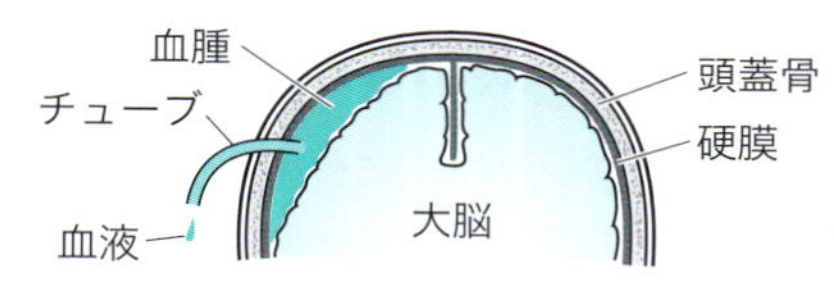

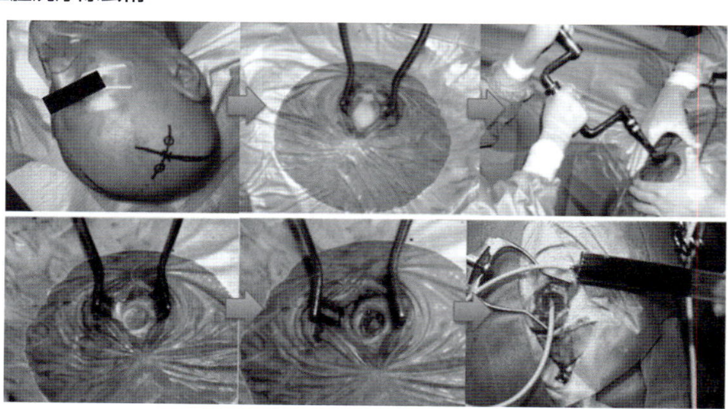

水頭症

水頭症とは脳脊髄液(髄液)が頭蓋腔内に過剰に貯留した状態のことである。髄液はおもに脳室内の脈絡叢(みゃくらくそう)で産生され，第4脳室の出口から脳室外に排出され，脳および脊髄表面のくも膜下腔を還流した後，大部分は傍矢状静脈洞部(ぼうしじょうじょうみゃくどうぶ)のくも膜下腔に集まり，硬膜静脈洞に突出したくも膜顆粒を通じて静脈系に吸収される。水頭症は理論上，以下の3つの原因が考えられる。

①**産生過剰**：脈絡叢乳頭腫という脈絡叢から発生する腫瘍は髄液の過剰産生を起こし，水頭症の原因となる。

②**吸収障害**：小児（乳幼児）で頭蓋骨奇形に伴い，硬膜静脈洞から静脈血が頭蓋腔外に流出するのが障害され，硬膜静脈洞内圧が脳室内圧より高い場合や，新生児でくも膜顆粒が未成熟の場合は髄液の吸収障害が生じ，水頭症が発生する。

③**通過障害**：ほとんどの水頭症は脳室あるいはくも膜下腔における髄液の通過障害が原因で，原因病変としては，腫瘍や血腫による閉塞，感染による癒着，先天性の髄液の通過経路の狭窄などがある。

治療は外科的治療が主体で，以下の3つがある。

①**脳室ドレナージ術**：拡大した側脳室内に脳室ドレナージチューブを挿入し，髄液を体外に排出する方法である。手技が簡単で，緊急の頭蓋内圧亢進症の治療や脳室拡大を伴う疾患の術前術後管理などによく用いられるが，感染の危険があるため長期間の髄液排除には適していない。

②**脳室造瘻術**：脳室系の閉塞による水頭症に対して，神経内視鏡を用いて閉塞部より上流の脳室とくも膜下腔を直接交通させる方法で，第3脳室開窓術（▶図29）などがある。

③**短絡管（シャント）手術**：髄液の排出量を一定に規制する弁装置を組み込んだ細い短絡管で，髄液を髄液腔以外の体内吸収部位へ誘導する方法で，脳室―腹腔短絡術（ventriculo-peritoneal shunt：V-P shunt），脳室―心房短絡術（ventriculo-atrial shunt：V-A shunt），腰椎（くも膜下腔）－腹腔短絡術（lumbo-peritoneal shunt：L-P shunt）などがある（▶図30）。

図29 第3脳室開窓術

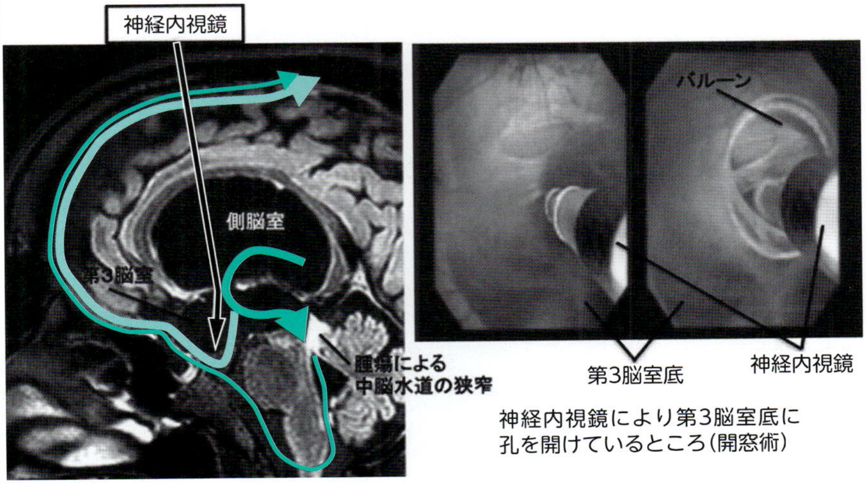

神経内視鏡
側脳室
第3脳室
腫瘍による中脳水道の狭窄
バルーン
第3脳室底
神経内視鏡

神経内視鏡により第3脳室底に孔を開けているところ（開窓術）

図30 短絡管(シャント)手術

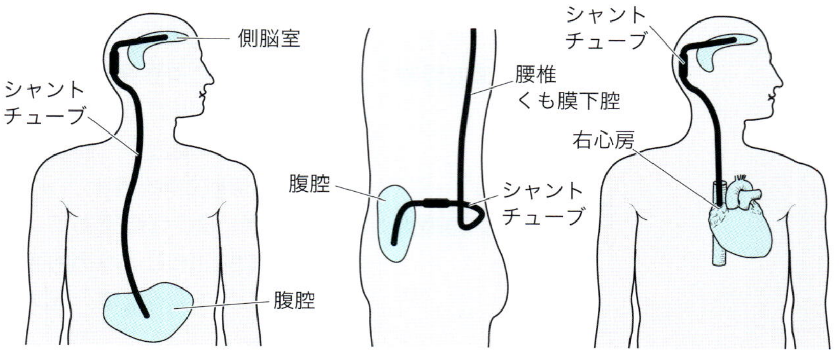

a 脳室−腹腔シャント術　b 腰椎−腹腔シャント術　c 脳室−心房シャント術

| 先天奇形 |

先天奇形とは，受精から分娩までの間に生じる器官や組織の形成異常のことである。脳の分化，発達は複雑で長期にわたるため，奇形が生じる頻度は他の身体器官に比べてはるかに高い。

1 脳瘤(頭瘤)

先天的な頭蓋骨の欠損孔から，頭蓋内容が頭蓋外に脱出して脳瘤を形成した奇形である(▶図31)。1万人の出生に対し1～2人の頻度で生じ，後頭部に最も多い。手術では，脳瘤を切除して，機能している神経組織を温存し，硬膜を密に縫合し，健常な皮膚で閉鎖する。

2 キアリ奇形

小脳や下部脳幹が脊柱間内に陥入する奇形(▶図32)で，頭蓋頸椎移行部の骨異常，水頭症，**脊髄空洞症**＊21，その他の奇形を合併することがある。脳幹，**下位脳神経**＊22，小脳，脊髄の症状が出現する。手術では，**後頭蓋窩**＊23と第1頸椎椎弓の切除を行い，陥入に伴う神経圧迫を解除する。

図31 後頭部の脳瘤

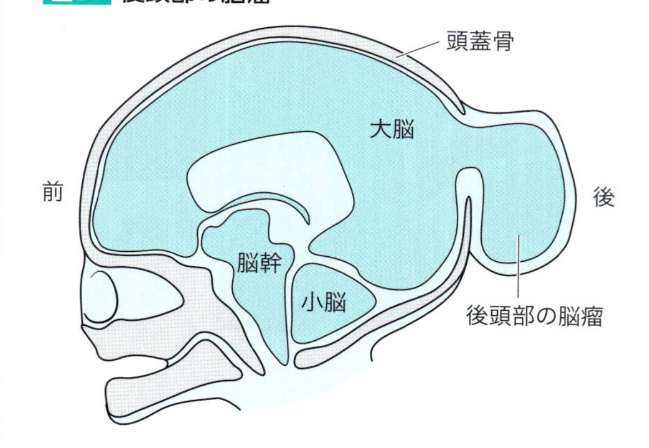

用語アラカルト

＊21 脊髄空洞症
脊髄の中心には中心管とよばれる脳脊髄液がとおる細い通路がある。なんらかの原因により脳脊髄液の流れが障害され，この中心管が異常に拡大し，脳脊髄液が貯留した状態を脊髄空洞症という。

＊22 下位脳神経
脳神経は12対，すなわち，第1脳神経から第12脳神経まであるが，下位脳神経はこのうち第9～12脳神経(舌咽・迷走・副・舌下神経)のことである。

＊23 後頭蓋窩
後頭蓋窩は小脳テントより下で，小脳や脳幹が収納されている部位であり，おもに後頭骨よりなる。

図32 キアリ奇形

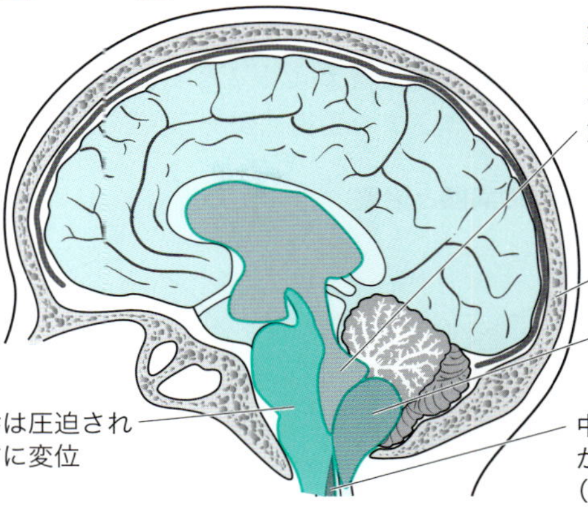

第４脳室からの髄液の流出が障害され，その上流の側脳室〜第４脳室が拡大（水頭症）
頭蓋骨
小脳扁桃が脊柱管内に下降
中心管内に髄液が貯留し拡大（脊髄空洞症）
脳幹は圧迫され前方に変位

❸ くも膜嚢胞

くも膜嚢胞とは，脳脊髄液と同一性状の液体を容れた嚢胞の被膜がくも膜からなるものをいう（▶図33）。通常はくも膜の発生異常により生じるが，外傷や感染後のくも膜の炎症によって，くも膜下腔の脳脊髄液が隔離されて生じる二次性のくも膜嚢胞もある。くも膜嚢胞により，頭蓋内圧亢進症状や周囲の脳や神経の圧迫症状があれば，外科的治療を行う。手術法には，

①開頭手術により嚢胞被膜を広汎に切除し，周囲の髄液路と交通をつける被膜開窓術
②神経内視鏡を用いた被膜開窓術
③脳脊髄液の排出量を一定に規制する弁装置を組み込んだ細い短絡管で，くも膜嚢胞と髄液腔以外の体内吸収部位をつなぎ，脳脊髄液を誘導する，嚢胞－腹腔短絡管（シャント）術

などがある。

図33 くも膜嚢胞を示すMRI T1強調画像

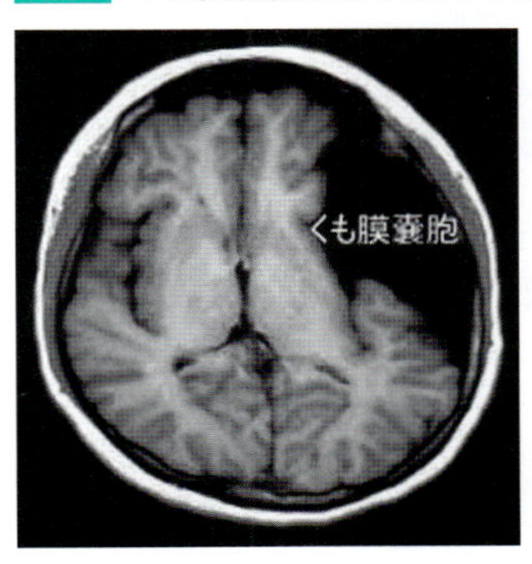

❹ 頭蓋縫合早期癒合症

頭蓋骨は出生後も脳の容積増加に伴って骨縫合部を中心に拡大しながら発達する。この骨縫合部が早期に骨性癒合すると，癒合した縫合部の骨成長が障害される。出生時より頭蓋骨の形の異常に気づかれることが多いが，加齢とともに変形は顕著となり，頭蓋の狭小化が生じると，脳の成長障害，頭蓋内圧亢進

補足

頭蓋骨は縫合線の垂直方向（▶図34の矢印の方向）に成長し，大きくなる。

症状や視力障害，精神発達遅滞などの症状が出現する。手術は，基本的に癒合した縫合部の切除と変形した頭蓋骨の切離によって脳への圧迫を解除するとともに，頭蓋の形態を整えることである（▶図34）。癒合した縫合の部位と年齢によってさまざまな手術法がある。

図34 舟状頭蓋の病態と治療

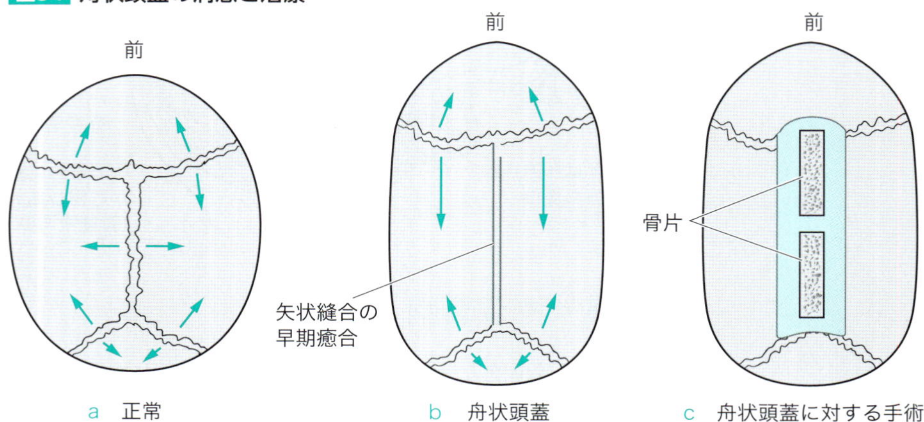

a 正常　b 舟状頭蓋　c 舟状頭蓋に対する手術

用語アラカルト

＊24 血液脳関門
脳の毛細血管は，他の身体部位の毛細血管と異なり，血管内皮細胞が隙間なくぎっしりと配列することにより，有害物質が通過しにくい仕組みとなっている。これを血液脳関門とよぶ。

｜感染性疾患｜

抗生物質の導入により頻度は減少したが，脳組織には**血液脳関門**[＊24]があるため，抗生物質が到達しにくく，いったん感染すると重症化しやすい。頭蓋内に膿瘍が生じると外科的に排膿する場合がある。膿瘍が発生する場所により，脳膿瘍，硬膜下膿瘍，硬膜外膿瘍などがある。

手術は，①開頭術により膿瘍を全摘出するか，②穿頭術を行い，定位的に膿瘍を穿刺し，排膿と抗生物質による膿瘍腔の洗浄を行う。同時に，原因菌の同定が可能になるので，原因菌に応じた抗生物質による治療を行う。

｜機能的疾患｜

神経機能障害の改善を目的とする手術を機能脳神経外科といい，その対象疾患が機能的疾患である。

用語アラカルト

＊25 不随意運動
意図しないで出現する運動，あるいは意図的に止めることができない運動のことで，パーキンソン病などで認められる手足の震え，舞踏病で認められる舞踏運動などを不随意運動という。

＊26 定位脳手術
頭部を3次元座標軸（x，y，z軸）がついた専用の固定器に固定した後，脳図譜をもとに目標の位置を定め，その頭蓋内の任意の一点に任意の方向から到達することにより，目標部位を破壊したり刺激したりする手術を定位脳手術という。

❶ パーキンソン病，不随意運動[＊25]

まず薬物治療を行うが，薬物治療が無効な場合，**定位脳手術**[＊26]を用いて，大脳基底核の特定の部位に電極を挿入し，破壊したり，刺激したりして治療する。

❷ 頑痛（がんつう）

薬物でコントロールできない疼痛に対し手術を行う。

最も多い対象疾患は三叉（さんさ）神経痛や舌咽神経痛である。それぞれの神経が感覚を司っている特定の場所を触ることなどにより，一側の顔面や喉に数秒から数十秒の激痛が生じるもので，発作間欠期には無症状である。それぞれの神経が脳幹からでる部位近くで脳動脈に圧迫刺激されるのが原因とされ，原因血管を移動させて神経から離すことにより症状は消失する（微小血管減圧術：▶図35）。脳腫瘍などによる圧迫のこともあり，その場合は，原因病変の摘出と必要であれば微小血管減圧術を同時に行う。

図35 微小血管減圧術

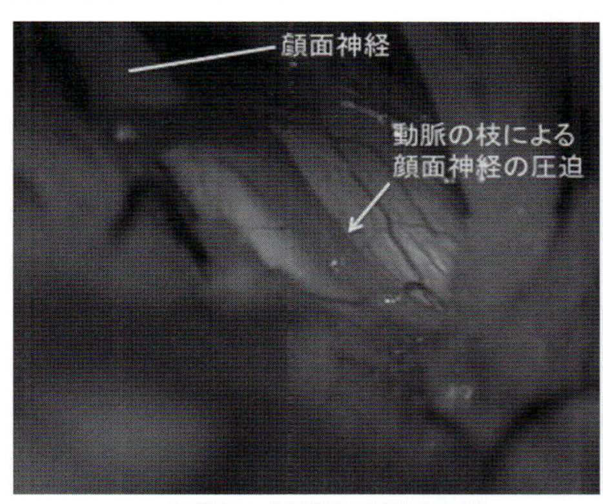

a 血管による圧迫を解除する前

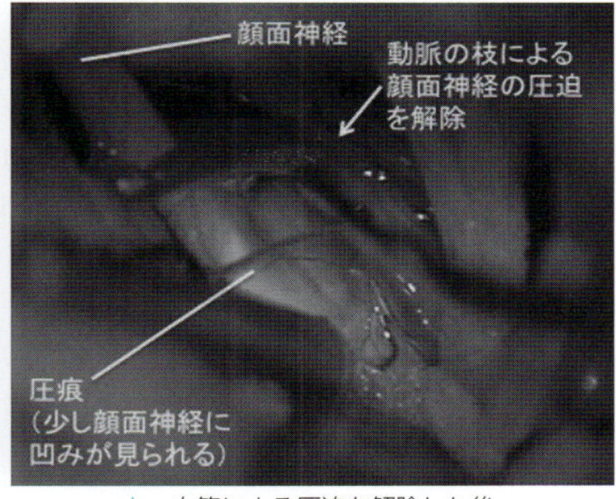

b 血管による圧迫を解除した後

\POINT!!/

パーキンソン病では，4大症状である，無動，固縮，安静時振戦，姿勢反射障害のほか，仮面様顔貌，歩行障害（前屈・小刻み），構音障害（小声・単調）などがみられる。

ほかにもさまざまな原因の頑痛があり，痛みを伝える伝導路を遮断する手術や，痛みを抑制する神経系を電極で刺激する手術などが行われる。

3 てんかん

てんかん発作の焦点（原因部位）が脳の一点に限定され，手術により失語や片麻痺などの重篤な神経症状をださない部位で，かつ，てんかん発作が薬物でコントロールされずに患者の生活の質を悪化させる原因になっている場合は外科的に治療する。手術法には大きく分けて，焦点切除術（▶図36）と，てんかん波の拡散を防ぐために神経線維や大脳皮質を切開する遮断術がある。

図36 焦点切除術

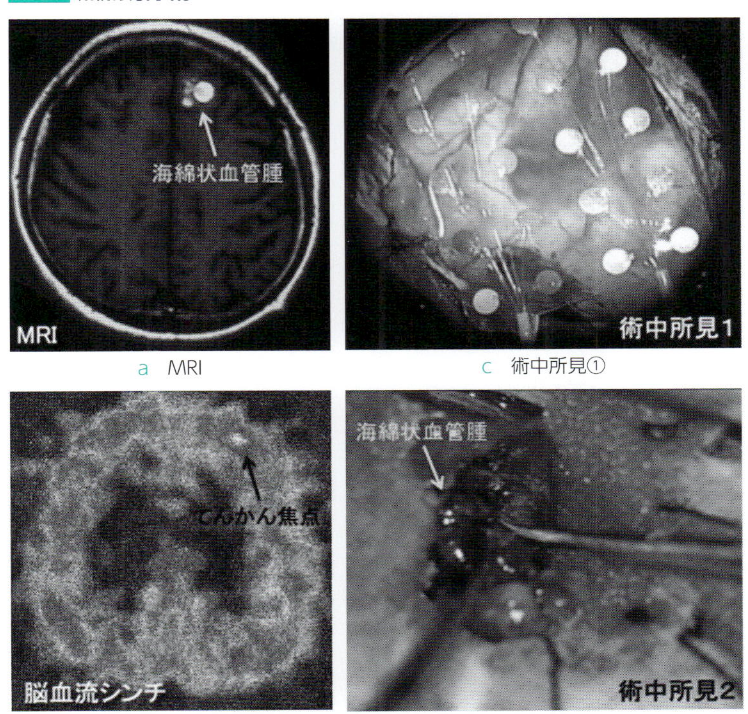

a MRI
c 術中所見①
b 脳血流シンチグラフィ
d 術中所見②

❹ 顔面けいれん

一側の顔面筋が発作的にけいれんを起こす現象で，典型的には眼の周りの筋肉から始まり下方に及ぶ。原因は，通常，顔面神経が脳幹からでる部位での脳動脈による圧迫刺激である。けいれんを起こしている筋肉にボツリヌス菌を打つことにより抑制できるが，効果は約３カ月であるため，３カ月ごとに筋肉注射を繰り返す必要がある。根治治療は手術で，原因血管を移動させて神経から離すことにより症状は消失する（微小血管減圧術：▶図35）。ときに，脳腫瘍，脳動脈瘤，脳動静脈奇形などが直接または間接的な圧迫原因になっていることがあり，その場合は，原因病変の摘出と，必要であれば同時に微小血管減圧術を行う。

● 文献

1）杉浦和朗：イラストによる中枢神経系の理解，医歯薬出版，1984.
2）伊藤　隆：解剖学講義，南山堂，1983.
3）後藤文男，天野隆弘：臨床のための神経機能解剖学，中外医学社，1992.
4）岡田隆夫：カラーイラストで学ぶ集中講義　生理学，メジカルビュー社，2008.
5）坂井建雄：カラーイラストで学ぶ集中講義　解剖学，メジカルビュー社，2012.
6）太田富雄，松谷雅生：脳神経外科学，金芳堂，2008.

岩田英城

脳外科手術に使用される医療機器

脳は損傷部位により人体のあらゆる部分に影響を与える重要な臓器であるため，脳外科手術において非常に繊細な技術が必要とされている。

脳を温存した安全かつ確実な低侵襲治療が手術成績向上につながることから，近年の医療機器の開発はめざましく，**手術用顕微鏡，ナビゲーションシステム**，マイクロドップラー血流系，血流計，電気生理学的神経モニタリング，神経内視鏡などの手術支援機器が次々と導入されており[1]，臨床工学技士の活躍の場が広がっている（▶図37）。

本項では手術用顕微鏡，ナビゲーションシステムについて解説を行う。

補足

●マイクロドップラー血流計

脳梗塞を引き起こす微小栓子の診断，クリッピング術，ステント留置，脳血管バイパス術などの血流速度や微小血栓のモニタリング，開頭術後の脳血管モニタリングなどに使用される。

図37 開頭術時のようす

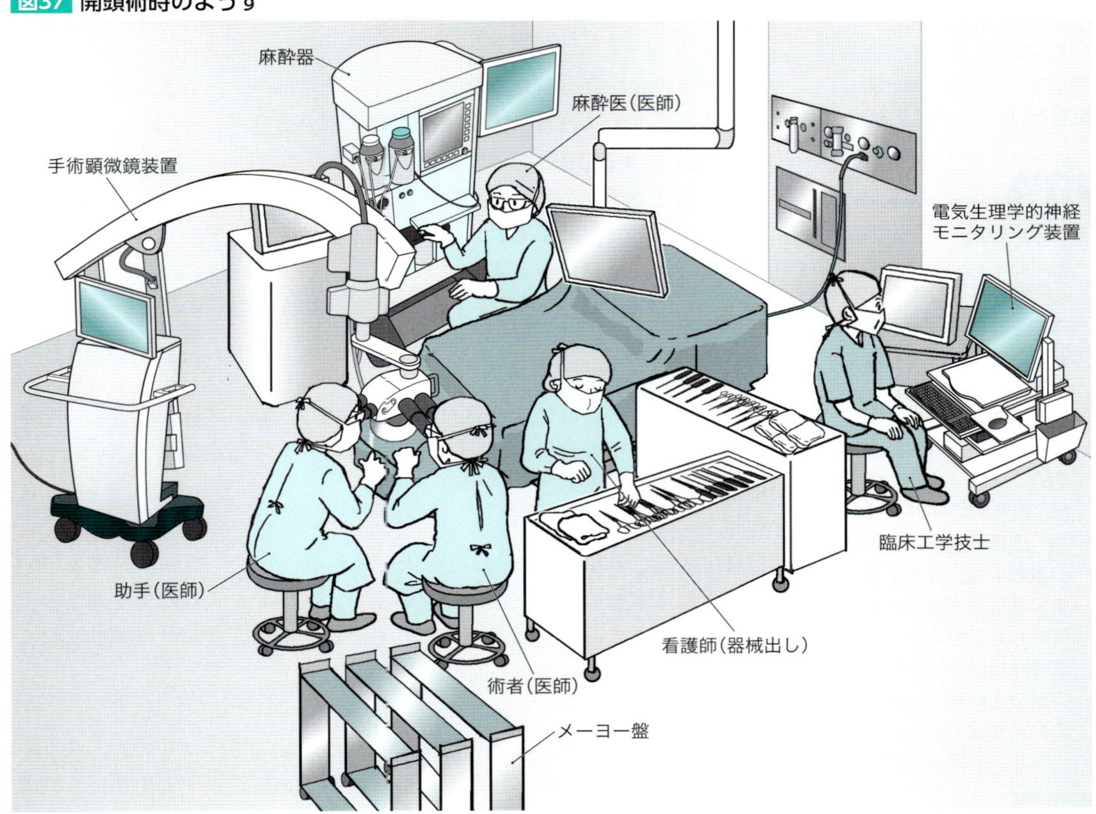

｜手術用顕微鏡｜

マイクロサージェリーを行ううえで必要不可欠な機器であり，脳神経外科，整形外科，眼科，耳鼻咽喉科，一般外科など，さまざまな臨床科の手術で使用されている。脳神経外科領域においては近年の高齢化により，脳血管疾患などが増えており，需要が拡大しつつある。

■特性と構造

Micro neurosurgeryにおいて必要不可欠な機器であり，脳神経外科医が求める基本的要件として以下のものがある[2)]。

①明るく鮮明で，透明性のある立体的拡大像が得られる。
②術者の目や身体への負担が少ない。
③操作が容易である。

以上を理解したうえで機器のセッティングを行う必要がある。

術中は接眼レンズ，対物レンズからなる鏡基部のアームを可動させ手術部位の真上にセットし，術者の手元で位置，倍率の調整を行う（▶図38）。

①接眼レンズ（▶図39）

執刀医用と助手用の2つ以上備えており，術式に応じて対面または左右側面に設置することで，助手も執刀医と同軸・同倍率で術野の立体観察が可能となり，安全な介助業務が行える。

さらに，CCDカメラが接続されており，術野の進行状況を外部モニタにて把握できる。

②対物レンズ（▶図40）

レンズ径は術野の解像度と見やすさに関係し，レンズ径が大きいほど解像度の高い，鮮明な視野が得られる。また，対物レンズ間距離は大きいほど立体視が得られやすい。

③照明

視軸に対して約5度程度の斜照明光を入れることで，視軸に対する照明光の干渉が少なくすむ。その反面深く狭い術野に照明光を入れにくくなるが，対象物にできる陰によって立体感が得られやすい。機種によっては補助光によって影を薄くする方式が採用されているものもある。

④光学素子

顕微鏡の内部は光路上の光を調整するためにレンズ，プリズム，ミラーなどの光学素子が多数組み合わされた構造となっている。光学素子が多く複雑な構造の顕微鏡ほど光学性能が劣り，解像度の低下や内面反射が生じる。これを防ぐために光学素子の表面には乱反射防止コーティングが施され，メーカーの技術力に差があるといわれている。

光学性能の評価として照明をつけずに室内光で顕微鏡の下に手をかざした際に優れた光学性能を有する顕微鏡では，照明をつけなくても十分な観察が行える。

補足

●電気生理学的神経モニタリング

手術により障害される可能性のある脳機能および脳神経機能を監視し，手術合併症を極力少なくする目的で使用される。

①運動誘発電位（MEP）

術中にて脳に電気刺激を行い，運動を誘発し，手足の筋電図や脊髄の電位をモニタすることで，運動機能が温存されていることを確認する。

②感覚誘発電位（SEP）

手を刺激して脳表から電位をとり，感覚野と運動野との境界を同定する。

補足

●神経内視鏡

- 脳外科手術で使用される内視鏡で，穿頭術で小さな穴を開け挿入する。
- 脳脊髄液で満たされた脳室内の病変観察にもっとも適している。
- 脳内血腫や膿瘍など，病的につくられた腔の内部の観察が可能である。
- 脳，血管の裏側や深部の観察には，開頭手術中に神経内視鏡を術野に入れることで，手術顕微鏡だけでは見えない部分を観察し，術野の死角をなくす。

補足

●マイクロサージェリー

手術用顕微鏡を用いて，微細で肉眼的には困難な個所に行う手術。

補足

●被写界深度

焦点が合っているように見える被写体側までの距離と範囲。近くの部位から遠くの部位まで焦点が合っているような状態を**被写界深度が深い**という。

逆に一定の部位にしか焦点が合っておらず，その他の部位ではボケて見えるような状態を**被写界深度が浅い**という

図38 手術用顕微鏡

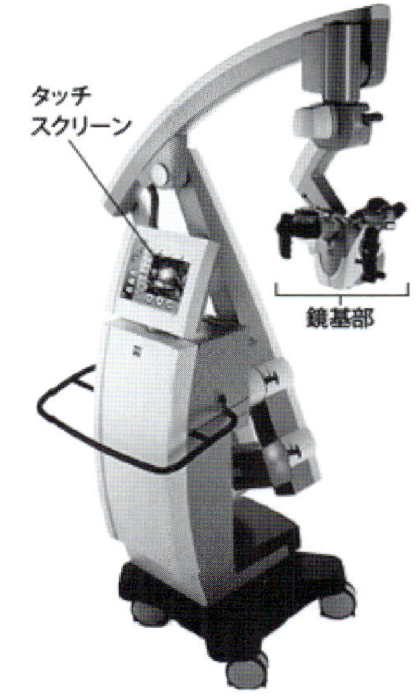

(OPMI-pentero：カールツァイスメディテック社)(許可を得て掲載)

図39 接眼レンズ

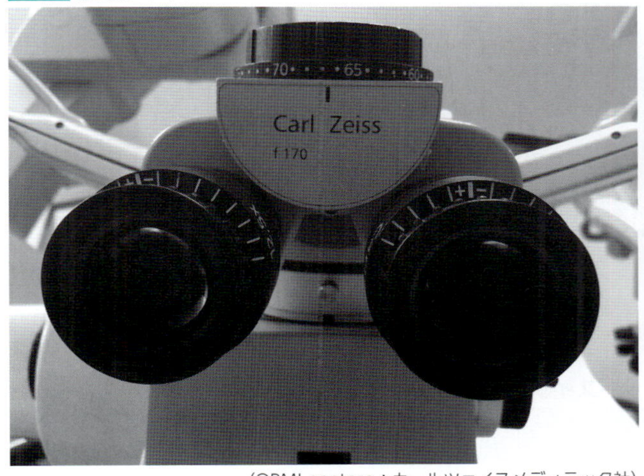

(OPMI-pentero：カールツァイスメディテック社)

図40 対物レンズ

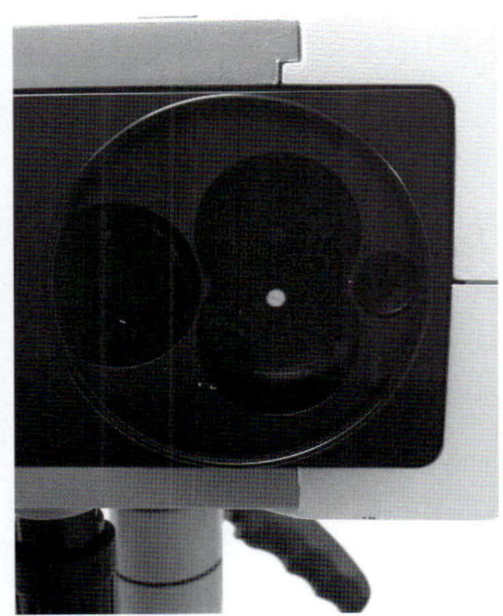

(OPMI-pentero：カールツァイスメディテック社)

■視野の調整

術中はドリルや超音波吸引装置などを使用するため，術者が使用器具に応じて手術部位と対物レンズの距離を調整する必要性がある。

ピントを合わせるには，絞りを調整し目に届く光の量をコントロールすることで，術野の**被写界深度**を可変できる。

表2 被写界深度の調節

	レンズ絞り		レンズ焦点距離		部位と対物レンズの距離	
	大(絞る)	小(開く)	長	短	長	短
被写界深度	深	浅	浅	深	深	浅

手術用顕微鏡下手術ではできる限り被写界深度は深く設定したほうが手術がしやすいことが多く，光量が減るため術野部位の乾燥を防ぐことができる。

また，焦点距離を短くすると，必要以上に照度が上がり組織熱損傷をきたす恐れがあるため[3]，焦点距離に応じて照度を自動調整する機能を採用しているメーカーもある。

■臨床工学技士の関わり

術前準備

術式に応じて助手の接眼レンズを対面，右側面，左側面に位置調整を行い，スムーズにアームが可動することを確認する。

術者の手元にあるグリップスイッチ（▶図41）やフットスイッチ（▶図42）のフォーカス機能が正常に動作するかを確認する。

光源の照度を確認し，場合によっては光源ランプの交換を行う。当院では使用時間ごとに交換している。

すべての動作が確認できたら顕微鏡を水平に保つためのバランス調整を行う。

図41 グリップスイッチ

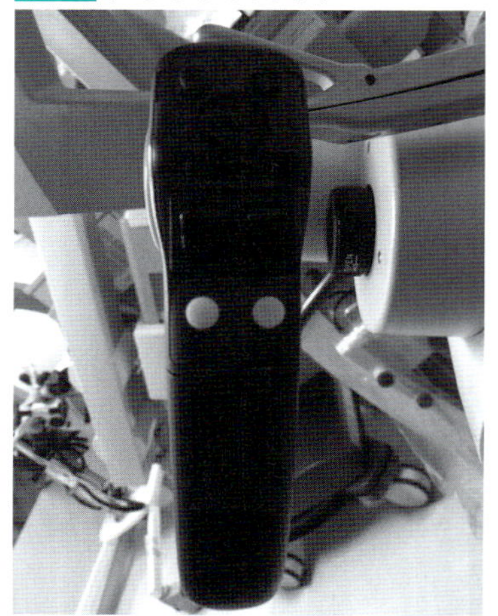

(OPMI-pentero：カールツァイスメディテック社)

図42 フットスイッチ

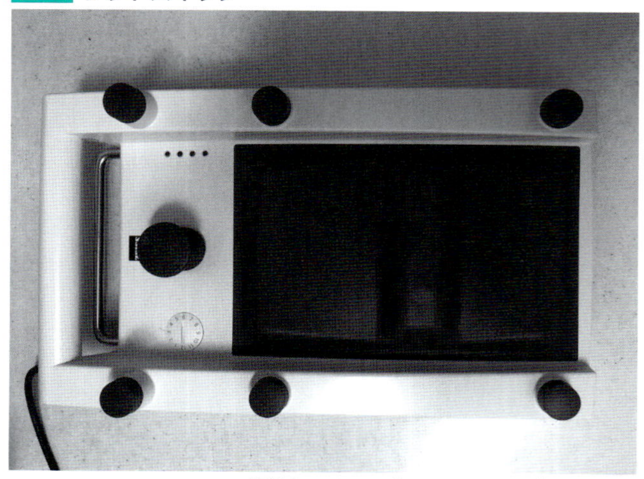

(OPMI-pentero：カールツァイスメディテック社)

ナビゲーション装置

車に用いられているカーナビのようなものであり，病変部とその周囲を立体的に描写することで手術部位をリアルタイムに正確に表示するシステムである（▶図43）。

ナビゲーションの導入により境界面のわかりにくい腫瘍，神経，血管を傷つけることなく病変部を残さず切除できるようになった。

図43 ナビゲーション装置

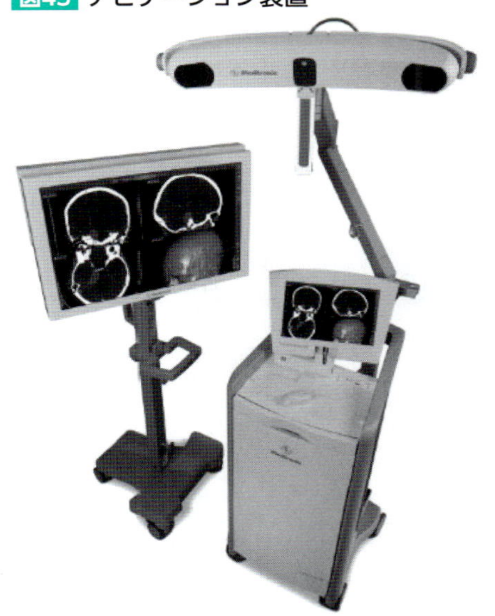

(STEALTHSTATION S7：メドトロニック社)（許可を得て掲載）

■特性と構造

実際の術野の位置情報を座標化するために術前に頭部CTやMRIを手術ナビゲーションシステムに取り込み，**アキシャル**，**コロナル**，**サジタル**の3方向の2Dイメージを構築する。

ポインタープローベ（▶図44）の先端位置を検出する位置検出装置とその位置情報を表示するナビゲーションイメージモニタより構成されている。

図44 ポインタープローベ

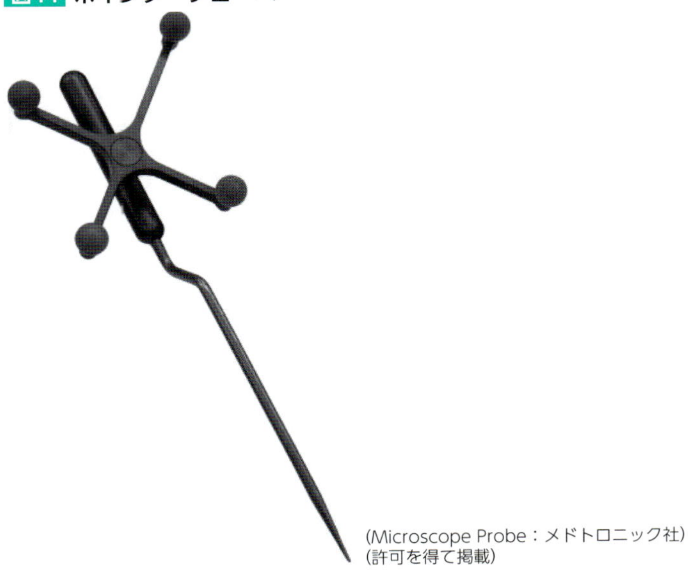

(Microscope Probe：メドトロニック社)
（許可を得て掲載）

補足

手術用ナビゲーションシステムは，ワークステーションとワークステーションから転送されたナビゲーション画像を表示するモニタ，ポインタープローベ（▶図44）の先端位置を検出する位置検出装置とその位置情報をワークステーションに転送するデジタイザーユニットから構成される。

実際の術野の位置情報を座標化するために術前に頭部CTやMRI画像を手術用ナビゲーションシステムに取り組み，ポインタープローベが示す部位をリアルタイムに表示することで3次元的に術野のオリエンテーションが把握可能となる[4)]。

補足

●発光体

器具に赤外線発光部が取り付けられており，反射体に比べて強い光を発せるが，CCDカメラに対して器具の角度によっては視認性が低下する。また，発光するための電源コードや電池が必要となる。

●反射体

器具に取り付けられた球形の反射素材が赤外線を反射しCCDカメラが認識することで位置情報が得られ，発光体に比べて器具の角度に影響を受けないが，反射素材に血液などの付着が生じると視野性が低下する。

位置情報取得方法（トラッキングシステム）には大きく分けて**光学式**と**磁場式**が採用されているが，光学式は術中の体位変更や位置検出装置を移動させても精度が維持され操作性も簡便であるため近年広く普及している[5]。

①光学式

複数のCCDカメラを搭載したカメラユニット（▶図45）が赤外線情報を認識し，**発光体**または**反射体**への距離を認識する。まずは光学基準点となるリファレンスフレーム（▶図46）と手術器具についているLEDまたは反射マーカーの反射光を赤外線カメラにより三角計測の原理で座標測定を行う方式で，空間精度は0.2mm±0.1mmと非常に優れたシステムである。

図45 カメラユニット

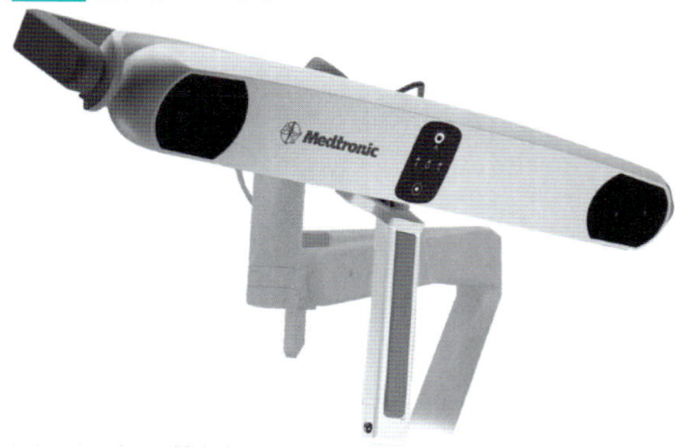

（STEALTHSTATION S7：メドトロニック社）（許可を得て掲載）

図46 リファレンスフレーム

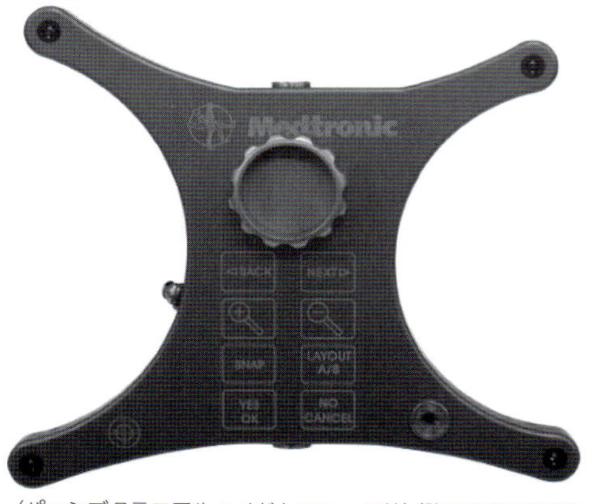

（パッシブクラニアル：メドトロニック社）（許可を得て掲載）

②磁場式

手術領域に磁界を発生させ器具に取り付けられた磁性体や金属部の位置を検出する方式。器具が体内へ挿入されて隠れた状態でも位置確認が可能であるが，位置確認ができる領域が狭く周囲の金属製手術器具の影響を受けやすいため，磁場式を採用している装置は僅かである。

■術前準備

・CTやMRIなど術中に必要な画像の撮影を行う。
撮影時は3.0 mm以内のスライス厚で行い，**スライス厚が薄いほどナビゲーションの精度は向上する**。

・CTまたはMRIで撮影したイメージデータをナビゲーション本体に取り込むと自動的に**アキシャル**，**コロナル**，**サジタル**，３Dモデルが構築され，データのセットアップが完了する。

補足

アキシャル：体に水平な体軸断面

コロナル：横切りの冠状断面

サジタル：縦切りの矢状断面

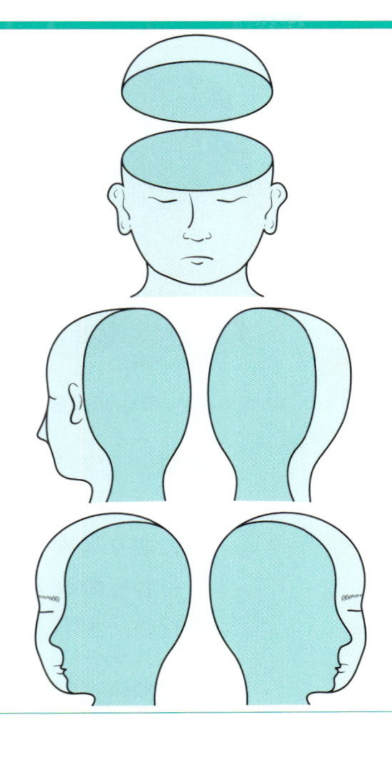

用語アラカルト

＊27 レジストレーション
実際の患者部位と画像上に表示される位置との関係を一致させること。

・手術場で患者体位が決定したら基準点となるリファレンスフレームを頭部固定器に設置し，**レジストレーション**＊27を行う（▶図47）。レジストレーションはポインタープローベの先端を頭皮に沿ってなぞりながら位置情報を認識させていく（▶図48）。われわれの研究では，面積を広範囲に取得することでより精度の高い位置情報が得られた。

・レジストレーションが完了するとナビゲーションが可能となり，ポインタープローベを術野に当てるとナビゲーションイメージ上にリアルタイムに表示される（▶図49）。

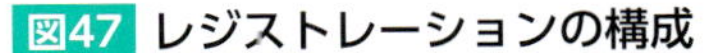

図47 レジストレーションの構成

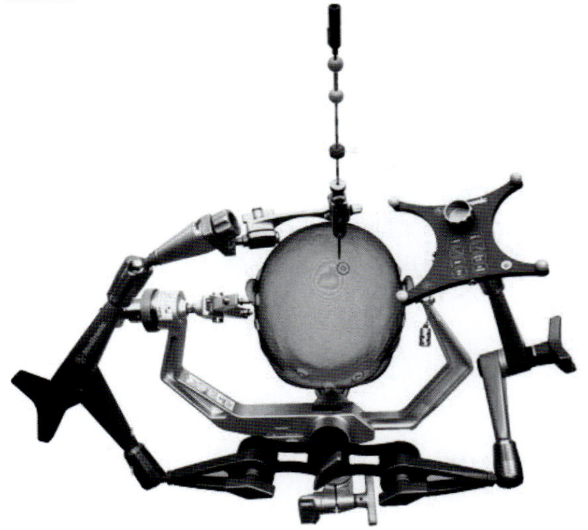

（メドトロニック社）（許可を得て掲載）

図48 位置情報の登録

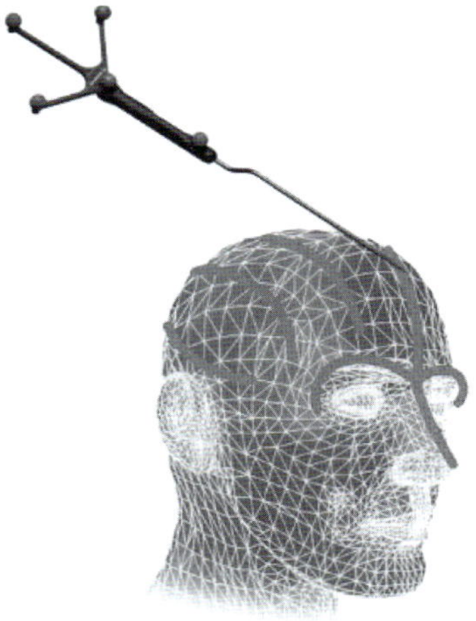

(メドトロニック社)(許可を得て掲載)

図49 レジストレーション時のモニタ表示

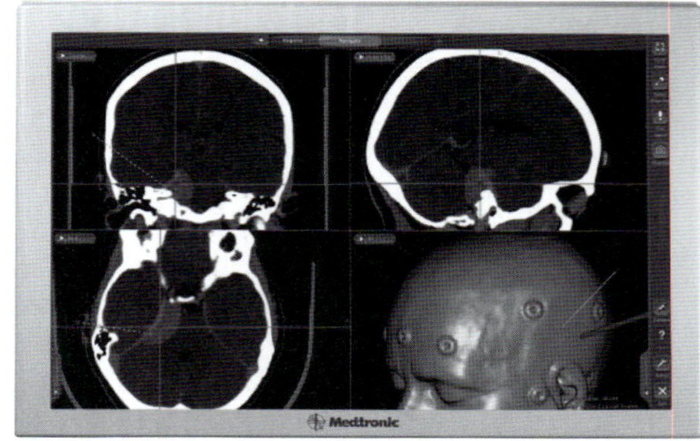

(メドトロニック社)(許可を得て掲載)

■臨床工学技士の関わり

患者入室とともに，術前に撮影したCTやMRI画像をナビゲーションシステムに取り込みセットアップを行う。

患者麻酔導入後，術式に応じた体位確保が行われた後，レジストレーションを行い，実際にナビゲーションイメージとズレがないことを術者と確認を行う。

手術中のおもなトラブルと対処方法

| 手術用顕微鏡 |

■トラブル事例

①術中に光源が切れた。

【対処方法】

電球の交換を行うしか手段はないが，手術進行の遅延につながらないためにも術前の光量の測定は実施することが望ましい。

また，速やかに予備の光源と交換する必要性が生じるため，事前に光源の交換方法は熟知しておくべきである。

②顕微鏡の動作時に電磁ロックがかかってしまった。

【対処方法】

コンピュータ制御に依存しているため，一度電磁ロックがかかってしまうと手術の継続が困難となる。当院では▶図50のとおり対応を行っている。

図50 電磁ロックが解除できない場合の対処方法

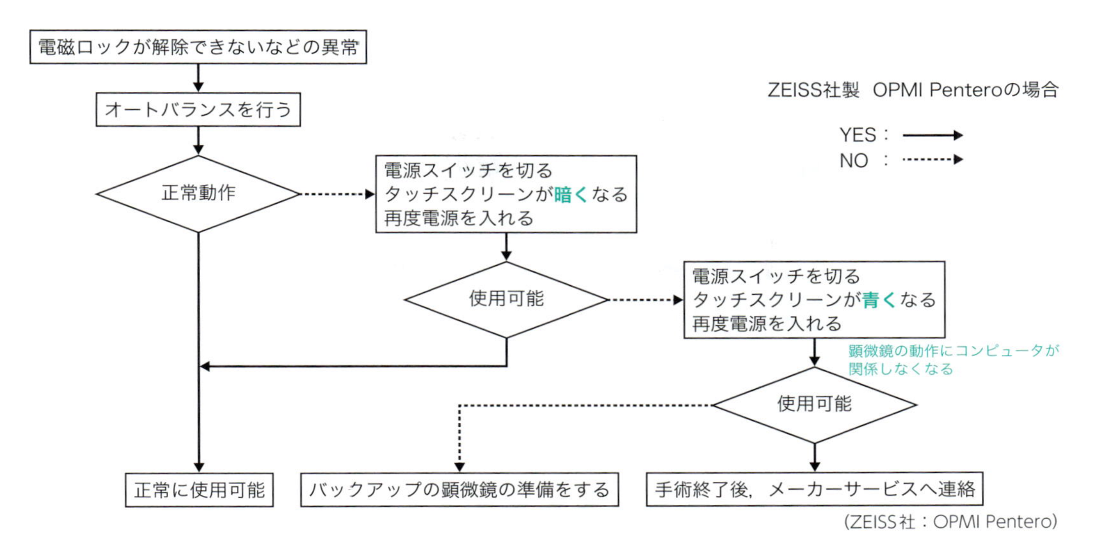

(ZEISS社：OPMI Pentero)

| ナビゲーション装置 |

■トラブル事例

術中にレジストレーション誤差が生じる。

以下の要因が考えられる。

・CT，MRIなどのスライス厚・画像の歪み。
・患者体位変換による位置情報との不一致。
・器具の緩みによる精度の不安定。
・手術室内における他の医療機器や無影灯からの赤外線発光体の干渉。
・トラッキングシステムの故障。

【対処方法】

ナビゲーションシステムによる手術には，術中のエラーや故障などを常に意識し，トラブル時の対応を医師，看護師，臨床工学技士で共有した対処方法を決めておく必要性がある。また，レジストレーションの誤差は危険部位の損傷や術後合併症に影響を与える恐れがあることから，臨床工学技士は工学的知識を活かし機器の特性，適切なレジストレーション法を研磨する必要性がある。

当院にてレジストレーションの精度について研究を行ったので参考にしてもらいたい。

位置情報数を250ポイントとし５通りの方法でレジストレーションを行い，実際の位置とナビゲーションシステムに表示される位置の誤差を14回測定し精度の検証を行った。

①部位を選択的に描く	・・・	A，B，C
②全体を描く	・・・	D
③正中を描く	・・・	E

図51 レジストレーション法の違いによる誤差の検証

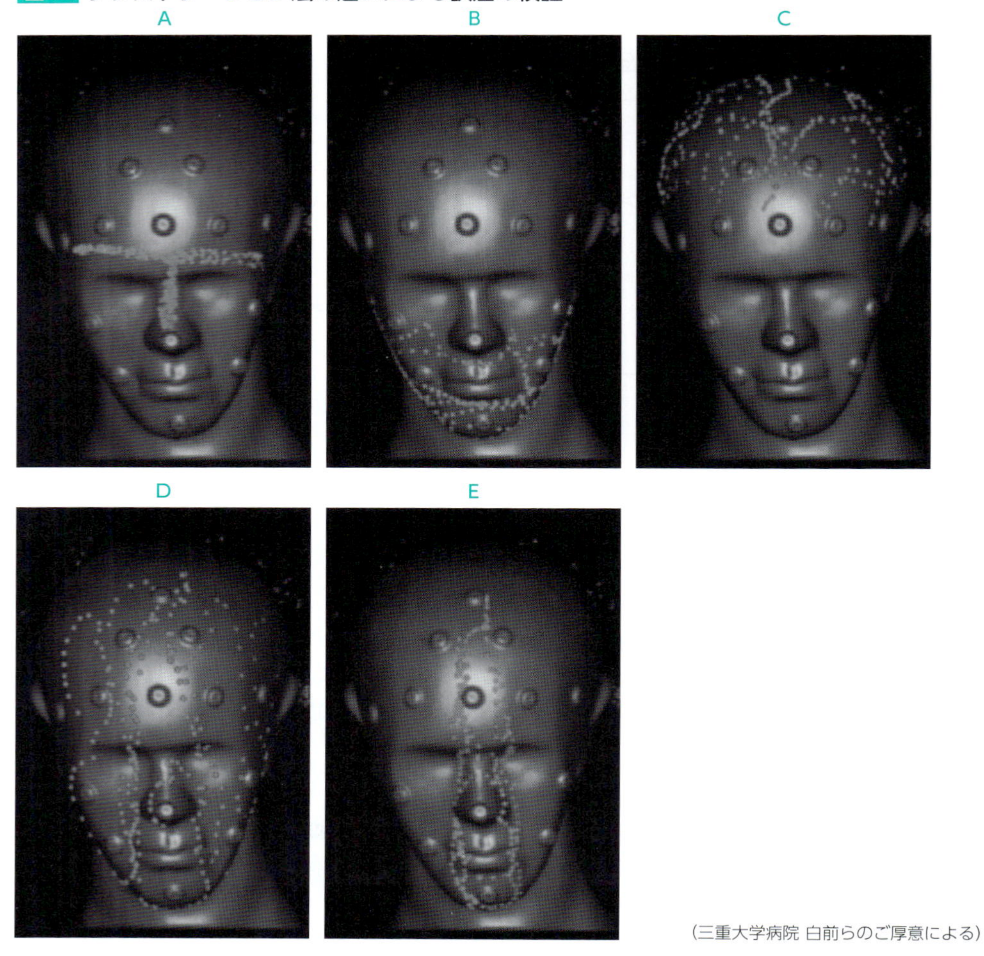

（三重大学病院 白前らのご厚意による）

結果

	A	B	C	D	E
Mean±SD	12.48±3.6	7.41±4.1	9.61±2.6	2.19±0.3	4.02±1.5

Dによるレジストレーション法が最も精度がよく，広範囲にわたる位置情報の取得が重要と考える。

● 文献

1) 梶田泰一 ほか 著: 進歩を遂げる画像診断と手術支援 ナビゲーション脳神経外科手術の現況と展望. 脳神経外科ジャーナル 22巻7号, 510-518, 2013.
2) 岩間　亨 著: 脳神経外科治療のデバイスを知る・使う 手術用顕微鏡の構造と特性　脳神経外科医に必要な知識. 脳神経外科ジャーナル 19巻7号, 504-509, 2010.
3) 滝脇正人 ほか 著: 手術用顕微鏡の光源によって耳介熱傷をきたした2例. 耳鼻咽喉科臨床 105巻6号, 527-531, 2012.
4) 古賀敦郎 著: 手術用ナビゲーションシステムStealthStationについて. 日本放射線技術学会近畿部会雑誌 10巻1号, 82-86, 2004.
5) 武藤俊介 ほか 著: 反射球マーカを用いたOpen MRI下脳外科手術ナビゲーションシステムの臨床応用. 日本コンピュータ外科学会誌 6巻3号, 367-368, 2004.

まとめのチェック

■脳の構造

□□ 1	脳を覆う構造物を述べよ。	▸▸ 1	脳は頭皮，頭蓋骨に覆われ保護されている。頭蓋骨の中にはさらに外側より，硬膜，くも膜，脳軟膜の３層の膜が脳を覆っている。
□□ 2	髄膜を構成する膜を述べよ。	▸▸ 2	硬膜，くも膜，脳軟膜をあわせて髄膜とよぶ。
□□ 3	くも膜下腔にはなにがあるか述べよ。	▸▸ 3	脳脊髄液が流れており，その中を脳動脈や静脈が走行している。
□□ 4	脳の基本構造を述べよ。	▸▸ 4	・脳は大脳，間脳，脳幹，小脳に分けられる。 ・大脳は左右1対の大脳半球からなり，前頭葉，頭頂葉，側頭葉，後頭葉に分けられる。 ・大脳半球の内側面には大脳辺縁系，内部には大脳基底核がある。 ・間脳はおもに視床と視床下部からなる。 ・脳幹は中脳，橋，延髄からなる。 ・小脳は小脳半球と虫部に大別される。
□□ 5	脳の重量を述べよ。	▸▸ 5	脳の重量は約1,500gである。
□□ 6	大脳皮質の基本構造を述べよ。	▸▸ 6	原則，６層構造で神経細胞が分布する。
□□ 7	大脳白質の基本構造を述べよ。	▸▸ 7	主として有髄線維からなり，①連合線維，②交連線維，③投射線維の３種に大別される。
□□ 8	脳幹に出入りする脳神経を述べよ。	▸▸ 8	中脳からは動眼神経(III)，滑車神経(IV)，橋からは三叉神経(V)，外転神経(VI)，顔面神経(VII)，聴神経(VIII)，延髄からは舌咽神経(IX)，迷走神経(X)，副神経(XI)，舌下神経(XII)が出入りする。

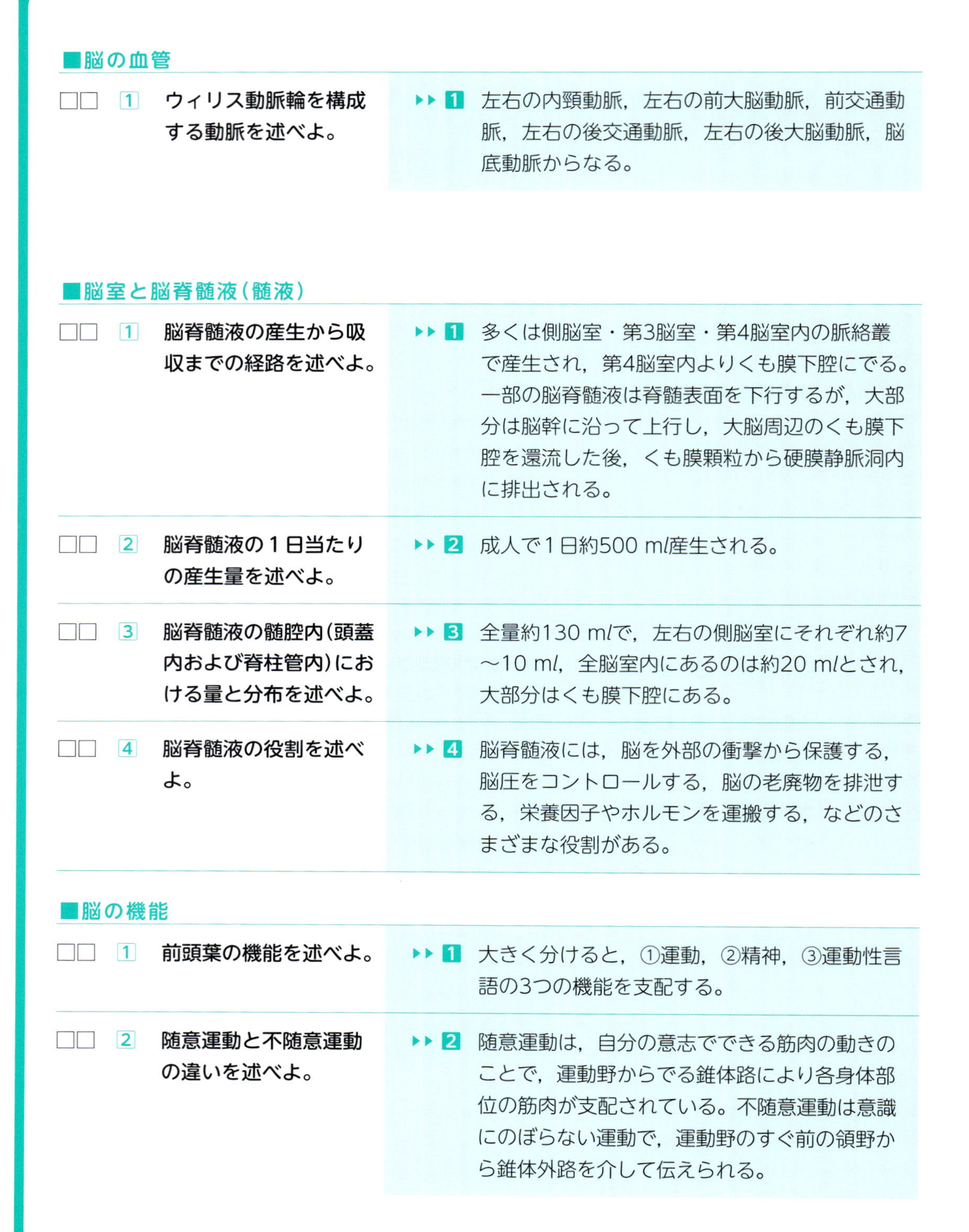

まとめのチェック

■脳の血管

□□	1	ウィリス動脈輪を構成する動脈を述べよ。	▶▶ 1	左右の内頸動脈，左右の前大脳動脈，前交通動脈，左右の後交通動脈，左右の後大脳動脈，脳底動脈からなる。

■脳室と脳脊髄液（髄液）

□□	1	脳脊髄液の産生から吸収までの経路を述べよ。	▶▶ 1	多くは側脳室・第3脳室・第4脳室内の脈絡叢で産生され，第4脳室内よりくも膜下腔にでる。一部の脳脊髄液は脊髄表面を下行するが，大部分は脳幹に沿って上行し，大脳周辺のくも膜下腔を還流した後，くも膜顆粒から硬膜静脈洞内に排出される。
□□	2	脳脊髄液の1日当たりの産生量を述べよ。	▶▶ 2	成人で1日約500 ml産生される。
□□	3	脳脊髄液の髄腔内（頭蓋内および脊柱管内）における量と分布を述べよ。	▶▶ 3	全量約130 mlで，左右の側脳室にそれぞれ約7～10 ml，全脳室内にあるのは約20 mlとされ，大部分はくも膜下腔にある。
□□	4	脳脊髄液の役割を述べよ。	▶▶ 4	脳脊髄液には，脳を外部の衝撃から保護する，脳圧をコントロールする，脳の老廃物を排泄する，栄養因子やホルモンを運搬する，などのさまざまな役割がある。

■脳の機能

□□	1	前頭葉の機能を述べよ。	▶▶ 1	大きく分けると，①運動，②精神，③運動性言語の3つの機能を支配する。
□□	2	随意運動と不随意運動の違いを述べよ。	▶▶ 2	随意運動は，自分の意志でできる筋肉の動きのことで，運動野からでる錐体路により各身体部位の筋肉が支配されている。不随意運動は意識にのぼらない運動で，運動野のすぐ前の領野から錐体外路を介して伝えられる。

□□ 3	**運動野について述べよ。**	▸▸ 3 随意運動の中枢で，上下逆さまに反対側の身体の各部位を支配している。大まかな運動しかしない胸や腹に関係する領域は狭く，繊細な動きを必要とする手指や顔面などの領域は不釣り合いに広い。
□□ 4	**運動性失語と感覚性失語について述べよ。**	▸▸ 4 運動性言語中枢（ブローカの中枢，ブロードマン第44領野）は通常，左前頭葉にあり，障害されると運動性失語が生じる。運動性失語は，相手の言うことは理解できるが，言いたいことをしゃべれない状態のことである。これに対し，音は聞こえるし，言いたいことをしゃべれるが，相手の話の意味が理解できない状態を感覚性失語といい，その中枢は左側頭葉（感覚性言語中枢，ウェルニッケの言語中枢，ブロードマン第22領野後方）にある。
□□ 5	**共同偏視について述べよ。**	▸▸ 5 左側の眼球運動野が刺激されると（例えば，てんかん発作），左右の眼球は右側（病変とは反対側）を向き，脳卒中などにより破壊されると左右の眼球は左側（病変と同じ側）を向く。これを共同偏視とよぶ。
□□ 6	**頭頂葉の機能を述べよ。**	▸▸ 6 さまざまな感覚の中枢である。
□□ 7	**優位半球について述べよ。**	▸▸ 7 優位半球とは，右脳と左脳のうち，言語や計算などを司る側の大脳半球のことである。右脳は身体の左半分を制御し，左脳は右半分を制御するので，一般に右利きの人の脳は左側（左脳）が優位半球になる。優位半球でないほうは劣位半球（非優位半球）という。
□□ 8	**側頭葉の機能を述べよ。**	▸▸ 8 聴覚，嗅覚，記憶，感覚性言語の中枢があり，また大脳辺縁系の一部を構成している。
□□ 9	**後頭葉の機能を述べよ。**	▸▸ 9 視覚の中枢がある。
□□ 10	**大脳辺縁系の機能を述べよ。**	▸▸ 10 喜び・興奮・怒り・不安・不快などの情緒的表現や視床下部を介して内臓の活動を制御する。

まとめのチェック

□□ 11	大脳基底核の機能を述べよ。	▸▸ 11	大脳基底核は錐体外路の中継核で，筋の緊張を保ったり，不随意運動を制御する。
□□ 12	視床の機能を述べよ。	▸▸ 12	大きく3つに分けられ，①大脳皮質を目覚めさせる，②嗅覚以外のすべての感覚の中継路，③脳の異なった部位に伝えられた情報を相互に交換する中枢としての作用，がある。
□□ 13	視床下部の機能を述べよ。	▸▸ 13	自律神経（交感神経や副交感神経）の中枢であり，また下垂体をコントロールすることによる内分泌機能の中枢でもある。視床下部が障害されると，水分代謝異常（尿崩症），体温調節障害（過高熱や低体温），食欲異常（肥満や痩せ），性器発達異常（性早熟や発達不全），電解質異常などが生じ，臨床的に極めて重篤な状態になる。
□□ 14	下垂体の機能を述べよ。	▸▸ 14	多数のホルモン（成長ホルモン，甲状腺刺激ホルモン，副甲状腺ホルモン，性腺刺激ホルモン，乳汁分泌ホルモン，抗利尿ホルモン）を分泌する。
□□ 15	脳幹の機能を述べよ。	▸▸ 15	大脳や小脳に行き来する情報のすべてが脳幹をとおる。また，脳神経核のほとんどが脳幹に存在する。また，脳幹網様体があり，覚醒や意識の水準を保つ働きをしている。延髄には，呼吸，嚥下，循環，嘔吐などの中枢があり，生命の維持には不可欠である。
□□ 16	小脳の機能を述べよ。	▸▸ 16	視覚や聴覚を含むすべての情報が小脳内に送り込まれ，現在行われている運動が適当か否か判断し，必要があれば是正する指令をだす。つまり，小脳は無意識に行われる運動制御（錐体外路）の中枢で，動作を円滑で正確に行うために必須である。
□□ 17	小脳失調について述べよ。	▸▸ 17	小脳半球の障害では，両足の幅を広くして歩いても，よろめいて転倒しやすく，障害された小脳半球側に傾いていく（失調性歩行）。小脳虫部の障害では，身体が動揺して垂直に保つことが困難となり，立つことはもちろん，まっすぐに座っているのも難しい（体幹失調）。

□□ ⑱ **脳神経について述べよ。**

▶▶ ⑱ 脳神経は12対あり，それぞれ番号と名前がついている。それぞれの脳神経は脳をでた後，それぞれの支配領域に達し，特有の機能をもつ。

■手術

□□ 1 **手術体位について述べよ。**

▶▶ 1 脳神経外科の手術は，約30°，頭を挙上させて行う場合が多いが，これは頭位を挙上することで静脈圧が下がり静脈性出血が減らせるのと，脳が少し萎み，手術がやりやすくなるからである。

■手術が必要となる脳疾患

脳血管障害

□□ 1 **脳卒中について述べよ。**

▶▶ 1 脳卒中には出血性脳卒中と虚血性脳卒中がある。前者の代表はくも膜下出血や脳(内)出血，後者は脳梗塞である。

□□ 2 **脳動脈瘤について述べよ。**

▶▶ 2 脳動脈の血管分岐部に生じ，瘤のように膨らんだもので，大きくなればなるほど壁が薄くなり破裂しやすい。くも膜下出血の原因の90 %以上を占める。

□□ 3 **穿通枝について述べよ。**

▶▶ 3 直径1 mm未満の細い動脈で，大脳基底核など，脳深部の機能的に重要な部分を栄養している。ときに脳動脈瘤の周囲に存在する。手術の際に障害すると，麻痺や失語などの重篤な症状を呈することが多いので，細くても必ず温存する必要がある。

□□ 4 **脳動静脈奇形について述べよ。**

▶▶ 4 正常の脳循環では，動脈－毛細血管－静脈の順に血液が流れるが，動脈が直接，静脈に連結することにより生じる血管奇形である。脳組織の中にでき，脳内出血の原因となる。

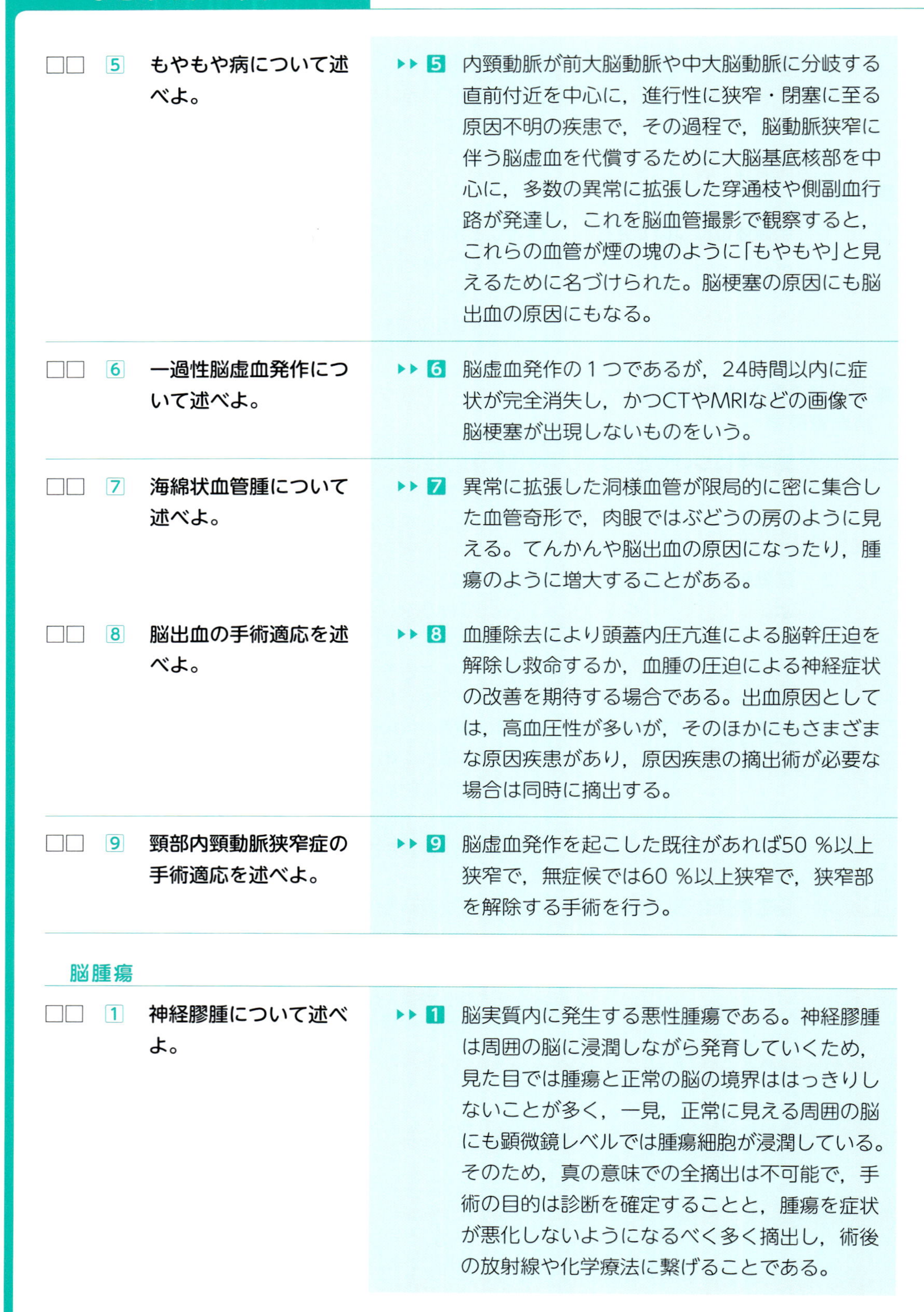

まとめのチェック

□□ 5	もやもや病について述べよ。	▶▶ 5 内頸動脈が前大脳動脈や中大脳動脈に分岐する直前付近を中心に，進行性に狭窄・閉塞に至る原因不明の疾患で，その過程で，脳動脈狭窄に伴う脳虚血を代償するために大脳基底核部を中心に，多数の異常に拡張した穿通枝や側副血行路が発達し，これを脳血管撮影で観察すると，これらの血管が煙の塊のように「もやもや」と見えるために名づけられた。脳梗塞の原因にも脳出血の原因にもなる。
□□ 6	一過性脳虚血発作について述べよ。	▶▶ 6 脳虚血発作の１つであるが，24時間以内に症状が完全消失し，かつCTやMRIなどの画像で脳梗塞が出現しないものをいう。
□□ 7	海綿状血管腫について述べよ。	▶▶ 7 異常に拡張した洞様血管が限局的に密に集合した血管奇形で，肉眼ではぶどうの房のように見える。てんかんや脳出血の原因になったり，腫瘍のように増大することがある。
□□ 8	脳出血の手術適応を述べよ。	▶▶ 8 血腫除去により頭蓋内圧亢進による脳幹圧迫を解除し救命するか，血腫の圧迫による神経症状の改善を期待する場合である。出血原因としては，高血圧性が多いが，そのほかにもさまざまな原因疾患があり，原因疾患の摘出術が必要な場合は同時に摘出する。
□□ 9	頸部内頸動脈狭窄症の手術適応を述べよ。	▶▶ 9 脳虚血発作を起こした既往があれば50 %以上狭窄で，無症候では60 %以上狭窄で，狭窄部を解除する手術を行う。

脳腫瘍

□□ 1	神経膠腫について述べよ。	▶▶ 1 脳実質内に発生する悪性腫瘍である。神経膠腫は周囲の脳に浸潤しながら発育していくため，見た目では腫瘍と正常の脳の境界ははっきりしないことが多く，一見，正常に見える周囲の脳にも顕微鏡レベルでは腫瘍細胞が浸潤している。そのため，真の意味での全摘出は不可能で，手術の目的は診断を確定することと，腫瘍を症状が悪化しないようになるべく多く摘出し，術後の放射線や化学療法に繋げることである。

□□ 2	**髄膜腫について述べよ。**	▸▸ **2** 硬膜からキノコ状に発生，増大し，脳を外から圧迫していく良性腫瘍で，通常，脳組織の中には浸潤しない。手術では全摘出を目指す。
□□ 3	**下垂体腺腫について述べよ。**	▸▸ **3** 下垂体から発生する腫瘍で，通常，良性であるが，由来する細胞の種類により，特定の下垂体ホルモンが過剰に分泌されたり，逆に分泌が不足したりするなど，多彩な症状が出現する。下垂体ホルモンを産生しない腫瘍の場合，増大して周囲の視神経などを圧迫して視力低下や視野欠損を起こして発見される。
□□ 4	**下垂体卒中について述べよ。**	▸▸ **4** 下垂体腺腫（まれに正常下垂体）内に急に出血したり，まれには梗塞を起こし，突然，激烈な頭痛，一側または両側の眼球運動障害や視野欠損，失明などをきたす状態を下垂体卒中とよぶ。治療は，原則，緊急手術で血腫と腫瘍を切除し減圧することである。
□□ 5	**聴神経鞘腫（前庭神経鞘腫）に対する手術のポイントを述べよ。**	▸▸ **5** 良性腫瘍であるので，腫瘍により伸展・非薄化され，腫瘍に密着して走行する聴神経や顔面神経の機能をいかに保つかが手術のポイントになる。

頭部外傷

□□ 1	**外傷性髄液漏について述べよ。**	▸▸ **1** 硬膜が損傷し，脳脊髄液（髄液）が体外に漏出している状態を髄液漏という。漏出部位により，鼻から漏れる場合は髄液鼻漏，耳から漏れる場合は髄液耳漏という。前者が約70 %を占める。外傷性髄液漏は自然治癒することが多いが，1～2週間以上，安静臥床しても治らない場合は手術治療する。
□□ 2	**外傷性急性頭蓋内血腫について述べよ。**	▸▸ **2** 外傷後，通常，数時間以内に増大してくる血腫で，場所により脳内血腫，急性硬膜下血腫，急性硬膜外血腫の3つに分けられる。頭蓋内圧亢進を認める場合は，緊急に開頭血腫除去術を行う。

まとめのチェック

□□ 3 慢性硬膜下血腫について述べよ。

▸▸ 3 外傷後3週間以上経過した後にゆっくりと硬膜下腔に貯留してくる暗赤色の液体状の血腫で，高齢者に多く，認知症や片麻痺などで発症する。局所麻酔で穿頭術を行い，内部の血腫を洗浄除去する。

水頭症

□□ 1 水頭症について述べよ。

▸▸ 1 水頭症とは脳脊髄液（髄液）が頭蓋腔内に過剰に貯留した状態のことである。理論上，髄液の産生過剰，吸収障害，通過障害のいずれかが原因で生じる。ほとんどの水頭症は脳室あるいはくも膜下腔における髄液の通過障害が原因で，原因病変としては，腫瘍や血腫による閉塞，感染による癒着，先天性の髄液の通過経路の狭窄などがある。

先天奇形

□□ 1 先天奇形について述べよ。

▸▸ 1 先天奇形とは，受精から分娩までの間に生じる器官や組織の形成異常のことである。脳の分化，発達は複雑で長期にわたるため，奇形が生じる頻度は他の身体器官に比べてはるかに高い。脳瘤（頭瘤），キアリ奇形，くも膜嚢胞，頭蓋縫合早期癒合症などがある。

感染性疾患

□□ 1 血液脳関門について述べよ。

▸▸ 1 脳の毛細血管は，他の身体部位の毛細血管と異なり，血管内皮細胞が隙間なくぎっしりと配列することにより，有害物質や抗生物質が通過しにくい仕組みとなっている。これを血液脳関門とよぶ。

機能的疾患

□□ 1	三叉神経痛や舌咽神経痛について述べよ。	▸▸ 1 それぞれの神経が感覚を司っている特定の場所を触ることなどにより，一側の顔面や喉に数秒から数十秒の激痛が生じるもので，発作間欠期には無症状である。それぞれの神経が脳幹からでる部位近くで脳動脈に圧迫刺激されるのが原因とされ，原因血管を移動させて神経から離すことにより症状は消失する（微小血管減圧術）。
□□ 2	顔面けいれんについて述べよ。	▸▸ 2 一側の顔面筋が発作的にけいれんを起こす現象で，典型的には眼の周りの筋肉から始まり下方に及ぶ。原因は，通常，顔面神経が脳幹からでる部位での脳動脈による圧迫刺激である。手術で原因血管を移動させて神経から離すことにより症状は消失する（微小血管減圧術）。

■手術用顕微鏡

□□ 1	術者に求められる基本的要件を述べよ。	▸▸ 1 鮮明な立体的拡大像が得られ，長時間にわたる手術において術者への身体的負担が少なく，操作が容易であること。
□□ 2	接眼レンズが2箇所設置されている理由を述べよ。	▸▸ 2 執刀医用の接眼レンズと介助者用の接眼レンズが装備されており，常に助手は手術者と同軸，同倍率の立体観察が行えるようになっている。また，術者に対し対面または左右側面のいずれかに接眼レンズを移動させることができる構造になっている。
□□ 3	対物レンズの特性を述べよ。	▸▸ 3 術野の解像度と見やすさに関係しており，レンズ径が大きいほど解像度が高く鮮明な視野が得られる。

まとめのチェック

□□ 4 光学素子の性能評価にはどのような方法があるか述べよ。

▶▶ 4 照明をつけずに室内光のみで顕微鏡下に手をかざした際に光学性能が優れているほどより鮮明な画像が得られる。

□□ 5 被写体深度を調整する3要素を述べよ。

▶▶ 5 レンズ絞り，レンズ焦点距離，部位と対物レンズの距離に影響を受け，被写体深度を深く設定したほうが手術がしやすい。

□□ 6 長時間同じ部位に必要以上の光量を照射するとどのような弊害が生じるか述べよ。

▶▶ 6 術野部位の乾燥，さらには組織熱傷をきたす恐れがあるため，現在では焦点距離に応じて光量を自動調整する機能を使用している装置がある。

□□ 7 術前にバランス調整を行う理由を述べよ。

▶▶ 7 術式により接眼レンズを移動させると重量バランスが狂いアームが水平に維持できなくなる。そのため術前にバランス調整を行う必要がある。

□□ 8 術中に考えられるトラブルを述べよ。

▶▶ 8 光源が切れると視野が確保できないため，術前の点検が望まれる。また，術中に光源が切れた際には迅速な交換が必要である。
可動アームはコンピュータ制御によりコントロールしているため，なんらかの原因で電磁ロックがかかってしまう恐れがあるので適切な対処を事前に打ち合わせておく必要がある。

■ナビゲーション装置

□□ 1 位置情報取得方法に採用されている方式を述べよ。

▶▶ 1 光学式と磁場式があり，光学式は体位変換や位置検出装置を移動させても精度が維持されるため広く普及している。

□□ 2 術野の位置情報を座標化するためにナビゲーションシステムに取り込むデータにはなにを用いるか述べよ。

▶▶ 2 CTやMRIの画像情報が必要となる。

□□	3	**ナビゲーションに取り込まれた画像はどのように変換されるか述べよ。**	▶▶ 3 アキシャル，コロナル，サジタルより3Dモデルが構築される。
□□	4	**レジストレーションの精度に誤差を与える因子を述べよ。**	▶▶ 4 CT，MRIなどのスライス厚・画像の歪み，患者体位変換による位置情報との不一致，器具の緩みによる精度の不安定，手術室内における他の医療機器や無影灯からの赤外線発光体の干渉，トラッキングシステムの故障などが考えられる。

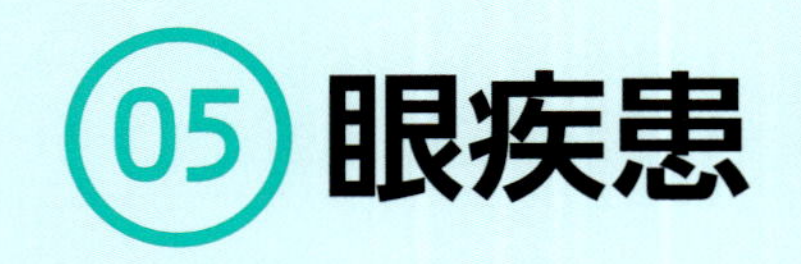

05 眼疾患

長谷敬太郎・水門由佳・南場研一・矢萩亮児

長谷敬太郎・水門由佳・南場研一

眼の構造・機能

眼の位置と構造

眼は，感覚器である眼球，眼球の受容した視覚刺激を中枢へ伝達する視神経，これらの組織を保護する眼窩とその内容物，眼球の運動に関する筋組織，神経組織および眼球表面の保護に重要な眼瞼により構成されている。

眼球は皮膚側から眼瞼，結膜の奥に位置しており，直径23 mm前後の球形である（▶図1）。眼球は外側から強膜・角膜，ぶどう膜と網膜の3層構造で形成されている。

図1 眼球全体

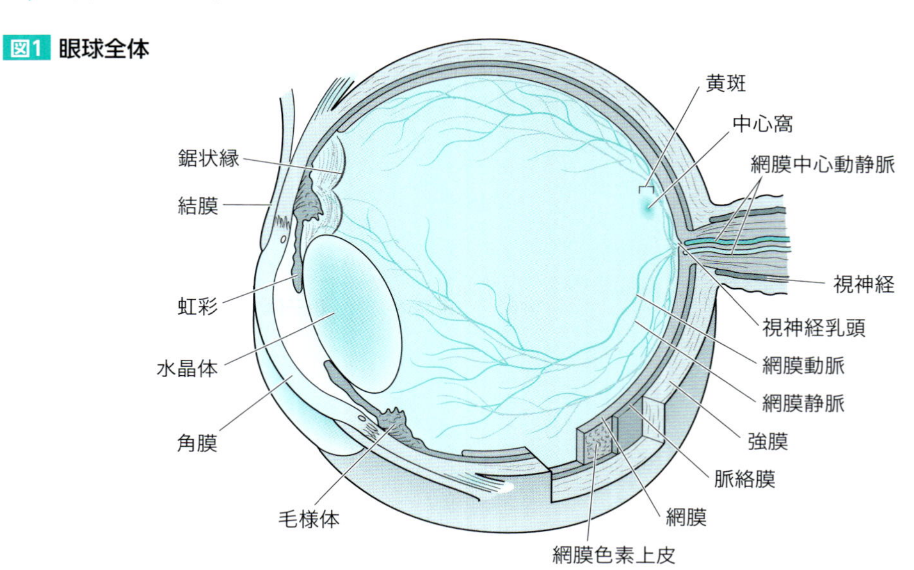

角膜・強膜の構造と機能

角膜は無血管の透明組織であり，外界の像を眼内に取り入れる役割をもつとともに屈折を担っている。強膜は角膜とともに眼球の最外層となる硬い外殻を構成する。

ぶどう膜の構造と機能

ぶどう膜は虹彩，毛様体，脈絡膜からなる。これらの組織はメラニン色素と血管が豊富であり，その形と色調がブドウの皮に似ているために，ぶどう膜と総称される。豊富なメラニン色素により，不要な光が網膜に到達するのを防いでいる。

虹彩は角膜と水晶体の間に位置しており，その機能はカメラの絞りに相当し，瞳孔径を変化させることで眼内への光量調整を行う（▶図2）。

毛様体は虹彩の後方にあり，毛様体突起からはZinn小帯が起こり，水晶体嚢に接着し水晶体嚢を支えている（▶図3）。毛様体の機能は調節と房水産生である。毛様体には平滑筋（毛様体筋）が存在し，毛様体筋によりチン小帯が緊張・弛緩することにより水晶体の厚みを変化させることでその屈折力を変え，遠方視，近方視での焦点を合わせる。毛様体突起は，房水を産生している。房水は角膜や水晶体に栄養を与えるとともに，老廃物を運び去る役割を有している。房水はおもに，後房，瞳孔，前房，隅角，線維柱帯，Schlemm管を経て強膜内静脈叢あるいは房水静脈をとおって眼外に流出する。約10 %の房水は線維柱帯を経ずに虹彩根部から毛様体経由で脈絡膜に吸収される。これらの経路に狭窄や閉塞が生じると眼圧上昇が生じる（▶図3）。

脈絡膜は強膜と網膜の間に位置し，血管に富んだ組織であり，網膜外層への酸素・栄養供給を担っている。

図2 眼球とカメラの対比

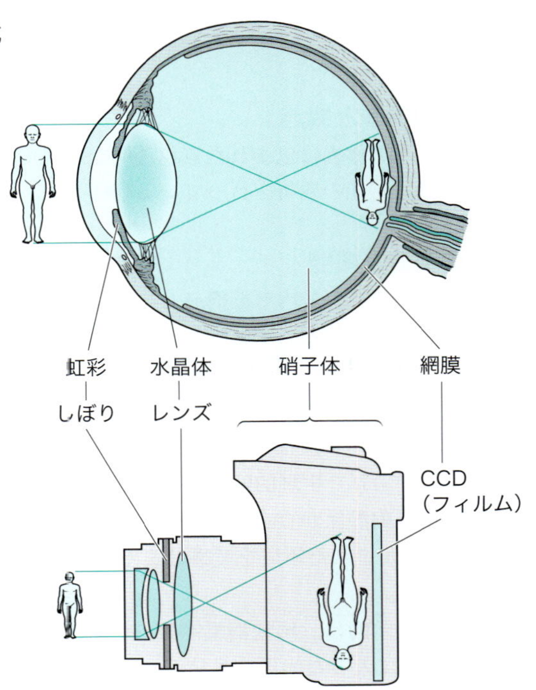

図3 前眼部

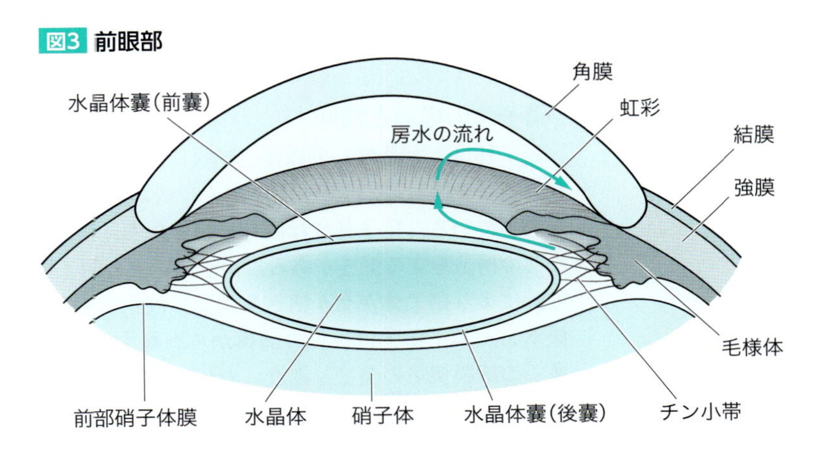

図4 眼底

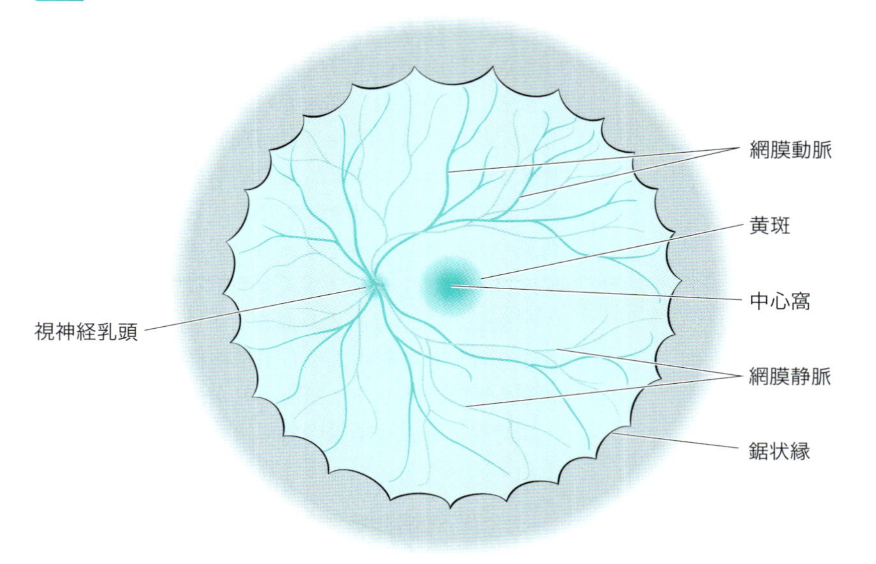

水晶体の構造と機能

水晶体は水晶体嚢に包まれた無色透明な組織であり，その機能はカメラのレンズに相当し，光の屈折を行っている（▶図2）。

網膜の構造と機能

網膜は眼球の壁の最内層を構成している透明な膜様構造であり，おもに神経細胞により構成される。網膜の辺縁は鋸状縁とよばれ，毛様体扁平部に移行する。鋸状縁は角膜の辺縁（角膜輪部）から6〜7 mm後方に位置している。

また，臨床的に眼球後方の内面を眼底という（▶図4）。眼底は，視神経乳頭，網膜動静脈，黄斑部，中心窩などで構成される。視神経乳頭は境界明瞭，オレンジ色であり，生理的陥凹がみられる。網膜視神経線維が収束しているほか，網膜中心動静脈が存在している。上下の耳側網膜静脈（「アーケード血管」ともよぶ）で囲まれた領域を黄斑部または後極部，その中心のくぼみの部分を中心窩という。

網膜は解剖学的に，感覚網膜9層と網膜色素上皮を合わせた10層構造である（▶図5）。眼に入った光はおもに３つの神経細胞（視細胞，双極細胞，神経節細胞）を介して脳（視床の外側膝状体）へ伝達される。網膜の10層構造は光干渉断層計（Optical Coherence Tomography：OCT）で観察が可能である（▶図5）。

硝子体の構造と機能

硝子体は，水晶体，毛様体，網膜に囲まれた空間（硝子体腔）に存在するゲル状物質であり，成分の99 %は水で，そのほかはコラーゲンやヒアルロン酸からなっている。硝子体には眼球の形を保ち，外部からの衝撃を和らげて，網膜などの構造を守る働きがある。硝子体を包む硝子体膜は網膜に接着しているが，加齢により硝子体がゲル構造を失って液化すると，網膜と硝子体膜の接着力が低下し，硝子体膜は後方の網膜から剥離する。これを後部硝子体剥離といい，多くの網膜疾患の発症，進展に密接に関わっている。

図5 網膜の層構造（OCT画像と各層との対応）

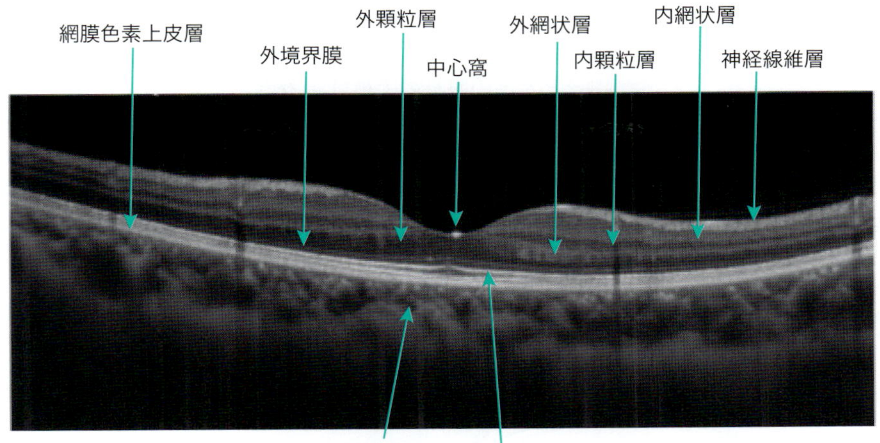

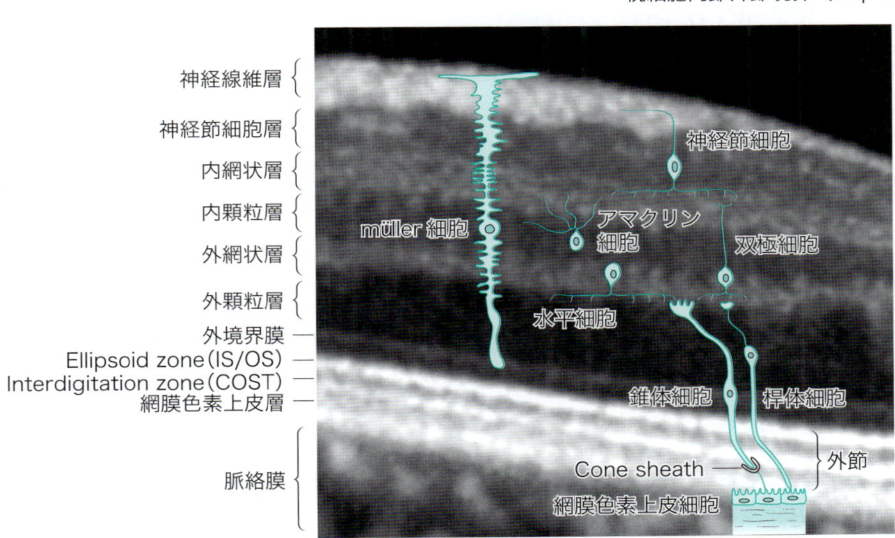

眼科顕微鏡下手術の基本

手術室のようす

眼科の手術はそのほとんどが仰臥位（ぎょうがい）で行われ，多くは局所麻酔下で行われる。患者は意識がある状態のため不用意な発言を控えるなどの配慮が必要である。ただ，一部の症例（長時間の手術，小児，認知症の患者，恐怖感が強い患者，不随意運動がある患者）では局所麻酔下では手術が困難であるため，全身麻酔下で行われる。

手術室では，医師２名(術者と助手，もしくは術者１名のみ)を中心に看護師２名(器械出し，外回り)，臨床工学技士１名の医療スタッフが配置され手術が行われる(▶図6)。

ほとんどの眼科の手術は顕微鏡下で行われる。眼科手術装置を使用する代表的な手術には，①白内障手術と②硝子体手術がある。臨床工学技士の役割は，日頃の機器の整備に始まり，術前には機器の準備を行い，術中は医師の指示のもと手術の進行に合わせて装置のモード変更，眼内圧の調節・管理を行うこと，そして術後の機器の整備である。また，手術の状況に臨機応変に対応して追加機器の接続や機器の調整を行う必要がある。

図6 手術室のようす

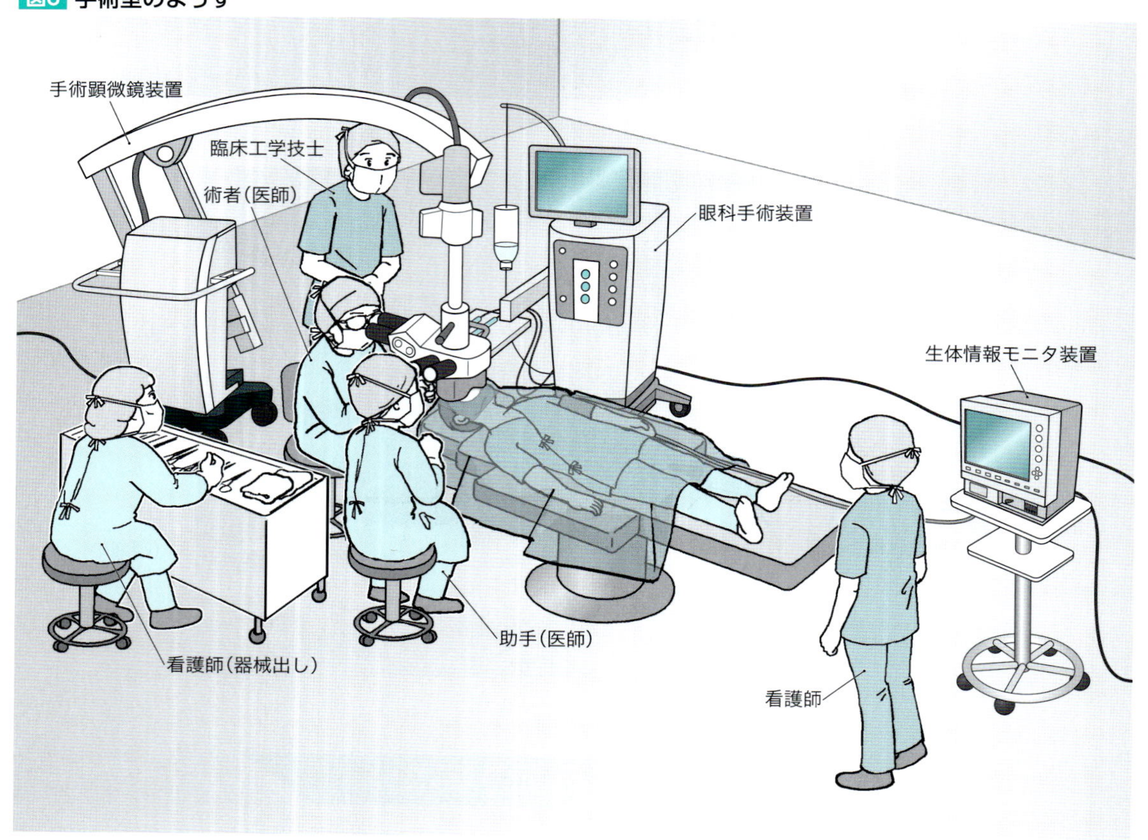

手術が必要となる眼疾患

❶ 白内障手術

白内障とは

水晶体[*1]が混濁し視力が低下する疾患である。白内障では水晶体の混濁のために眼底に届く映像が霞(かす)んでしまい，視力低下などの症状が生じる。白内障は混濁部位，混濁程度，混濁原因によって分類できる。

混濁部位によって皮質，核，後嚢下，前嚢下白内障に分けられる。混濁の程度はEmery-Little(エメリー リトル)分類(EL-I～EL-V)によって核の硬化度と色調で分類される。原因別では，①先天白内障と②後天白内障に分けられる。先天性には遺伝性，

用語アラカルト

＊1 水晶体
目の中でカメラのレンズのような働きをする組織である。

感染性　代謝異常によるものがあるが，多くは特発性である。後天性には，加齢，糖尿病，併発，外傷，ステロイド性などがある。併発白内障ではぶどう膜炎に伴うものがよく知られている。

白内障手術の操作（▶図7）

現在の白内障手術では超音波水晶体乳化吸引術（PEA：phacoemulsification and aspiration）が主流である。難症例に対しては水晶体嚢外摘出術（ECCE：extracapsular cataract extraction）が行われ，ごくまれに水晶体嚢内摘出術（ICCE：intracapsular cataract extraction）が必要となることがある。超音波白内障手術時の切開創は強角膜切開が一般的であるが，患者の条件（緑内障手術を後に行う可能性がある症例や強膜炎の症例など）や施設の方針により角膜切開法で行われることもある。

ここでは最も一般的に行われている「超音波水晶体乳化吸引術（PEA）＋ 眼内レンズ（IOL：Intraocular lens）挿入術」の強角膜3面切開法について解説する。

図7　白内障手術装置

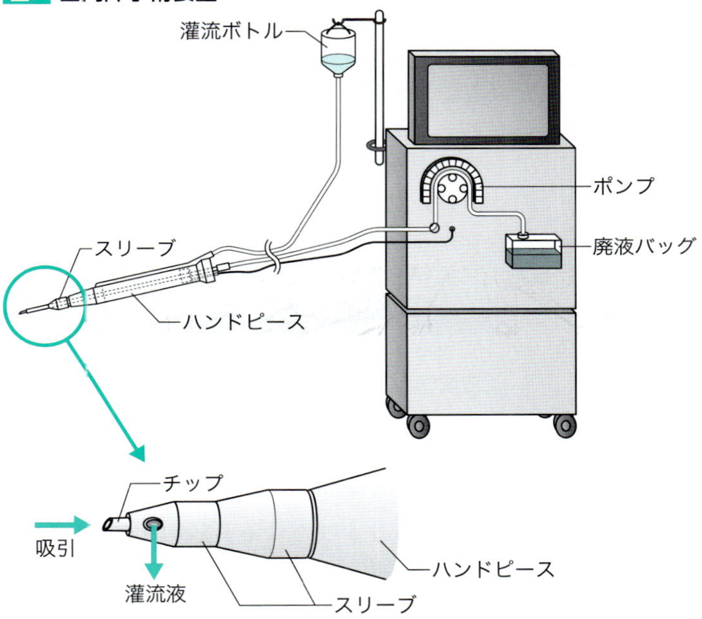

眼疾患

【強角膜3面切開法】

①**結膜切開**：結膜をマイクロ剪刀(せんとう)で垂直方向および角膜輪部に沿って切開し，結膜とTenon(テノン)嚢を強膜から剥離。

②**ジアテルミー**：強膜を切開した際に出血を最小限にするために強膜血管をジアテルミーで凝固。

③**テノン嚢下麻酔**：眼球に沿って27G鈍針をテノン嚢下へ進め麻酔薬を注入。

④**創口の作成（1面目，2面目）**：強膜を接線方向に3 mm程度レーザメスで切開（1面目）。クレセントナイフで強膜から角膜にかけて長さ2 mm程度の層間切開を行う（2面目）。Vランスで角膜にサイドポートを作成。

⑤**粘弾性物質注入**：前房深度を保つため，前房内に粘弾性物質を満たす。

⑥**前嚢切開**：針もしくはマイクロ鑷子(せっし)を用いて水晶体嚢の前面（前嚢）を円形に切開（▶図8a）。

⑦**創口の作成（3面目）**：スリットナイフで前房内に穿孔し，3面切開創を作成。

⑧**ハイドロダイセクション**：眼内灌流液を前嚢縁から注入し水晶体皮質と嚢を分離。

⑨**超音波水晶体乳化吸引（白内障手術装置を使用）**：作成した切開創から超音波チップを挿入し，水晶体を細かく砕きながら吸引。最初はUS1モードで水晶体核の中心に縦の溝を１本掘り，その溝に沿って核を半分に分割。次にUS2モードに設定を変更し分割した核塊をさらに分割しながら**乳化**[*2]し吸引する。フットペダルの踏み込む深さで術者は自由に操作を使い分けることができる。踏み込み１段目：灌流，踏み込み２段目：灌流＋吸引，踏み込み3段目：灌流＋吸引＋超音波発振となっている。

⑩**皮質吸引（白内障手術装置を使用）**：超音波チップから灌流吸引（I/A）チップに換えて残存した水晶体皮質を吸引。術者はフットペダルで吸引圧のコントロールを行うことができる。

⑪**眼内レンズ挿入**：中身のなくなった水晶体嚢の中に粘弾性物質を満たし，インジェクタまたは鑷子を用いて折り畳んだ眼内レンズを切開創から挿入（▶図8b）。

⑫**粘弾性物質を除去（白内障手術装置を使用）**：I/Aチップを用いて眼内から粘弾性物質を抜去。

⑬**創口の閉鎖を確認**：創口から房水の漏れがないか確認。自己閉鎖し漏れないことが多いが，漏れがあれば強角膜を縫合する。

⑭**結膜縫合**：剥離した結膜を元の位置に戻し，強角膜創を覆うように結膜同士を縫合する。

⑮**ステロイド薬結膜下注射**：術後炎症予防にステロイド薬を結膜下に注入。

⑯**抗菌薬眼軟膏点入**：感染予防に抗菌薬眼軟膏を結膜嚢に入れてリントで覆う。

用語アラカルト

＊2　乳化

水晶体を砕いて液状にすること。

図8 白内障手術

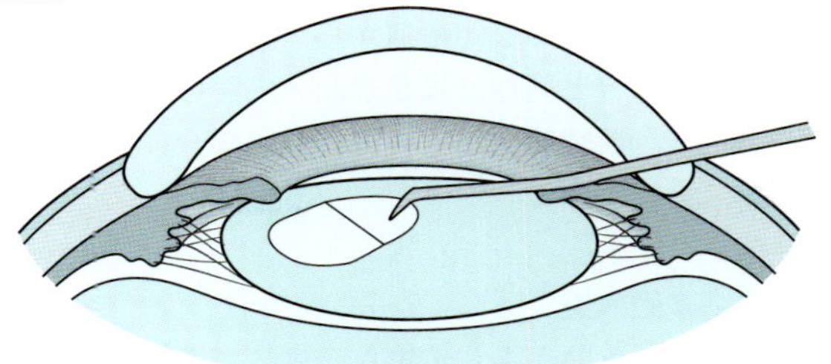

a 前嚢切開

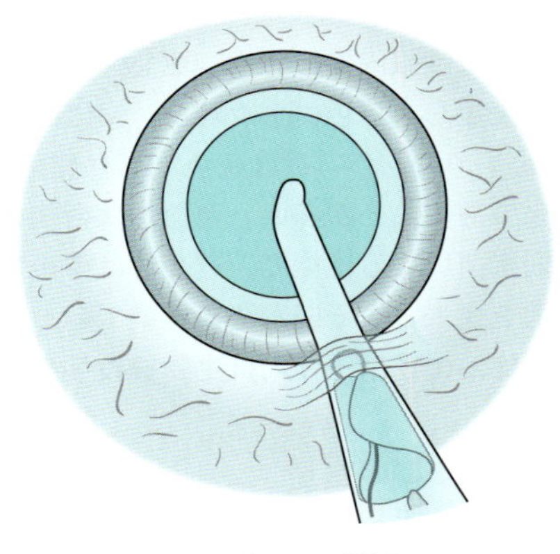

b 眼内レンズ挿入

難症例の白内障手術

■角膜混濁

角膜混濁を伴う白内障手術に対する超音波手術では，術中の良好な眼内視認性が大事である。十分な視認性が得られない場合は顕微鏡内蔵スリット照明や硝子体手術用のライトガイドによる前房内照明が有効である。

■虹彩後癒着（こうさい）

ぶどう膜炎の既往などで瞳孔縁と水晶体に癒着がある場合は鈍針やスパーテルで剥離し，瞳孔縁およびそこに付着している線維膜をマイクロ虹彩剪刀で細かく切開し，十分な瞳孔領を確保してから手術を行う。また，虹彩リトラクタなどで瞳孔を拡大して行うこともある。

■成熟白内障

成熟した白内障では水晶体核の硬化が強く，チン小帯が脆弱であることが多く，PEAではリスクが高いと判断される場合にはECCEに変更する必要がある。

白内障手術における合併症

■後嚢破損

後嚢破損には2つのパターンがあり，直接的な外力による破損と前嚢の亀裂が赤道部をこえて後嚢にまで達するものがある。

後嚢破損が生じた場合は残存水晶体を除去し，脱出した前部硝子体切除（A-vitモードを使用し，硝子体カッターを使用）を行う。硝子体が創口に嵌頓（かんとん）していないことを確認後に眼内レンズを嚢外に固定，もしくは縫着する。

■チン小帯断裂

偽落屑（ぎらくせつ）症候群など術前からチン小帯が脆弱な症例に起こることが多い。後嚢破損の場合と同様に残存水晶体内容の除去，硝子体の処理，眼内レンズの固定を行う。断裂範囲が広範囲に及ぶ場合には水晶体嚢を摘出し，毛様溝に眼内レンズを縫着する。

■術後眼内炎

失明の危険がある重篤な合併症であり，術野の消毒，機器の滅菌，覆布やドレープなどによる清潔野の確保が感染予防のために重要である。発生頻度は0.04〜0.1 %である。

術後細菌性眼内炎は急性，亜急性，遅発性に分けられる。急性は術後1週間以内に発症し，黄色ブドウ球菌，MRSA（Methicillin-resistant *Staphylococcus aureus*：メチシリン耐性黄色ブドウ球菌），腸球菌，緑膿菌などの強毒菌による感染であることが多い。亜急性は術後2週間前後で発症し表皮ブドウ球菌などの弱毒菌による感染で，遅発性は術後数週から数カ月で発症するもので，アクネ菌を代表とする弱毒菌の感染で起こる。感染と診断した場合は，早急に硝子体切除および硝子体内抗生物質投与を行わないと失明の危険が高くなる。

■術中駆逐（くちく）性出血

非常にまれであるが（0.05〜0.4 %），失明に至る可能性の高い重篤な合併症である。脈絡膜の動脈性の出血であり，上脈絡膜腔に急速に出血が貯留し，重篤な場合は網膜組織などが強角膜切開創から脱出する。

❷ 硝子体手術

｜硝子体手術が必要な疾患｜

■黄斑前膜（おうはんぜんまく）（黄斑上膜）

黄斑部網膜表層に異常な膜が生じ，その膜が収縮することで黄斑部網膜に皺（しわ）がよるため，物が歪んで見えたり，視力が低下するといった症状がでる。特発性と続発性がある。特発性黄斑前膜は後部硝子体剥離が生じる50歳以上に多い。続発性のものは糖尿病網膜症，ぶどう膜炎や網膜裂孔に対する光凝固術後などのさまざまな疾患に伴ってみられる。手術により硝子体を切除し，網膜の上にある異常な膜を剥離・除去する。

■黄斑円孔（おうはんえんこう）

黄斑部に小さな孔（あな）が生じ，視力が低下する疾患である。手術により硝子体を切除し，内境界膜を染色し剥離・除去する。最後に眼内にガスを注入し，網膜をガスで押さえておく（タンポナーデ）と徐々に円孔が小さくなっていき，円孔中心に残っているわずかな隙間に周囲の細胞をつなぎ合わせるグリア細胞が現れ，最後に円孔は完全に閉鎖する。黄斑機能の回復には個人差があり予測が難しいが，多くの症例で視力が回復する。

■裂孔原性網膜剥離（れっこうげんせいもうまくはくり）

加齢に伴う硝子体の収縮や外傷による硝子体の振動により網膜に牽引が生じ網膜裂孔が生じる。その孔から網膜下に硝子体液が浸入して網膜が剥離する疾患である。

手術には強膜内陥（ないかん）術と硝子体手術があり，その適応は個々の状態（年齢，裂

図9 代表的な黄斑疾患

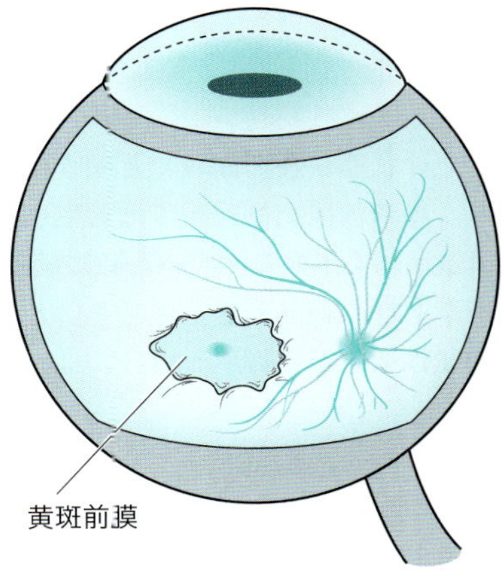

a 黄斑前膜（黄斑上膜）

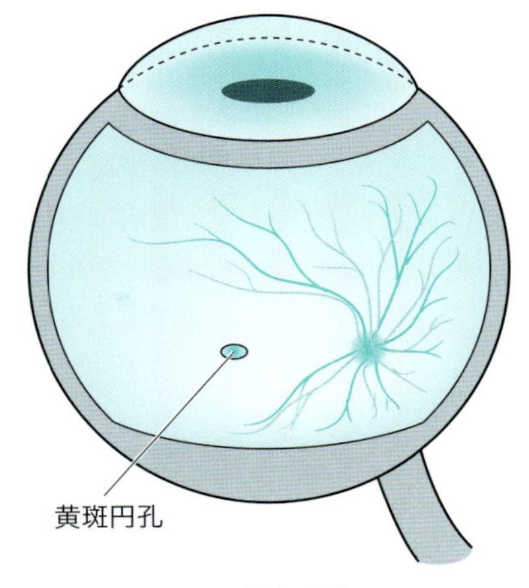

b 黄斑円孔

図10 裂孔原性網膜剥離

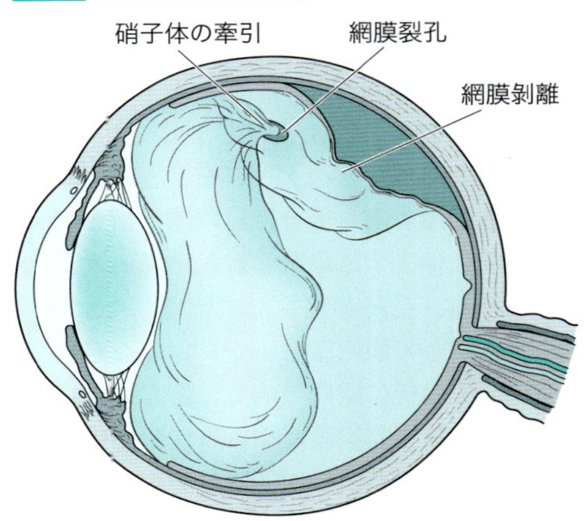

図11 増殖糖尿病網膜症

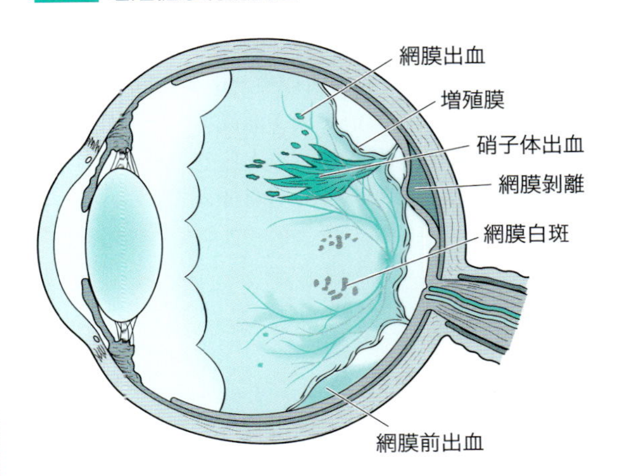

孔の大きさや数，基礎疾患など）により術者が選択する。硝子体手術では網膜を牽引している硝子体を切除し，ガスを眼内に注入し網膜下の液体をすべて除去し，網膜を正常の位置に戻す（復位）。その際に意図的に網膜裂孔を作成しな

ければならない場合もある。網膜裂孔は周囲をレーザで凝固し，再び網膜が剥がれないようにする。

■増殖糖尿病網膜症

糖尿病の状態が悪い状態が長期間続くと網膜症のなかで最も進行した増殖糖尿病網膜症に至る。増殖糖尿病網膜症では新生血管や増殖膜が網膜上に存在する。新生血管は構造が弱く出血しやすいために硝子体出血の原因となる。また，網膜上の増殖膜が牽引性の網膜剥離を生じることもある。硝子体出血が自然にひかない場合や増殖性変化が進行する場合には硝子体手術が必要となる。

■増殖硝子体網膜症

裂孔原性網膜剥離の重篤な合併症である。5〜10 %に生じる。局所の線維性細胞増殖反応が網膜上，網膜下，硝子体中で生じ，膜形成と膜の収縮により網膜が牽引固定される。多くの場合は進行性であり硝子体手術が必要になるが，難治性であり複数回の手術が必要になることも多い。

｜硝子体手術の操作｜

現在の硝子体手術は従来の20Gポートが使われることはほとんどなくなり，より細いポートである23G，25G，27Gによる3ポート経毛様体扁平部(けいもうようたいへんぺいぶ)硝子体切除手術が主流である。どのゲージを使うかは術者の好みや症例の難易度によって決まる。白内障もある場合は白内障手術と同時併施が多い。眼内レンズは硝子体切除の前に挿入する場合と直後に挿入する場合がある。

硝子体手術は，毛様体扁平部に留置した3つのポートをとおして，眼内に水を流し入れることで眼内圧を一定に保ちながら，カッターで硝子体を切除し吸引していく。その後に眼内で病気に応じた繊細な操作を行う。

例えば，増殖糖尿病網膜症や黄斑前膜で生じた膜を切除したり，増殖糖尿病網膜症の進行予防のため眼内網膜光凝固を行ったり，止血のために眼内ジアテルミーを行ったりする。

■3ポートの作成

強膜，毛様体扁平部を貫く小さな穴を3箇所開けて**トロカール**＊3〔**補足**（次ページ）参照〕を留置し，3箇所のポートを作成する。

最初に眼内に灌流液(かんりゅうえき)を流す灌流ポートを作成するが，耳下側に作成することが多い。その後，耳上側，鼻上側のポートを作成し，硝子体を切除するためのカッター，眼内を照らす照明を挿入する。

用語アラカルト

＊3 トロカール

硝子体手術の際に器具の出し入れ用のガイドとしてポートに留置して使用する器具のこと。

補足

●硝子体手術ポートの進化

硝子体手術では眼球に３つの孔を開けポートを作成する必要がある（▶図12）。以前は20G（ゲージ）の孔（0.9 mm）を作成する手法しかなかったが，2002年に結膜を切開せずそのまま経結膜的にトロカールを創口に刺入する25G小切開硝子体手術（0.5 mm）（MIVS）が発表された。このとき以降，トロカールを用いた硝子体手術が一般的となった。しかしその当時の25Gシステムは手術効率に難があり，切除効率を改善した23GMIVS（0.65 mm）が2005年に発表された。

その後，25Gの眼内照明・切除効率・器具の剛性などが改善され，25G経結膜硝子体手術が普及した。現在では27GMIVSも一般的に使用されるようになった。硝子体カッターの回転数は20G：1500 cpm（サイクル毎分）→ 25G：5000 cpm → 27G：7500 cpmと手術効率も格段にアップした。

図12 硝子体手術

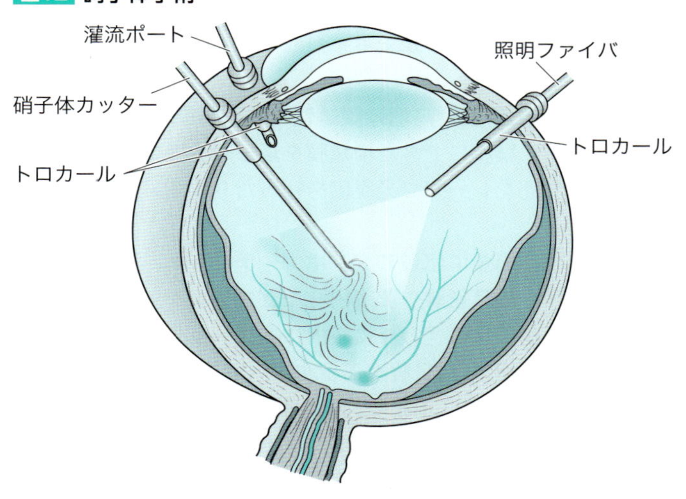

■硝子体切除 → 硝子体手術装置（▶図13）を使用

眼内の出血や濁りを硝子体とともにカッターで切除し除去する。

図13 硝子体手術装置

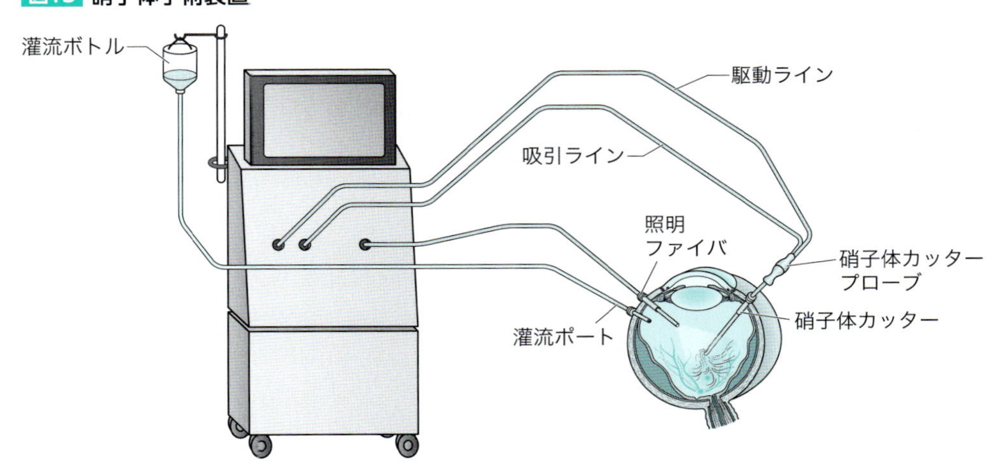

補足

●硝子体手術の新しい器具

近年の硝子体手術の発展に寄与している器具として，①シャンデリア照明，②広角観察システムがある。導入は一部の施設に限られているが，これらの器具により硝子体手術は格段に進歩した。

①シャンデリア照明

従来は片手に眼内を照らす照明を持ちながら，もう片方の片手１本で網膜の表面にできた増殖膜の処理をしなければならなかった。しかし近年，より明るい光源が登場し，これを広角に眼底全体を照らすように設置（シャンデリア照明）することで，片手を照明以外の操作に使えるようになった。これにより片手で強膜圧迫をしながらの硝子体切除や両手を使って増殖組織の処理が可能となった。

②広角観察システム

最近では広角観察システムとよばれる手術中に眼底を一度に広く観察できるシステムが普及している。広い視野で観察できるため，手術時間の短縮や手術安全性の向上に寄与している。

■眼内操作（増殖膜処理，裂孔閉鎖など）

網膜にできた増殖膜を鑷子（せっし）や剪刀（せんとう）で切除したり，網膜裂孔に対しては裂孔周囲をレーザで光凝固を行ったりする。疾患に応じた眼内操作を行う。

■必要に応じてタンポナーデ

網膜剥離や黄斑円孔などタンポナーデ（圧迫）が必要な場合には，取り除いた硝子体の代わりに眼内に空気・ガス・シリコンオイルのいずれかで置換する。

空気は3日程度滞留する。ガスはSF_6とC_3F_8があり，濃度によっても異なるがSF_6は約2週間，C_3F_8は約9週間の滞留期間がある。難治性網膜剥離手術ではシリコンオイルによるタンポナーデが必要である場合がある。オイルが入っている間はタンポナーデ効果があるが，後日復位が得られたらオイル抜去の手術が必要である。また，強膜内陥術や輪状締結術（りんじょうていけつじゅつ）を併施することがある。

●文献

1）ビッセン宮島弘子 編：超音波白内障手術．新ES NOW NO.1，メジカルビュー社，2009.
2）大鹿哲郎 編：超音波白内障手術ABC，メジカルビュー社，2007.
3）門之園一明 編：網膜剥離こうすれば治る．新ES NOW NO.4，メジカルビュー社，2010.
4）池田恒彦 編：硝子体手術ABC，メジカルビュー社，2004.
5）木下　茂，中津　満 編：標準眼科学 第11版，医学書院，2010.
6）坪田一男，大鹿哲郎 編：TEXT眼科学 第3版，南山堂，2012.

矢萩亮児

眼科手術に使用される医療機器のしくみと保守点検

手術室のようす

眼科手術は基本的に局所麻酔下で行われるが，小児・高齢患者など手術中の安静を保つことが困難な場合は全身麻酔下での手術となる。当院の手術室内のスタッフは執刀医，助手，器械出し看護師，外回り看護師，臨床工学技士で構成され，臨床工学技士が眼科手術装置の操作・管理を行う〔▶図6（290ページ）参照〕。術式・執刀医によって装置の設定がさまざまであるので医師の指示に合わせた対応が必要となる。

超音波吸引装置

眼科手術で使用される超音波吸引装置（▶図14）は，脳神経外科・腹部外科領域などで使用される装置と異なり，眼科手術に特化した多くの機能を備えた眼科専用の装置となっている。白内障手術において超音波乳化吸引術で使用され代表的な装置として，ステラリス®（ボシュロム），インフィニティ®（アルコン社），フォルタス®（ニデック社），コンステレーション®（アルコン社）などがある。

図14 超音波吸引装置

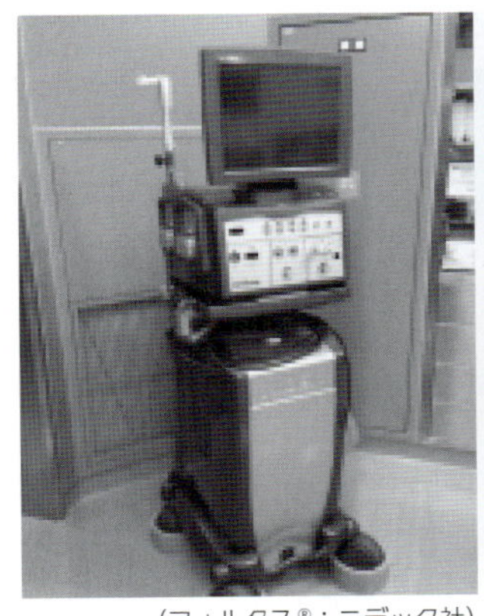

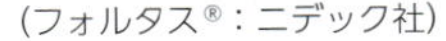

（フォルタス®：ニデック社）

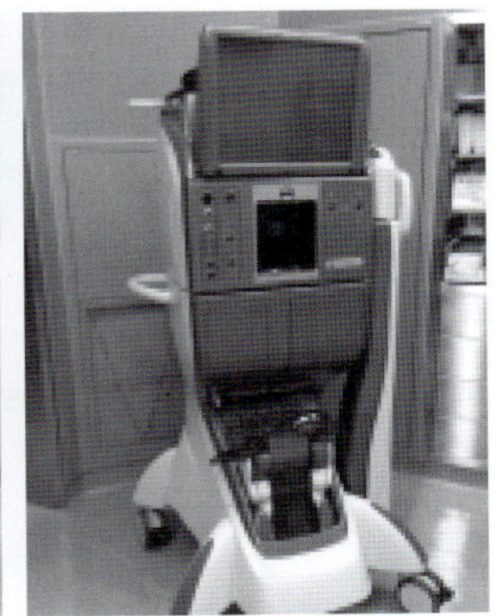

（コンステレーション®：アルコン社）

■超音波発振の原理

超音波の発生方法として**電歪式**や**磁歪式**が用いられるが，現在の眼科手術装置では発熱の少ない電歪式が採用されている。駆動電圧がハンドピース内のピエゾ素子に伝わると先端のチップが20～35 kHzで超音波振動し，水晶体を破砕する。灌流液や乳化された組織は先端の吸引口から除去される（▶図15，16）。

図15 ハンドピースの先端構造

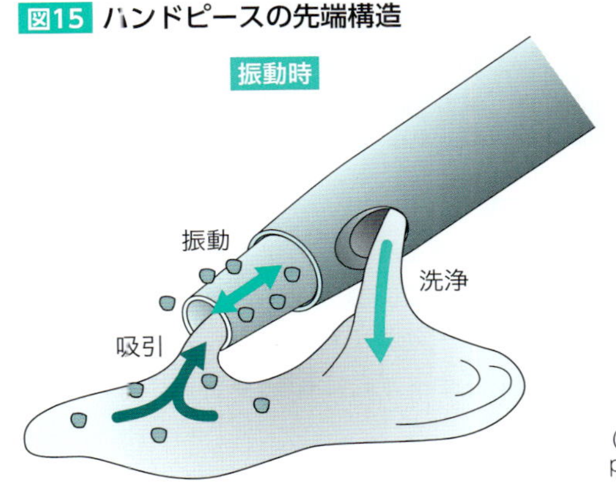

（篠原一彦 編：臨床工学講座 医用治療機器学，p149，医歯薬出版，2008.）

補足

全身麻酔下での手術では麻酔科医，麻酔器が必要となり，全身麻酔対応可能な手術室での手術となる。

局所麻酔は，点眼麻酔，球後麻酔，結膜下麻酔，テノン囊下麻酔に分類され，短時間手術では点眼麻酔，テノン囊下麻酔で行われることが多い。

補足

超音波乳化吸引術（PEA）＋眼内レンズ挿入術（IOL）は白内障手術において主流の方法である。

眼科手術用の超音波吸引装置は網膜剥離などの硝子体手術に対応できる多機能装置も存在する。

＼POINT!!／

①**ピエゾ素子**：電気エネルギーを機械的振動に変換する材料の総称。

②**電歪式**：チタン酸ジルコン鉛（PZT），チタン酸バリウムなどの強誘導体を使用。

③**磁歪式**：ニッケル，鉄，磁性フェライトなどの強磁性体を使用する。発熱しやすいため冷却が必要。

補足

先端チップは200～300 μmの振幅で長軸方向に振動し，実質性組織を破砕する。鋭利な切開はできない。

白内障手術時には切開幅3 mm程度で先端チップを眼内に挿入し水晶体にアプローチできる。

図16 実際のハンドピース

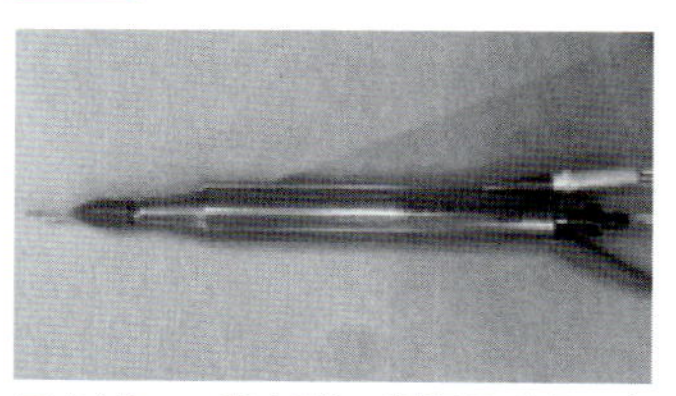

長さ15㎝，重さ50 g程度のチタン合金製。超音波ハンドピースで先端にチップを取り付けて使用する。

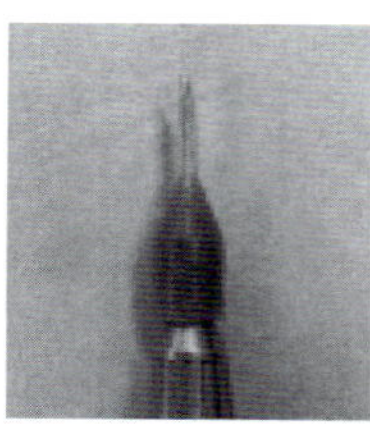

先端チップはスリーブ（紫）を取り付けて使用する。先端径は2 mm程度。

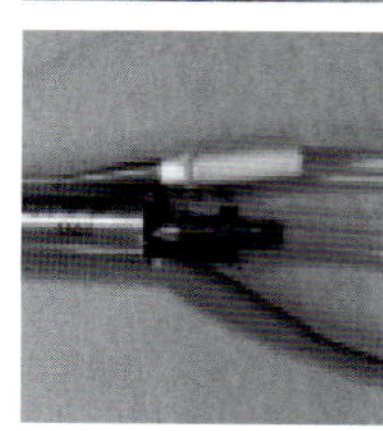

白内障手術に特徴的な超音波振動方法

先端チップの縦振動に加えて，横方向の振動を発振させることで水晶体核の破砕効率を高めることができる（▶図17）。

図17 超音波振動方法

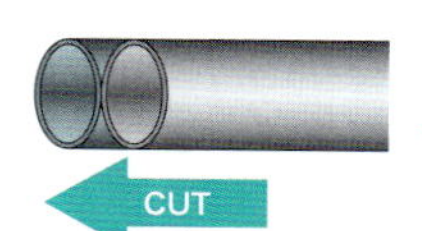

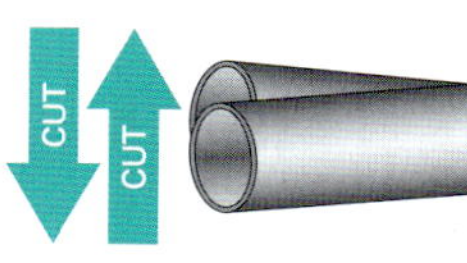

a　従来の縦の振動　　b　横の振動

（永本　敏之 編：あたらしい眼科 白内障手術の進化―ここ10年余りの変遷，p.1022，メディカル葵出版，2009.）

補足

縦振動では前進時のみであるが，横振動では往復時の破砕が可能となる。吸引口の閉塞も起きにくく，水晶体核が保持されやすい。

装置の設定により縦横振動それぞれの割合を変化させることができる。

灌流の方式

ハンドピース先端に眼灌流液を流し，**前房**＊4圧を制御する方式としてはボトルの高さを上下することで調整する方式やボトル内を加圧して供給調整する方式などがあり，機種間でさまざまである（▶図18）。

用語アラカルト

＊4　前房
角膜と水晶体の間の空間。房水で満たされている。

図18 眼灌流方式

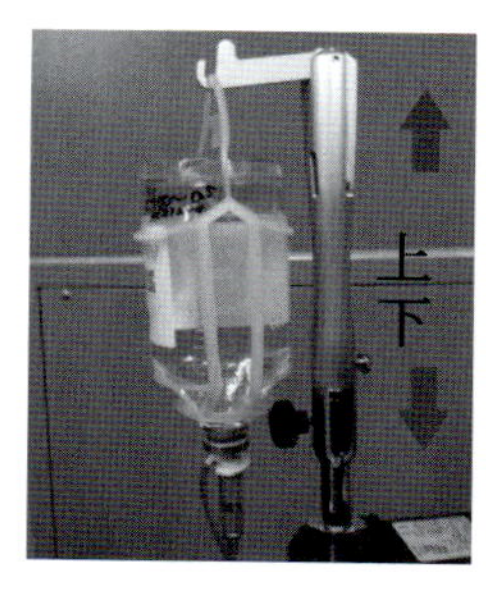

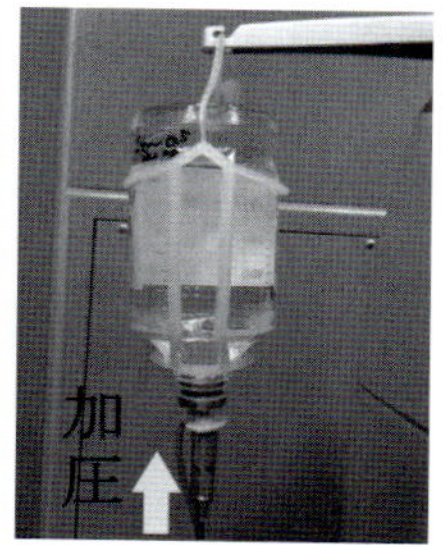

POINT!!

灌流液は他科で使用される生理食塩水ではなく角膜保護成分のあるオキシグルタチオン溶液が使用される。

補足

加圧方式の装置では，ソフトバックタイプの眼灌流液は内圧がかからないため使用できない。

吸引の方式

組織片や灌流液を吸引除去するための方式として，①**ベンチュリー方式**と②**ペリスタルティック方式**がある。前者は急速なガスの流れにより陰圧を発生させるベンチュリー効果を利用したもので，後者は機械的にチューブをしごいて吸引圧を発生させる方式である（▶図19）。

用語アラカルト

＊5　サージ現象
前房内が急速に容積変動する現象。後嚢破損などの合併症を引き起こす。

補足

●ベンチュリー方式
吸引圧の調節は可能だが，吸引量は調節できない。急速な吸引圧上昇が可能であるが，**サージ現象**＊5には注意が必要である。

●ペリスタルティック方式
吸引圧，吸引量ともに調節が可能であるが，吸引の上昇は遅い。

図19 吸引方式

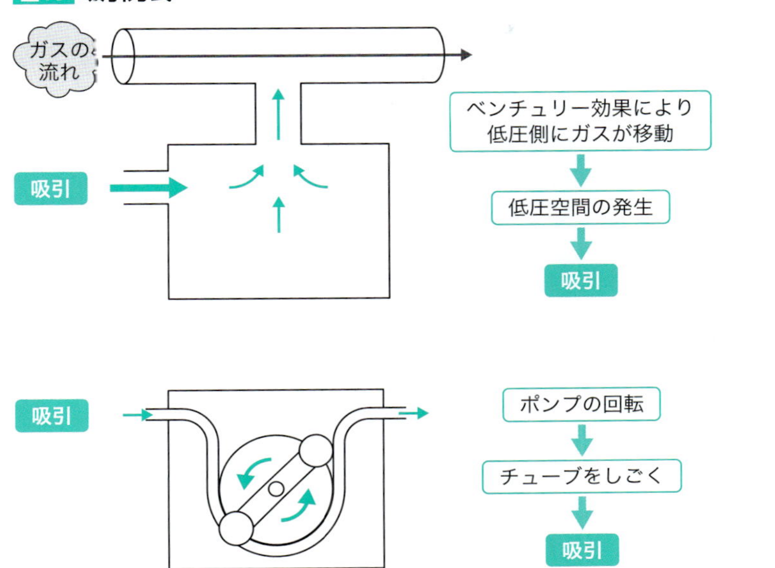

補足

ベンチュリー方式とペリスタルティック方式の両方を搭載し，それぞれの特徴を生かし症例によって切り替えられる装置も存在する。

補足

SF_6やC_3F_8と同じく空気やシリコンオイルもタンポナーデ物質として用いられるが，症例・留置期間によって使い分けられる。

レーザ光凝固術を行う代表的な疾患として，裂孔原性網膜剥離，増殖糖尿病網膜症，網膜静脈閉塞症，網膜裂孔があげられる。

ジアテルミーはバイポーラ出力のため対極板は必要としない。

■白内障・硝子体手術装置の外観構成

ここでは白内障・硝子体手術に対応したコンステレーション®を例にあげて示す(▶図20)。

■コンステレーション®に搭載されている機能

下記のようなさまざまな機能を搭載し，白内障手術から網膜硝子体手術まで対応できる装置であり，近年これまでより小さな器具が開発されたことによって低侵襲な小切開手術にも対応可能な装置である。

①フェイコモード
超音波ハンドピースで超音波水晶体乳化吸引を行う。

②灌流/吸引(I/A)モード
I/Aハンドピースで設定した値で灌流液を流し，吸引除去する。

③ビトレクトミーモード
硝子体手術時に専用プローブで硝子体切除や吸引を行う。

④VFC(粘性流体コントロール)モード
VFCシリンジでシリコンオイルを注入・抜去する。

⑤レーザモード
専用のプローブでレーザ光凝固術に使用する。

⑥インフュージョンコントロール
専用のカニューレで硝子体手術時に灌流液を流し眼内圧の調節をする。

図20 白内障・硝子体治療装置の外観

コネクタ

USハンドピース，硝子体カッター，ジアテルミーなどのケーブルを接続する。

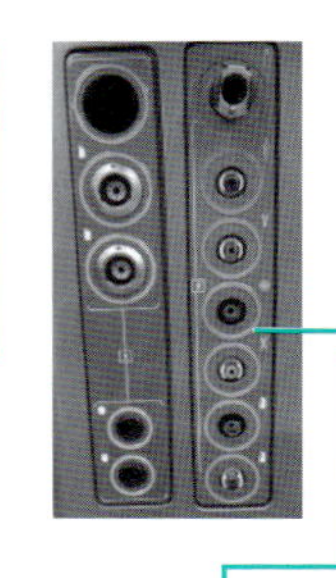

機器トレイ

滅菌されたビニールを被せることでハンドピースやケーブル類を置く清潔台として利用できる。

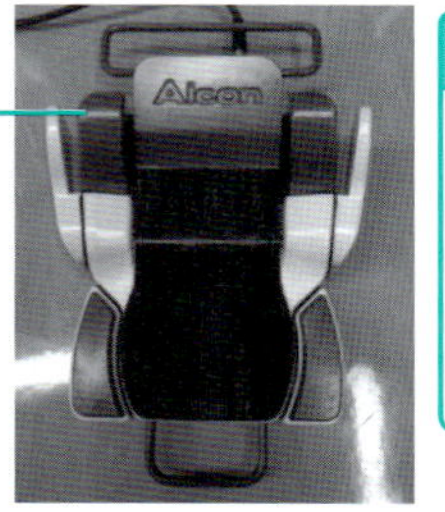

カセットと廃液パック

灌流，吸引などのチューブを接続するカセット。単回使用。吸引した廃液を回収するバッグとセット。

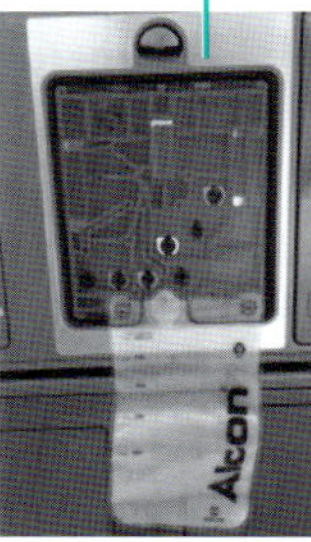

フットスイッチ

複数のボタンがあり出力のON/OFFやモード変更ができる。出力は踏み込み具合で強弱の調整ができる。

SF_6・C_3F_8ガスボンベ

硝子体手術時の眼内タンポナーデ*6に用いられる。

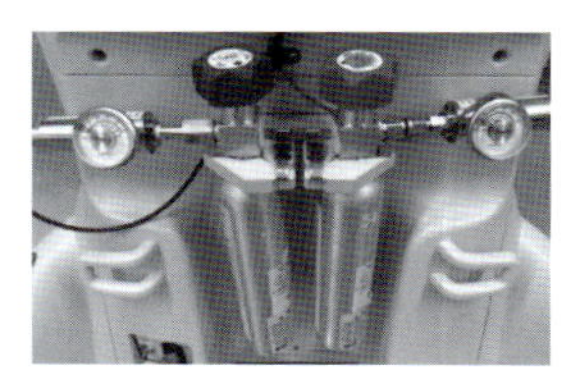

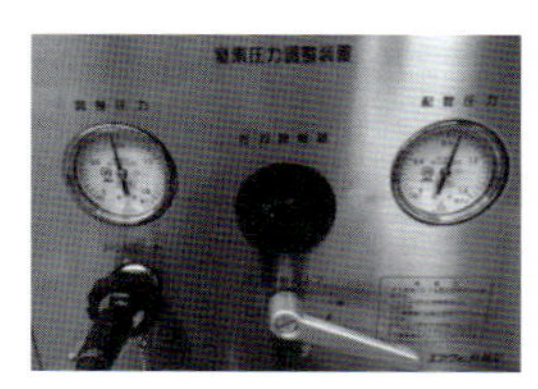

駆動圧配管

手術室内の空気or窒素配管と装置をつなげる。吸引や硝子体カッターの駆動源となる。

用語アラカルト

＊6 眼内タンポナーデ

網膜剥離の手術時にガスを眼内に充填することで内側から圧迫し形態を正常化する手技。

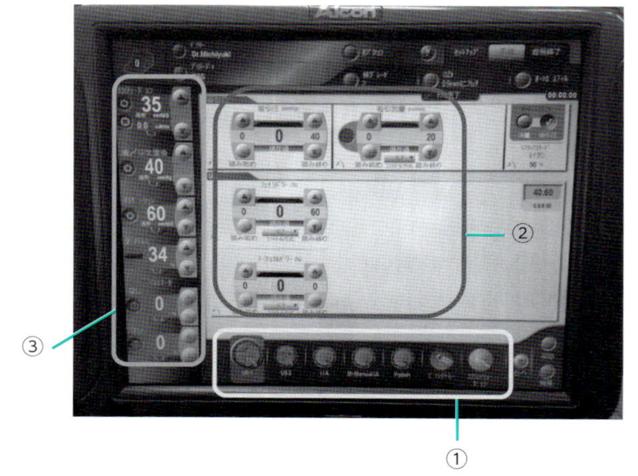

タッチスクリーン

①
USやI/A，硝子体カッターなどの手術モードの変更
②
手術モードの出力値や吸引値などの設定値の変更
③
灌流液の圧力値調整やキセノンランプの光量調節

⑦液/空気置換コントロール

専用のカニューレで眼内を調節した圧で空気に置換し網膜を進展させる。

⑧ジアテルミーコントロール

ジアテルミーハンドピースで病変部を電気凝固させる。

⑨イルミネータコントロール

専用プローブを挿入して眼内を照らす。

⑩オートガスフィル

ガスタンポナーデに使用されるSF_6やC_3F_8のガスを専用シリンジに充填する。

図21 各種プローブ

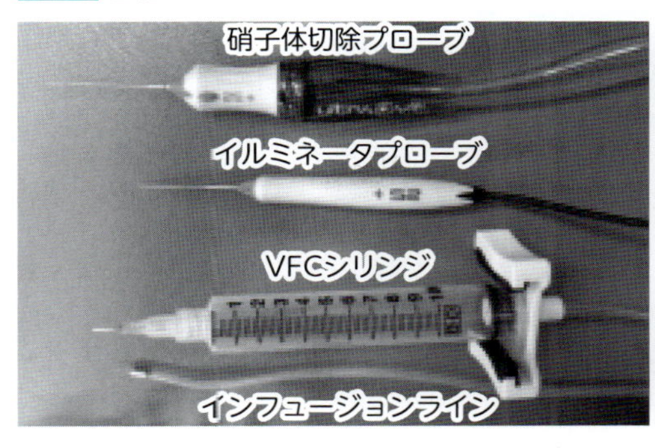

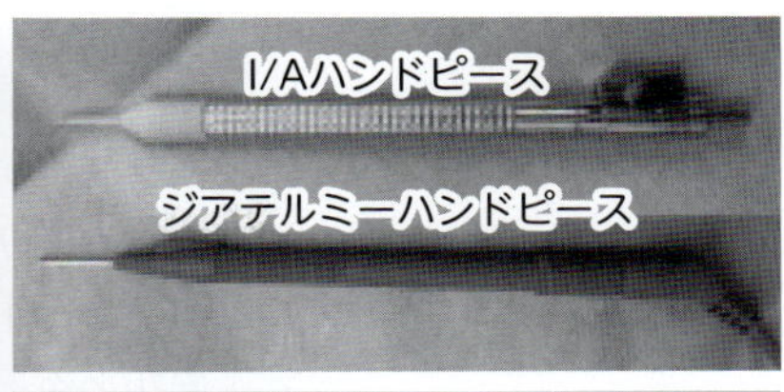

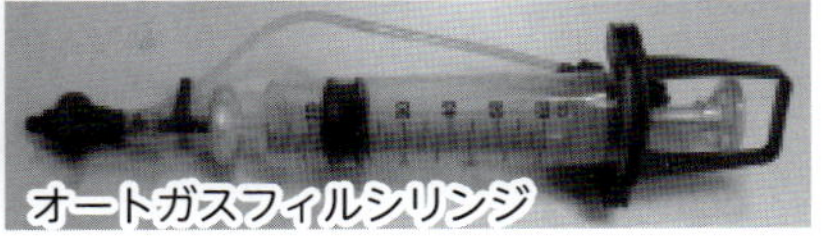

保守点検

平成19年4月に施行された改正医療法のなかで，医療機器の安全使用と管理体制の整備の必要性が明記され，それに伴い日本臨床工学技士会から「医療機器安全管理指針」が示された。医療機器を常に正常な状態に保持するために日常点検や定期点検は欠かせないものであり，医療機器に関わる業務の多い臨床工学技士が担う役割は大きい。眼科手術装置の点検項目例を表に示す（▶表１）。

表1 眼科手術装置の点検項目例

	点検項目		
始業時点検	外観点検	電源コンセント接続	フットスイッチの接続・配置
	駆動用圧力ホースの接続・圧調整	セルフテスト	使用物品の準備・接続
	プライミング	装置の設定確認	出力テスト
使用中点検	作動状況の確認（警報設定・動作設定）		
終業時点検	再使用物品の洗浄，滅菌		単回使用物品の破棄
	外観点検		清拭

※US・I/Aハンドピース洗浄時の注意点

手術終了後はハンドピースの灌流・吸引路内に組織片や灌流液が残留しているので，シリンジを使用して蒸留水などで速やかに洗い流したあと空気でフラッシュする（▶図22）。

補足

ハンドピース使用後は乾燥する前に洗浄・フラッシュし，機能的劣化や感染を防止する。

図22 ハンドピースの洗浄

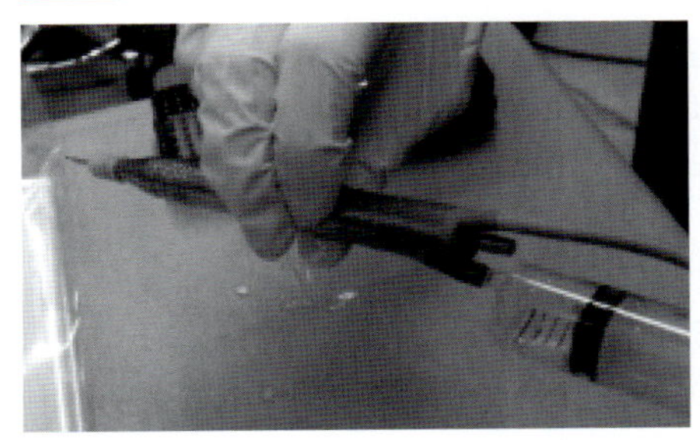

■定期点検

あらかじめ定期点検計画を立て，製造販売業者の推奨する頻度・方法で点検を行う必要がある。頻度・方法に関しては各機種によってさまざまである。

眼科手術のおもなトラブルと対処方法

今日の眼科手術は，装置や器械・手技の進歩により安全性は向上しているが，トラブルがなくなることはなく，的確な対処をしないと最悪の場合は失明することもあり得る。常にトラブルが発生する可能性があることを考慮して，準備段階から手術終了まで集中して手術に向き合うことで未然にトラブルを防ぐ必要がある。万が一トラブルが起こってしまっても，その影響を最小限に抑えるための早急な対処が必要となり，トラブルの原因を追究して対策を考え再発防止に努めなければならない。

■トラブル事例

❶ 手術準備段階でのトラブル

①装置・構成品の紛失

【対処方法】

修理中の場合や単純に第三者が置き場所から移動したことにより，装置本体だけでなくフットスイッチなどの構成品の紛失も起こりうる。始業時点検で確認することはもちろんのことであるが，修理状況の把握や装置が移動した場合の情報共有をすることは大切である。

②装置外観が破損している

【対処方法】

外観点検時に破損が見つかった場合は破損の程度や部位にもよるが，基本的に代替品を用意して修理することが望ましい。修理に時間がかかる，代用品が用意できない場合は手術自体施行できない可能性があるので，速やかに医師に報告し手術の中止・延期の確認をする。

③装置の電源が入らない

【対処方法】

電源コンセントの差し込みや電源スイッチの確認をする。装置によっては複数の電源スイッチがある場合があるのでそこも確認し，それでも電源が入らないときは装置の故障が考えられるため修理対応する。修理業者の連絡先はあらかじめ控えておく。

④装置から異音がする

【対処方法】

電源は入っていても明らかに装置から異音がしている場合は，通常動作が保証されないので使用は控えたほうがよい。

⑤セルフテストが完了しない

【対処方法】

装置の電源を立ち上げたときにセルフテストが入るのが一般的であるが，エラーの原因が装置に表示されていて明確なときはそれに従って対処する。トラブルシューティング表を用意しておくと早急な対処ができる。原因不明な場合は装置が故障している可能性が高いので，修理対応が必要となる。

⑥手術使用物品が準備されていない

【対処方法】

症例によって使用物品は決まっていることが多いので，患者入室前までには手術室に用意しておく。物品の在庫状況・場所や滅菌状況をあらかじめ把握しておき，欠品しないよう心掛ける。

⑦手術使用物品の不具合

【対処方法】

ハンドピースなどの再使用物品やカセットなど単回使用物品の破損や故障などの不具合はいつでも起こりうるため，複数個同じものを用意し，手術に影響がないようにするのが望ましい。しかし，単回使用物品は同一ロット*7の不具合も考えられるので，別のロットの製品を使用することも考慮する。

用語 アラカルト
*7 ロット
同一条件で製造された製品の単位。

⑧物品を不潔にする

【対処方法】

装置の操作者が滅菌されたケーブルやチューブを清潔者から受け取って，装置に接続するときに起こりやすい。それらを接続するときには焦らず正確に作業を行って，人為的なミスを防止する。万が一に備えて予備の物品を用意しておく。

⑨プライミングや出力テストの異常

【対処方法】

手術準備の最終段階に行う工程であるが，このようなときには第一に接続部の不良(ゆるみ・屈曲)が考えられる。疑われる部分を再度接続し直して再テストを実施し，パスしていれば装置が使用可能な状態となる。プライミング時には灌流液の流れを目で追いながら実施すると，異常が発見されやすい。何度テストしても原因がわからないときは，装置または物品の不具合も考えなければならない。

補足

USハンドピースや硝子体カッターは空気中で出力テストを行うと故障する可能性があるため必ず液体中で行う。

2 手術中のトラブル

①物品の落下

【対処方法】

清潔なハンドピース類は清潔台に置かれており，術者が用途に合わせて持ち替えて使用するが，術者は手術に集中しているため清潔物品への注意が散漫になりやすい。周りにいるスタッフは物品が落下しないよう心掛け，そのような危険性があるときは声かけして注意を促し落下を防ぐ。

②装置設定のミス

【対処方法】

始業時点検では，術者を選択して装置内に記憶された設定をすることになる。とくに細かな圧や出力の設定に関しては指示がなければ変更することはあまりないため目が届きにくい。異常出力には注意が必要であり，術中の作動状況の確認は怠らないようにする。それぞれの設定値の正常範囲を把握しておき，そこから逸脱していないか確認する必要がある。

③ケーブルの断線

【対処方法】

フットスイッチやジアテルミーなどのケーブルは，実際に使用するまで異常がわかりにくいため，可能であれば患者に使用する前に出力するかの確認を行う。断線は急いで修理することが難しいので予備の物品をいくつか準備しておく。

④USハンドピース出力不良

【対処方法】

US出力がされないときには第一に先端チップの接続不良が考えられ，接続し直して出力テストを行う。復旧しない場合はハンドピースのいずれかの部位の破損も疑われるため交換も考慮する。

補足

灌流・吸引の障害は眼内圧の急激な変化で合併症を引き起こす恐れがある。

⑤灌流・吸引の不良

【対処方法】

ハンドピース側かチューブ側の異常が考えられる。USやI/Aハンドピースは異物が内部に挟まっていることがあるため，そのときはシリンジを用いてフラッシュして対処する。チューブは屈曲している場合や意図的にクランプされていることがあるため，目視で異常箇所を探す。

⑥ガスボンベ残量がない

【対処方法】

C_3F_8やSF_6ガスボンベ残量がないときには単純に未開栓でないか確認し，空であればボンベ交換をする。あらかじめ残量計で確認しておくとよい。

⑦口頭指示の聞き間違い

【対処方法】

術中は口頭指示での設定変更をすることになるが，聞き間違いで誤った設定をすることも起こりうる。手術の進行状況を確認しながら次の設定を予測することは効果的であり，また受けた指示を反復して声出し確認を行う。聞こえづらかった場合はもう一度聞きなおすことで誤設定を防ぐ。

⑧眼内に空気混入

【対処方法】

プライミング時にチューブのエアー抜きが不十分であるときに混入することがある。視界不良を起こし手術の妨げとなるため，プライミング時にはチューブをたたきながら残存している空気を除去する。

⑨後嚢破損

【対処方法】

白内障手術時にまれに後嚢破損が起こる場合がある。前部硝子体切除を必要とするときはカッターを使用するため，適切なサイズのカッターを用意して対処する。

⑩硝子体出血・網膜裂孔

【対処方法】

網膜硝子体手術は繊細な作業の手術であるために，予期しないタイミングで出血してしまうことがある。このときは，眼圧調整や電気凝固，レーザ光凝固が必要となるため，医師の指示のもと設定変更，必要物品の準備をする。

3 術後のトラブル

①物品の紛失

【対処方法】

再使用物品の後片付け時に，ハンドピースのチップなど小さな物品はとくに紛失しやすい。高価な物品であり，洗浄後はすぐにケースに入れることや部品のリストを作成しておき術後に定数確認することで紛失を防ぐ。

②破損

【対処方法】

物品の物理的障害により破損しないように滅菌の工程まで扱いは丁寧に行う。

● 文 献

1) 篠原一彦 編：臨床工学講座 医用治療機器学，p.149，医歯薬出版，2008.
2) 永本敏之 編：あたらしい眼科 白内障手術の進化―ここ10年余りの変遷，p.1022，メディカル葵出版，2009.
3) 若倉雅登 監：イラスト眼科手術シリーズⅠ 白内障，金原出版，2012.
4) 若倉雅登 監：イラスト眼科手術シリーズⅣ 網膜硝子体手術，金原出版，2014.
5) 網膜硝子体手術研究会 編：ビデオセミナー硝子体手術，p.10-17，メジカルビュー社，2011.

まとめのチェック

■眼の構造・機能

□□	1	眼球は外側から3層構造で形成されている。それぞれの層の名称を述べよ。	▸▸ 1 角膜・強膜，ぶどう膜，網膜
□□	2	黄斑部あるいは後極部とはどこの領域か述べよ。	▸▸ 2 眼底のうち，上下の耳側網膜血管に囲まれた領域。
□□	3	後部硝子体剥離とはどのような状態か述べよ。	▸▸ 3 加齢により硝子体がゲル構造を失い液化することにより，網膜と硝子体間の接着力が低下し，硝子体を包む硝子体膜が後方の網膜から剥離すること。

■手術が必要となる眼疾患

□□	1	白内障とはどのような病気か述べよ。	▸▸ 1 水晶体が混濁することで眼底に届く映像が霞んでしまい，視力が低下する病気である。
□□	2	白内障手術の一般的な方法について述べよ。	▸▸ 2 強角膜3面切開法による超音波水晶体乳化吸引術(PEA)が主流である。
□□	3	白内障手術の合併症について述べよ。	▸▸ 3 後嚢破損，チン小帯断裂，術後眼内炎，術中駆逐性出血などがある。
□□	4	硝子体手術が必要な疾患を述べよ。	▸▸ 4 黄斑前膜，黄斑円孔，裂孔原性網膜剥離，増殖糖尿病網膜症，増殖硝子体網膜症などがある。

■眼科手術に使用される医療機器のしくみと保守管理

□□	1	眼科手術において全身麻酔の対象となるのはどのような患者か述べよ。	▸▸ 1 術中の長時間の安静を保つのが困難な小児や高齢者患者が対象となる。
□□	2	超音波吸引装置とはどのような装置か述べよ。	▸▸ 2 眼科手術や脳神経外科，腹部外科領域で使用され，ハンドピース先端の超音波振動により組織を破砕させて乳化し，灌流液とともに組織片を吸引除去する装置。

□□	3	超音波を発生させる方式を述べよ。	▸▸ 3	電歪式（でんわいしき）と磁歪式（じわいしき）の2つがあり，それぞれ電気，磁力を機械的振動に変換する。使用される材質は電歪式ではチタン酸ジルコン鉛（PZT），チタン酸バリウムなどの強誘導体を使用し，磁歪式ではニッケル，鉄，磁性フェライトなどの強磁性体が使用される。
□□	4	眼科領域で超音波吸引が使用される疾患を述べよ。	▸▸ 4	白内障の手術のときに超音波水晶体乳化吸引術で使用される。
□□	5	水晶体破砕において横方向の超音波振動の利点を述べよ。	▸▸ 5	横振動では先端チップの往復時の破砕が可能であり，水晶体破砕の効率がよくなる。また，吸引口の閉塞も起こりにくい。
□□	6	白内障手術におけるサージ現象について述べよ。	▸▸ 6	手術操作により前房内の容積が急速に変動している現象で，後嚢破損などの合併症を引き起こす可能性がある。
□□	7	眼内タンポナーデについて述べよ。	▸▸ 7	SF_6やC_3F_8，空気，シリコンオイルなどの気体や液体を眼内に留置して網膜を内側から圧迫し，形態を正常化させる手技。
□□	8	レーザ光凝固術を行う眼疾患を述べよ。	▸▸ 8	代表的な疾患として裂孔原性網膜剥離，増殖糖尿病網膜症，網膜静脈閉塞症，網膜裂孔があげられる。
□□	9	USやI/Aハンドピース洗浄時の注意点を述べよ。	▸▸ 9	ハンドピースの流路内に組織片や灌流液が残っている可能性があるため，乾燥する前に蒸留水などを用いて洗い流したあと空気でフラッシュする。こうすることで次回使用時のハンドピースの機能的劣化や感染症を防止できる。

06 骨・関節疾患

堀田哲夫・熊倉強史

堀田哲夫

骨・関節の構造・機能

骨の構造

骨[*1]は，四肢の骨である**長管骨**と扁平な形をした**扁平骨**に分けられる。長管骨は上腕骨，前腕骨（橈骨，尺骨），大腿骨，下腿骨（脛骨，腓骨）などの体を支える長い骨であり，扁平骨は頭蓋骨，肩甲骨，骨盤骨（腸骨，寛骨，恥骨，坐骨）など，おもに内臓器を支える骨である。長管骨は近位と遠位に**骨端**といわれる膨隆した部分があり，関節を形成する。長管骨の中間部は細長い管状の構造をしており，**骨幹**とよばれる。骨端と骨幹の移行部のフレア状に広がった部分を**骨幹端**という。骨端の最外層は関節軟骨でできており，骨とは移行しながら強固に固着している。軟骨は血管がなく無血の組織であるため，変性や外傷が起きた場合修復が難しいといわれている（▶図1）。

用語アラカルト

＊1 骨
一般的には「ほね」と読むが，整形外科では「こつ」とよぶことが多い。とくに疾患に使用する場合は「こつ」とよぶ（骨肉腫，**骨粗鬆症**など）。総称する場合は「ほね」と読むことが多い（骨の科学など）。

図1 長管骨（脛骨）の構造模式図

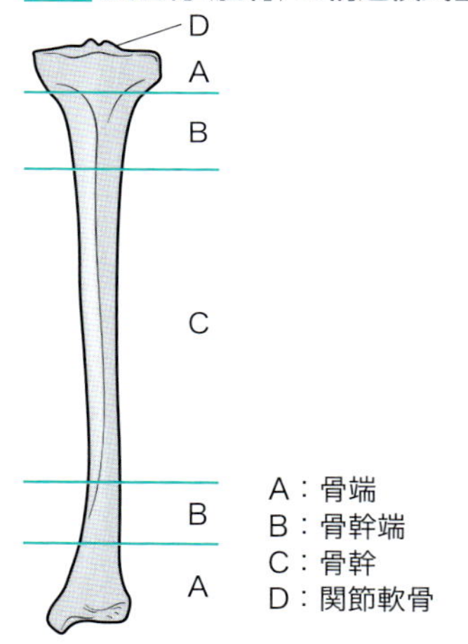

成長期の小児では骨幹と骨幹端の間に**成長帯（成長軟骨）**があり，これによって長管骨の縦方向の成長が起きる（▶図2）。また，骨幹端には骨腫瘍が発生しやすい。骨の横径成長は骨の吸収と新生を繰り返す**モデリング**（次ページ**補足**参照）によって起きる。

骨の断面を見ると2層になっており，外層が硬質の皮質骨，中心部が赤色でスポンジ状の骨髄（海綿骨）である（▶図3）。

骨の構造を顕微鏡的に見てみると，多くの器質に比較的少数の細胞が埋まっているのがわかる。また，器質の表面にも細胞が付着している。器質の中の細胞は骨細胞であり，表面の細胞はおもに骨をつくる骨芽細胞と骨を溶かし吸収する破骨細胞である。骨の器質はコラーゲン（I型コラーゲン）とリン酸カルシウム結晶（アパタイト）からできている無機質な構造物である。この構造は鉄筋コンクリートに似ており，コラーゲンが鉄筋でアパタイトがコンクリートの役

補足

骨は常に代謝が起きている。骨の代謝では骨表面から破骨細胞によって骨が溶解吸収される。破骨細胞は血液細胞由来といわれており，本来異物を取り込む貪食能（どんしょくのう）を有しているが，単核細胞が融合して多核の巨細胞となり，骨のミネラルであるリン酸カルシウムを溶解する能力も有している。骨がある程度吸収されるとクレーターのように彫り込まれた穴（吸収窩（きゅうしゅうか））ができ，そこに骨芽細胞が増殖して骨をつくる。この一連の過程を**リモデリング**といい，リモデリングを繰り返して骨の形が変わったり太くなったりする現象を**モデリング**という。小児では骨折部が変形して癒合しても旺盛なモデリングにより，自然に正常な形態を取り戻す。

図2 小児の成長軟骨帯

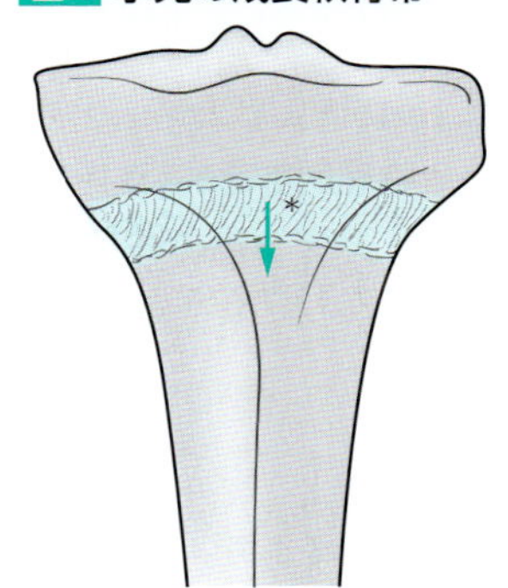

＊成長軟骨帯：近位部で軟骨細胞が増殖し，遠位部から骨化が起きることによって長軸方向の成長が起きる。

図3 長管骨の横断面

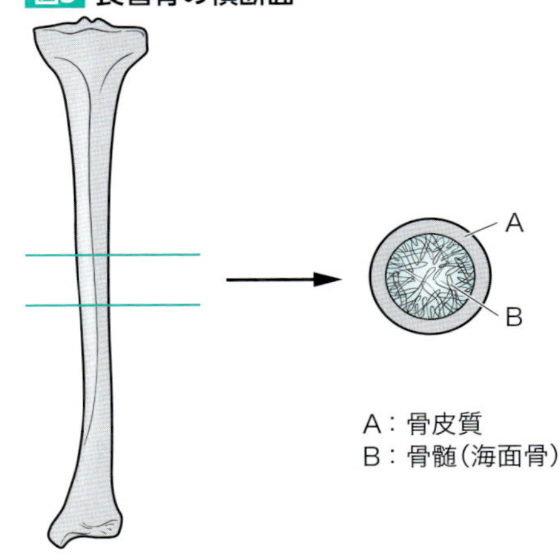

A：骨皮質
B：骨髄（海面骨）

図4 骨のリモデリング

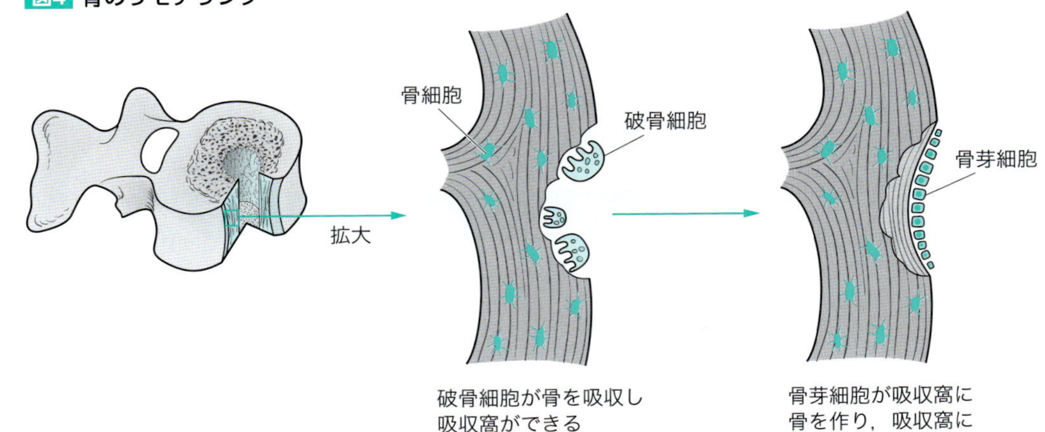

割を演じている。骨髄では上記の構造のほかに骨梁（こつりょう）間を充たす間質があり，造血細胞など多彩な細胞がみられる（▶図4）。

骨にはシャーピー繊維を介して腱や筋膜が入り込んで強く固着している。腱が切れる場合は骨との付着部ではなく実質部で切れるが，付着部はそれほど引き抜き強度が高い。

骨の機能

骨の機能は3つに大別される。もっとも重要なものは人体を支え，内臓器を保護するという**物理的な機能**（**支持性**）であるが，骨は生きている臓器であるといわれるとおり，代謝や生命維持にも大きな機能を果たしている。その1つが**カルシウム代謝**であり，もう1つが**造血**である。

■支持性

脊椎動物が体重を支えて四肢で動き回れるのは骨のおかげである。骨は人体でもっとも固い組織であり，死後も腐敗することなく形が残る。これは主成分であるアパタイトとコラーゲンによるものであり，これらの総量（骨密度）によって骨の強度が変わってくる。**骨粗鬆症**[*2]患者で骨折のリスクが上昇するのはこのためである。

用語アラカルト

＊2　骨粗鬆症

骨のアパタイト（リン酸カルシウム結晶）とコラーゲンの両者が減少した状態をいう。脊椎の骨梁（こつりょう）に微小骨折が生じて腰背部痛をきたしたり，脊柱変形（前弯変形，猫背）を生じる。大腿骨近位部，橈骨遠位部の骨折が起きやすくなる。これに対して骨のアパタイトのみが減少する状態をくる病（骨軟化症）とよぶ。活性型ビタミンDの不足が原因である。

■カルシウム代謝

人間の体の環境（体温，血液のpH，脈拍，呼吸数など）は，常に一定または至適な状態に保たれている。これは体の中にセンサとなる細胞があって，その指示で適当なホルモンが分泌されていろいろな物質の血中濃度が調整されているからである。**カルシウムは細胞膜の興奮など生命維持に重要な電解質であるが，副甲状腺ホルモン（骨吸収を促進しカルシウム濃度を上げる作用）とビタミンD（カルシウムを骨に取り込む作用）およびエルカトニン（骨吸収を抑え，カルシウム濃度を下げる作用）で調節されている**。カルシウムの倉庫が骨である。骨のカルシウムは1年で置き換わるといわれるほど頻回に代謝を繰り返している。

■造血

骨髄は造血細胞に足場を与え，造血の場となる重要な機能を担っている。骨髄が赤く見えるのはこのせいである。骨髄にも骨梁とよばれる枝分かれを繰り返す細い骨のネットワークがあり，全体で骨に強度を与えているが，骨梁造血を支える間質細胞の足場ともなっている。

関節の構造（▶図5）

関節は，長管骨どうし，または扁平骨と長管骨のつなぎ目に可動性を与えている。また，荷重にも耐えられる構造となっている。関節表面は関節軟骨で覆（おお）われており，軟骨は軟骨下骨に載っている。軟骨と骨は移行しており，また，繊維の交通があって強固に固着している。軟骨は軟骨細胞とII型コラーゲンおよびプロテオグリカンと粘液多糖類の間質から構成されている。膝関節では内外側に半月板という軟骨の板があり，関節の適合性を向上させている。関節全体は関節包という厚い膜性の組織で覆われており，その外側に関節安定性のための靱帯（内・外側副靱帯）がある。

補足

関節の可動性(可動域)は靱帯で規制されている。靱帯は厚い線維性のバンドまたは膜であり，関節を形成する2つの骨に付着して関節包の内外側を補強している。例外として前，後2本の膝十字靱帯(ひざじゅうじじんたい)があるが，これらは膝関節の中にあって，側面からみると十字に交差しているように見えるためこうよばれている。十字靱帯，とくに前十字靱帯断裂は重大かつ頻度の高いスポーツ外傷として知られている。靱帯は関節の過度の伸展，内外反を防止している。

関節の形態はさまざまであり，この形態によって運動の軸が規定されているが，多くは一軸性(屈曲と伸展のみ)である。関節の運動の基本は軸の周囲の回転であり，膝では一部滑りも許容している。股関節と肩関節は特殊な関節で，ball & socket joint(球関節)とよばれ，あらゆる方向に回転できる関節である。

関節は滑膜(かつまく)という薄い軟部組織膜で裏打ちされており，この滑膜から関節液(粘液)が分泌されることによって関節軟骨が栄養され，摩擦抵抗が著しく低くなるといわれている。

図5 膝関節の構造模式図【靱帯と半月板】

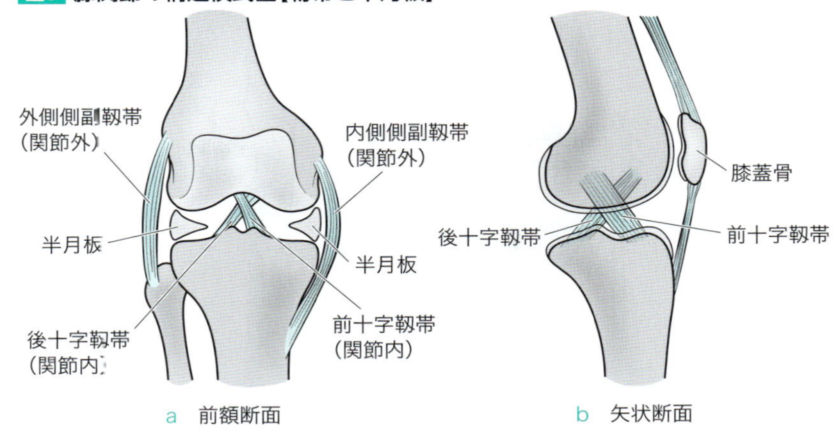

関節の機能

関節は重力や投球動作などの加速度に対して人体を支え，衝撃を和らげつつ四肢に可動性を与える組織である。運動時の摩擦抵抗軽減には関節軟骨と関節液が関与し，衝撃の吸収には関節軟骨の柔らかさが貢献している。関節の過度の動きは靱帯によって規制されており，物理的な衝撃とその繰り返しによる関節障害から関節を保護している。

手術が必要となる整形外科疾患

総論

生体は自ら治ろうとする力，矯正しようとする力をもっている。整形外科疾患で手術を要するものは，薬物，装具，ギプスなどでは十分な改善がみられない疾患である。以下に病因論に従っておもな疾患と手術法を説明する。

外傷

手術を要する外傷は緊急を要するものと待機できるものに分けられる。下記に緊急を要する外傷を列記するが，これら以外は待機可能である。

緊急を要する手術

■開放骨折

開放骨折は体内の無菌性が破綻する状態(骨，軟部組織に細菌が付着する状態)であるため，速やかに創洗浄を行い，創部の安静と疼痛・腫脹軽減のため骨折部の固定を行う必要がある。固定は一期的に内固定〔「閉鎖骨折」の項(314ページ)で説明する〕を行う場合もあるが，創汚染が高度の場合は**創外固定器**[*3]やギプスで待機し，創の状態が改善して感染がないことを確認したのち内固定を行う。

補足

関節，とくに軟骨は再生能力の乏しい組織であるため，加齢や外傷によって不可逆的な変性を起こしやすく，痛みや可動域制限，スポーツのパフォーマンスの低下につながりやすい。関節はQOL維持のためには重要な器官である。

用語アラカルト

＊3 創外固定器
骨折や脚延長に用いられる。骨に刺すピンとそれを支える支持器および支持器を連結するロッドからなっている。ピンを骨折部や骨切り部の上下に刺入し，それぞれを支持器で固定してロッドで橋渡しを行って安定を得る装置である(▶図6)。

図6 骨折固定用インプラント

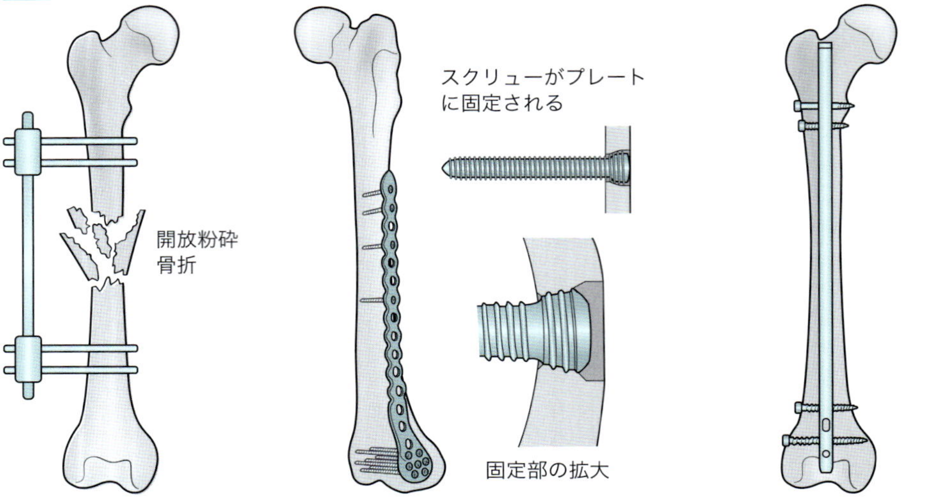

開放粉砕骨折

スクリューがプレートに固定される

固定部の拡大

a 創外固定器　　b ロッキングプレートとスクリュー　　c 横止め式髄内釘

（インプラントは日本ストライカー株式会社より許可を得てカタログから掲載した）

用語アラカルト

＊4 四肢麻痺
頸髄が損傷されると両上肢，両下肢の麻痺が起きる。損傷レベルが中枢に近づくほど動かせる筋肉の数は減少する。通常手指は使えないことが多いが，車椅子の操作ができる人はいる。多くは寝たきりの生活となり，食事の介助が必要な人も多い。

＊5 対麻痺
胸腰椎損傷では胸髄以下が障害されるため上肢は麻痺をきたさないが，両下肢の麻痺となる。車椅子バスケットの選手の多くが外傷による対麻痺である。

＊6 除圧
中枢神経（脳と脊髄）は再生しない。そのため外傷による不可逆的な障害が起きてしまえば手術で回復させることはできない。不全麻痺の場合は回復の余地があるため，脊髄の圧迫を解除する手術が行われる。また，馬尾（脊髄の最下端部以下の神経）や神経根（脊髄からでて四肢に向かう神経）および四肢の神経などの末梢神経は再生するが，やはり圧迫によって麻痺を起こす。この場合も圧迫を解除する手術が行われる。これら神経の圧迫を解除する手術を**除圧術**とよぶ。

■動脈断裂

四肢の動脈の断裂は切創や裂創，巻き込み外傷などによって起きるが，主要動脈の場合は，末梢が血行障害になって壊死を生じるため，可及的速やかに血行を再開させる必要がある。微小血管外科的手技を用いた顕微鏡下動脈吻合（ふんごう）や静脈移植などが行われる。

■脊髄損傷（脊椎の脱臼，骨折）

転落や交通事故などが原因となる。脊椎が骨折または脱臼することによって脊髄が障害され麻痺となる。頸髄損傷では**四肢麻痺**[*4]，胸椎・腰椎損傷では**対麻痺**（ついまひ）[*5]となる。脊髄は再生しないが，脊椎の不安定性によるさらなるダメージを回避し，早期離床を可能にするため**除圧**[*6]と固定術を行う必要がある。手術法は「待機手術」の項（下記）で説明する。

■関節脱臼

脱臼整復も保険請求上は手術に分類されている。脱臼を放置すると整復が困難になり，整復しても正常な位置が保てなくなる。また，関節の破壊や神経損傷が起きることがあるため，速やかに整復する必要がある。徒手整復できない場合は手術的に整復する。頻度が高いのは指と肩関節である。

待機手術が可能である外傷

■閉鎖骨折

骨折の手術では転位した骨片を元に戻し（整復），強固な内固定を行う。体内に埋め込む金属製のインプラント（内固定材料）で骨を直接固定することを**内固定**とよぶ。

■靭帯断裂

おもに肘関節，指関節，膝関節，足関節の靭帯断裂が手術対象となる。よく知られているものとして肘の内側側副靭帯断裂（野球，ピッチャー）があり，腱を使った靱帯再建術が行われる。重大なスポーツ外傷として**膝前十字靱帯断裂**がある。十字靱帯は膝関節の中にあるため直接縫合することが困難であり，他の部位から自家腱を採取して関節鏡で移植される（▶図7）。切れた靱帯を直接縫合することを**修復手術**，十字靱帯のように新たに靱帯を作成することを**靱帯再建手術**とよぶ。足関節は捻挫しやすい関節であるが，ときに側副靱帯が断裂することがあり，不安定性が高度な場合は，やはり自家腱を用いた再建術が必要になることがある。

図7 前十字靱帯の再建術の模式図（関節鏡視下手術）

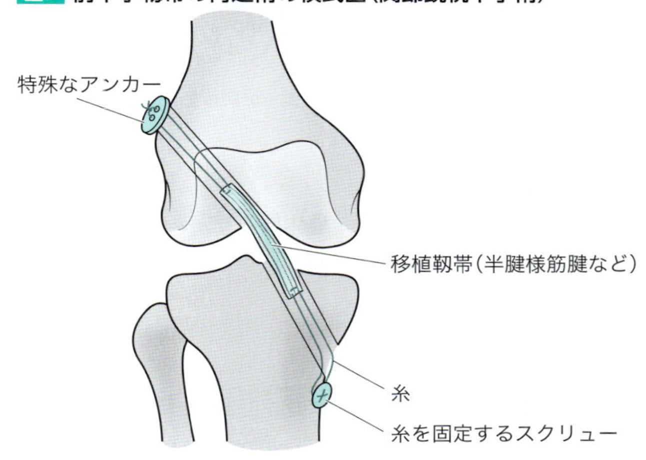

■神経，腱断裂

神経，腱の断裂は切創や挫創によって起きる。神経は正確に縫合すれば回復するが，回復には時間がかかる。縫合には非常に細い糸と顕微鏡が必要である。神経が再生するスピードは1日に1 mm程度といわれている。腱は丁寧に縫合する必要があり，とくに指の腱では高い技術を要する。縫合技術が悪いと癒着して動かなくなる。

先天奇形

■発育性股関節脱臼

以前は先天性股関節脱臼といわれた疾患で，女児に多い。装具で自然に整復されることが多いが，整復されない場合は手術的に整復してギプス固定を行う。原因は臼蓋（きゅうがい）（骨頭を収納する骨盤のカップ状の関節）の形成が不良で浅いためである。

臼蓋形成不全がある場合，年長児では脱臼していなくとも大腿骨や骨盤の**骨切り術**＊7を行い，関節適合性を改善しないと成人になってから股関節痛や変形性股関節症の原因となる。

■内反足（▶図8）

前足部の**内転**＊8，足関節の**内反**＊9，尖足（つま先立ちのような変形）を主徴とする足変形である。高度になると足の甲を床について歩行するようになる。各関節の解離手術を行い矯正位でギプス固定する。アキレス腱延長を追加する場合がある。

補足

インプラントにはプレートと髄内釘（ずいないてい）があるが，プレートには骨とプレートをスクリューで密着させて固定する通常のプレートとプレートにスクリューが固定されるロッキングプレートシステムがある（▶図6）。髄内釘は骨端部から骨髄内にロッドを挿入して骨折部を固定する方法である。固定性が強力で，骨折部が粉砕していても横止めスクリューを使用すれば早期に荷重が可能であり，ギプスも不要となる。インプラント挿入にはX線透視装置と電動式または気動式のドリルとのこぎりが必要となる。

用語アラカルト

＊7 骨切り術
骨の変形や荷重軸矯正のために，意図的に骨を切って角度や位置を変えることを骨切り術とよぶ。膝のO脚の矯正や股関節の適合性改善のために大腿骨を内反や外反させる手術がこれに相当する。骨は骨折部を徐々にけん引すると新たに骨が新生して長くなることが知られているため，意図的に横骨折を作成して（骨切り術）骨を伸ばす手術も行われている。

＊8 内転，外転
球関節において体幹の軸に向かう方向の動きが内転，開く方向の動きが外転である。股を開く動作は股関節の外転である。足部は長軸方向に対して母趾側に曲がる変形を内転変形，逆を外転変形とよぶ。

＊9 内反，外反
関節の動きのうち前額断面で内側または外側に曲がる動きをいう。膝であればO脚が内反，X脚が外販である。足関節では内反による捻挫が多い。

図8 内反足

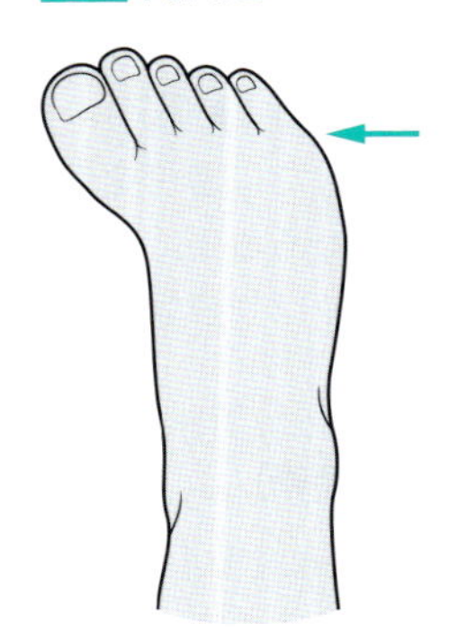

a　前足部の内転変形

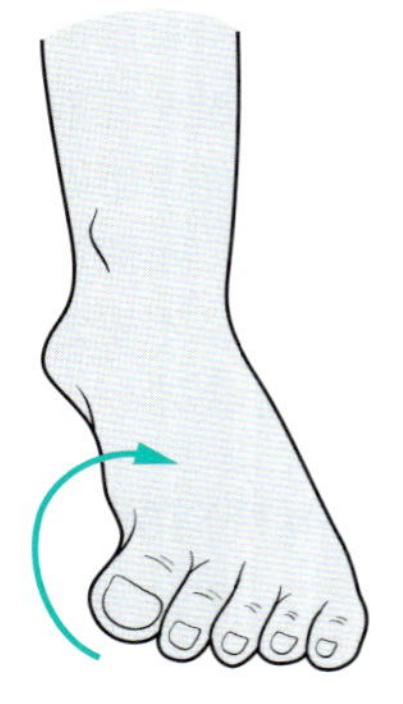

b　足関節の内反変形

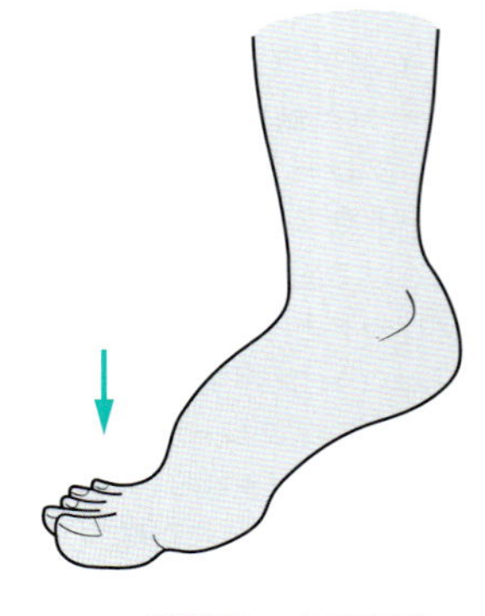

c　足関節の尖足変形（つま先立ち変形）

補足

内旋，外旋

球関節において四肢が中枢から見て反時計回りに回旋する動きを内旋，時計回りに回旋する動きを外旋とよぶ。胡坐は股関節が外旋している。

■先天性側弯症

側弯変形のうち，椎体に奇形があるものをいう。成長に伴って側弯が高度となることが知られており，呼吸機能温存のため奇形椎体を切除して矯正固定術を行う。

| 変性疾患 |

■変形性関節症（変形性膝関節症（へんけいせいひざかんせつしょう），変形性股関節症）

変形性関節症をOA（Osteoarthrosis）とよび，専門用語として膝OA，股関節OAなどと呼称している。加齢や外傷の後遺症により関節軟骨が菲薄化し，骨も変形して疼痛や可動域制限をきたす疾患である。**変形性膝関節症は整形外科では最も多い疾患**である。膝の内反（O脚）による荷重の集中も原因の1つであるため，荷重線を外側に逃がすために脛骨の矯正骨切り術が行われるが，進行例では人工膝関節全置換術（TKA：Total Knee Arthroplasty）が行われる（▶図9）。股関節でも臼蓋の矯正骨切り術が行われるが，進行例や高齢者には人工股関節全置換術（THA：Total Hip Arthroplasty）が行われる。人工関節では一方がポリエチレンでできており，対側は金属またはセラミックである。ポリエチレンと金属，セラミックがすべり動くことを摺動（しゅうどう）という。

■腰部脊柱管狭窄症

加齢に伴って腰椎の変形や靱帯の肥厚が生じ，神経の通り道である脊柱管に狭窄が起き，神経が圧迫されることによって下肢の痛みやしびれがでる疾患である（▶図10）。

手術は後方から椎弓の一部または全部を切除し，神経の圧迫を解除する。椎弓の切除量が多い場合には脊椎の不安定性を生じるため，除圧後**椎弓根スクリュー**（▶図11）をインプラントとして脊椎固定術を併用する。

椎弓根スクリューは今や脊椎外科ではなくてはならないインプラントであり，多くのメーカーから各種のスクリューが販売されている。複雑な骨に挿入するためナビゲーション（▶図12）が用いられることが多い。

■変形性腰椎症

加齢による変性のうちおもに椎間板変性と椎体の変形によって腰椎の変形や不安定性が生じて腰痛をきたす疾患である。鎮痛剤などで症状が緩和されない場合は狭窄症と同様に腰椎固定術が行われる。

図9 人工膝関節全置換術(TKA)

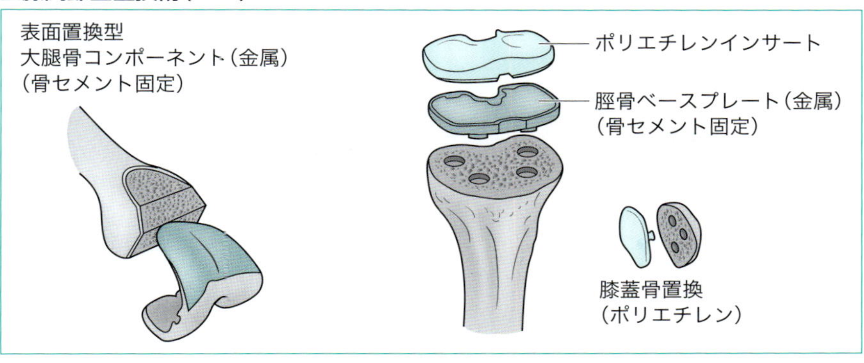

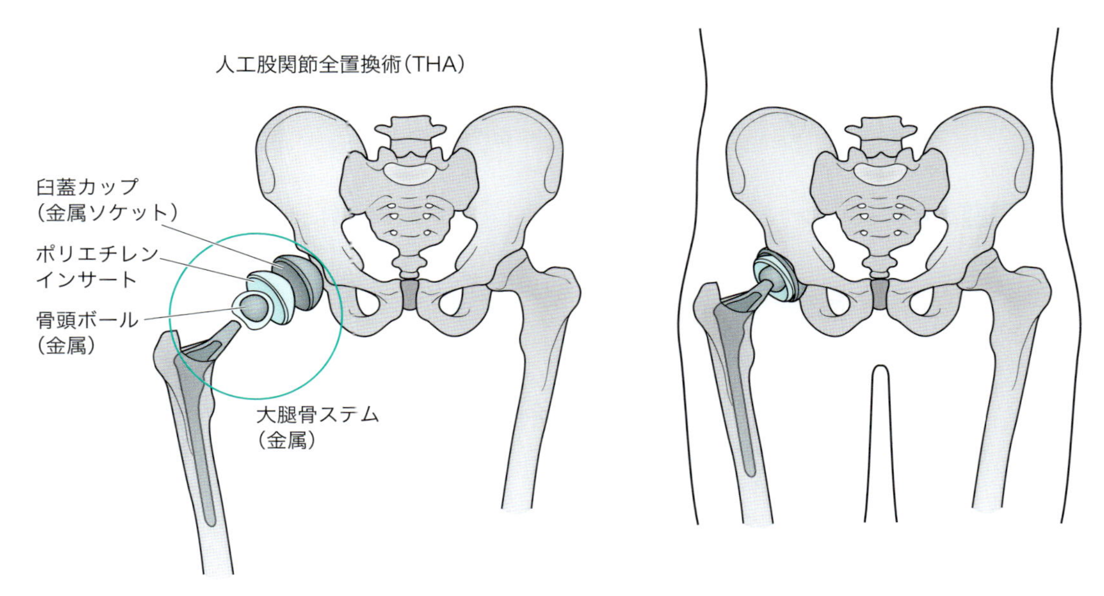

図10 腰部脊柱管狭窄症の模式図

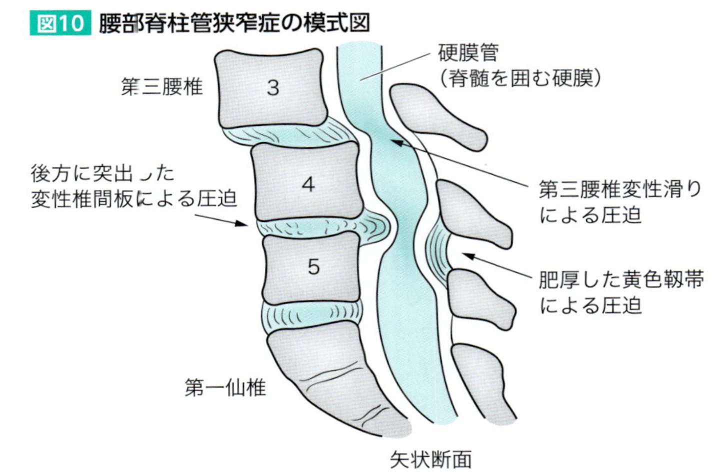

骨・関節疾患

図11 椎弓根スクリューの模式図とその実際

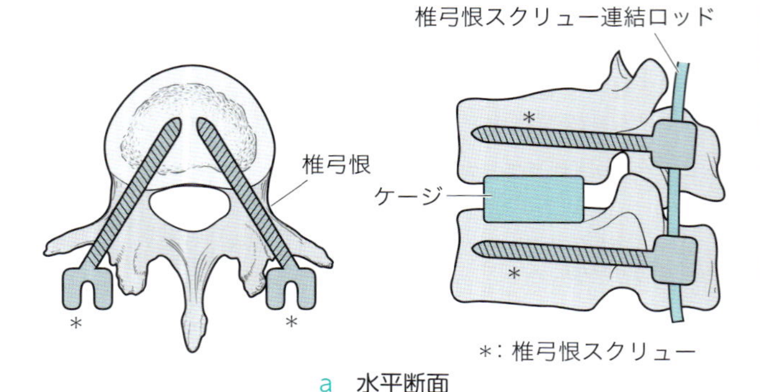

a 水平断面　b 矢状断面

図12 ナビゲーション

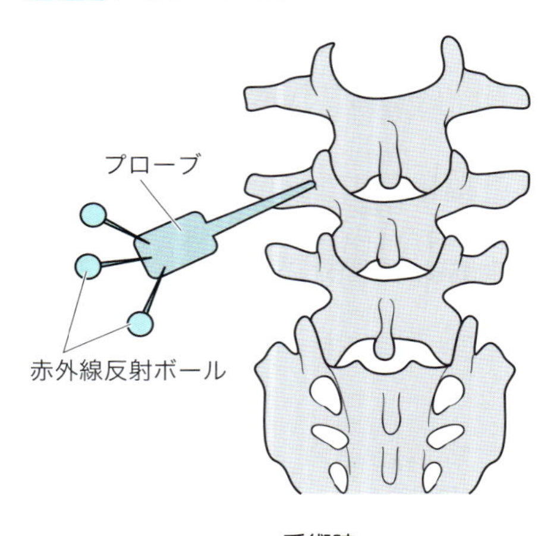

a 手術時

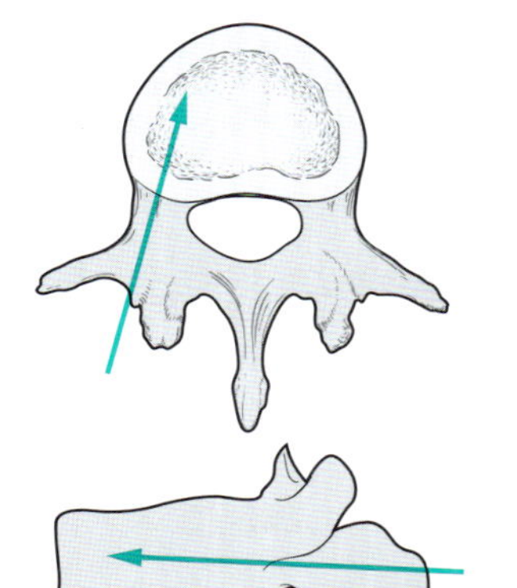

b ナビゲーション表示

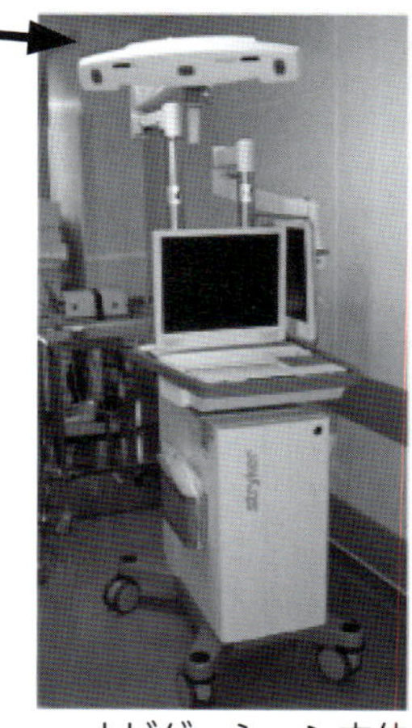

c ナビゲーション本体・モニタ

（ストライカーナビゲーションカートⅡシステム：日本ストライカー）

| 炎症性疾患（おもに関節リウマチ）|

関節リウマチは原因不明の疾患であるが，女性に多く，中年以降に発症する例が多い。**自己免疫疾患**＊10ともいわれており，関節が破壊される疾患で，強い痛みと**ADL**＊11の制限をきたす。近年，分子生物学的製剤（TNF-αなどの炎症性サイトカインの抗体）の開発により劇的に症状は改善した。

治療が奏功しない場合関節破壊が起きるため，人工関節や関節固定術などが行われる。

| 腫瘍性疾患 |

筋肉などの軟部組織や骨にも腫瘍が発生する。良性腫瘍と悪性腫瘍に分けられるが，悪性腫瘍を**肉腫**とよぶ。良性軟部腫瘍は単純な切除，良性骨腫瘍は切除または掻把（そうは）（内容をかき出す手技）と骨移植が行われる。悪性軟部腫瘍（軟部肉腫）は**広範切除**＊12，悪性骨腫瘍（骨の肉腫）では広範切除と人工関節による再建が行われる。近年，がんの骨転移が増加し，手術例が増えている。

用語アラカルト

＊10 自己免疫疾患

自家組織に対して抗原抗体反応が起きて組織が障害される疾患。局所には炎症が起きる。膠原病の原因の多くが自己免疫である。

＊11 ADL（Activities of Daily Living）

日常生活動作と訳されている。歩く，入浴する，物を持つ，食事をするなど，健常な人間が普通にできる日常の活動のこと。関節や神経に障害があってこれらが障害されることをADLの低下という。

用語アラカルト

＊12 広範切除

腫瘍を切除する際，腫瘍周囲の健常組織も含めて切除する方法をいう。悪性腫瘍では細胞が周囲に浸潤するため，画像や肉眼では見えなくとも腫瘍周囲に悪性細胞が存在する。そのため，安全性を担保して広めに切除している。

補足

ナビゲーション

（▶図12）

複雑な形態の骨を操作する場合，骨の形や位置関係，手術器械（ドリルなど）が正しい方向を向いているかどうかを判断することは困難である。そのため，CTなどの画像を3D化し，実際の骨を手術中にレジストレーションすることによって手術している骨の形や器械の位置を3D画像で表示する方法または装置のことを**ナビゲーション**という。

骨と器械にそれぞれ赤外線を反射するアンテナを取り付けてリアルタイムで位置を表示できる。人工関節手術や脊椎の手術で用いられる。頸椎では椎弓根スクリューが入るルートが限られているため，ナビゲーションが必須である。

補足

●骨移植

血管吻合を行わなくとも生着する唯一の組織が皮膚と骨である。骨は自家骨であっても他人の骨（他家骨）であっても，またリン酸カルシウムの人工骨であっても生着する。骨の欠損には自家骨または他家骨を欠損部に充てんするが，これを**骨移植**とよぶ。良性骨腫瘍で腫瘍を掻把して骨移植する場合はおもに海綿骨（骨髄）が用いられ，骨折などを補強する場合は皮質骨が用いられる。

骨移植が生着するメカニズムはリモデリングが関与している。移植された骨または人工骨はいったん細胞が死滅するが，器質が吸収され引き続いて骨新生が起きる。これを繰り返して生きた自分の骨ができあがる。

補足

良性軟部腫瘍の代表が**脂肪腫**である。放置してもよいが，外見上の問題や診断確定のため切除が行われることが多い。骨の良性腫瘍の代表が**骨嚢腫**（こつのうしゅ）と**外骨腫**である。骨の腫瘍は良性も悪性も10歳代の若年者に多い。骨嚢腫は**単純性骨嚢腫**ともよばれ大腿骨近位骨幹端に好発する。骨に空洞ができ水が貯留する原因不明の疾患である。骨の強度が落ちるため病的骨折（軽微な外力で骨折すること）を生じることが多く，手術では内容を掻把（そうは）し，骨移植を行う。外骨腫は骨幹端に異常な成長軟骨が発生し，骨の隆起や棘（きょく）を生じる骨腫瘍である。外見上の問題で切除されることが多い。常染色体優性遺伝をする先天性多発性外骨腫も存在する。

軟部肉腫の代表は**脂肪肉腫**である。軟部肉腫の発生頻度は著しく低いが，腫瘍の種類は極めて多い。脂肪肉腫は中年以降の成人の大腿部に好発する。痛みがないため進行するまで放置されることが多い。絶対的な手術適応であり広範切除が行われる。骨の肉腫の代表は**骨肉腫**である。10歳代の小児の大腿骨遠位および脛骨近位の骨幹端に発生する。年間50万人に1人の発生頻度である。致死的な疾患で以前は生存率5%以下であった。抗がん剤の進歩によって肺転移が抑えられるようになったため，現在では70 %の生存率となっている。手術は広範切除が行われるが，関節がなくなってしまうため，特殊な人工関節で再建される。以前は切断が行われていたが，広範切除で再建する方法を**患肢温存手術**とよび，主流となっている。

その他

■特発性側弯症

原因不明の変形として特発性側弯症が手術対象となっている。おもに後方から多椎間で椎弓根スクリューを用いた変形矯正脊椎固定術が行われる（▶図11b）。美容上の問題から手術が行われることが多いが，変形が高度なものは呼吸障害をきたすため手術が必要となる。

■圧迫性末梢神経障害

手根管症候群（しゅこんかんしょうこうぐん）と肘部管症候群（ちゅうぶかんしょうこうぐん）が知られている。手根管症候群は手関節掌側で正中神経が圧迫されて母指から環指がしびれ，母指の対立運動ができなくなる疾患である。肘部管症候群は肘関節内側で尺骨神経が圧迫され，小指と環指のしびれと指の進展が障害される疾患である。いずれも手術的に神経を除圧する。

●文献

1）松野丈夫，中村利孝 編：標準整形外科 第12版，医学書院，2014.
2）一般社団法人 日本医療機器学会 MDIC標準テキスト編集員会 編：MDIC標準テキスト・臨床医学 第7版，日本印刷株式会社，2016.

熊倉強史

整形外科手術に使用される医療機器のしくみと保守点検

補足

同種血輸血投与時の問題点

- 輸血後に移植片対宿主病（graft-versus-host disease：GVHD）を発症する可能性がある。
- 輸血が原因と考えられる感染（肝炎・エイズなど）を引き起こす可能性がある。

自己血回収装置

■自己血回収装置とその役割

自己血回収装置は，血液を赤血球や血漿などの成分に分離して集める機器である。**一般的に，吸引回収した血液から赤血球のみを集める機能を用いることが多く，同種血輸血の回避や使用量を抑えることが可能となる（▶図13）。**

図13 同種血輸血と自己血輸血の分類

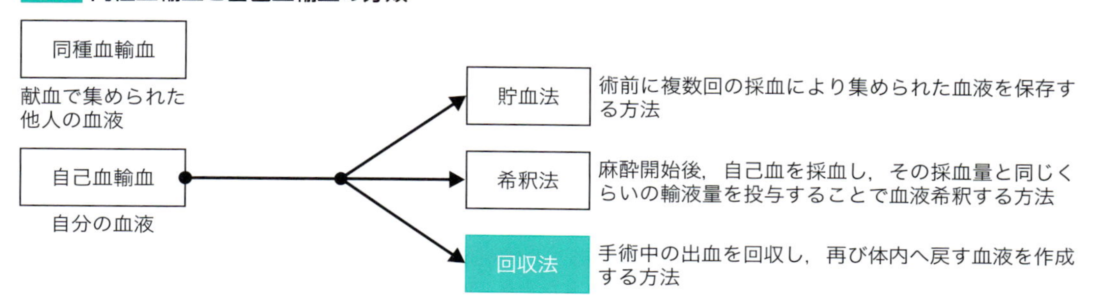

＼POINT!!／

過去の国家試験問題で自己血輸血に関する問題が出題されており，以下に示す3点に関しては十分に理解しておく必要がある。

①自己血輸血の長所として，同種血輸血時の副作用を防止することができる。
②自己血輸血には分類がある（貯血法，希釈法，回収法）。
③各血液採取方法の把握。

自己血回収装置の適応

■適応と禁忌

①自己血回収装置の適応

手術中に多くの出血が予想される症例である。また，患者の血液型が特殊な症例，手術中の予期せぬ大量出血時などもよい適応と考えられる。

②自己血回収装置の禁忌

悪性腫瘍がある症例，腸管系の外傷症例，細菌感染疾患の症例，羊水や止血剤の吸引などがあげられる。整形外科領域では医療用セメントを使用する際，セメントが固まり，セメント部位が洗浄されるまでは吸引を中断する必要がある。

補足

医療用セメント成分との接触により，血液の溶血が生じることがあるため注意する。

■手術室のようす

手術中に自己血回収装置で作成した濃厚洗浄赤血球の患者への投与は，麻酔科医の判断により行われることが多いため，機器は麻酔科医と近い位置に配置することが望ましい。新潟大学医歯学総合病院における人工股関節置換術時の手術室レイアウトを▶図14に示すが，症例や術式，予定執刀部位の左右，医療ガス配管の位置関係などにより多様な手術室レイアウトが考えられるため，状況に応じた機器配置が求められる。整形外科領域のみならず手術全般に関して，手術室内では常に清潔行為を心掛け，患者への感染や，医療従事者が受ける感染に対して注意する。

図14 右足における人工股関節置換術の手術室レイアウト

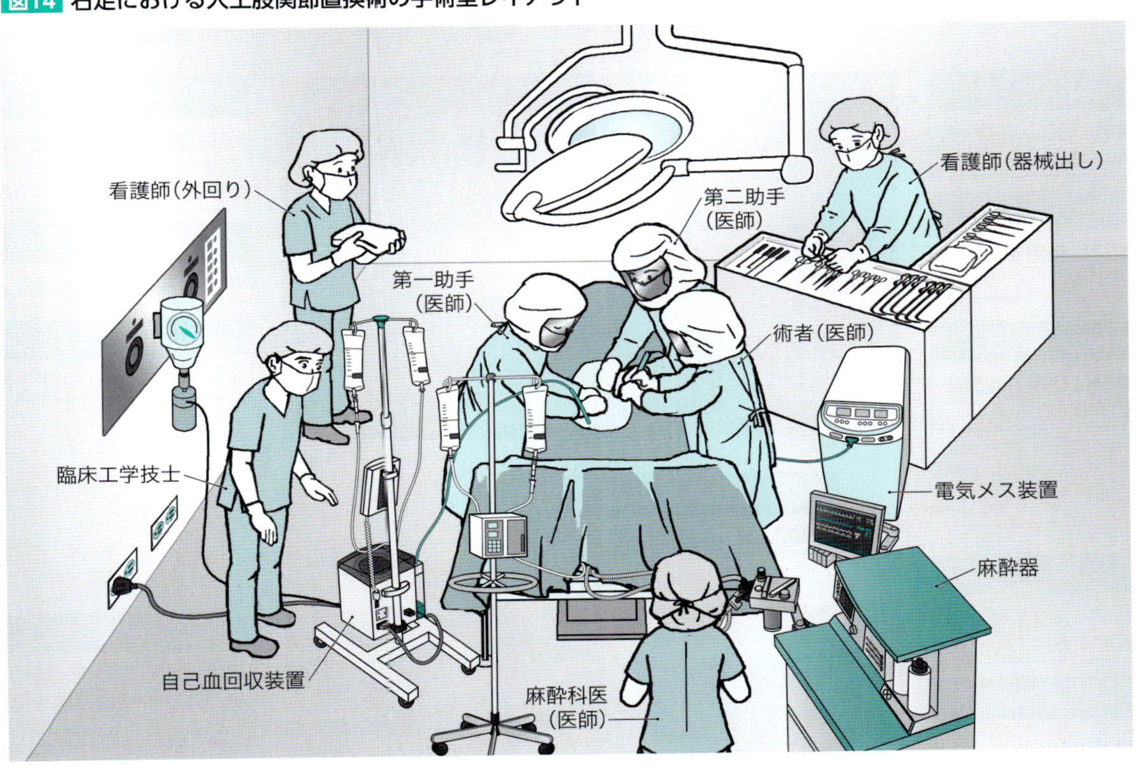

■自己血回収装置の回路構成と動作原理

現在，各社からさまざまな自己血回収装置が製造・販売されており，いずれも機種専用の回路を使用する必要がある。自己血回収装置を操作するにあたり，自施設で保有している機器の機能や回路構成について十分に理解しておく必要がある。

これより，整形外科領域で広く使用されているHAEMONETICS®社製OrthoPAT®(▶図15)を例にあげて説明を進めていく。

補足

自己血回収装置の血液処理性能を十分に理解・把握し，症例に適した機種を選択する必要がある。

図15 自己血回収装置の外観

正面

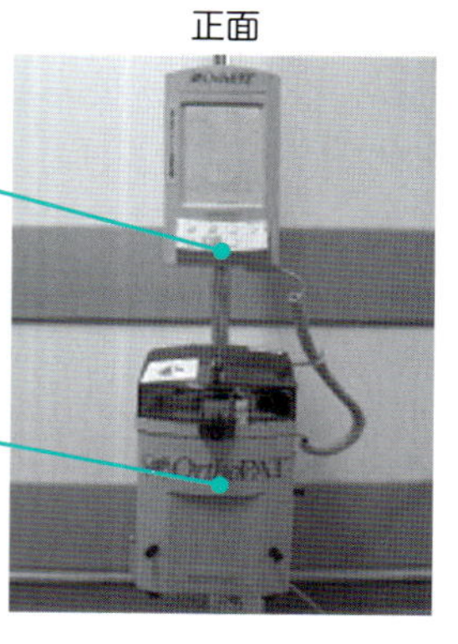

ディスプレイユニット
機器の操作や各種設定値，アラームメッセージなどを表示する。

装置本体
回路を接続したり，血液を遠心分離させたりと血液に関わる主要な役割を担う。

背面

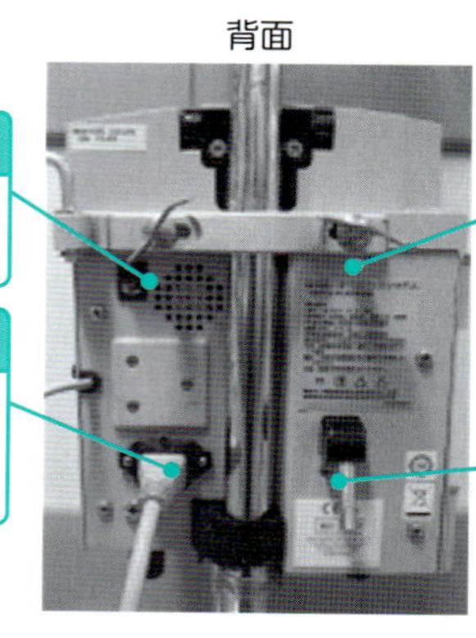

電源スイッチ
電源のオン・オフを行う。

電源コード
コンセントから，装置本体への電源供給を行う。

バッテリーチャージライト
バッテリー充電時にランプが緑色に点灯する。

壁吸引コネクタ
壁吸引からの陰圧ラインを接続することで，吸引嘴管（しかん）に陰圧をかける。

ディスプレイユニット

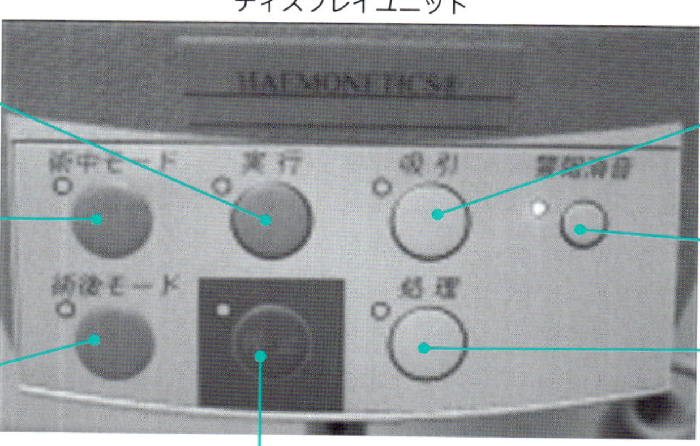

実行ボタン
各動作（吸引・処理）を開始させる。

術中モードボタン
手術時に使用する際に選択する。

術後モードボタン
手術後に使用する際に選択する。

吸引ボタン
吸引のON・OFFを行う。術後モード選択時は，吸引圧力値の変更を行うこともできる。

警報消音ボタン
アラーム音の消音を行う。

処理ボタン
血液処理のON・OFFを行う。

停止ボタン
各動作（吸引・処理）を停止させる。

装置本体

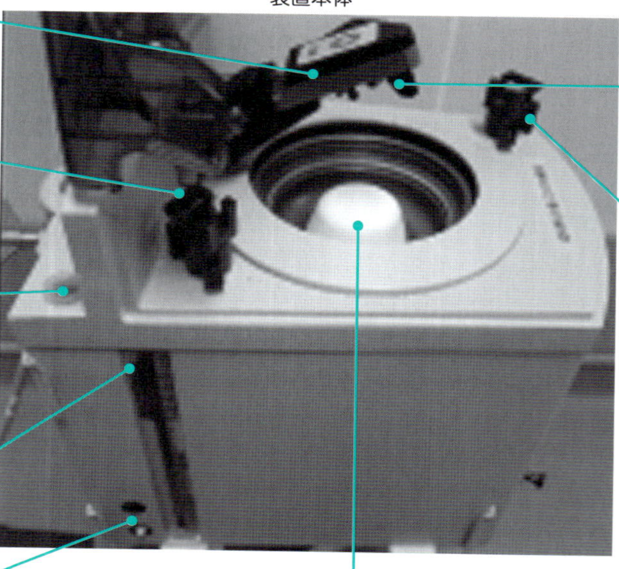

ヘッダーアーム
遠心ディスクを遠心器に固定する。

流入バルブ
遠心ディスクに流入する回収血液と生理食塩水の切換を行う。

バキュームポート
リザーバの吸引連結口を接続することで，リザーバ内部に除圧をかける。

液量センサウィンドウ
リザーバに貯留する血液量を測定する。

リザーバ装着センサ
リザーバの装着状態を確認する。

RBCセンサ
赤血球漏出の監視と適切な流出バルブの切換時期を確認している。

流出バルブ
遠心ディスクから流出する液体を廃液バックまたは返血バックのどちらに送るかについての切換を行う。

遠心器
遠心ディスクを回転させるとともに遠心ディスクの容量調節を行う。

（OrthoPAT®：HAEMONETICS®社）

用語アラカルト

＊13　プレコネクト回路
回路の主要部分の接続がなされており，ほぼ回路が完成状態で製品梱包されている仕様の回路を示す。

補足

梱包から開封したばかりの回路は，回路接続部の締りが緩くなっていることがあるため，十分に確認を行う。

①回路構成

プレコネクト回路＊13仕様となっているものは，回路の接続はほぼ不要であり，梱包されている専用回路を装置本体へ適切に装着するだけとなる。回路図は▶図16に示す。それ以外の回路であっても数箇所の接続を行うだけで簡単に回路を作成することができる。また，吸引嘴管（しかん）を接続するヘパリン加生理食塩水ライン，アスピレーションラインは執刀開始前に手術野から受け取り，リザーバとヘパリン加生理食塩水へ接続を行う必要がある。

機器設定が術中モードの場合，壁吸引ラインの接続も必要となるが，術後モードの場合は不要である。手術後の使用に関しては別項で述べる。

図16　回路構成

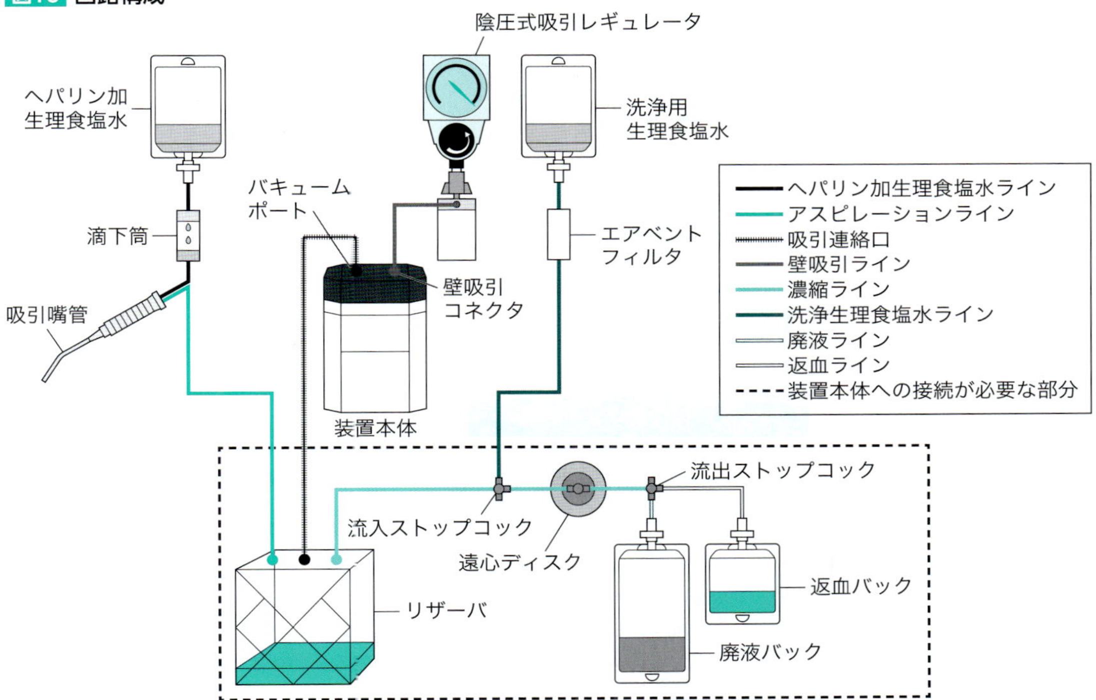

(OrthoPAT®：HAEMONETICS®社)

補足

遠心器は1分間に数千回転と高速回転するので，遠心器と遠心ディスクの確実な固定が求められる。

②動作原理

OrthoPAT®は，血液の遠心分離とRBCセンサとよばれる光学センサを用いた方法で，吸引回収した血液から赤血球のみを選択的に採取している。

血液の遠心分離は，遠心ディスク内に回収血液を充填後，遠心ディスクを高速回転させることで行っている。遠心分離を用いるのは，血液内で比重の重い赤血球を遠心ディスクの外側部分に集めて採取しやすくするためである。1度目の遠心分離では，赤血球と赤血球以外との成分を区分している。2度目の遠心分離は，集めた赤血球を生理食塩水で洗浄するためである。RBCセンサは，集められた赤血球が赤血球以外の成分や洗浄生理食塩水に混じって廃液側に漏出することを防いでいる。また，生理食塩水による赤血球の洗浄や濃厚洗浄赤血球の回収を適切なタイミングで行う役割も担っている。OrthoPAT®の動作原理を▶図17と▶表1に示す。

図17 動作原理

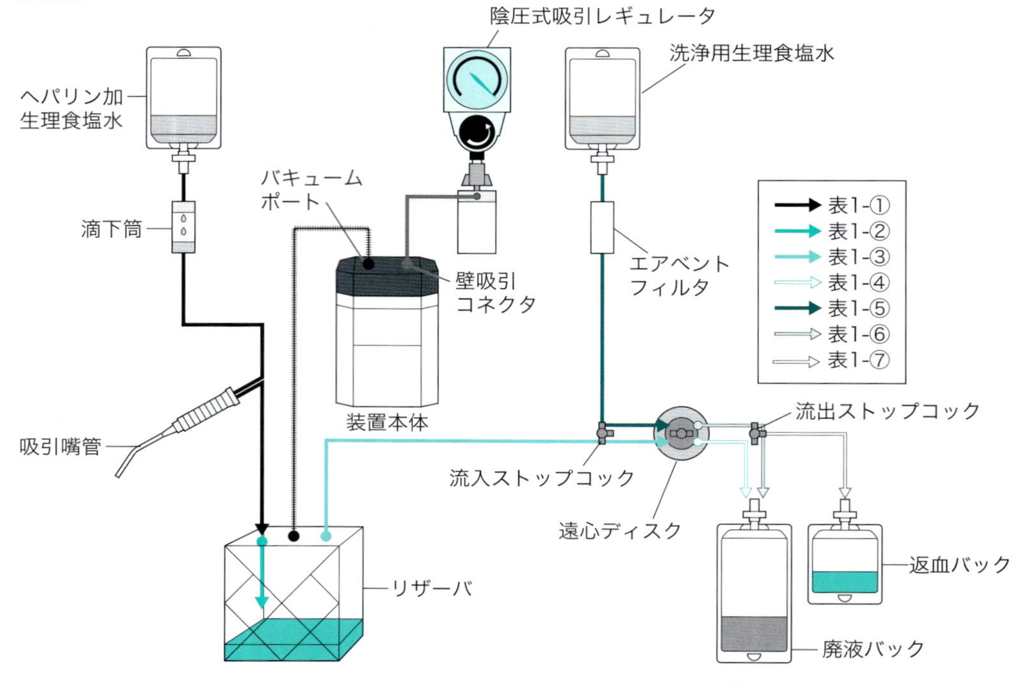

(OrthoPAT®：HAEMONETICS®社)

表1 動作原理

①	手術野の出血を，ヘパリン加生理食塩水と一緒に吸引回収し，リザーバ内へ貯める
②	リザーバでは，リザーバ内にあるメッシュフィルタを通過することで，回収血液に混入している組織片・凝固塊・骨片などの除去を行う
③	リザーバ内に一定量の血液が貯蔵されると，自動的に回収血液は遠心ディスクへと送られて，遠心分離による処理が開始される
④	遠心分離による処理後，遠心ディスク内に赤血球だけを残し，赤血球以外の成分は廃液ラインをとおって廃液バックへと破棄される
⑤	洗浄用生理食塩水ラインから遠心ディスク内へ生理食塩水を送り込み，再び遠心分離による洗浄処理を行う
⑥	遠心分離による処理後，遠心ディスク内の赤血球だけを残し，洗浄生理食塩水は廃棄バックへと破棄される
⑦	残った赤血球は，濃厚洗浄赤血球として返血ラインを通り返血バックへと保存される

(OrthoPAT®：HAEMONETICS®社)

■自己血回収装置の準備と操作

自己血回収装置は，周術期における出血リスクが高い場合や予期せぬ出血時に使用する。そのため，準備や操作方法に関しては十分に把握しておく必要がある。

①物品の準備（患者入室前）

自己血回収装置を使用するには，専用回路のほかにもさまざまな物品の準備が必要となる。具体例として▶図18に，新潟大学医歯学総合病院での準備物品を示す（症例や施設により準備物品が異なる場合がある）。

図18 準備物品一覧

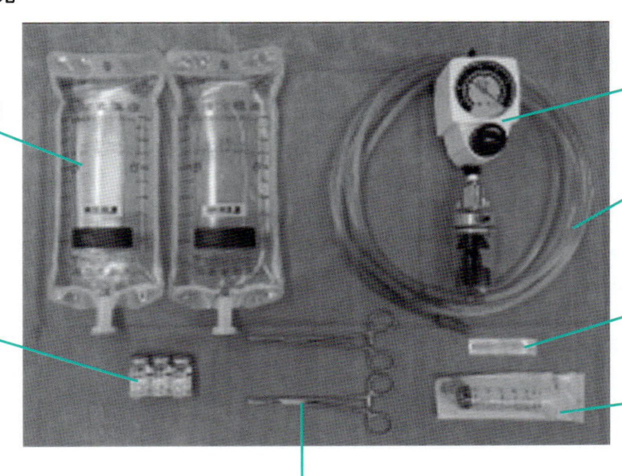

補足

遠心ディスク底面のダイアフラムは薄く傷つきやすいため，慎重かつ丁寧に取り扱う。

②使用前の準備

装置本体の定められた箇所へ回路を適切に装着する（▶図19）。遠心ディスクは，破損しないよう慎重に遠心器へ装着する。とくに遠心器と遠心ディスクは血液処理中に高速回転するため，固定リングとヘッダーアームで緩みのないようしっかりと固定を行う（▶図20）。

図19 装置本体への回路装着箇所

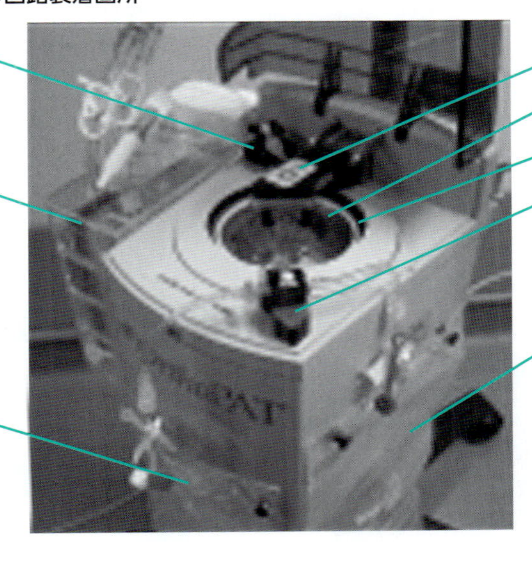

図20 遠心器への遠心ディスク装着

遠心ディスク装着前の遠心器

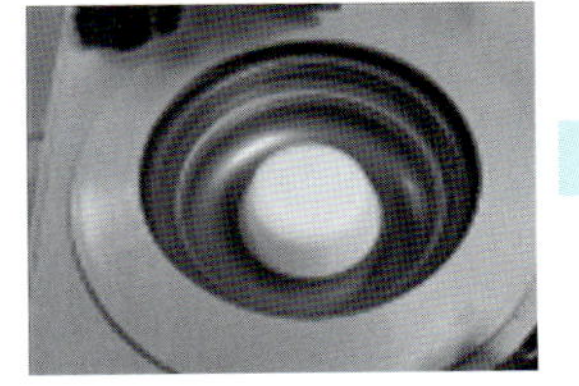

STEP1

遠心ディスク装着後の遠心器

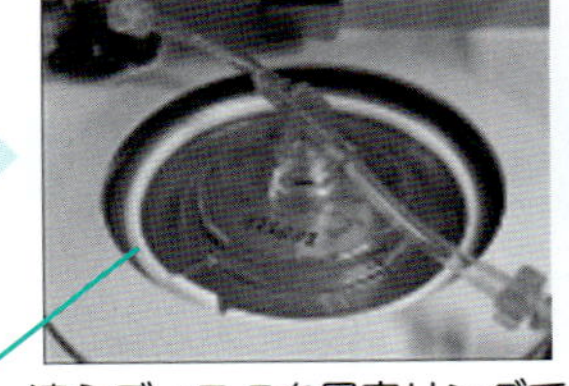

遠心ディスクを固定リングで固定した状態

STEP2

遠心ディスク固定後の遠心器

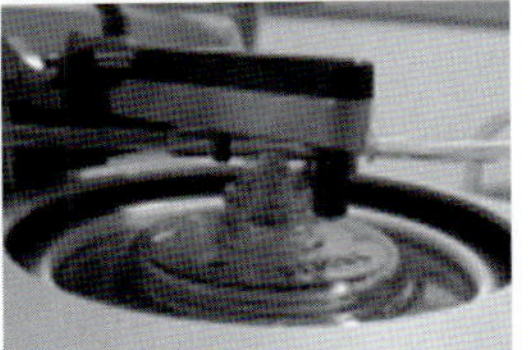

遠心ディスクをヘッダーアームで固定した状態

補足

吸引回収する血液量が多くなる場合は，ヘパリン加生理食塩水の滴下量を増やすなど，状況に応じて適宜調整することが大切である。

補足

使用されるヘパリン加生理食塩水の濃度は，30単位／m*l*となる。溶液濃度が合っていれば，必ずしも1L溶液で作成する必要はない。

補足

吸引開始前にヘパリン加生理食塩水を100〜300 m*l*流すことで吸引機能の確認，血液吸引する前に回路とヘパリン加生理食塩水を接触させることができるなどのメリットがある。

回路のプライミングは機器が自動的に行う。プライミングには生理食塩水を使用し，回路内を生理的な状態にする。また，プライミング時には遠心器などの装置本体が動作するため，使用前に動作上の不具合がないかについて確認することができる。

手術野からの血液回収は，陰圧式吸引レギュレータで吸引嘴管（しかん）に陰圧をかけて行っている。吸引圧力の設定が強すぎると効率よく血液を吸引することはできるが，過度の陰圧による赤血球の溶血を助長することに繋がるので，濃厚洗浄赤血球の作成効率が低下する。OrthoPAT®では，吸引圧力を－150 mmHg以下に設定することが推奨されている。

吸引回収される血液は，ヘパリン加生理食塩水とアスピレーションライン内で混ざり合うことにより，回路内の血液凝固を抑制している。使用するヘパリン加生理食塩水は，生理食塩水1Lに対しヘパリンナトリウムを30,000単位注入したものを作成する。

使用直前の準備として，手術野からヘパリン加生理食塩水ラインとアスピレーションラインを受け取り，回路の接続を行う。ディスプレイパネルの実行ボタンを押すと，自動的に吸引ボタンと処理ボタンの設定がONとなり，装置動作が開始される。血液の吸引前に，ヘパリン加生理食塩水を100〜300 m*l*流した後，ローラクレンメで滴下速度が約1秒当たり1滴になるよう調整する。

③手術時の使用

手術中は，ディスプレイパネル（▶図21）の各種ボタン操作を行い，リザーバに貯留する回収血液から濃厚洗浄赤血球を作成する。ディスプレイユニットの処理ボタンを2回押すと，自動的に遠心ディスクへ回収血液を送り込み，血液処理が開始される。また，処理ボタンを押さなくてもディスプレイ回収量が230 m*l*をこえると自動的に血液処理を開始する。

図21 手術中のディスプレイパネル

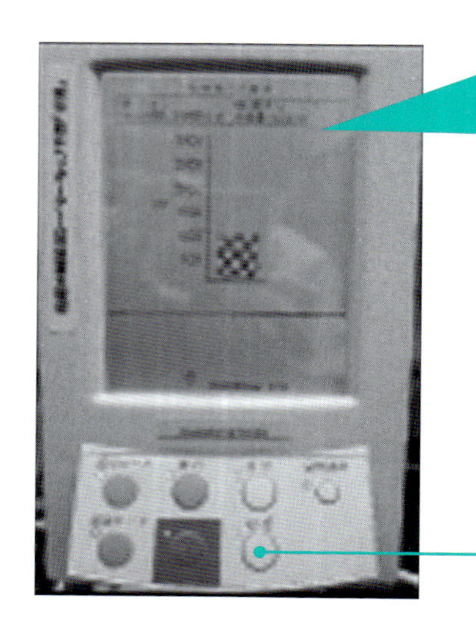

吸引オン　処理オン
回収時間：1時間25分　回収量：415 ml

回収量の表示
液量センサウィンドウで検知したリザーバ貯血量と血液処理を行った総量の合計値が表示される。

血液処理の工程を表示
血液処理の進行状況を工程ごとに表示する。

処理ボタン
処理ボタンをダブルクリックすると血液処理の工程の表示が「空になるまで処理」となり，リザーバに貯留するろ過後の血液がなくなるまで連続的に処理を行う。

血液の処理工程はディスプレイパネル中央の上面に表示され，その進行状況を確認することができる。▶図22に回収血液から濃厚洗浄赤血球を作成する工程表を示す。

図22 血液処理の工程表

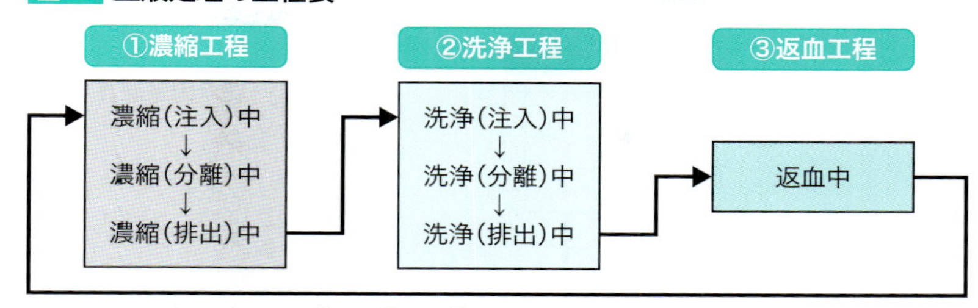

1サイクルは，①→②→③までである。
空になるまでの処理は，①→②→③→①と繰り返し行われる。

補足

ディスプレイ回収量に表示される数値には，ろ過前のリザーバ貯血量は反映されないので注意する（詳細は，▶図23参照）。

手術中は，計算式を用いて自己血回収装置で吸引回収した出血量を求めることができる。手術中における出血量の計算式を▶表2に示す。出血量の計算は一定時間ごと，あるいは手術野の出血状況に応じて行い，麻酔科医や執刀医に報告する。

表2 手術中における出血量の計算式

出血量＝【リザーバ貯血量】＋【ディスプレイの回収量】－【ヘパリン加生理食塩水使用量】

図23 リザーバ貯血量の見方

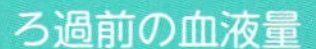
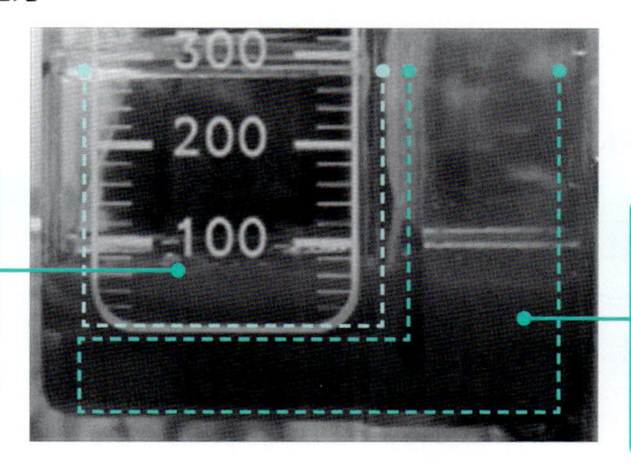

補足

手術中から手術後にかけて自己血回収装置の使用を継続する場合，アスピレーションラインの閉鎖もしくは吸引の停止をしておかないと回路内が不潔になる恐れがある。

用語アラカルト

＊14 ドレーンチューブ
手術後，手術部位からの出血や滲出液などを体外に排出するためのチューブのこと。

手術が終了し，リザーバに貯留するすべての血液処理が完了したら，自己血回収装置で吸引した総出血量と，作成した濃厚洗浄赤血球の総量を麻酔科医や執刀医に報告する。注意したい点として，**返血バック内の濃厚洗浄赤血球は，血液製剤と同様の取扱いが必要**となることである。返血バックを回路から切り離す前には，患者名・患者ID・作成容量など**各施設で決められた表記方法や取扱いを順守し，安全かつ適切な自己血輸血が行えるようにする必要がある。**

■手術後の使用

自己血回収装置の回路と創部に留置した専用ドレーンチューブ＊14を接続することで，手術後にも使用することができる。そのため，手術後のみの使用だけではなく 手術中から手術後にかけて使用を継続することも可能である。手術後に使用する場合は，術後モードを選択する必要がある。術後モードは，術中モードとは異なり，装置本体に内蔵されている吸引装置が使用できるため，血液の吸引回収に必要であった陰圧式吸引レギュレータは不要である。OrthoPAT®の術後モード時における回路構成を▶図24に示す。

図24 術後モード時における回路構成

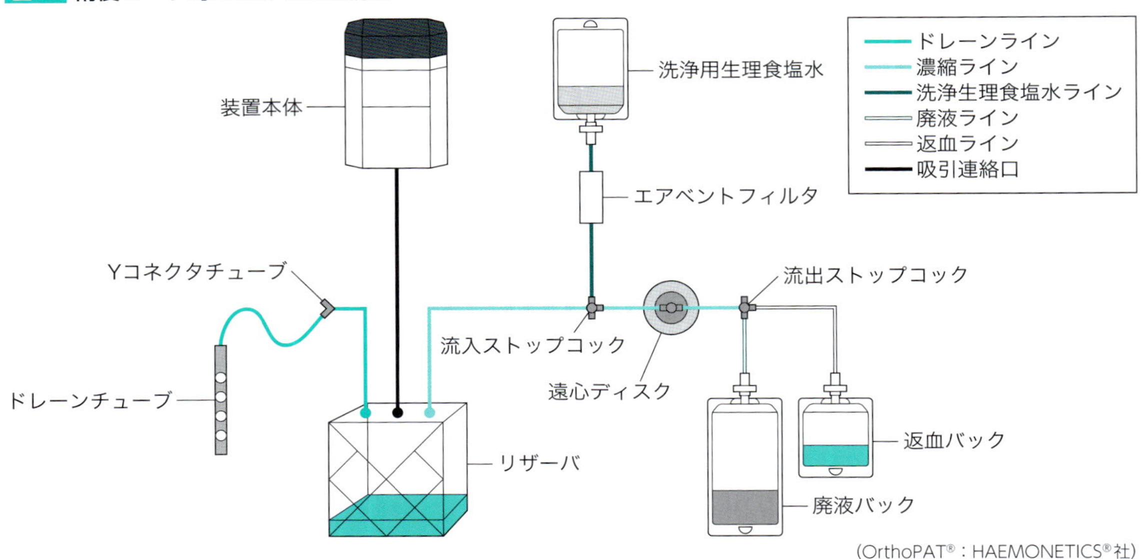

(OrthoPAT®：HAEMONETICS®社)

手術後にも手術中と同様に計算式を用いて，自己血回収装置で吸引回収した出血量を求めることができる。ただし，手術中から手術後にかけて使用を継続する場合，手術後に使用を開始した際のリザーバ貯血量が，出血量の算出に必要な数値となるので確認する必要がある。手術後における出血量の計算式を▶表3に示す。

表3 手術後における出血量の計算式

●**手術中から継続して手術後も使用する場合の出血量の計算式**

出血量＝【リザーバ貯血量】＋【ディスプレイの回収量】－【手術後に使用を開始した際のリザーバ貯血量】

●**手術後から使用する場合の出血量の計算式**

出血量＝【リザーバ貯血量】＋【ディスプレイの回収量】

補足

手術後に作成した濃厚洗浄赤血球も輸血製剤として取り扱う必要がある。各施設で決められたルールに沿った取扱いを行う。

手術室から病棟への移動時にはバッテリー駆動状態となるため，できるだけ移動の直前に装置本体の電源コンセントを外す。OrthoPAT®のバッテリーは4時間以上の充電行うと最大30分間作動する。

新潟大学医歯学総合病院では，術後モードを開始してから4時間経過時点で血液処理を終了している。そのため，病棟看護師に対して血液処理の終了時間や自己血回収装置の各種設定状況に関する申し送りを行っている。その際に，申送事項や簡易操作方法を記載した，OrthoPAT®専用申送書を当院独自に作成し，活用している（▶図25）。また，手術後に作成した濃厚洗浄赤血球は，術後モード開始から6時間以内に患者へ全量，投与を完了させている。

図25 新潟大学医歯学総合病院で作成し使用する，OrthoPAT®専用申送書

申送表【表面】

ID ＿＿＿＿＿＿ 患者名 ＿＿＿＿＿＿

返血予定時間 ＿＿＿：＿＿＿

ドレーンの出血量は、下記の式で計算して下さい。

ディスプレイ回収量＋リザーバ量−【　　　】

術後	（　：　）	吸引圧（	mmHg）
終了時	（　：　）	吸引圧（	mmHg）
終了時	出血量　　ml	返血量　　ml	

ME連絡先 ○○○-○○○○-○○○○

申送表【裏面】

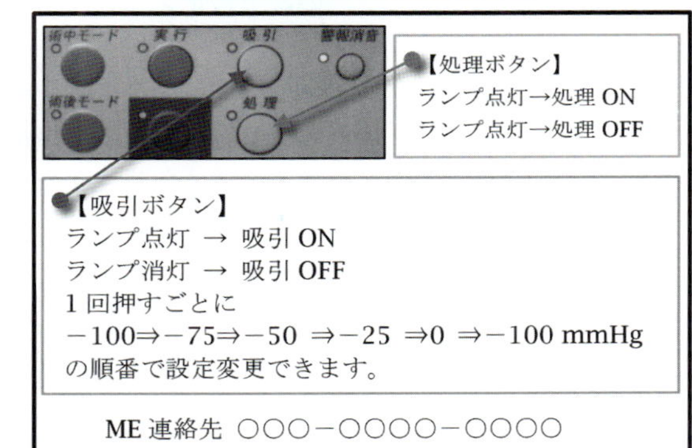

術中モード　実行　吸引　警報消音
術後モード　処理

【処理ボタン】
ランプ点灯→処理 ON
ランプ点灯→処理 OFF

【吸引ボタン】
ランプ点灯 → 吸引 ON
ランプ消灯 → 吸引 OFF
1回押すごとに
−100⇒−75⇒−50 ⇒−25 ⇒0 ⇒−100 mmHg
の順番で設定変更できます。

ME連絡先 ○○○−○○○○−○○○○

■保守点検

保守点検の目的は，機器の正常な機能を保つことである。自己血回収装置の安全性を確認するために，使用ごと，あるいは定期的に点検を行うことが望ましい。

点検の方法は，始業点検・使用中点検・使用後点検からなり，点検項目として外観点検・動作点検・機能点検に区分することができる。▶表4に例を示す。

表4 自己血回収装置の保守点検例

	【始業点検】	【使用中点検】	【使用後点検】
外観点検	□機器に破損がないか	□各種ランプが点灯するか	□汚れが拭き取られているか
動作点検	□オートプライミングできるか	□血液処理が行えるか	□主電源が切れるか
機能点検	□バッテリー駆動するか	□各種ボタンが機能するか	□バッテリー充電されるか

機器の安全性に関する保守点検のみならず，機器を介した感染対策にも配慮を行う必要がある。とくに自己血回収装置は血液を扱う機器であるとともに，使用用途によっては手術室や病棟を機器が行き来するため，感染経路の一因とならないよう十分に注意したい。

自己血回収装置使用中におけるおもなトラブルと対処方法

自己血回収装置にトラブルが発生した場合，原因の特定や適切な対処を行いトラブルを改善する必要がある。日頃からトラブルへの対処方法を講じておくことは，トラブルの早期解決に伴う安全性の向上が期待されるだけでなく，機器の構造や仕組みを理解することにも繋がる。ここでは自己血回収装置の使用中におけるトラブル例をあげ，その対処方法について説明する。

補足

アスピレーションラインが床に落ちないよう術野で回路を鉗子などで固定する場合，固定方法によってはアスピレーションラインやヘパリン加生理食塩水ラインを挟み込んでしまうことがあるので注意する。

■トラブル事例

①吸引嘴管（しかん）を不潔にした，またはアスピレーションラインを床に落としてしまった。

【対処方法】

ただちに陰圧式吸引レギュレータの吸引停止とヘパリン加生理食塩水ラインの滴下停止を行い，新しいアスピレーションラインと吸引嘴管へ交換する。

吸引嘴管やアスピレーションラインが不潔となったら，すぐに陰圧式吸引レギュレータの吸引を停止させないと，汚染物質が回路内を経由してリザーバ内へ流入する危険性がある。この場合，血液を失血することになるため注意が必要である。さらに，ヘパリン加生理食塩水ラインの滴下停止を忘れると，吸引嘴管先端部からヘパリン加生理食塩水が手術野へと流れ出てしまうため，計算式から求める出血量に誤差が生じてしまうので注意する。また，不潔にしたラインを鉗子でクランプする際，それぞれのチューブ径が異なるため，鉗子を止める位置を誤ってしまうと両方のラインを確実に停止させることができないので，▶図26のようにするとよい。新しいアスピレーションラインへ交換する際は，不潔操作とならないよう十分に注意する。アスピレーションライン交換後は，使用開始時と同様にヘパリン加生理食塩水を適量流してから使用を再開する。

図26 鉗子でクランプする際の注意点

失敗例

チューブが縦並び

クランプ

ヘパリン加生理食塩水ライン

アスピレーションライン

閉鎖できていない

成功例

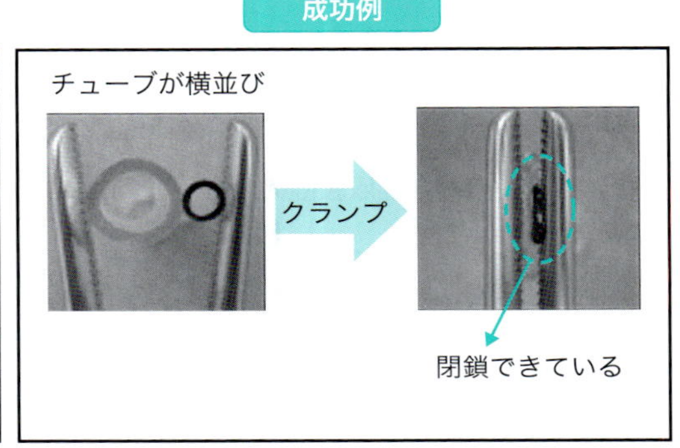

②手術野から吸引嘴管の吸引力低下の訴えがある。

【対処方法①】

アスピレーションラインの折れ曲がり，詰まりなどがないか確認する。

回路セッティング時にアスピレーションラインによじれがあると，使用中に回路が折れ曲がりやすくなる。そのため，十分によじれを取り除いてからリザーバへ接続する。アスピレーションラインは血液以外にも組織片・骨片などさまざまな物質が通過する。これらの物質は回路接続部などの回路内に段差が生じている箇所で引っかかりやすく，チューブ内腔の狭窄や閉塞を引き起こし吸引圧力の低下を招く（▶図27）。とくに骨片は組織自体が硬く，陰圧環境下においても形状が変形しにくいため詰りの原因となりやすい。

図27 回路接続部の段差

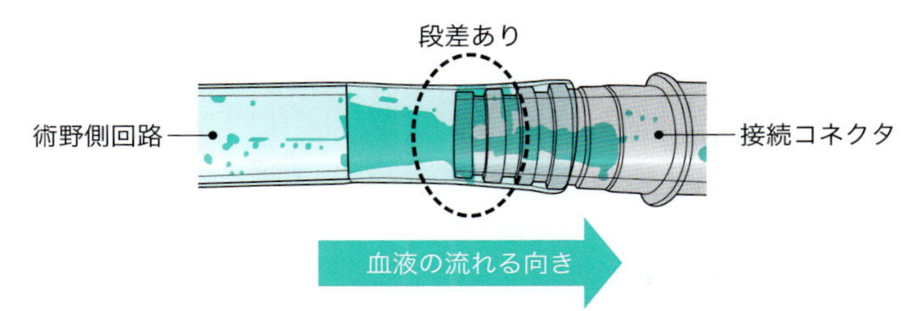

【対処方法②】

壁吸引ラインや陰圧吸引ラインの折れ曲がり，**バキュームフィルタ**[*15]の状態を確認する。

壁吸引ラインや陰圧吸引ラインに折れ曲がりなどが生じていると，吸引圧力は容易に低下する。自己血回収装置の機種によっては，陰圧吸引ラインにバキュームフィルタが備え付けられていることがある。バキュームフィルタを長期間使用し続けると，フィルタ内部の目詰まりを引き起こし，設定値よりも低い吸引圧力となっている可能性がある。そのため，定期的にバキュームフィルタの劣化がないか色合いで確認を行い，必要があれば交換する（▶図28）。

補足

壁吸引ラインは，機器のタイヤなどに踏まれていたりすることもあるので，柔らかすぎない材質のチューブを使用する。

用語 アラカルト

＊15 バキュームフィルタ
自己血回収装置に陰圧式吸引レギュレータが内蔵されている場合，機種によっては陰圧による機械内部への不純物の流入を防止する目的で設置される。

補足

手術室内の医療ガス配管設備から近い場所に機器を設置すると壁吸引ラインの長さが短くなるので，ライントラブルの軽減が期待できる。

図28 バキュームフィルタの劣化比較

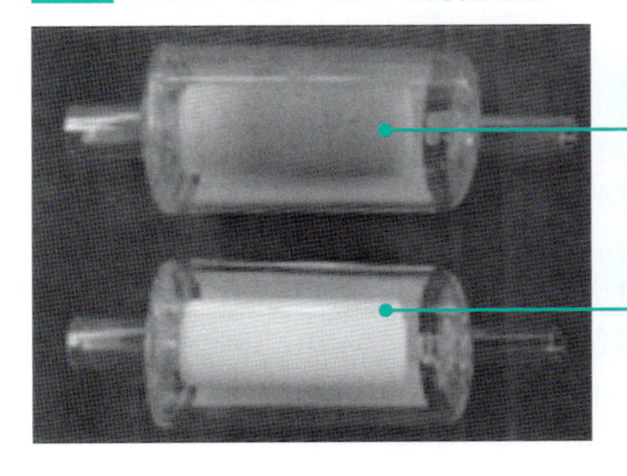

劣化したバキュームフィルタ
劣化すると少しずつ全体が茶色へ変色してくることが多い。

新しいバキュームフィルタ
新品時は白色。

【対処方法③】

吸引嘴管に詰りがないか確認する。

吸引嘴管の形状は，デルタフロー吸引管のように特徴的な構造，あるいはヤンカーサクションチューブのように細く長い形状などさまざまである（▶図29）。これらの吸引嘴管は，その特徴的な構造から組織片や骨片などが吸引嘴管内腔で詰まりやすく（▶図30），吸引圧力の低下を引き起こす。吸引嘴管は手術野で使用されるため，トラブル時には手術野側の医師や看護師へ吸引嘴管の詰りの確認・解除を依頼する必要がある。

図29 吸引嘴管の種類

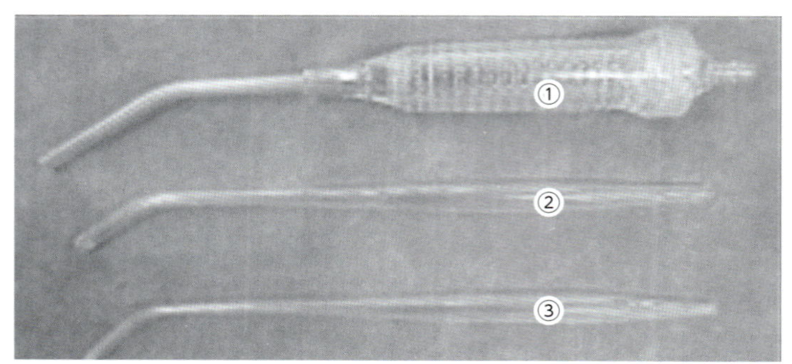

①デルタフロー吸引管
②ヤンカーサクションチューブ(太型)
③ヤンカーサクションチューブ(細型)

図30 デルタフロー吸引管の使用前と使用後

未使用の内部部品
側孔が無数に空いている。

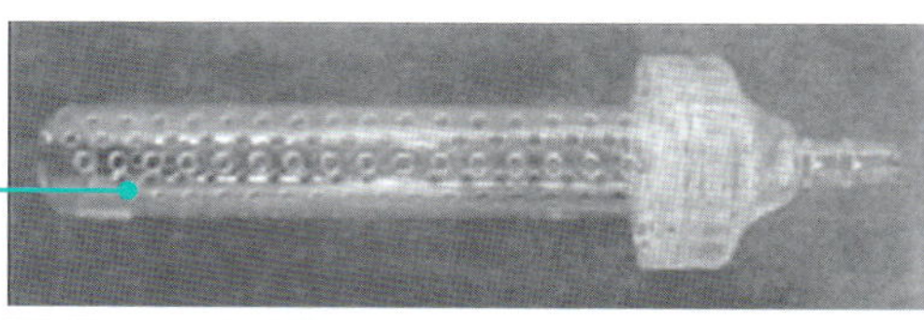

使用後の内部部品
側孔全体に組織片が詰まっている。

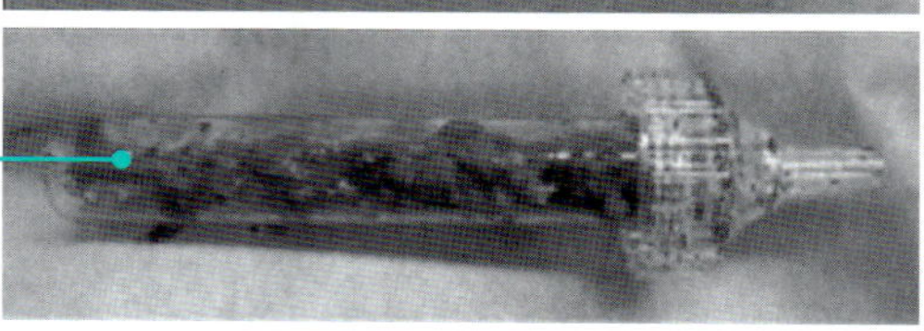

補足
陰圧式吸引レギュレータは，落下などの強い衝撃により故障(圧力計のゼロ点がズレるなど)しやすいので，取扱いに注意する。

【対処方法④】

陰圧式吸引レギュレータの設定および動作状況を確認する。

陰圧式吸引レギュレータの設定忘れや誤設定などが考えられるので，設定状況を再確認する。また，使用中に陰圧式吸引レギュレータが故障，あるいは動作不良を引き起こしている可能性も考えられるため，陰圧式吸引レギュレータの交換が行えるよう予備器を備えておきたい。とくに装置本体に陰圧式吸引レギュレータが内蔵されている機種は，陰圧吸引ラインの回路長が短いことが多い。そのため，故障，動作不良の際には医療ガス配管の吸引口まで届く吸引用チューブへ変更する必要がある。

吸引圧力の低下を認めたときに，陰圧式吸引レギュレータの設定値を推奨範囲以上の設定へ変更すると，一時的に吸引圧力の低下は改善する。しかし，根本的な原因の解決にならないだけでなく，溶血の助長にも繋がるため注意する。

③使用中に装置本体が正常に動作しなくなった。

補足
使用回路の不具合による動作不良が生じることもあるため，症例が終了するまでは，使用している回路の製造番号が確認できるものを保管する。

【対処方法①】

機器に表示されるエラーメッセージと発生状況の確認を行い，エラーメッセージに準じた対応を行う。

自己血回収装置は，使用中に機械的な不具合を検知すると動作上の問題点としてエラーメッセージを表示する。▶図31にOrthoPAT®のエラーメッセージ例をあげる。主要なエラーメッセージに関しては取扱説明書に記載してあるので，使用前に把握をしておきたい。しかし，エラーメッセージは1機種だけでも膨大な数が存在するため，複数機種となるとそのすべてを常に把握することは難しい。各機種によって発生しやすいエラーメッセージや抑えるべき重大なエラーがあるので，それらを記載した一覧表を作成すると確認しやすくなる。さらに，一覧表を機器に取り付けておくことで，より迅速にトラブルへの対応を行える。

使用中における装置本体の動作不良の原因は，使用状況によってさまざまな事象が考えられる。トラブルに至った経緯やその発生状況をよく確認することが，トラブルを早期解決へと導くポイントとなる。

図31 エラーメッセージ（例）

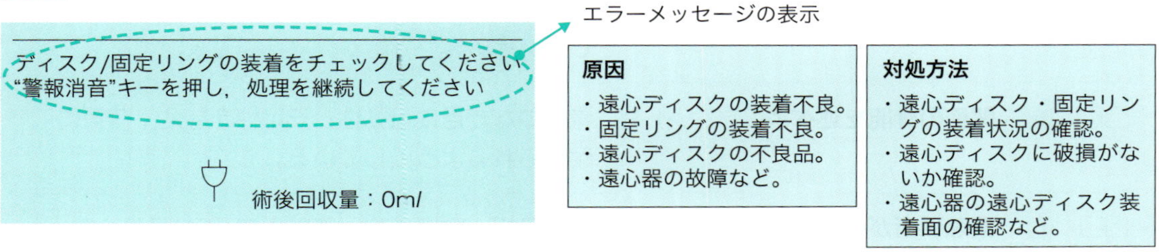

ディスク/固定リングの装着をチェックしてください
“警報消音”キーを押し，処理を継続してください
術後回収量：0ml

エラーメッセージの表示

原因
- 遠心ディスクの装着不良。
- 固定リングの装着不良。
- 遠心ディスクの不良品。
- 遠心器の故障など。

対処方法
- 遠心ディスク・固定リングの装着状況の確認。
- 遠心ディスクに破損がないか確認。
- 遠心器の遠心ディスク装着面の確認など。

（OrthoPAT®：HAEMONETICS®社）

【対処方法②】

機器の再起動，あるいは使用機器の交換を行う。

機器の基盤に関わる問題が生じると，画面のブラックアウトや操作ボタンが無効化するなど，臨床現場側の対応で復旧させることが難しいときがある。このような場合は，機器の再起動を行うことで問題点の根本的な解決には至らずとも，トラブルの一時的な改善が期待できる可能性がある。再起動を実施すると各種設定値や表示値が消えてしまうため，あらかじめこれらの数値を控えておく必要がある。また，自己血回収装置に内蔵されている陰圧式吸引レギュレータを使用している際は，電源の停止に伴い手術野からの吸引が停止してしまうことになるので注意したい。

使用機器の交換が有効と考えられることもある。しかし，使用している機器と交換する機器が異なる場合は，回路交換も必要となる。使用コストにも関わってくるので，事前に執刀医や麻酔科医へ，機器を変更する必要があるのかについて確認する。

まとめのチェック

□□	1 長管骨の構造を述べよ。	▶▶ 1	両端の部分が骨端，中心部の筒状の部分が骨幹，骨端と骨幹の移行部が骨幹端である。
□□	2 長管骨の長軸方向の成長が起きる部分はどこか述べよ。	▶▶ 2	小児期に存在する成長軟骨帯。
□□	3 骨の機能を3つ述べよ。	▶▶ 3	支持性，カルシウム代謝におけるカルシウムの備蓄，造血である。
□□	4 関節の構成要素を述べよ。	▶▶ 4	表面を関節軟骨が覆い，関節包が関節全体を包み込み，関節の安定性のため両側に靱帯が付着している。
□□	5 関節の機能を述べよ。	▶▶ 5	骨のつなぎ目に可動性と安定性を与え，荷重に耐えられるようにしている。
□□	6 緊急手術が必要な外傷を3つ述べよ。	▶▶ 6	開放骨折，動脈断裂，脊髄損傷（脊椎骨折，脱臼），関節脱臼のいずれか3つ。
□□	7 骨折手術の原則を述べよ。	▶▶ 7	整復と強固な内固定。
□□	8 通常の骨折プレートとロッキングプレートの違いを述べよ。	▶▶ 8	通常のプレートはプレートをスクリューで骨に押し付けることによって固定性を得るが，ロッキングプレートではスクリューで骨を支え，そのスクリューをプレートに固定することによってプレートの固定性を直に骨に伝えている。
□□	9 粉砕骨折に髄内釘（ずいないてい）を用いる場合，骨折部の短縮を防ぐ方法を述べよ。	▶▶ 9	髄内釘の上下に横止めスクリューを打ち，短縮を防いでいる。
□□	10 高度変形性膝関節症に対する手術法を述べよ。	▶▶ 10	人工膝関節置換術（TKA）を行う。
□□	11 基本的な人工膝関節の構造を述べよ。	▶▶ 11	摺動面（しゅうどうめん）が金属（大腿骨）とポリエチレン（脛骨のインサート）でつくられており，大腿骨コンポーネント（金属）は大腿骨関節面を表面置換し，脛骨コンポーネント（金属）は脛骨の表面を置換する。

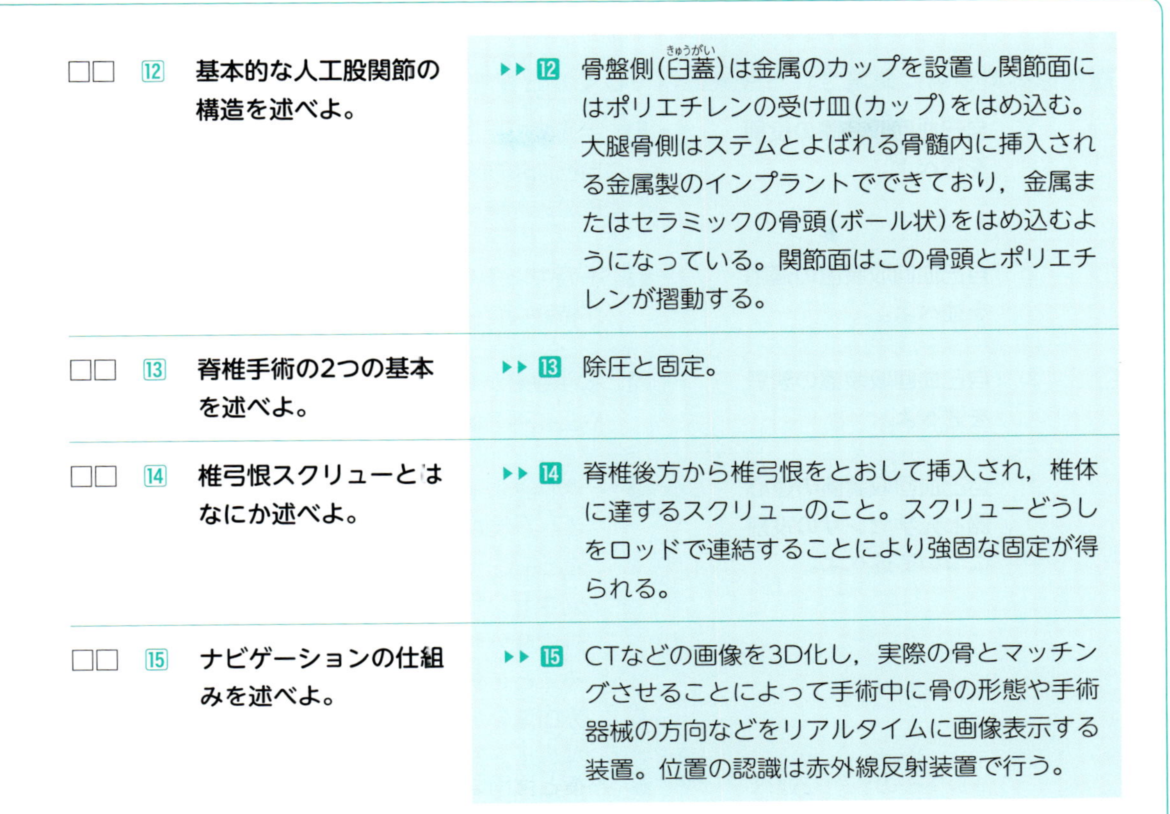

□□ ⑫ **基本的な人工股関節の構造を述べよ。**

▶▶ ⑫ 骨盤側(臼蓋)は金属のカップを設置し関節面にはポリエチレンの受け皿(カップ)をはめ込む。大腿骨側はステムとよばれる骨髄内に挿入される金属製のインプラントでできており，金属またはセラミックの骨頭(ボール状)をはめ込むようになっている。関節面はこの骨頭とポリエチレンが摺動する。

□□ ⑬ **脊椎手術の2つの基本を述べよ。**

▶▶ ⑬ 除圧と固定。

□□ ⑭ **椎弓根スクリューとはなにか述べよ。**

▶▶ ⑭ 脊椎後方から椎弓根をとおして挿入され，椎体に達するスクリューのこと。スクリューどうしをロッドで連結することにより強固な固定が得られる。

□□ ⑮ **ナビゲーションの仕組みを述べよ。**

▶▶ ⑮ CTなどの画像を3D化し，実際の骨とマッチングさせることによって手術中に骨の形態や手術器械の方向などをリアルタイムに画像表示する装置。位置の認識は赤外線反射装置で行う。

まとめのチェック

■整形外科手術に使用される医療機器のしくみと保守点検

		問題	解答
□□	1	自己血回収装置の役割を述べよ。	▶▶ 1 手術野で出血した血液を吸引回収し，速やかに自己血輸血を作成する。一般的に血液から赤血球のみを集める機能が使用される。
□□	2	自己血回収装置の適応を述べよ。	▶▶ 2 手術中に多くの出血が予想される症例，血液型が特殊な症例，予期せぬ多量出血時など。
□□	3	自己血回収装置の禁忌を述べよ。	▶▶ 3 悪性腫瘍がある症例，腸管系の外傷症例，羊水や止血剤の吸引など。
□□	4	自己血回収装置の遠心器と光学センサの役割について述べよ。	▶▶ 4 ・遠心器は，吸引回収された血液を遠心分離させることで赤血球を1箇所に集めて採取しやすくするとともに，赤血球と赤血球以外の成分に分別する。 ・光学センサは，集められた赤血球が赤血球以外の成分や洗浄生理食塩水に混じって漏出することを防止することと，生理食塩水による赤血球の洗浄や濃厚洗浄赤血球の回収を適切なタイミングで行う役割を担っている。 ・機種によって役割が若干異なる場合があるため使用する機器の特性を確認する。
□□	5	自己血回収装置の使用前に必要な準備物品（医療ガス配管の吸引を使用する場合）を述べよ。	▶▶ 5 生理食塩水1L×2袋，鉗子×2本，ヘパリンナトリウム10,000単位×3V，陰圧式吸引レギュレータ×1台，吸引用チューブ×1本，注射用シリンジ50 ml×1本，注射針18 G×1本，自己血回収装置×1台，自己血回収装置用回路×1式。施設によっては準備物品の内容が異なるので準備前に確認する。
□□	6	自己血回収装置使用時における吸引圧力の設定値を述べよ。	▶▶ 6 本文中のOrthoPAT®では−150 mmHg以下が推奨されている。使用する機種によって推奨値が異なるので注意する。概ね−100～−150 mmHgの範囲内であることが多い。
□□	7	OrthoPAT®で，回収血液から洗浄赤血球を作成するまでの血液処理工程を3つ述べよ。	▶▶ 7 ①濃縮工程：血液から赤血球と赤血球以外との成分に分ける工程。 ②洗浄工程：集めた赤血球を生理食塩水で洗浄する工程。 ③返血工程：できあがった濃厚洗浄赤血球を血液保存用バックに貯める工程。

□□ 8 手術中における出血量の計算式を述べよ。

▶▶ 8 出血量＝【リザーバ貯血量】＋【ディスプレイの回収量】－【ヘパリン加生理食塩水使用量】

□□ 9 自己血回収装置の回路から濃厚洗浄赤血球の保存バックを切り離す際の注意点を述べよ。

▶▶ 9 濃厚洗浄赤血球の保存バックに患者名，患者ID，作成容量などを明示する。血液製剤と同様の取扱いが必要となるため，各施設に準じた取扱い方法を順守する。

□□ 10 自己血回収装置を手術後に使用する場合の血液回収方法を述べよ。

▶▶ 10 創部に留置したドレーンチューブと自己血回収装置回路を接続することで，手術中と同様に創部からの出血を吸引回収することができる。

□□ 11 手術後における出血量の計算式を述べよ。

▶▶ 11
- 出血量(手術中から継続して手術後も使用する場合)＝【リザーバ貯血量】＋【ディスプレイの回収量】－【手術後に使用を開始した際のリザーバ貯血量】
- 出血量(手術後から使用する場合)＝【リザーバ貯血量】＋【ディスプレイの回収量】

□□ 12 自己血回収装置の保守点検の目的を述べよ。

▶▶ 12 自己血回収装置の正常な機能を保つために保守点検を行う。また，安全性を確認するために使用ごと，あるいは定期的に行うことが望ましい。

■自己血回収装置使用中におけるおもなトラブルと対処方法

□□ 1 使用中にアスピレーションラインを床に落としてしまった場合の対処方法を述べよ。

▶▶ 1 ただちにアスピレーションラインからの吸引とヘパリン加生理食塩水の滴下を停止させ，新しいアスピレーションラインと吸引嘴管へ交換する。

□□ 2 使用中に装置本体が正常に動作しなくなった場合の対処方法を述べよ。

▶▶ 2 ①機器に表示されるエラーメッセージと発生状況の確認を行い，エラーメッセージに準じた対応を行う。
②機器の再起動，あるいは使用機器の交換を行う。しかし，使用している機器と交換する機器が異なる場合は，回路交換も必要となる。使用コストにも関わってくるので，事前に医師へ機器を変更する必要があるのか確認する。

Chapter 4

その他の外科手術で使用されるおもな医療機器

01 麻酔器のしくみと取り扱いの注意点

加藤伸彦

\ POINT!! /

①**臨床工学技士**：その職務を実施する必要上，全身麻酔の理解は必須事項である。
- **全身麻酔の3要素**：鎮静，鎮痛，筋弛緩
- **全身麻酔の4要素**：鎮静，鎮痛，筋弛緩，有害反射の抑制

②**麻酔薬**：外科手術のときや痛みを伴う検査のときなどに，痛みの感覚を一時的に除去するもので，局所麻酔と全身麻酔がある。

③**表面麻酔**：麻酔薬を皮膚や粘膜の表面に塗布して，狭い範囲の粘膜や皮膚・皮下組織の局所麻酔状態を得て鎮痛を図ったり，小手術を施行したりする麻酔法をいう。

④**パルスオキシメータ**：動脈血酸素飽和度のモニタリングとして重要である。

⑤**カプノメータ**：麻酔中のモニタとして役立つのは，食道挿管，呼吸回路のはずれ，気管支喘息発作である。

麻酔器のしくみと原理

麻酔器は，手術中における患者の生命維持および麻酔レベルの維持に関与する医療機器である。この機器は，酸素投与を基本に，亜酸化窒素，治療用空気が流量計を通し，さらに気化器を組み込むことで揮発性麻酔薬であるセボフルラン，イソフルランなどが患者呼吸回路を介して正確な濃度を患者の肺に供給することを目的とした医療機器である（▶図1）。

図1 麻酔システムと主用各部

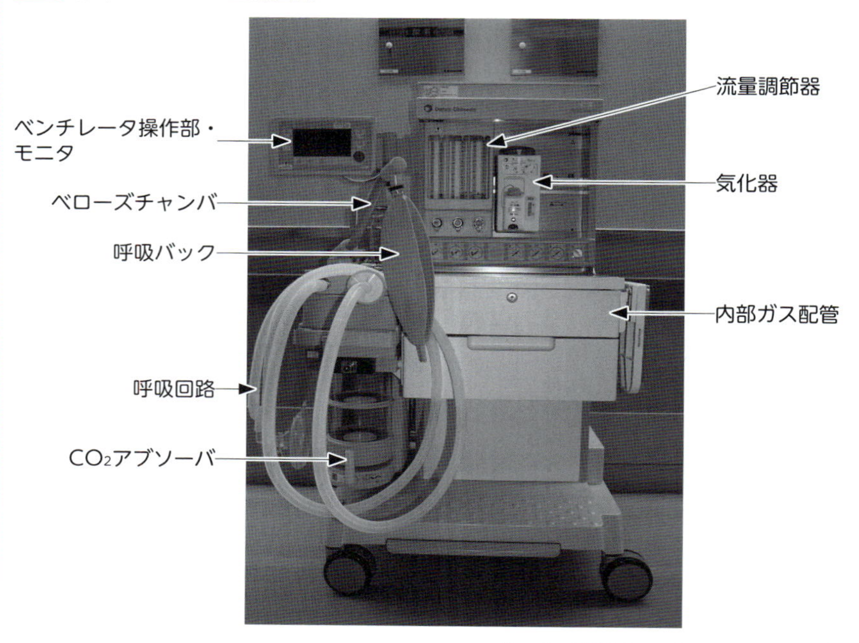

(Aestiva 7900 Pro：GEヘルスケアジャパン)

麻酔システムには，ヒューマンエラーが直接患者に障害を及ぼさないような安全装置が組み込まれ，安全性の高い医療機器になっている（▶表1）。

表1 麻酔器の安全機構

①フールプルーフ	ピン方式迅速継手，ピンインデックスセーフティシステム，気化器選択装置，シュレーダ方式迅速継手
②フェイルセーフ	ガス遮断装置，低濃度酸素防止装置
③警報装置	供給圧警報装置，気道内圧警報装置，酸素濃度低下警報装置
④モニタ	酸素濃度計，各種圧力計
⑤人間工学的設計	カラーコード，流量計ノブの形状および位置，他のノブとの関連，流量計ノブと流量計との関係

人工呼吸器としての機能を兼ね備えていることから，静脈麻酔，脊椎麻酔および硬膜外麻酔の補助，救急蘇生用としても使用することができる。

構成と機能

麻酔器の基本構造は，麻酔回路と患者呼吸回路である（▶図2）。さらに，これらを支える軀体構造があり，それぞれ以下のような構造と機能を有している。

図2 麻酔器の基本的な構成

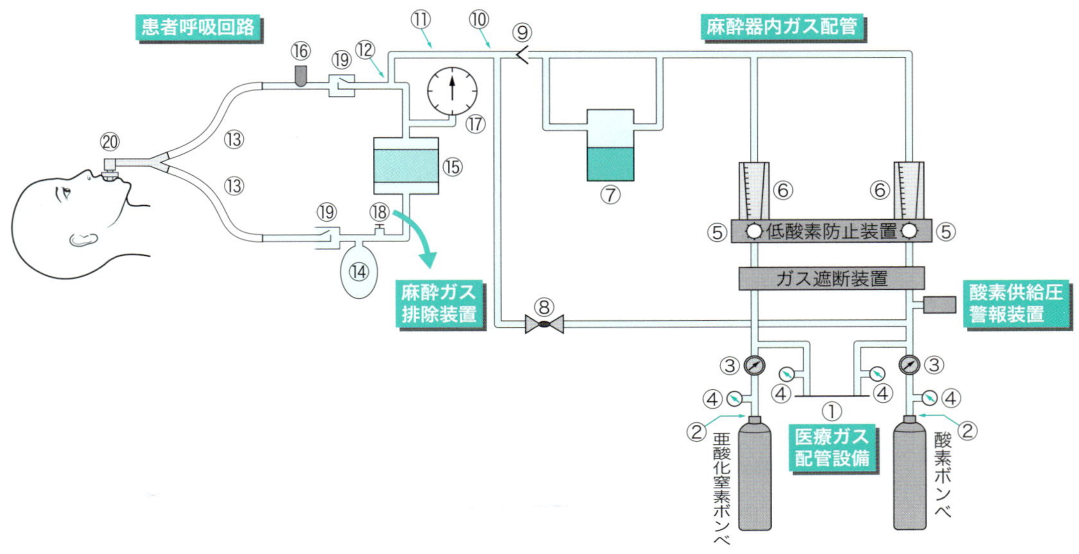

麻酔器内ガス配管：①ホース連結部　②容器連結部　③圧力調整期　④圧力計　⑤流量調節器　⑥流量計　⑦気化器　⑧酸素フラッシュ　⑨逆止弁　⑩ガス共通流出口

患者呼吸回路：⑪新鮮ガス供給管　⑫新鮮ガス入口　⑬呼吸管　⑭呼吸バック　⑮二酸化炭素吸収装置　⑯酸素濃度計　⑰回路内圧計　⑱APL弁　⑲吸気弁・呼気弁　⑳Yピース

（日本生体医工学会ME技術教育委員会：MEの知識と安全管理，南江堂，2014.）

｜麻酔器回路｜

■医療ガス連結部分

麻酔器に用いられるガスは医療ガス配管設備もしくは高圧ガスボンベから供給される。

■医療ガス配管設備との連結

医療ガスアセンブリの一方の端についているピン方式迅速継手，あるいはシュレーダ方式迅速継手により誤接続を防止している。

■高圧ガス容器との連結

（社）日本麻酔学会のガイドラインでは酸素ボンベの取り付けが要求されており，このため麻酔器には非常用の高圧ガス小型容器連結部がある。間違ったボンベが連結部に付けられないように，**ピンインデックスセーフティシステム**が組み込まれている。

補足

●ピンインデックスセーフティシステム
異なる圧力または異なる用途のあいだでの誤接続を防止するために，ガス特定コネクタが使用されている。

■圧力計

医療ガス配管設備およびボンベからの医療供給圧を持続的に測定する。

■圧力調整器

流量計に安定した圧力のガスをもたらすものである。ボンベから出たガスの圧力を医療ガス配管設備のガス圧程度に調整する1次圧力調整器および1次圧力調整器をとおった後のガス圧をさらに低下させて，流量計部分にくるガスを安定した圧にする2次圧力調整器で構成されている。

■逆止弁（一方向弁）

医療ガス配管設備およびボンベからのガス供給が互いに逆流しないようにするために，すべての麻酔器に組み込まれている。

■ガス遮断装置

酸素の供給失調が発生した場合に亜酸化窒素の供給をそのまま続けることは，低酸素混合ガスを患者の肺に送り込むことになり危険である。そのため，両ガスをガス遮断装置で結ぶことにより，酸素供給圧が一定以下になると亜酸化窒素の供給が遮断される，という安全装置のことである。

■酸素供給圧警報装置

ガス遮断装置が作動したときに警報を発する装置である。

■流量調節器

流量調節部分と流量計からなる。酸素流量計の調整ノブの形状は▶図3のように定められており，ほかの医療ガスの流量計調節ノブと区別することにより，誤操作による酸素欠乏事故を防止している。

図3 酸素流量計調節ノブの形状

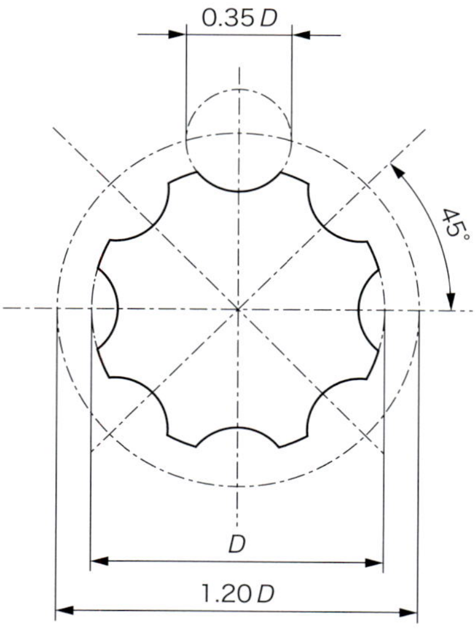

（日本生体医工学会ME技術教育委員会：MEの知識と安全管理，南江堂，2014.）

■低酸素防止装置

流量計部分で酸素と亜酸化窒素を連動させて，亜酸化窒素のみを流すことができないようにする安全装置のことである。

■酸素フラッシュ

２次圧力調整器をとおさない酸素を大量に患者呼吸回路に送り込む装置であり，JISでは毎分35〜75 lと規定されている。

■ガス共通流出口

流量計と気化器を通過した麻酔ガスと酸素の混合ガスおよび酸素フラッシュ弁を作動した場合の酸素が，患者呼吸回路に向けて出ていく出口のことである。

■気化器

現在，一般的に使用されている気化器は回路外気化器で，流量計の下流で麻酔回路に組み込まれる。新鮮ガスの一部が気化器内の揮発性麻酔薬と接触し，設定された濃度の揮発性麻酔薬を正確に患者吸気内に送り込む。気化器内では流量計からのガスが2つの流れに分けられ，一方は気化室に入り揮発性麻酔薬と接し飽和され，他方はバイパス路をとおり，両者は気化器から出てくる。このとき，揮発性麻酔薬は設定された濃度になる(▶図４)。

気化器の安全装置として，気化器転倒時スピル防止機構と誤薬剤注入防止機構がある。

図4 単純化した気化器の構造

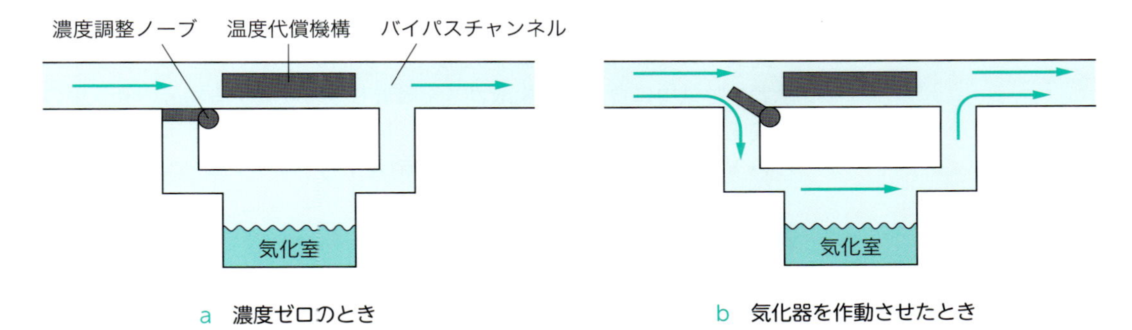

a　濃度ゼロのとき　　b　気化器を作動させたとき

①麻酔ガスは気化器をとおらずバイパスチャンネルを通過し，そのまま麻酔回路に流れる。
②麻酔ガスはバイパスチャンネルと気化室チャンネルに分流し，後者は揮発性麻酔薬で飽和され，その後前者と合流し麻酔回路に流れる。分流量の割合は設定濃度と気化器の温度により適切に調整される。

〔(財)医療機器センター 編：全訂版医療ガス保安管理ハンドブック，ぎょうせい，2007.〕

| 麻酔用人工呼吸器 |

一般の人工呼吸器は非再呼吸式であるが，麻酔用人工呼吸器は患者回路の特性上，部分再呼吸式になっている。近年のものは吸気中に新鮮ガスを遮断する機構が組み込まれており，正確な換気量が得られるようになっている。

各メーカーによって構造が異なることから，使用機種の十分な理解が必要である。

■患者呼吸回路

循環式呼吸回路（▶図5）を用いると，閉鎖式回路と非閉鎖式回路のどちらでも麻酔が可能となる。前者では患者の呼気が完全に再呼吸され，後者では患者の呼気に新鮮ガスが混合される。両者とも二酸化炭素の再吸収が起こるので，二酸化炭素吸収装置が必要となる。また，ガスの流れを一方向にするために吸気弁，呼気弁が必要である。

図5 典型的な循環式呼吸回路

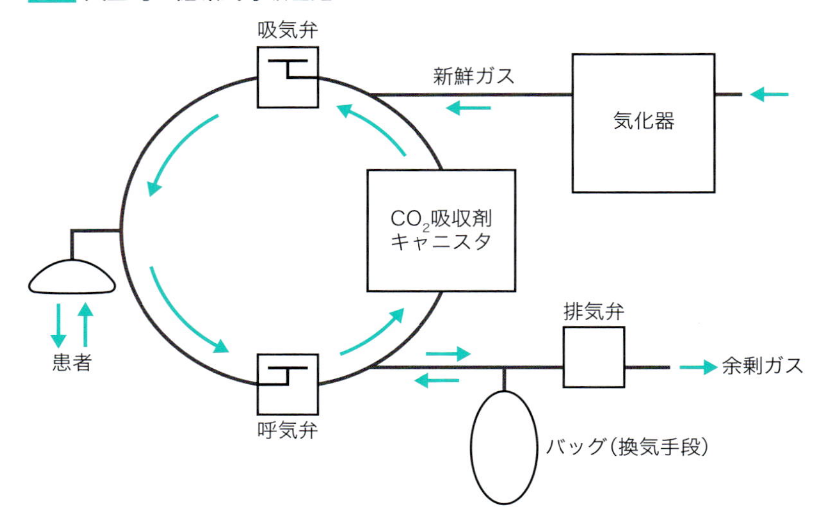

■二酸化炭素吸収装置

炭酸ガス吸着剤を麻酔器呼吸回路内の炭酸ガス吸収装置内に充填するもので，患者の呼気中に含まれる炭酸ガスを吸着し，再呼吸する場合の吸気中の炭酸ガス濃度を低く保つためのものである。炭酸ガス吸着剤にはエチルバイオレットというpH指示薬が加えられており，消耗すると紫色に変色する。

■余剰ガス排除装置

麻酔ガスを野外に導き排気するか，分解装置に導き有害性のないものに変える装置である。揮発性麻酔薬は吸着剤で，亜酸化窒素は分解装置による処理が可能であるが，経済的理由で実施している施設はほとんどなく，大気に放出する方法が一般的である。

取り扱いの注意点（麻酔関連業務の実際）

麻酔器は麻酔のみならず人工呼吸にも用いられるため，その取り扱いを誤ると致命的な障害を患者に与えることになる。麻酔器で起こりうる危険性を防ぐもっとも有効な方法は，麻酔器を正しく操作すると同時に，保守点検を通じ麻酔器を最高の状態にすることである。

始業点検

始業点検は，患者入室前に回路リークテストなどを行う。点検項目は，（社）日本麻酔学会による「麻酔器の始業点検」をもとに実施することが望ましい。

各点検項目の要点は以下のとおりである。

■補助ボンベ容量

補助ボンベの残量を確認し必要に応じて交換する。

■流量計

流量計の動作，安定性確認(ノブおよびフロート)。プロポーショニングシステムの動作確認(酸素：亜酸化窒素=1：3)。

■補助ボンベによる酸素供給圧低下時の亜酸化窒素遮断機構およびアラーム

流量計のノブを開けたままホースアセンブリを接続すると流量計が壊れる可能性があるため，点検終了後は，ボンベの元栓を閉じ，圧がゼロになっていることを確認する。

■医療ガス配管設備による供給

中央配管からの供給圧を確認し，酸素供給圧がほかのものより高くなっていることを確認する。さらに，ガス供給の安定性をフロートの動きで確認する。

なお，供給ガス圧は，酸素4±0.5 kgf/cm^2，亜酸化窒素，圧縮空気は酸素より0.3 kgf/cm^2 低い値である。

■気化器

内容量の確認，注入栓が閉まっていること，酸素OFFの状態で匂いのないことを確認，インターロック機構の確認，最後に気化器ダイアル0を確認する。

■酸素濃度計

21 %校正後，酸素フラッシュして濃度が上昇することを確認する。

■二酸化炭素吸収装置

吸収剤の色，量を確認する。水抜き装置(ドレイン排出口)が閉まっていることを確認する。

■麻酔器内配管のリークテストおよび酸素フラッシュ機能

リークテストは，陰圧リークチェックデバイス，蛇管を準備し機種に応じた手順で確認をする。

■患者回路のガス流

テスト肺をつけて換気状態を点検する。

■人工呼吸器アラーム

人工呼吸器モードにし，低圧および高圧アラームが作動するか確認する。

■余剰麻酔ガス排除装置

回路の接続および吸引量を確認する。

■フローセンサ

校正後動作を確認する。

ラウンド点検

以下を中心に点検する。

■電源確保

■医療ガス配管の確実な接続

■緊急セットの常備

■余剰麻酔ガス排出装置

定期点検

麻酔器は生命維持装置であり，装置のトラブルがそのまま生命に重篤な影響をもたらす。したがって，麻酔器の性能と安全性を維持するためにメーカーが定めた時期に定期点検を行う必要がある。この点検は専門的な点検や消耗部品の交換が必要なためメーカーに依頼する場合が多い。この場合，装置の特殊性もあり点検費用は高額になることが多い。そのため，費用を考慮した保守計画を立て，必要な予算を計上することも保守管理業務の1つであるといえる。

●文献

1) 黒澤美緒: 臨床工学技士に期待される麻酔器保守管理. クリニカルエンジニアリング, 19(3): 277-284, 2008.
2) (財)医療機器センター 編: 全改版医療ガス保安管理ハンドブック, ぎょうせい, 2007.
3) 岩崎　寛 編: 麻酔科診療プラクティス19麻酔器・麻酔回路, 文光堂, 2006.
4) 釘宮豊城: 麻酔器の構造. クリニカルエンジニアリング, 19(3): 255-261, 2008.
5) (社)日本医療機器学会 編: MDIC標準テキスト臨床工学第5版, 86-91, 2014.
6) 吉中平次: 手術部における医療機器保守管理の特殊性と関連法規. クリニカルエンジニアリング, 20(2): 91-95, 2009.
7) (一社)日本生体医工学会ME技術教育委員会: MEの基礎知識と安全管理, 331-337, 2014.

まとめのチェック

□□ 1	全身麻酔の分類を述べよ。	▶▶ 1 全身麻酔は大別して，吸入麻酔と静脈麻酔がある。
□□ 2	麻酔ガスについて述べよ。	▶▶ 2 麻酔ガスは通常「酸素+亜酸化窒素(笑気)+揮発性麻酔薬」の混合ガスである。最近では亜酸化窒素を使用せず空気を使用する場合も増えている。
□□ 3	麻酔器の基本構造について述べよ。	▶▶ 3 麻酔器の基本構造は麻酔回路と患者呼吸回路である。
□□ 4	麻酔器に用いられるガスの供給方法について述べよ。	▶▶ 4 麻酔器に用いられるガスは医療配管設備もしくは高圧ガスボンベから供給される。
□□ 5	気化器の安全装置について述べよ。	▶▶ 5 気化器転倒時スピル機構や誤薬剤注入防止機構などがある。
□□ 6	麻酔用人工呼吸器について述べよ。	▶▶ 6 麻酔用人工呼吸器は患者回路の特性上，部分再呼吸式になっている。
□□ 7	二酸化炭素吸収装置について述べよ。	▶▶ 7 患者の呼気中に含まれる炭酸ガスを吸着し，再呼吸する場合の吸気中の炭酸ガス濃度を低く保つためのものである。
□□ 8	医療配管設備による供給ガス圧について述べよ。	▶▶ 8 供給ガス圧は，酸素4±0.5 kgf/cm^2，亜酸化窒素，圧縮空気は酸素より0.3 kgf/cm^{2}低い値である。

02 電気メスのしくみと取り扱いの注意点

久保　仁

＼POINT!!／

歴史

1920年代に脳外科医Harvey Cushing（ハービー クッシング），電気工学者W.T.Bovie（ボヴィー）の両者により開発された。

ボビー

電気メスの俗称，開発者の1人である電気工学者W.T.Bovieの名前から付けられた。

高周波の発振

スパーク・ギャップ，真空管，トランジスタなどの3つの方式がある。

周波数

300 kHz～5 MHz，周波数により電気メスの用途が変わる。

構成

電気メス（GENERATOR）本体，モノポーラハンドピース，対極板からなる閉回路である。

生体作用

水蒸気爆発，乾燥，タンパク変性。

整流作用

交流を直流に変えること。電気メス使用時，火花のもつ整流作用で出力の一部が直流（低周波）になる。

電気メスとは

電気メスは，外科手術において高周波電流の熱作用により生体組織を切るというだけでなく，出血のコントロール（凝固・止血）を行うためのデバイスとして現代の手術医療にはなくてはならないME機器である。電気メスは，本体（GENERATOR）とアクティブ電極および対極板の3つで構成される比較的単純な構造の装置で，廉価なME機器であり，さらに，さほど経験がなくても簡単に使用することができるため，手術室はもちろんのこと救急外来やICU/CCUなどでの処置にも使用されている。しかし，簡単に使用できる電気メスも，その特性（高周波の人体への作用など）を理解していないと重大な医療事故につながることがあるので，実際の使用にあたっては十分な注意が必要である。

電気メスの構成

■電気メス本体

本体（GENERATOR）は特殊な発電機であり，高周波発振装置でつくられた高周波電流（**300 kHz～5 MHz**）を出力する。

■アクティブ電極

電気メス本体で出力された高周波電流をメス先に収束させ，**アーク放電により発生したジュール熱**によって組織の切開や凝固を行う。切開・凝固それぞれのスイッチのついたハンドピースが一般的であり，最近はほとんどがディスポーザブルになっている。

■対極板

アクティブ電極から出力された高周波電流を回収するためのものである。

基本的にアクティブ電極と同じ量の高周波電流が流れるため，本来であればメス先と同じ作用となるが，回収する面積が広いため拡散されて安全に回収され本体に戻される。

また，対極板は高周波電流を回収するだけでなく，対極板で発生した熱を拡散させる働きもあるため貼付部位は限定される。

補足

①**貼付部位のポイント**

- **凹凸の少ない平面で筋肉量の多い体幹の上部。**
- 使用部位から心臓（とくに心刺激伝導経路）をとおらない一番近い部位。

※術式によっては体幹の下部になることもあるが，基本は脂肪組織の少ない平面で剥がれ難く，薬液の浸入し難い部位（臀部，大腿下部など）を選択する。腰部は貼りやすいが骨格の造りや体形から剥がれやすいこともあるので注意が必要である。

②**対極板の向き**

- 対極板は高周波電流を面で受ける（回収する）ため，縦横の貼る方向も考えること。

③**小児用対極板**

- 電気メスの原理から，高周波電流を回収するという意味で対極板の役割は変わらない。したがって，同じ大きさの組織に使用する場合には成人でも小児でも同等の高周波電流が必要であり，小児用の対極板を使用することにより安全性は低くなる。しかし，現実的に小児・新生児では通常の面積の対極板を貼ることができないため小児用の対極板は存在する。**対極板の面積は流れるエネルギーの大きさによって決定される**ため，対極板の面積が小さくなった分の安全を考慮すると，アクティブ電極から出力する高周波電流を小さくする必要がある。

切開と凝固（▶図1）

図1 電気メスの出力波形

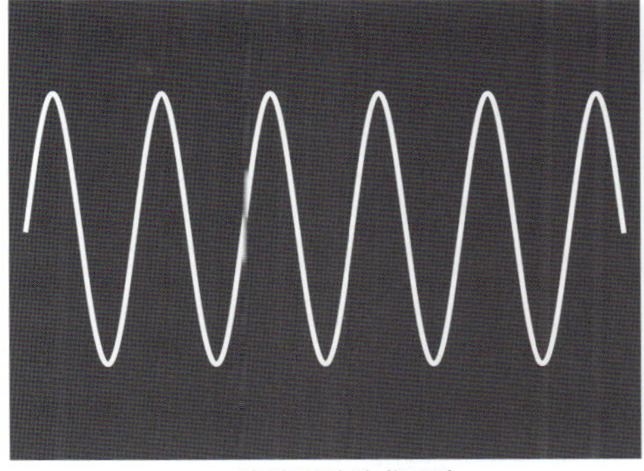

a 連続正弦波（切開）

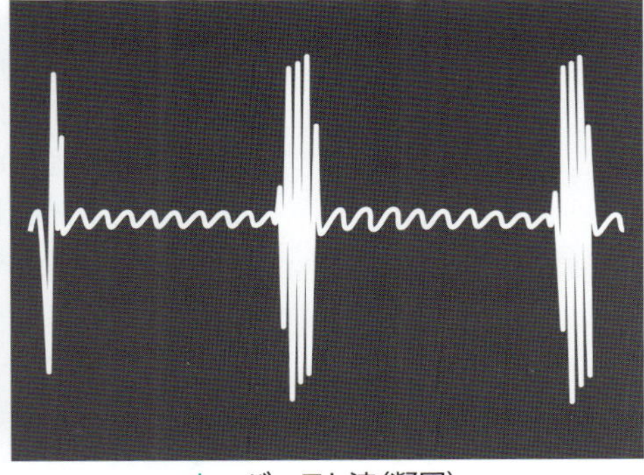

b バースト波（凝固）

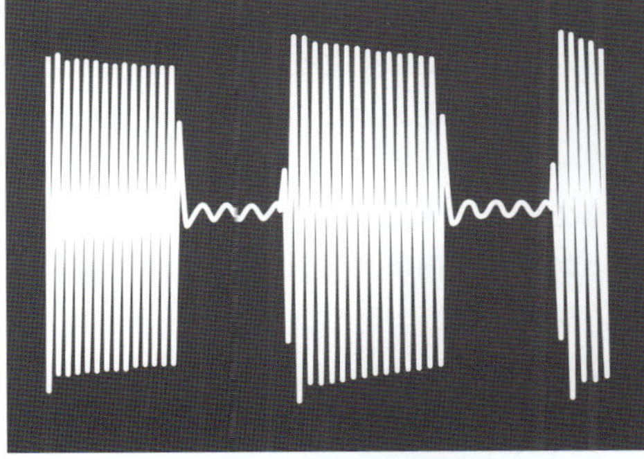

c バースト波（混合切開）

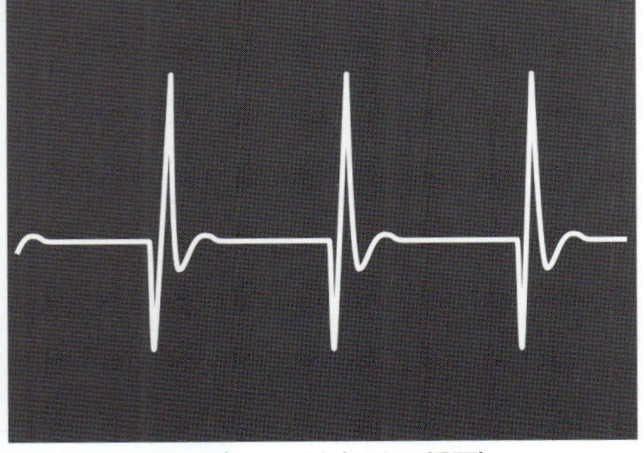

d バースト波（Splay凝固）

■切開

高周波電流を連続的に流し（連続正弦波），アクティブ電極に大きなエネルギーを集中させ，発生したジュール熱により生体組織を瞬間的に加熱，細胞内の水分を気化（爆発）させることにより組織が一瞬にして弾け飛び，切れているように見える。

①純粋(Pure)切開 ➡ 高周波電流を連続正弦波で出力し純粋に切るためのモードで，出力は高いが止血作用はない。

②混合(Blend)切開 ➡ 切開と凝固の両方の特性をもつ高周波電流の波形が使用され，切開と同時に凝固も行われる。切開と凝固それぞれの成分波形の比率を変えることにより切開優位，凝固優位の切り替えが可能な機種もある。

■凝固

高周波電流を断続的に流すこと(バースト波)でアクティブ電極には中程度のエネルギーを集中させ，ジュール熱を低く抑えつつ生体組織の温度が高くなり過ぎないようにすることで細胞内の水分を乾燥させ，生体組織をタンパク変性させる。また，高周波電流のピーク電圧を高くすることでアーク放電を多く発生させ，組織を炭化させ凝固させる。

①乾固(Desiccation) ➡ 通常の凝固。バースト波の最大ピーク電圧を4,000 Vと比較的低い電圧で出力するため，ピンポイントで凝固を行うことができる。

②スパーク放電(Fulguration) ➡ バースト波の最大ピーク電圧を上げ，スパークを発生させることにより比較的広範囲の組織を凝固させるが，デリケートな組織や狭い部位での凝固には適さない。

③スプレー(Splay) ➡ バースト波の出力時間を短くし，ピーク電圧を高くする(最大10,000 V)ことにより雷のようなスパークを発生させ，スパーク放電より広範囲に浅い凝固を行うことができる。

④ソフト凝固(Soft Coag) ➡ 高周波電流の出力波形は，通常の凝固とは異なり切開と同じような連続正弦波となる。凝固が進み組織抵抗が上がっても電圧を変動させないため，代わりに電流が増加し，生体組織が乾燥し，抵抗が上がるに従って出力は低下する。電圧が高くならないためスパーク放電が起こらずジュール熱だけが上昇するので，炭化しないゆっくりとした優しい凝固を行うことができる。ただし，他の凝固モードよりも電流値がとても高くなるため，使用にあたっては切開と同様の注意が必要となる。

| モノポーラ(単極)とバイポーラ(双極) |

電気メス本体から出力された高周波電流は，メス先電極から生体をとおり対極板にて回収される閉回路となるが，この1本のメス先電極(単極)だけで作用するデバイスをモノポーラ(単極)という。一方，バイポーラ(双極)も基本はモノポーラと同じ閉回路である。先端がピンセット状になっており，この2極がそれぞれメス先電極，対極板と同等の役割をするが，2極ともに接触面積が小さいため双方がメス先電極と同じ作用となり，メス先電極が2つあるという意味でバイポーラ(双極)と呼ばれる。

補足

●ピンセット型の利点

目的の組織を挟み込んで通電するため，高周波電流はピンセットの先端部のみに流れ，近くにある神経やインプラント，ペースメーカなどに影響を与えることが少ない。

高周波電流

電気メスに高周波電流を使用する理由として人体の電撃反応があげられる。人体は一般商用電流(50/60 Hz)の低周波領域における電流閾(しきい)値が最も低いとされ，1 kHzをこえる電流では周波数の上昇に比例して電流閾値も上昇していくため，高周波電流なら感電することなく安全に高エネルギーを使用できる。

補足

●表皮効果

電流は導体を流れるとき，その周波数が高ければ高いほど表面に電流が集中する。この現象を表皮効果という。

また，電気メスで使用する高周波電流は，周波数が高くなればなるほど表皮効果により組織に対する熱侵襲の到達深度が浅くなる。一般の電気メスでは切開・凝固の能力が低下してしまうことになるが，この現象は周辺組織への影響を限りなく少なくしたい微細な手術を行っている形成外科，耳鼻咽喉科，脳神経外科領域では非常に役に立っている。

電気メスのトラブル

電気メスは，本体が正常に作動していても使い方を誤ると他のME機器へ干渉したり熱傷などの事故が起きることがある。出力される高周波の特性をよく理解して使用することが必要である。

| 感電と手袋の穴 |

電気メスは高周波を使用するため基本的に感電することはないと考えられる。しかし，実際の手術において，鉗子などで生体組織を挟みピンポイントで止血しようと手に持った鉗子にメス先電極を接触させると感電することがある。これは，2つの金属の間で火花（スパーク）が発生するときに火花のもつ**整流作用**（▶図2）**によって直流電圧（低周波）が生じる**ためである。これは電気メスの使い方の問題で，出力した状態でアクティブ電極を鉗子に接触させると火花が発生するが，アクティブ電極を接触させてから出力することで火花は発生しにくくなり，感電は起こらない。

同じような条件でスプレー凝固を使用したときに，術者または助手の手袋に放電し穴が開くことがある。手術用手袋は絶縁物だがその性状は極めて薄く，ピーク電圧の高いスプレー凝固を使用する際に，電流がとおりやすい条件が整えば生体組織よりも手術用手袋へ向かって放電が起きる。その結果，手術用手袋には小さな穴が開き術者の手には火傷が生じる。ピーク電圧の高い凝固モードではこのような高周波分流が起きやすく，例え絶縁物であってもアクティブ電極よりも対極板に戻る高周波の抵抗値が低ければ在らぬ所での放電，熱傷が生じる危険性は十二分に存在すると考えられる。

＼POINT!!／

- **アーク放電**：気体中で2つの電極間に電圧をかけ電流を流すと強い発熱と発光が起きる現象。
- **容量（静電）結合型対極板**：導電体材質の上部を誘電体によりコーティングしたもので，対極板と生体間がコンデンサの役割を果たし，電気メスの高周波電流だけを流すため接触抵抗は導電型よりも高くなる。
- **導電型対極板**：金属の導電体や導電ゲルを使用した一般的な対極板で，スプリット型は微小電流を流すことにより接触状態監視システム（接触不良モニタ）として使用される。
- **高周波設置型**：対極板回路のインピーダンスの増加が高周波分流による熱傷の原因となるため，高周波インピーダンスの低い対極板が望ましい。
- **高周波非接地型（フローティング型）**：高周波分流は発生しにくいとされるが，設置と本体間の浮遊静電容量により完全には防ぐことはできない。

図2 電撃事故

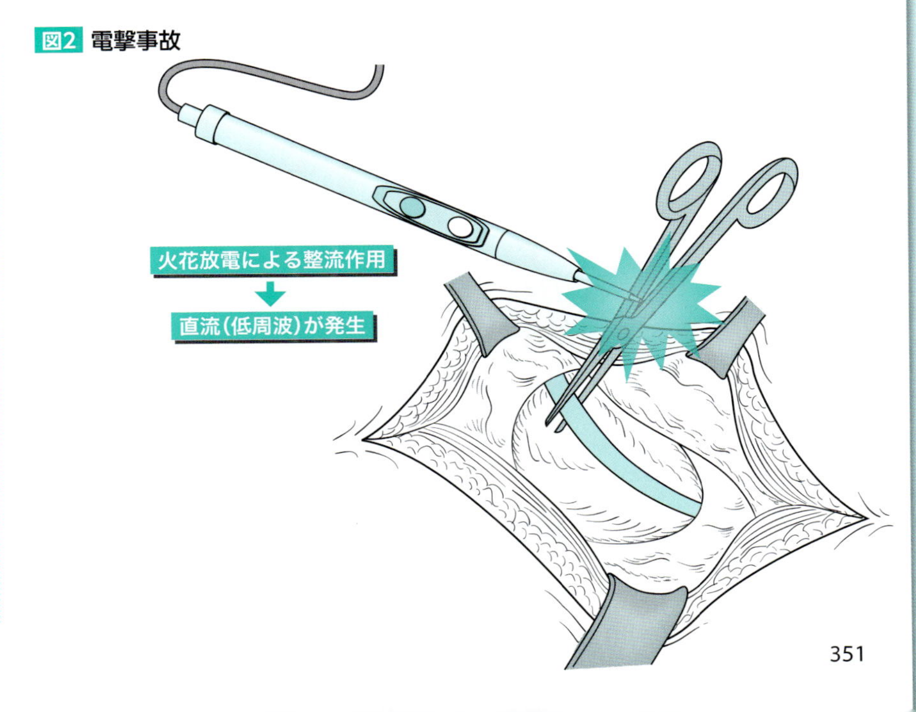

神経，筋肉への影響

前項でも述べているとおり，高周波電流は1 kHzをこえる電流では周波数の上昇に比例して電流閾値も上昇していくため感電することなく高エネルギーを使用することができる。しかし，電気メスを使用することでごくまれに不整脈を誘発したり，筋肉収縮が起こり手術に影響が生じる場合がある。そのような事象のときには，アクティブ電極から対極板への高周波電流の流れる方向が心臓の刺激伝導経（心軸）や筋肉の走行と重なっていたりすることが多く，対極板の貼付位置の変更および凝固モードを変更しピーク電圧を抑えることで対処できる場合が多い。これらの事象も火花放電によって生じる整流作用で発生した直流電圧の影響であると考えられる。

熱傷

■アクティブ電極

電気メスを使用しているとき，**メス先の温度は一時的に500 ℃をこえる**ことがあるため，無造作に患者の上に置くと火傷となるので注意が必要である。

■対極板

対極板の特徴を以下に示す。

①対極板には薄い金属板が使用されており，貼り方により金属部が体表に鋭角に接触すると電荷が集中し火傷となる恐れがある。

②対極板は高周波を面で受けるため（▶図3），腕などの細い表面に1周するように貼り付けると円周状に熱傷となる可能性がある。

③腸骨や仙骨などの骨の突出した部位に貼ると突出下部分に電荷が集中する可能性がある。

④対極板の剥がれや中央部に空気が入り込み貼付不良になった場合，また濃い体毛により対極板が浮いてしまうような状態では熱傷となる危険性が高い。

＼POINT!!／

- **負荷抵抗**：アクティブ電極と生体の接触インピーダンスが400Ω程度のため，通常300～500Ωの負荷抵抗となる。
- **高周波漏れ電流**：対極板から200Ωの無誘導抵抗器をとおし大地に流れる高周波漏れ電流は150mAをこえてはならない。
- **対極板の面積**：100～200 cm^{2}のものが使用される。
- **電撃防止**：メス先からの放電による電撃を防止するため，出力回路にはコンデンサが挿入されている。
- **クレストファクタ（波高率）**：クレストファクタが大きい（バースト波の間隔が広い）ほど凝固作用は強くなる。

図3 高周波電流の流れ

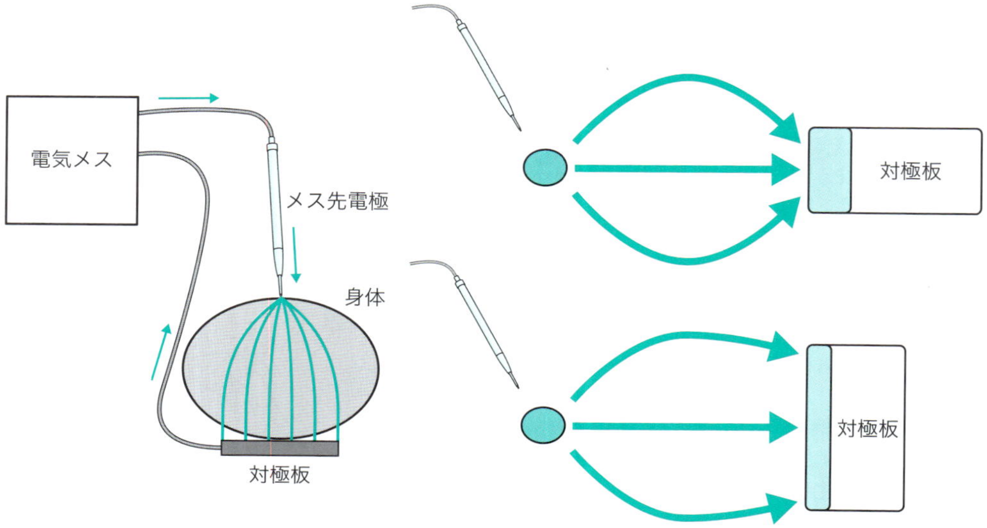

■高周波分流

患者の身体と身体の一部が接触している（踵（かかと），手指と体幹など）場合には，高周波分流により熱傷の危険が生じる。また，アクティブ電極のコードを鉗子に巻き付けたり，対極板コードを巻いた状態にしておいても高周波分流が起こる可能性が増大する（▶図4）。

内視鏡下で電気メスを使用する際，電気メスとして使用する操作鉗子の被覆が薄い部分が目的臓器以外と接触している場合には，高周波分量により内視鏡の視野外で熱傷を起こすことがある（▶図5）。内視鏡下での手術を行う際には凝固モードにも注意を払う必要があり，とくにピーク電圧の高いSplayモードなどはその性質上，高周波分流を引き起こす可能性が高いため，使用する場合には十分な注意が必要である。

図4 高周波分流の危険性

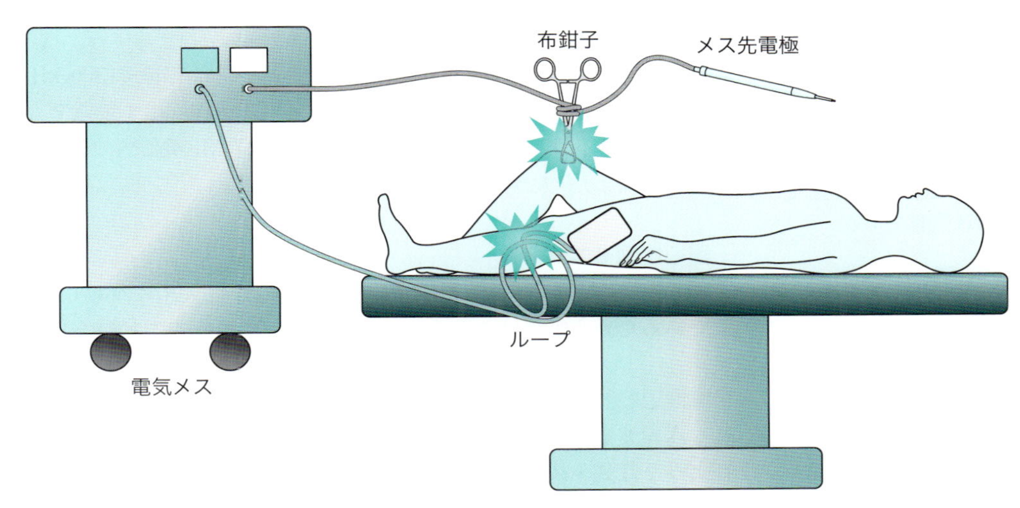

補足

①小児・新生児の手術で全身麻酔を行う場合，カフなし挿管チューブを使用するため患児の口腔付近の麻酔ガス濃度は高くなることが多い。そのため，口腔付近，頸部や気管支などで電気メスを使用する際には十分な注意が必要である。

②気管支鏡で電気メスを用いた処置を行うような場合には，電気メスを使用する前に気管支内を空気で換気し，大気中と同じ酸素濃度にする必要がある。例えば，酸素濃度が30 %であっても麻酔ガスの支燃性は危険なレベルから脱しない。

※可燃性のガスや液体のある環境下での電気メスの使用は原則禁止。

図5 熱傷の可能性

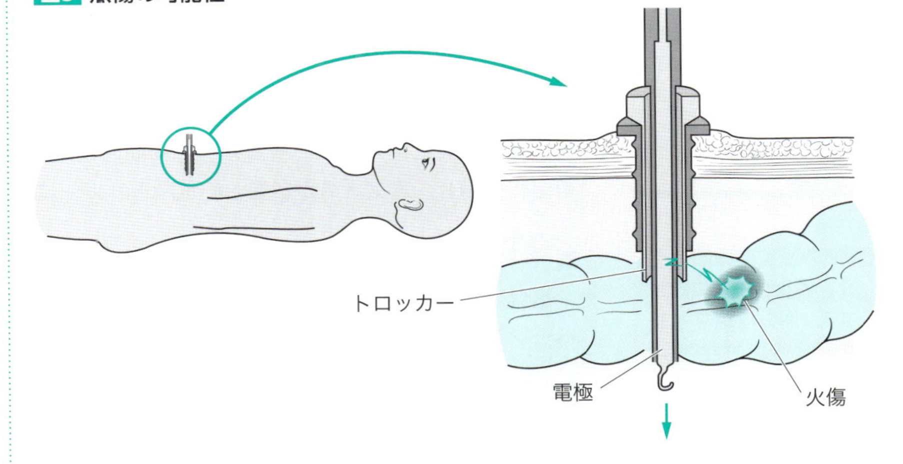

引火，爆発

■消毒用エタノール

術野の消毒に使用されるエタノールは揮発しやすく引火しやすい性質をもつ。消毒後，乾燥させないで電気メスを使用すると引火することがある。引火した際に発する炎は青白くて視認性が悪く，発見が遅れる可能性があり非常に危険である。

■腸内ガス

腸内ガスには水素，メタン，硫化水素などが含まれているため引火することがある。

■麻酔ガス（酸素，亜酸化窒素）

酸素や亜酸化窒素はそのものが燃えるわけではないが可燃性物質の燃焼を支える（助ける）性質をもち，麻酔ガスが高濃度である空間で火種ができると，近くにある可燃性物質が爆発的な勢いで燃焼することがあるので非常に危険である。

｜電磁障害｜

電気メスはGENERATOR（発電機）であり高周波電流（300 kHz～5 MHz）を出力し，手術室領域の中で最も大きなノイズを作り出す装置でもある。高周波分流によるトラブルは熱傷だけではなく，他のME機器への影響（エラーの発生，誤作動など）も大きい。

■心電図モニタ

心電図の電位が1 mV程度であるのに対し，電気メスの電圧は最低でも数十Vであるため心電図はこの電圧に消されてモニタすることができなくなる。

■周辺機器（熱メス，電動ドリルなど）

高周波電流は，周波数が高くなればなるほど電波的な要素が強くなる。このような電気メスの近くに治療用エネルギーデバイス，脳外科などで用いる電動ドリルを設置し，使用する場合には高周波分流の影響を受けてエラーの発生や，ドリルが勝手に回転する現象もみられるので注意が必要である。とくに高周波メスと名前がつけられた5 MHz前後の周波数の電気メスは影響を与えやすい。

■IABP（Intra Aortic Balloon Pumping）

心臓の手術に限らず，心機能が悪く補助的にIABPを使用している患者の手術を行う場合，電気メスが影響し心電図トリガーによる同期ができなくなる。

■ペースメーカ（PM）

電気メスの高周波ノイズを自発心電図と誤認識（オーバーセンシング）し，ペーシングパルスの抑制が生じることがある。

● 文献

1）手術室業務指針（臨床工学技士業務別業務指針），（公社）日本臨床工学技士会，2012.
2）手術医療の実践ガイドライン（改定版）．手術医学 第8章，S98-S113，2013.
3）久保 仁：手術室における医療機器・電気設備・ガス設備の保守管理．Clinical Engineering Vol.24 No.11，1155-1162，2013.
4）見目恭一 編：Ⅱ医用治療機器学 各種治療機器．臨床工学技士 イエロー・ノート 臨床編，164-170，メジカルビュー社，2013.
5）見目恭一 編：Part2 専門科目 2章 医用治療機器学．臨床工学技士 先手必勝弱点克服完全ガイド，186-190，メジカルビュー社，2015.

補足

最近の心電図モニタには，高周波成分をカットする優れたノイズカットフィルタが組み込まれているため，ひと昔前に比べ影響はかなり少なくなった。

補足

●対策

電気メス本体を対象機器の本体と離すこと，電気メスに接続されたメス先電極ケーブルなどが対象機器の近くをとおらないように配慮することで対応が可能である。

補足

●対策

動脈圧トリガー（IABPカテーテル先端圧）にて対応することが一般的である。

※動脈圧を生体情報モニタからの信号でトリガーする場合，採血などで一時的に動脈圧が拾えなくなることがあるので注意が必要である。

補足

●対策

①PMの設定を確認のうえ，固定レートに設定する（期外収縮などでの心室細動に要注意）。
②アクティブ電極と対極板をPMの刺激経路から極力離して使用する（出力は必要最小限）。
③バイポーラを使用する（比較的影響が少ない）。
※いずれの場合も患者の状態を観察しながら慎重に使用することが大切である。

まとめのチェック

□□ 1	電気メスの構成を述べよ。	▶▶ 1 本体(GENERATOR)とアクティブ電極および対極板の3つで構成される。
□□ 2	切開で使用されている出力波形と生体への作用を述べよ。	▶▶ 2 連続正弦波を使用し，アクティブ電極にエネルギーを集中させ，発生したジュール熱により生体組織を瞬時に加熱，細胞内の水分を爆発させることにより組織を蒸散させる。
□□ 3	凝固で使用されている出力波形と生体への作用を述べよ。	▶▶ 3 バースト波(断続波)を使用し，ジュール熱を抑えつつ組織の温度が高くなり過ぎないようにすることで細胞内の水分を乾燥させ，生体組織をタンパク変性させる。
□□ 4	モノポーラとバイポーラの違いを述べよ。	▶▶ 4 1本のメス先電極で使用する電気メスをモノポーラ，ピンセット型で2極それぞれがアクティブ電極と対極板の役割をするものを(2本のアクティブ電極で使用するという意味で)バイポーラと呼ぶ。
□□ 5	電気メスに高周波電流が使用される理由を述べよ。	▶▶ 5 電流閾(しきい)値が高く，感電することなく安全に高エネルギーを使用できるため。
□□ 6	電気メスで不整脈が起こる可能性があるのはなぜか述べよ。	▶▶ 6 火花放電によって生じる整流作用で直流電流(低周波)が発生するため。
□□ 7	高周波分流によって起こり得るトラブルを述べよ。	▶▶ 7 熱傷や電磁障害(ME機器の誤作動)，モニタへのノイズの混入など。
□□ 8	ソフト凝固の特性を述べよ。	▶▶ 8 通常の凝固とは異なる出力波形で電圧を変動させないため，スパーク放電を起こさずにジュール熱だけ上昇させるので，炭化が起こらずゆっくりとした凝固を行うことができる。

03 レーザメスのしくみと取り扱いの注意点

宗万孝次

\ POINT!! /

●レーザって何だろう

通常の太陽光に代表される光は7色に分解されるが，レーザ(Light Amplification by means of Stimulated Emission of Radiation：Laser)は人工の光で単一波長の光の集まりである。したがって，指向性がよくエネルギー密度が高いのが特徴である。レーザメスはその特徴を利用した手術装置である。

\ POINT!! /

波長によっては，不可視のレーザがある。したがって，He-Neレーザのように，ガイド光として使用するレーザもある。

レーザ光の生体への作用の基本

①光熱作用
②圧力作用(光音響作用)
③光化学作用
④電磁界作用

なかでももっとも多く利用されているのは，**蒸散，止血，凝固などの光熱作用**である。CO_2レーザはフォーカスを調整することによって，切開，蒸散が可能である。

レーザメスの構造

レーザの種類によって，装置の大きさ，導光の方法(光伝送路)が違ってくる。とくに導光ファイバが使用できると，顕微鏡や内視鏡で使用しやすくなる。医療用レーザの代表例の1つにCO_2レーザがあるが，**CO_2レーザはガラスでの吸収が高いため**，石英ガラスファイバでの導光は不可である。多関節マニュピュレータを使用する。

図1 レーザ装置システム

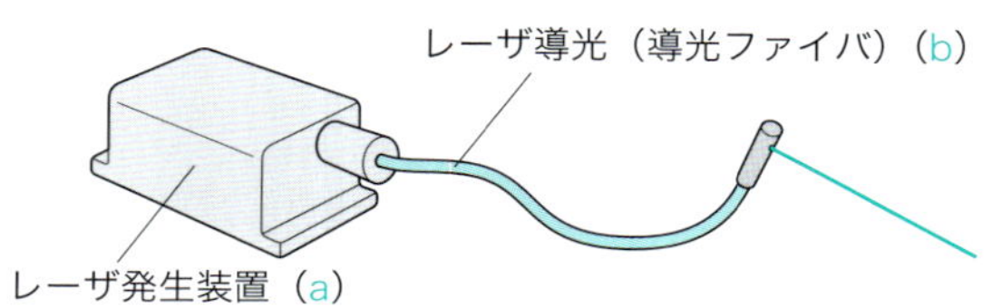

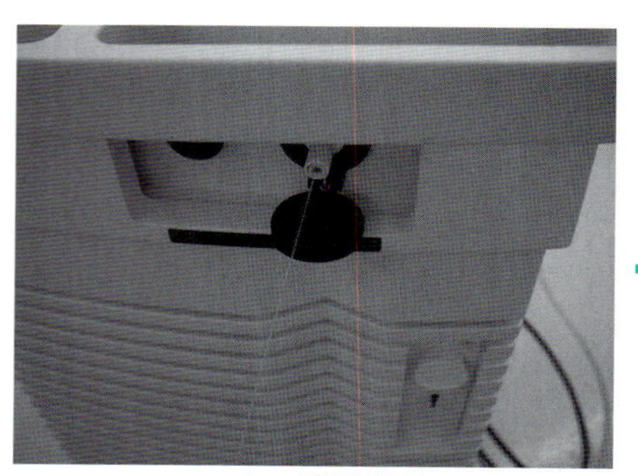

a レーザ発生装置

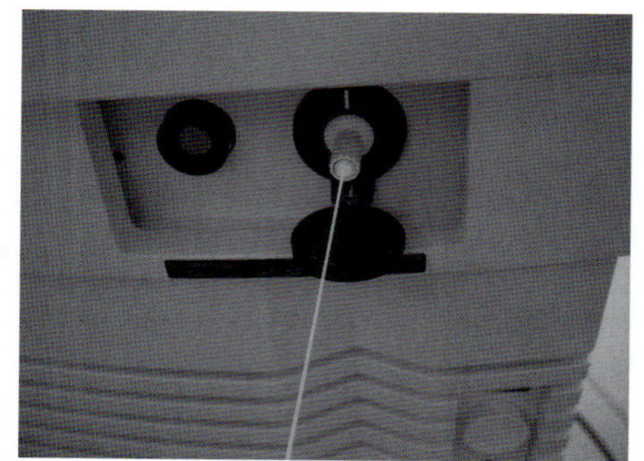

b レーザ導光(導光ファイバ)

レーザ光が導光ファイバを通過しているようす(KTPレーザ)。

各診療科でのレーザメス使用

■外科，耳鼻咽喉科，婦人科領域で使用されるレーザメス

①CO_2(炭酸ガス)レーザ
②Nd:YAG(ネオジウム・ヤグ)レーザ
③KTPレーザ(▶図4：358ページ)　など

■眼科領域で使用されるレーザ手術装置

①Ar(アルゴン)レーザ
②ArF(フッ化アルゴン)エキシマレーザ　など

■泌尿器科領域で使用されるレーザ手術装置

①Ho:YAG(ホロミウム・ヤグ)レーザ
②Dye(ダイ)レーザ　など

■循環器外科・内科で用いられるレーザ手術装置(ペースメーカリード抜去)

①XeClエキシマレーザ

臨床工学技士が関わるレーザメスの実際

臨床工学技士は，各レーザの原理と特徴を理解して，装置の安全性を確保する必要がある。また，**患者や医療スタッフの安全も確保する責任**があり，保護メガネの着用を促すなど取り扱い上の注意点を把握しておく必要がある。

■装置の準備

①装置本体と電源の確保(200 Vで動作する装置がある)
②ハンドピース(洗浄および滅菌状態の確認)
③導光ファイバ(先端が破損していないか)

図2 耳鼻咽喉科でのレーザ使用時の手術部内機器配置の一例(顕微鏡を用いる場合)

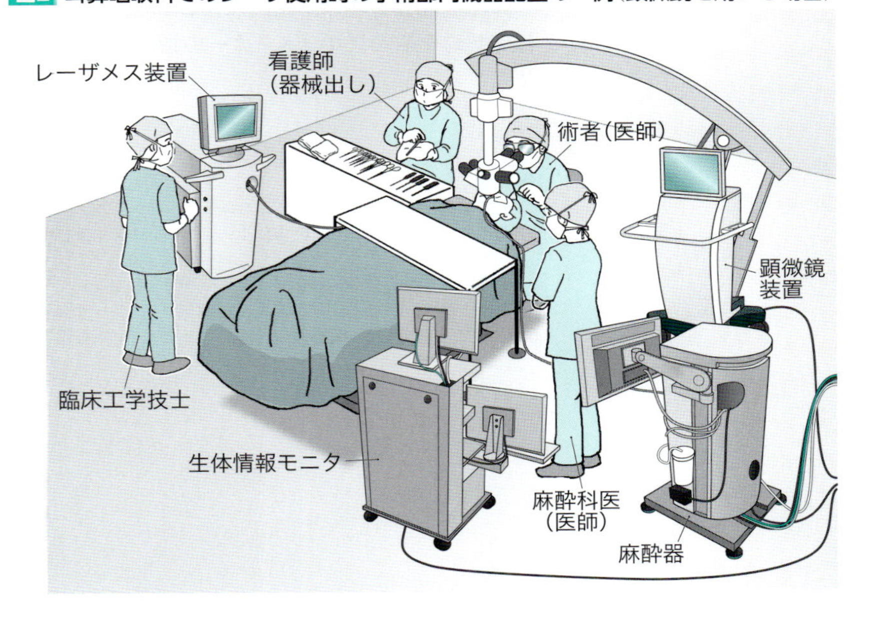

\ POINT!! /

●レーザの波長
レーザの触媒によって種類が違い，波長が変わってくる。波長の違いによって到達距離が変わる。組織の色調，レーザ波長により特徴があり，それを生かして治療に用いるレーザを選択する。

\ POINT!! /

Arレーザは網膜で吸収される気体レーザで，おもに光凝固装置として使用される。

レーザメスを使用する際の安全管理

保護メガネの着用は，術者，麻酔科医師，看護師，臨床工学技士とともに患者の目を保護するうえで非常に重要となる。装着忘れがないよう臨床工学技士が責任をもって管理する。

図3 レーザ使用に伴う保護メガネ着用を促す警告板

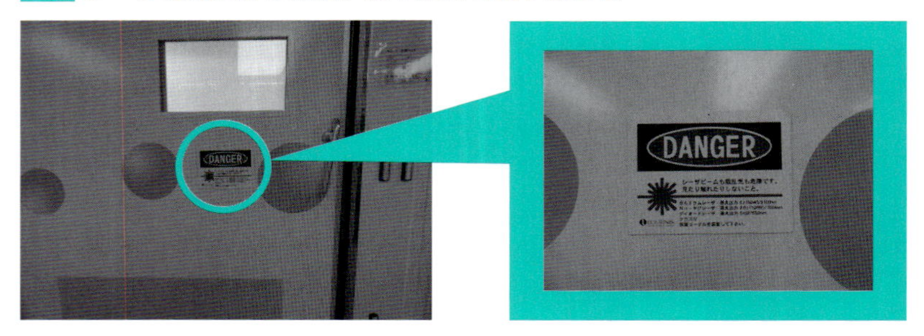

図4 KTPレーザ使用時のようす（保護メガネ着用時）

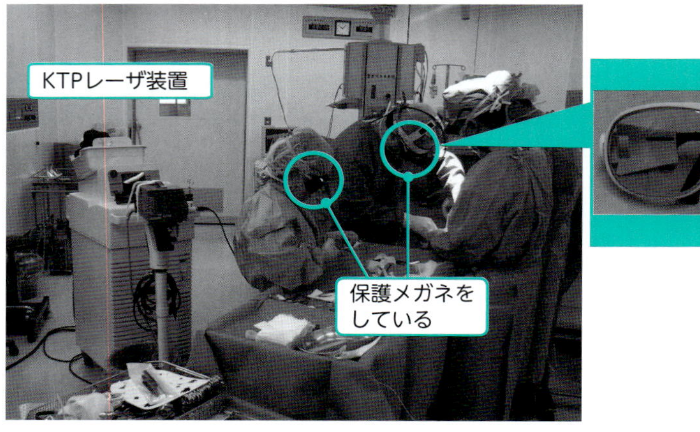

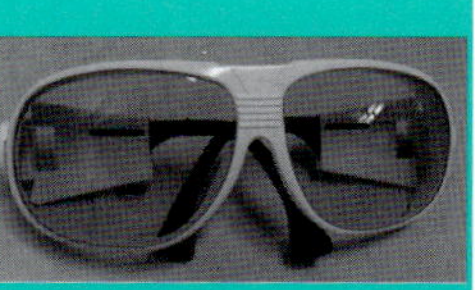

装置の保守管理は，始業点検および終業点検がメインとなる。定期点検は，保守契約を結んだり，メーカーの指定する間隔（例えば1回/年 など）で実施を依頼する。

● 文献

1）白岩昭典：外科手術用ME機器③レーザーメス．クリニカルエンジニアリング Vol.9,No2, 1998.
2）菊池　眞，桜井靖久 ほか 編：レーザメスの取り扱いと保守．ME知識と機器の安全，南江堂，1996.
3）平石　守 ほか：腹腔内臓器手術とレーザー．日本レーザー医学会誌 第12巻第3号，1991.
4）大坪　修 ほか：新しいメス（CUSA, 電気メス，レーザーメス），外科治療，54(2)：230-234, 1986.
5）佐野文男 ほか：ME機器保守管理マニュアル，㈶医療機器センター，南江堂，1990.

まとめのチェック

□□ 1	レーザ光の生体への作用の基本について述べよ。	▸▸ 1 光熱作用，圧力作用，光化学作用，電磁界作用。
□□ 2	レーザメスの基本構造を述べよ。	▸▸ 2 レーザ発生装置とレーザを導光部に分けられる。レーザ導光部は波長による違い（レーザ種類）によってガラスファイバを用いるか，反射を利用する多関節マニュピュレータを使用する。
□□ 3	レーザの使い分けについて述べよ。	▸▸ 3 対象となる組織によって作用が異なるため，レーザ光の作用の基本を把握する必要がある。
□□ 4	装置の準備に必要なものはなにか述べよ。	▸▸ 4 200Vなど特殊な電源が必要な場合もあるため，電源の確保および消耗品などの確認が必要。
□□ 5	レーザ使用時の安全管理で重要な点について述べよ。	▸▸ 5 目の保護など，患者の手術中の安全確保，医師，看護師などの医療従事者に対する安全確保，他のスタッフが手術室に入る際のレーザを使用しているという注意喚起など。

04 モニタリング装置のしくみと取り扱いの注意点

菊地昭二

心電図モニタ

手術室で使用されている心電図モニタは多くのパラメータの測定が可能で，**長時間に渡り患者の病態変化を連続的に捉え監視**する。生体に異常が起きた場合，早期に警報を発信しその内容を周知する。

3電極で心電図を計測する際，最も振幅が高く心拍数をカウントしやすいことから，右肩・左肩・左上腹部の第II誘導を用いることが多い。

| 心電図モニタ表示画面について |

手術中は心電図だけでなく観血式血圧測定（IBP：Invasive Blood Pressure）や脳波計測（BIS：Bispectral Index），SpO_2，呼吸モニタなど，さまざまな情報を画面に表示している。また，数値だけではなく，波形などの情報も表示し生体の監視を行う（▶図1）。心電図モニタ背面に各測定用インターフェースケーブルを**マルチコネクタに接続することで，自動的に測定項目の認識を行う**（▶図2）。

図1 モニタの基本画面

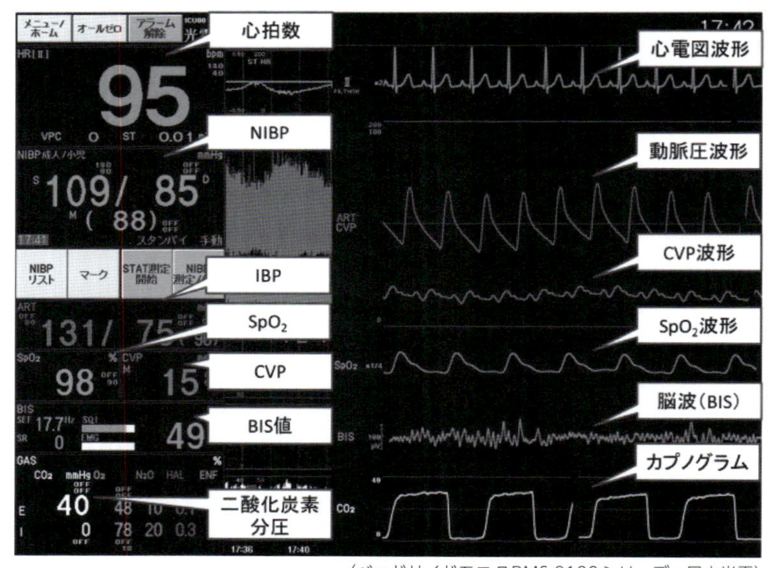

（ベッドサイドモニタBMS-9100シリーズ：日本光電）

＼POINT!!／

心電図モニタ

- 手術では術野確保のため標準12誘導法ではなく，胸部双極誘導を用いることが多い。
- 機器のアース接続を正しく行わないと，他の医療機器のノイズの影響を受け，正しい心電図波形のモニタリングできないことがある。

図2 パラメータのマルチコネクタ

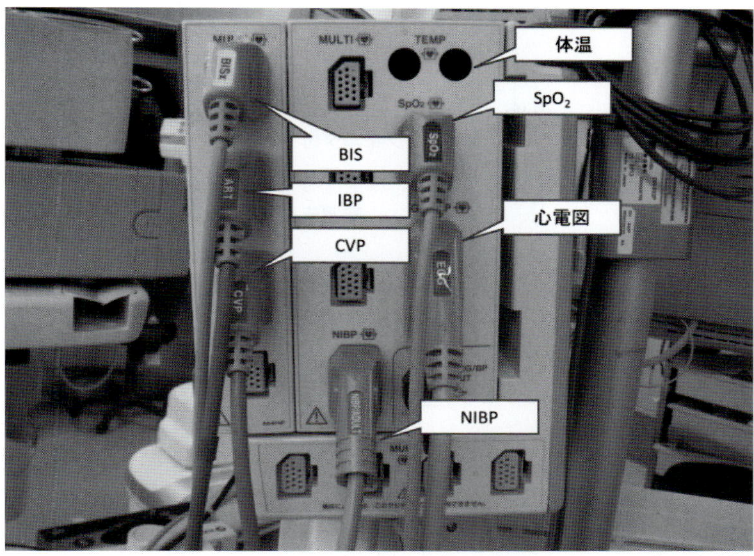

（ベッドサイドモニタBMS-9100シリーズ：日本光電）

| 取り扱いの注意点 |

患者に電極を貼付する際は，アルコール綿などで皮膚の脂分を除去する。**低栄養状態や極端な乾燥肌も悪影響を及ぼす。**

アーチファクトの影響を低減するため，電気メスはできるだけ離して設置し，同じ電源コンセントは使用しない。

血圧測定

手術中は血行動態の指標として血圧を計測する。カフを用いる非観血式は短時間手術や全身麻酔導入時などに用いられる。観血式はカテーテル挿入に侵襲を伴うが，連続的に測定できるため大きな手術に用いられる。

| 計測方法 |

■非観血式血圧（Non-invasive Blood Pressure：NIBP）（間接法）

聴診法はコロトコフ音を聞くことで収縮期血圧と拡張期血圧を測定する。マニュアルで血圧計測を行う場合，最もスタンダードな方法である。**機械での測定ではオシロメトリック法を用いる。**圧力計（マノメータ）とカフを用いるところは聴診法と同じである。

■観血式血圧（Invasive Blood Pressure：IBP）

血管留置するカテーテル，トランスデューサ（▶図3），などを経て血圧を測定する。スワンガンツカテーテルは心臓の血行動態異常を把握するために用いる。カテーテル先端の留置場所を移動させることにより，右心房圧（RAP），右心室圧（RVP），肺動脈圧（PAP），肺動脈楔入圧（PCWP）が測定できる。そのほか，熱希釈法を用い心拍出量（CO）も測定することができる。

図3 観血式血圧測定法

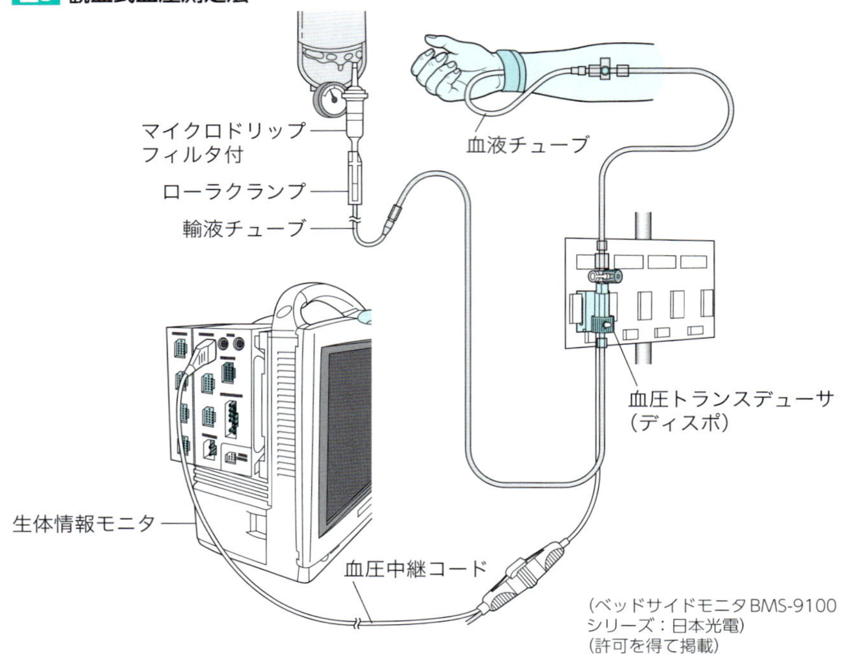

（ベッドサイドモニタBMS-9100シリーズ：日本光電）（許可を得て掲載）

| 取り扱いの注意点 |

非観血式では，カフ幅のサイズが小さいと同じ内圧でも速く上腕動脈を締め付けてしまうため，真値より高値を示し，逆に大きいと低値を示す。カフ幅の目安は上腕周の40％を目安とする。観血式ではカテーテル内部は生食で満たされており，電気流路となり得ることからミクロショックに注意する。

BISモニタ

BIS（Bispectral Index：▶図4）は患者の前頭部に貼り付けたセンサにより導出した2誘導の脳波信号を解析し，全身麻酔や鎮静中の催眠深度（意識状態）を0～100のスコアで客観的に評価を行う。**全身麻酔下では40～60が適正範囲とされる。**ICUでは70～60で患者の鎮静（セデーション）を管理する使用法もある。

図4 BISモニタ

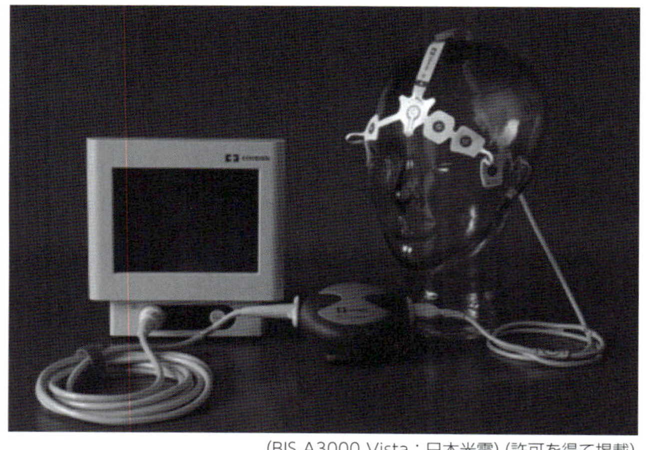

（BIS A3000 Vista：日本光電）（許可を得て掲載）

BIS表示画面について（▶図5）

①BIS値：0～100までの数値で表示。
②SQI：Signal Quality Index（SQI）脳波が解析されている割合。
③EMG：70～110 HzのEMGや高周波のアーチファクトの表示。
④脳波波形：測定中の脳波を表示。
⑤トレンドグラフ：各種計測値のグラフ表示。

図5 BISモニタ表示画面

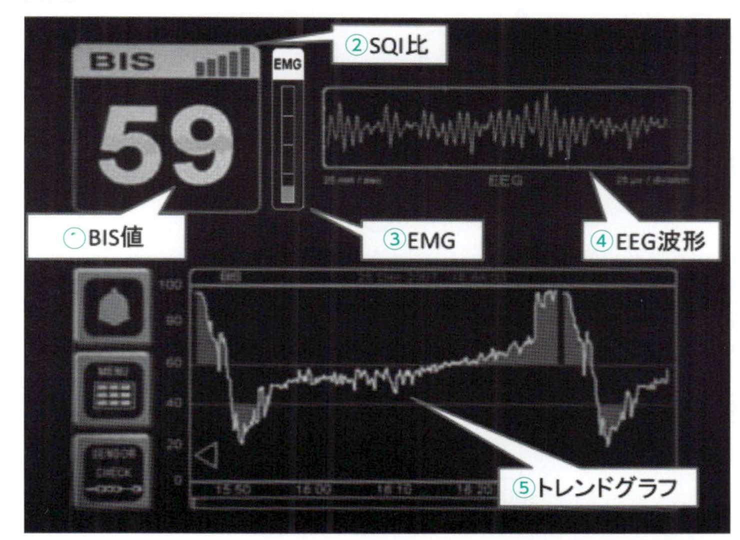

（BIS A3000 Vista：日本光電）（許可を得て掲載）

取り扱いの注意点

手術中の大きな刺激や鎮静麻酔薬，筋弛緩の使用時にBIS値の上昇や高値を示すことがあり，脳虚血や心臓手術時の低体温などでBIS値の低下を示すことがある。さまざまなアーチファクトはBIS値に影響を及ぼす。

パルスオキシメータ

パルスオキシメータ（▶図6）は，ヘモグロビンの吸光特性を利用し，簡便に動脈血酸素飽和度と脈拍を測定できる。術後の搬送などにも広く用いられる機器であり，最新のものは多様なパラメータの計測を可能にしている。

図6 ディスポプローブ

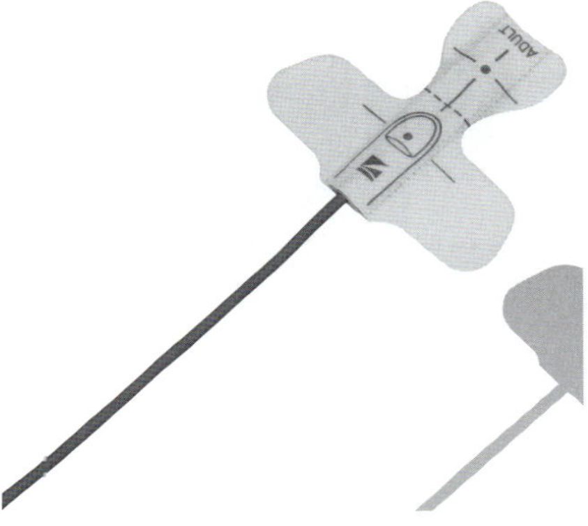

（ディスポオキシプローブ TL-271T：日本光電）
（許可を得て掲載）

\ POINT!! /

パルスオキシメータ

- パルスオキシメータは拍動がなければ測定することはできない。
- SpO_2の低下はプローブ受光部に外部からの光の影響も考えられる。

｜ヘモグロビンの吸光特性について｜

酸素と結合した**酸化ヘモグロビン（HbO_2）は赤色光660 nmの吸収が少なく，近赤外光920 nmの光をよく吸収する。**酸素と結合していない還元ヘモグロビン（Hb）は赤色光をよく吸収し，近赤外光の吸収は少ないことからこれを利用し酸素飽和度を測定する（▶図7）。

図7 ヘモグロビンの吸光特性

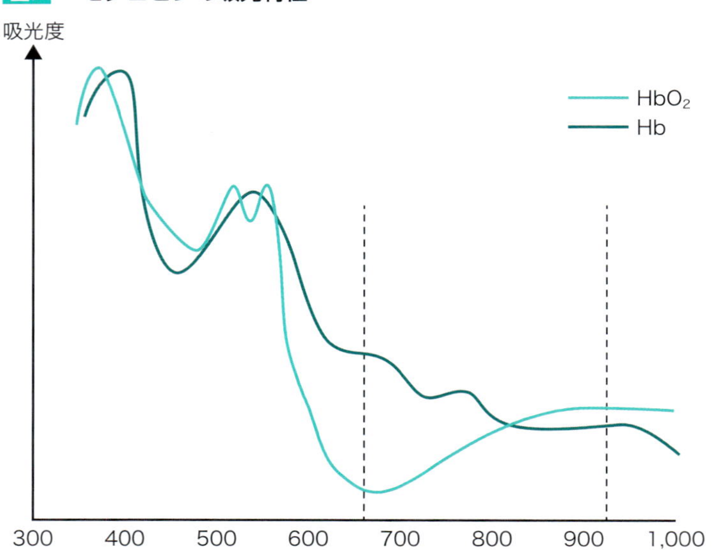

（見目恭一 編：臨床工学技士 イエロー・ノート　臨床編，p.295，メジカルビュー社，2013.より改変引用）

｜取り扱いの注意点｜

フィンガープローブは，サイズ選びと巻き付け強さが重要である。緩すぎると計測ができない。強すぎると血流阻害や圧迫壊死，および発光部による低温熱傷などを招くことがあるので，定期的な確認や装着場所の変更が必要である。

カプノメータ（呼気ガスモニタ）

二酸化炭素が波長4.3 μmの赤外線を強く吸収する性質を利用した装置である（▶図8）。吸収される光量は二酸化炭素分子に比例するので，この変化を捉えて二酸化炭素分圧を測定し，波形（カプノグラム）を表示する。そのほか，呼気終末二酸化炭素分圧（$ETCO_2$）を連続で測定する。**測定方式は，サイドストリーム方式とメインストリーム方式がある。**

図8 カプノメータ

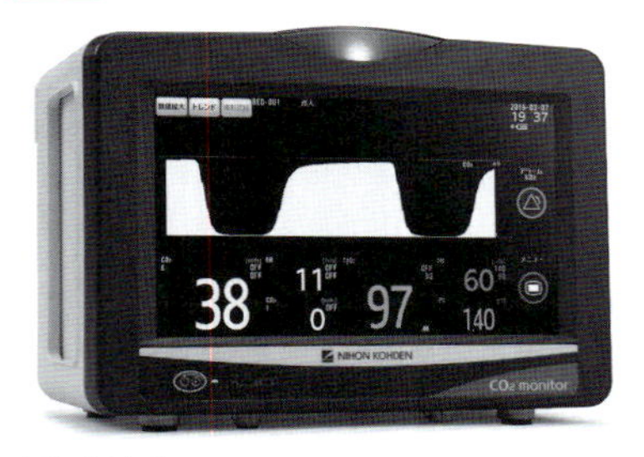

（呼気炭酸ガスモニタOLG-3800：日本光電）（許可を得て掲載）

｜測定方法｜

■サイドストリーム方式（▶図9）

呼吸回路よりサンプルチューブを介しガスを吸引するため測定時間を要する。機種によりサンプル量が違う。新生児や小児は，換気量に影響することがある。

■メインストリーム方式（▶図10）

呼吸回路に測定センサを装着するため反応は速いが，測定センサはサイドストリーム方式に比べ死腔が大きく，結露に弱く加温が必要なものもある。

図9 サイドストリーム方式

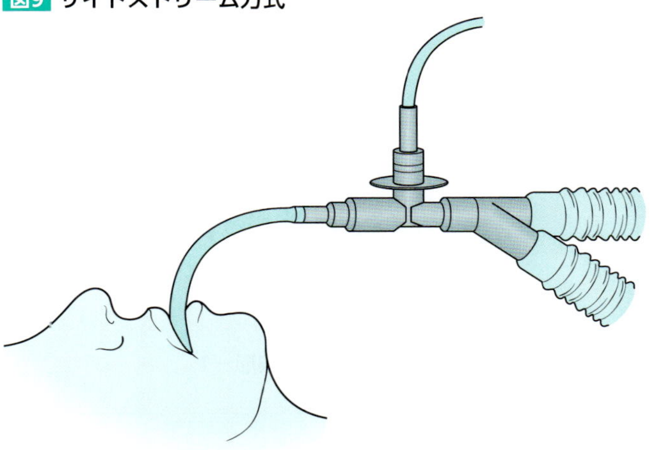

（日本光電）

図10 メインストリーム方式

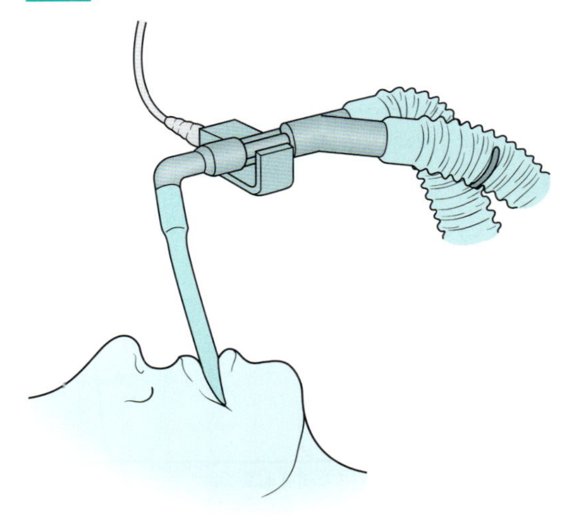

（日本光電）

| 取り扱いの注意点 |

カプノグラムから重要な呼吸情報を知ることができる。

以下に代表的な波形を示す。

①カプノグラム正常波形（▶図11）

正常な波形は吸気相と呼気相のバランス，呼気相に平らな部分がある。波形の増加や低下，バラツキなどをチェックする。

図11 カプノグラム正常波形

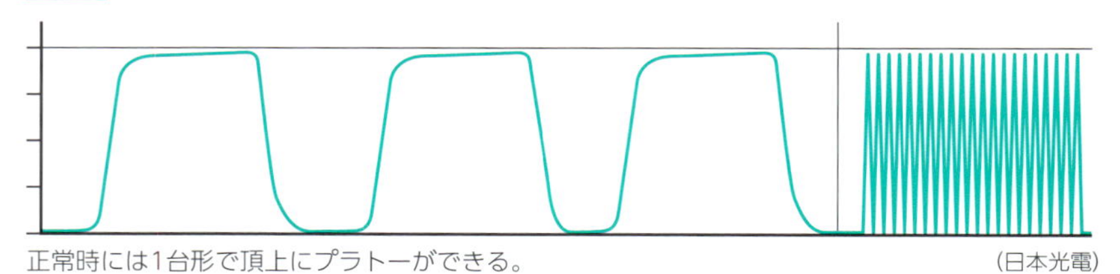

正常時には1台形で頂上にプラトーができる。 （日本光電）

②カプノグラム異常波形－1（▶図12）

気道チューブのカフ圧不十分やリークは，波形が小さくなったり戻ったりを繰り返す。

図12 カプノグラム異常波形－1

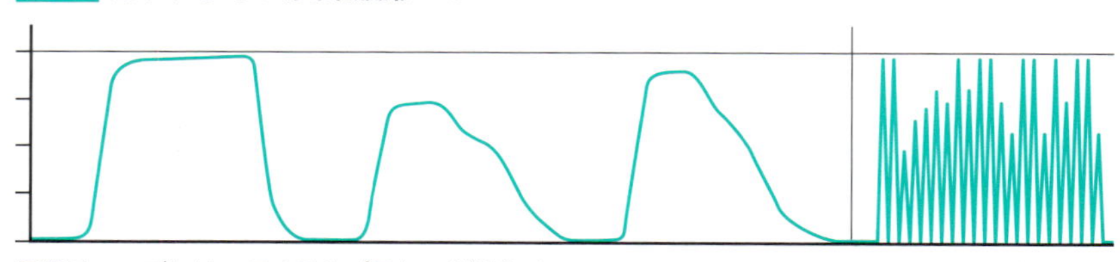

挿管チューブにリークするとプラトーが消失する。 （日本光電）

③カプノグラム異常波形－2（▶図13）

二酸化炭素の増加は換気状態の悪化を指す。波形自体に変化はなく，徐々に波形が大きくなるときは低換気を表す。

図13 カプノグラム異常波形－2

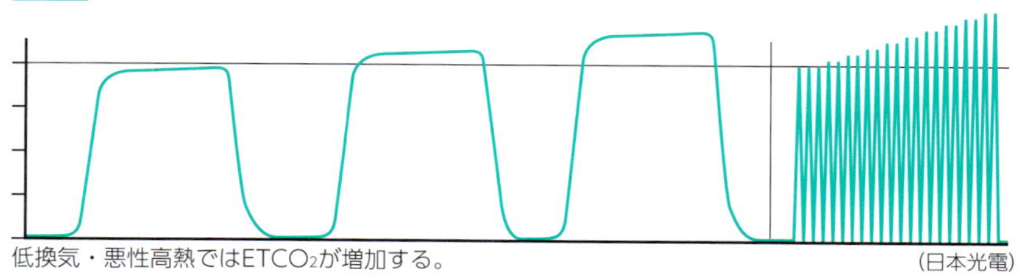

低換気・悪性高熱では$ETCO_2$が増加する。 （日本光電）

● 文献

1）廣瀬　稔，生駒俊和：臨床工学講座　生体機能代行装置　呼吸療法装置，一般社団法人　日本臨床工学技士教育施設協議会，医歯薬出版，2012.

2）クリニカルエンジニアリング1月号　Vol. 18，秀潤社，2007.

3）（社）日本生体医工学会ME技術教育委員会：MEの基礎知識と安全管理　改訂第5版，2011.

4）讃岐美智義，内田　整：周術期モニタリング徹底ガイド，羊土社，2013.

5）見目恭一：臨床工学技士 イエロー・ノート　臨床編，p.295，メジカルビュー社，2013.

まとめのチェック

□□ 1	手術中にモニタリングする項目を述べよ。	▶▶ 1 心電図，血圧，脳波，SpO_2，呼気ガス。
□□ 2	心電図波形に影響を及ぼすものを述べよ。	▶▶ 2 皮膚の状態，医療機器より発生するアーチファクト。
□□ 3	器械で計測する非観血式血圧測定法を述べよ。	▶▶ 3 オシロメトリック法。
□□ 4	カフの適切な大きさを述べよ。	▶▶ 4 カフ幅の目安は上腕周の40%を目安とする。
□□ 5	スワンガンツカテーテルの測定項目を述べよ。	▶▶ 5 肺動脈楔入圧(PCWP)，肺動脈圧(PAP)，右心室圧(RVP)，右心房圧(RAP)，心拍出量(CO)。
□□ 6	スワンガンツカテーテルで起こりうる電撃事故とはなにか述べよ。	▶▶ 6 カテーテル内部は生食で満たされており，電気流路となり得ることからミクロショックに注意する。
□□ 7	全身麻酔下で管理目標とするBIS値はいくつか述べよ。	▶▶ 7 40～60が適正とされる。
□□ 8	脳の虚血や心臓手術や低体温はBIS値にどのような影響を及ぼすか述べよ。	▶▶ 8 BIS値の低下を示すことがある。
□□ 9	パルスオキシメータの測定原理について述べよ。	▶▶ 9 酸化ヘモグロビンと還元ヘモグロビンの赤色光および赤外光の透過性の違いを利用する。
□□ 10	フィンガープローブ装着時の注意点を述べよ。	▶▶ 10 巻き付けによる装着部位の血流阻害，圧迫壊死，および低温熱傷。
□□ 11	カプノメータの測定方式と注意点を述べよ。	▶▶ 11 サイドストリーム方式は計測が遅く，サンプル量で換気量に影響がでてしまう場合がある。メインストリーム方式は，反応は速いがセンサの死腔が多い。
□□ 12	カプノメータの測定項目を述べよ。	▶▶ 12 二酸化炭素分圧や呼気終末二酸化炭素分圧。

05 術中神経モニタリング装置のしくみと取り扱いの注意点

林　裕樹

脊髄誘発電位(SCEP)

硬膜外刺激－硬膜外導出法は，一般的に**脊髄誘発電位**とよばれ，1980年代，日本で開発されたモニタリング方法である。この方法は，カテーテル電極を硬膜外腔に挿入するため侵襲はあるものの，シナプスを介さない電位を測定できるため，

①麻酔などの影響はほとんどない。
②電位が安定している。
③電位が大きく比較的簡単に測定できる。
④測定時間も数秒と短く，ほぼリアルタイムで結果を得ることができる。

など優れた点の多いモニタリング方法である。ただし，電位の起源が脊髄後索(感覚路)を主体としたものなので，運動路を直接評価することはできないという欠点もある。この点を補うために，最近では，運動誘発電位(MEP：Motor Evoked Potential)などの運動系のモニタリングと組み合わせて脊髄機能モニタリングに利用されている。臨床応用としては，側弯症の矯正術，脊髄腫瘍の摘出など脊髄に損傷のあるおそれがある手術に用いられている(▶図1)。

図1 神経機能検査装置

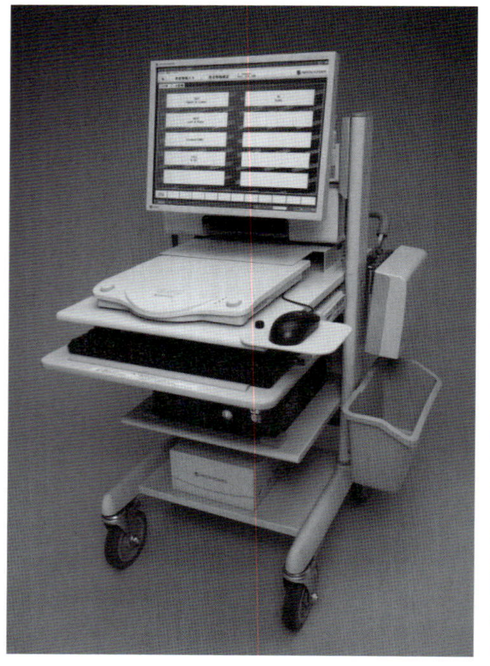

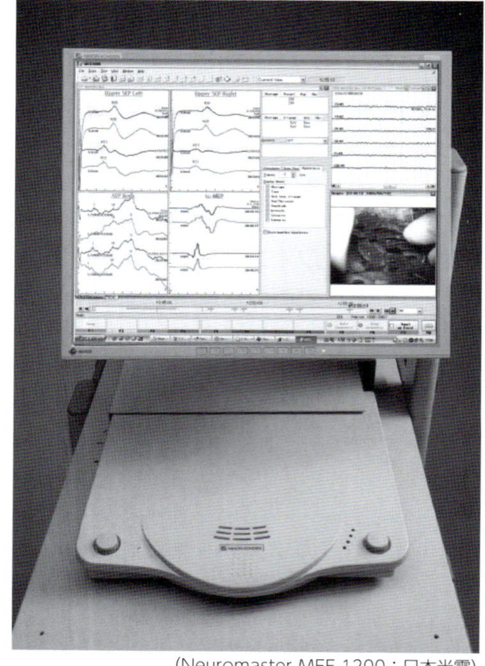

(Neuromaster MEE-1200：日本光電)

図2 脊髄刺激－脊髄導出

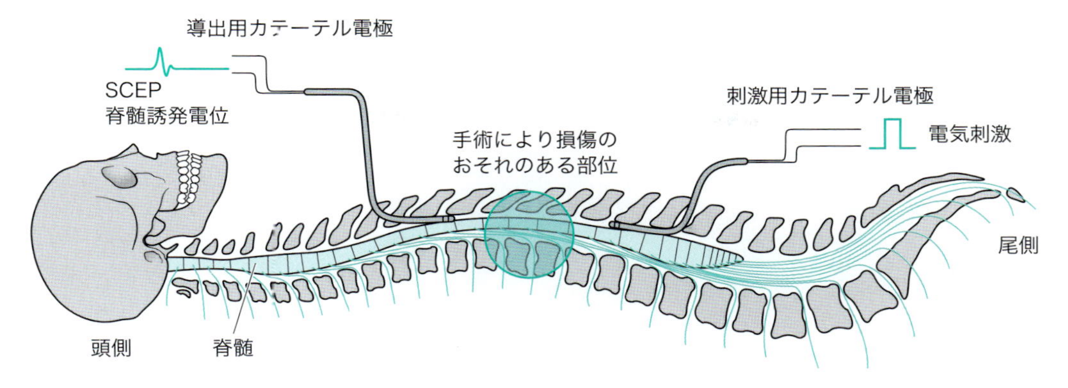

原理は▶図2のように，手術操作により損傷のおそれのある部位を挟んでカテーテル電極を硬膜外腔に挿入する。一方のカテーテル電極から電気刺激を行うと，もう一方のカテーテル電極より脊髄を伝達する活動電位を測定することができる。▶図2では，尾側を刺激し頭側を導出しているが，刺激と導出を入れ替えても測定を行うことができる。この活動電位を**脊髄誘発電位**（**SCEP**：Spinal Cord Evoked Potentials）とよび，この電位の変化をモニタリングすることで，2つのカテーテル電極の間の障害を捉えることができる。

脊髄誘発電位の起源は，カテーテル電極が脊髄の背側に挿入されるため，原理的に脊髄の背側に位置する後索とよばれる感覚路を伝達する活動電位が主となる[1]。したがって，脊髄刺激-脊髄導出の場合，感覚路を主体としたモニタリングとなる（▶図3）。

図3 脊髄の断面図と脊髄誘発電位

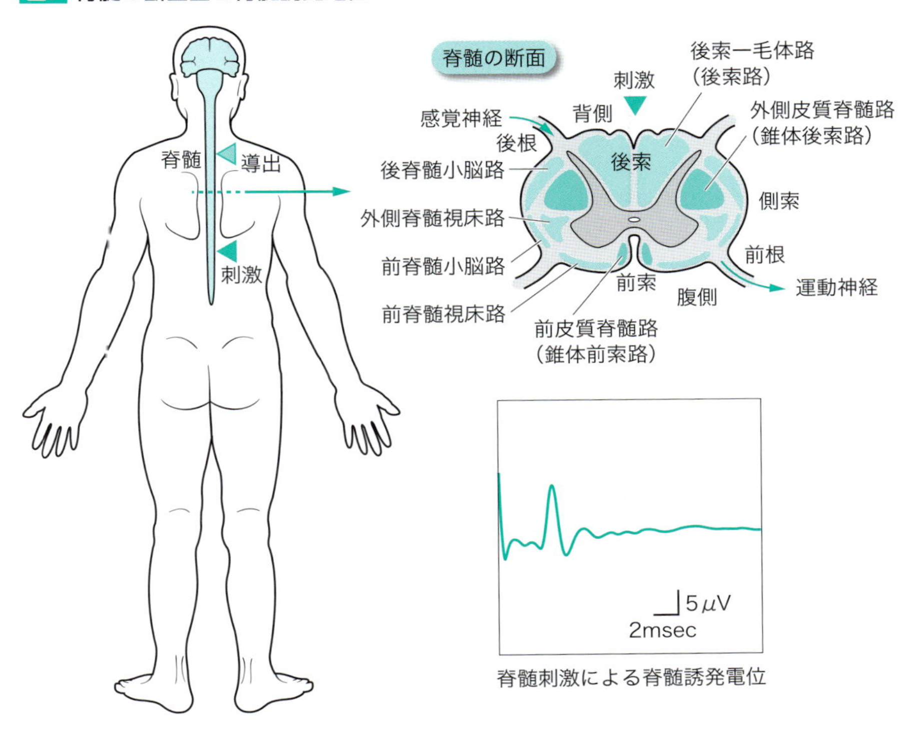

｜準備器材｜

・硬膜外カテーテル電極キット　電極2極タイプまたは3極タイプ（▶図4）
・導出用と刺激用中継ケーブル

図4 硬膜外カテーテル電極キット

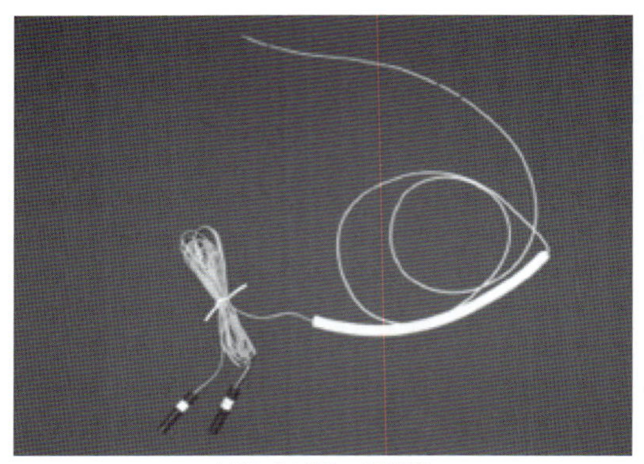

NM-212B　2極型　　NM-213B　3極型

a　硬膜外カテーテル電極

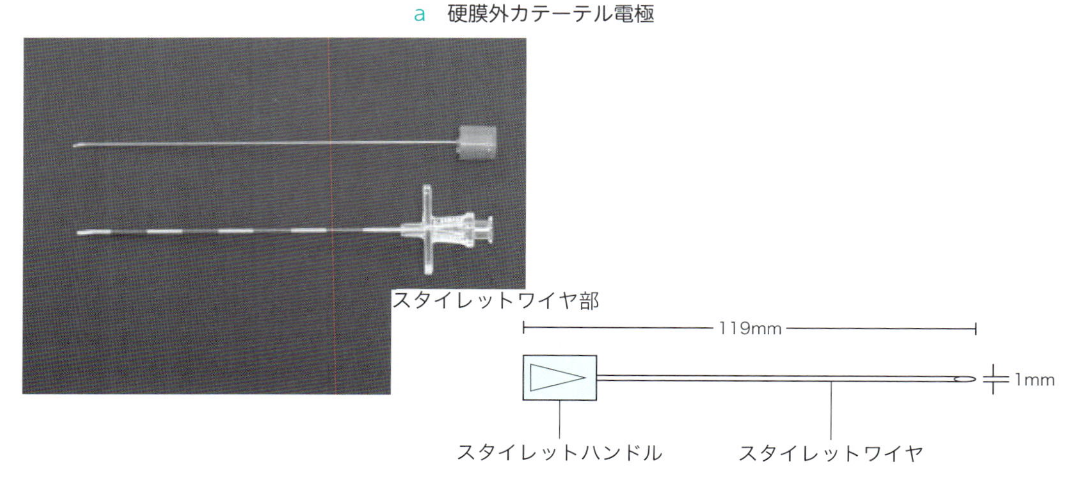

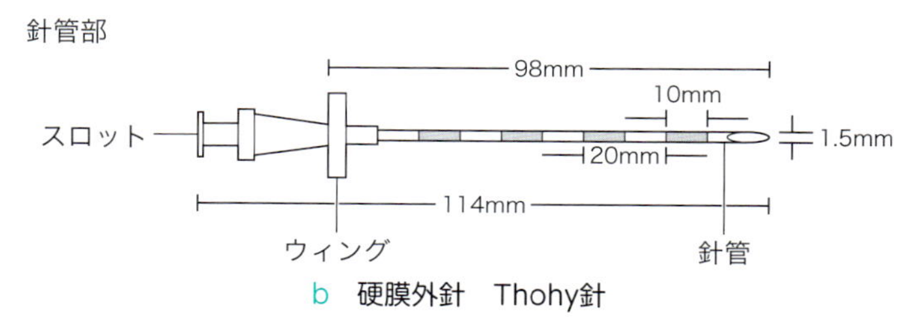

b　硬膜外針　Thohy針

〔硬膜外カテーテル電極，硬膜外針（Tuohy針）：日本光電〕

｜機器設定｜

・入力チャンネルは1ch測定できるようにする。
・感度は20 μV/div（雑音が多い場合は50 μV/div）
・フィルタはHI-CUT：3 kHz（雑音が多い場合は1.5もしくは2 kHz），LO-CUTは20 Hz
　【注】ハムフィルタはOFF，絶対に使用しないこと。
・刺激幅は0.2 msec，刺激強度は2〜10 mA，刺激周波数は17 Hz，解析時間は2 msec/div，加算回数は50回

| 測定手順 |

硬膜外針を使い，硬膜外カテーテル電極を損傷のおそれのある部位に挟み，頭測と尾側の硬膜外腔に挿入する。測定ができることを確認し，電極が動かないように縫合糸で固定する。カテーテルの向きは，▶図5では向かい合うように挿入されているが，術野の邪魔になるようであれば逆向きでも問題はない。硬膜外カテーテル電極のリード線を中継ケーブルに接続して，刺激電極と導出電極ともに術野に近い方が－(マイナス)極になるように接続する。

図5 カテーテル挿入と接続

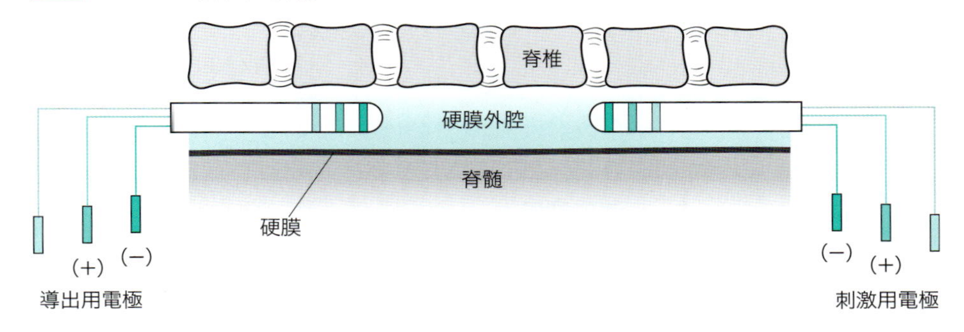

一般的に尾側のカテーテルを刺激に，頭側のカテーテルを導出に使う。挿入に使用した硬膜外針は，カテーテルより抜きとることはできず，また一度挿入したら硬膜外針側にカテーテルを引き戻すとカテーテルを損傷することがある。

接地は肩や足など術野の邪魔にならない部分に装着する。入力箱まで届かない場合は，ディスポ電極延長ケーブルなどを用いる。

測定では生波形を見て，雑音がない場合はほぼフラットな波形であるが，ハムが混入していた場合でも1 div程度であれば問題はない。ハムが混入していても，絶対にハムフィルタは使わない。波形が歪み，正しく測定することができない。徐々に刺激電流を上げていき，潜時4 msec前後に反応がみえたらできるだけ反応波形が大きく記録できる強度まで電流を上げ，加算を行う。刺激強度は10 mA程度を目途にして，反応がでない場合はカテーテルの位置を変更してもらう。モニタリングの間，刺激強度は一定で行うようにする。

脊髄誘発電位波形は，▶図6のような三相性波形になり，もともと脊髄の障害が強いと多相性の波が記録される場合もある。3極カテーテルを使用した場合は，安定して良好な波形が測定できる電極の組合せを選ぶことが重要である。必ず，術前の波形を記録して残しておいてコントロール波形とする。また，電気刺激により体動が起きて手術に支障をきたす場合もあるので，測定する際は術者とコミュニケーションをとるようにする。

図6 測定波形の例と計測

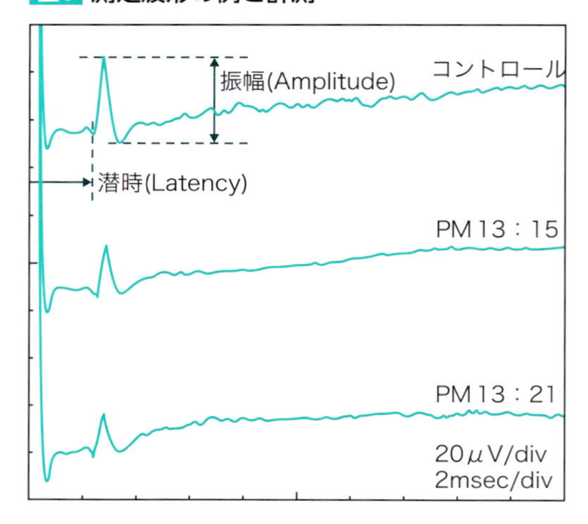

|波形評価|

一般的には振幅を評価し，コントロール波形から振幅が低下した場合，とくに50％以下になった場合は術者に警告する[2)]。また，振幅以外にも潜時や波形の変化などを評価するが，警告を発する％変化については，施設により異なるので個々の施設基準を参考にしてほしい。

運動誘発電位（MEP）

古くから脊髄機能の術中モニタリングとして体性感覚誘発電位（SEP）が広く利用されている。SEPは非侵襲的かつ測定が簡単であるといった利点があるが，結果を得るためには200〜500回の加算が必要であり，リアルタイム性に欠けるといった欠点もある。また，感覚路のモニタリングであるため運動路（運動機能）の評価を行うことができず，運動麻痺を予防するためのモニタリングとしては不十分であると考えられている。術中に運動路のモニタリングを行い，術後の運動麻痺を予防するモニタリング方法として生まれた方法が**運動誘発電位**（**MEP**：Motor Evoked Potentials）とよばれるものである[3)]。MEPは大脳皮質の運動野を電気刺激して，末梢の筋肉から誘発される筋電図を測定する誘発筋電図検査で，通常，加算の必要はなく，あったとしても数回程度の加算で結果を得ることが可能であり，ほぼリアルタイムで運動路の評価を行うことができる。刺激方法としては，脳表を直接刺激する方法と頭皮上より高電圧刺激を行う経頭蓋刺激法（tcMEP）がある。

人間の運動，感覚をつかさどる中枢は大脳皮質（大脳の表面）に局在している。脳を刺激することで，手や足，体幹の運動および感覚の中枢が大脳の中心溝のそれぞれ前（中心前回），後ろ（中心後回）の皮質に並んで局在している。身体各部位からの感覚は末梢から脊髄，脳幹に伝わり，最終的には大脳の局在した場所に伝わる。正中神経に対し手首から電気刺激を行い，頭皮上の手の感覚野の位置に電極を装着し測定を行うと体性感覚誘発電位（SEP）が得られる。これは，電気刺激による興奮が末梢神経を伝わり中枢へ向かい，脊髄，脳幹を経て手の感覚野に伝わった電位で，SEPを利用して感覚経路の機能を調べることができる。SEPとは対象的に，頭皮上の手の運動野の位置に電極を装着して電気刺激を加えると，今度は手の運動野が興奮し，興奮は末梢に向かい，脳幹，脊髄を経て末梢神経に伝わり手の筋肉を収縮させる。このときに，手の筋肉上に電極

図7 SEPとMEP

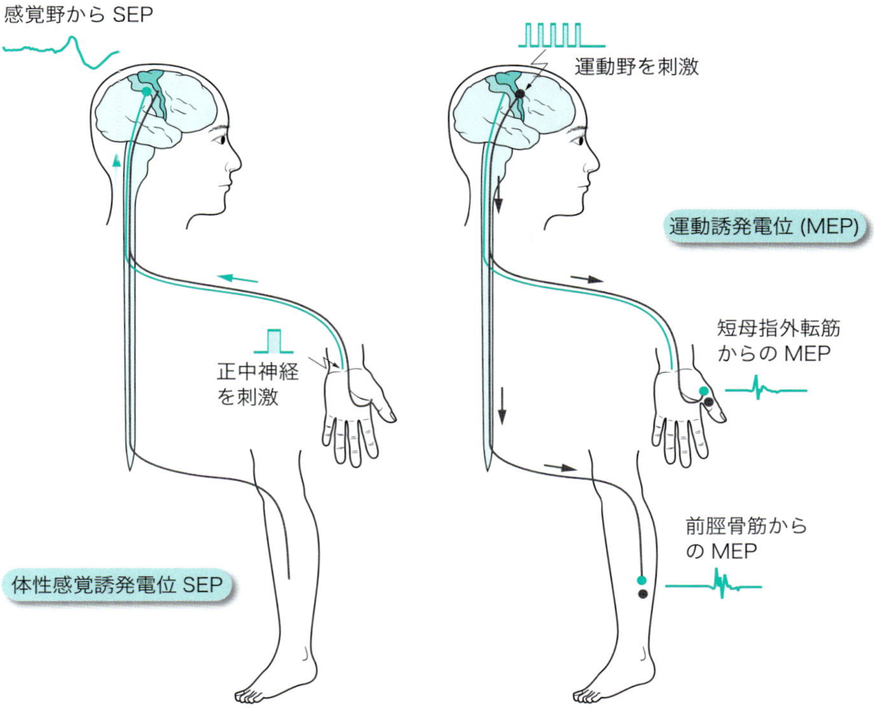

を装着して筋電図を測定したものが運動誘発電位（MEP）とよばれ，MEPを利用することにより運動経路の機能を調べることが可能である（▶図7）。

| 経頭蓋刺激による運動誘発電位と高電圧刺激 |

▶図8のような位置に電極を装着し電気刺激により運動野を刺激すると，上肢，あるいは下肢の筋より誘発電位が得られる（▶図9，10）。頭皮上から運動野を刺激する場合は，頭蓋骨（絶縁体）があるため弱い刺激では運動野を刺激することができないため，高電圧刺激装置を用いて400 V以上の刺激を加える。誘発筋電図は両側より導出されるが，刺激の陽極（+電極）の体側の筋から大きな電位を得ることが可能である。

高電圧刺激を用いてMEPを測定する場合は，単発刺激では全身麻酔により脊髄前角細胞でのシナプス伝達が抑制されており，上手く誘発電位を記録できない場合もあるため，▶図11に示すような刺激間隔が2 msec（500 Hz），5連発のトレイン（Train）刺激を用いて連発刺激を行うことで，シナプス伝達が促進され誘発電位を得ることができる。5連発の刺激は1つの刺激として作用し，一般的に**刺激－刺激間隔**（**ISI**：Inter Stimulus Interval）1～2 msec，3～5連発の刺激が用いられている。

経頭蓋刺激によるMEPはさまざまな手術での術中モニタリングとして使用され，脳神経外科領域では，脳幹腫瘍摘出時の運動機能評価，頸動脈血栓内膜切除術での脳虚血評価[4]，整形外科領域では，脊髄腫瘍摘出術における脊髄損傷の予防や側弯症での矯正術や脊髄，脊椎に関する手術時の予防に[5]，心臓血管外科においては胸腹部大動脈瘤置換手術による脊髄虚血のモニタリングなどがその例となる。

図8 刺激電極の装着位置

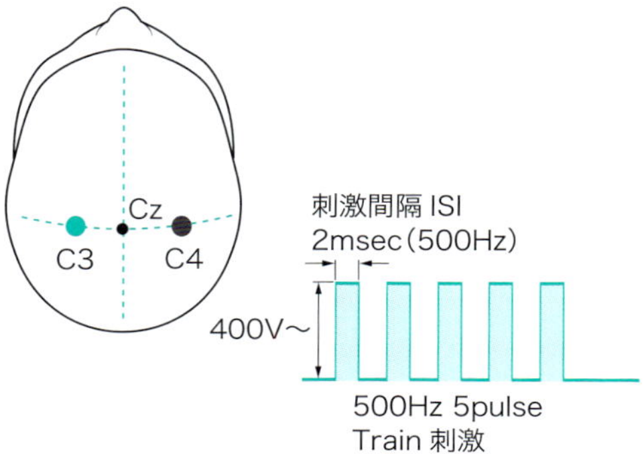

Cz
C3
C4
刺激間隔 ISI
2msec（500Hz）
400V〜
500Hz 5pulse
Train 刺激

図9 母指丘筋からのMEP

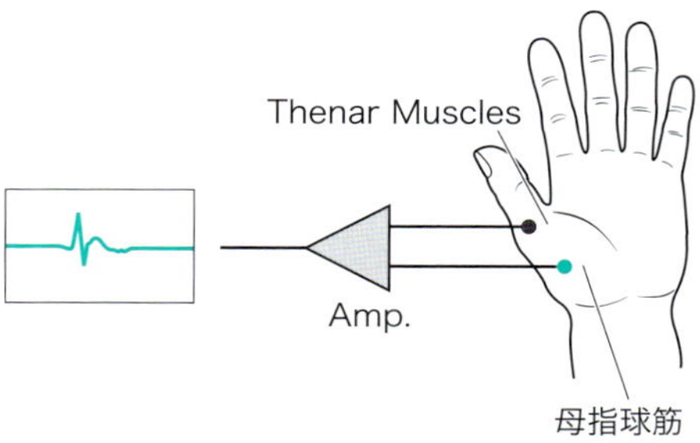

Thenar Muscles
Amp.
母指球筋

図10 全脛骨筋からのMEP

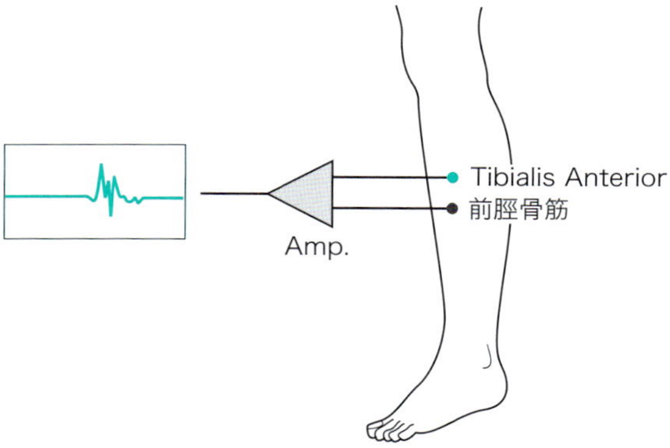

Tibialis Anterior
前脛骨筋
Amp.

図11 Train刺激

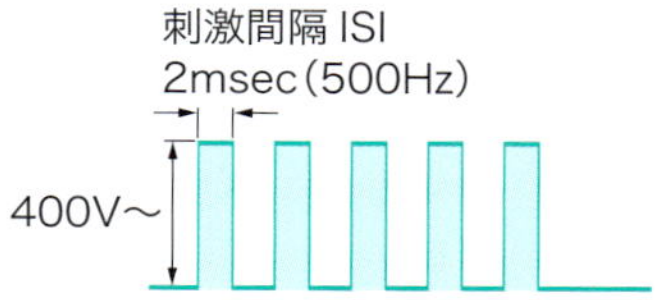

刺激間隔 ISI
2msec（500Hz）
400V〜

｜機器設定｜

・入力チャンネルは必要分，測定できるようにする。
・感度は200 μV，波形の大きさにより調整が必要。
・フィルタはHI-CUT：1.5〜3 kHz，LO-CUT：5〜20 Hz
【注】ハムフィルタはOFF，絶対に使用しないこと。
・解析時間は10 msec/div，上肢は約20 msec，下肢は40 msecあたりで波形がでる。
・出力電圧は最初400 V程度から開始し，誘発できるまで電圧を上げていく。
・出力極性は刺激電極の＋（プラス）電極の体側により大きな電位が誘発される。

｜測定手順｜

上肢を導出する場合は母指球筋（短母指外転筋），下肢の場合は前脛骨筋に皿電極を装着し，＋電極と－電極の間を2〜3 cm程度空ける。MEPの場合は両側の導出が基本なので左右に装着し，接地電極E電極の位置は，上肢の場合は腕，下肢の場合は足の甲など付けやすい場所を選ぶ。上・下肢の場合は，腕，足の甲でもどちらか1箇所に装着する。刺激のアーチファクトが大きく混入する場合は，額などに付けると有効な場合もあり，SEPと同時に測定する場合は額に装着する。導出は一般的に脊髄の機能評価を目的とするような，側弯症の矯正術や腹部大動脈の場合は下肢，脳幹腫瘍摘出などの脳外科手術の場合は上肢導出となる。また，より細かくモニタリングを行う場合は，1つの筋肉だけではなく，複数の筋から導出することもある。

刺激電極の装着は，上肢，下肢のどちらの場合も▶図8のように10－20法の

C3，C4の位置に皿電極を付ける。C3，C4の位置は手の運動野の上にあたるが，下肢の運動野も同時に刺激することが可能である。また，下肢の導出を行う場合はCz（＋電極）とFz（－電極）に装着しても構わないが，この場合は上肢の誘発は行えない。

基本的に静脈麻酔下で行うが，吸入麻酔剤はシナプス抑制作用が強く，上手く誘発できない場合もある[6]。また，麻酔深度が深いと，とくに下肢でのMEPがでない場合がある。筋弛緩薬によっては，完全に弛緩している場合も筋肉は動かないので測定することはできない。

波形評価

手術開始時の波形を測定しコントロール波形とする。評価としては，潜時と振幅があるが，MEPの場合は振幅に着目し，振幅の変化をモニタリングする。MEPでは振幅が不安定な場合もよく見受けられ，コントロールから50 %以下になった場合は警告する[2]。警告を発する%変化については，施設により異なるので個々の施設基準を参考にしてほしい。

● 文献

1）飛松省三：早わかり誘発電位(3). 臨床脳波，47: 717-726, 2005.
2）de Haan P, Kalkman CJ, De Mol BA, et al.: Efficacy of transcranial moter-evoked myogenic potentials to detect spinal cord ischemia during operations for thoracoabdominal aneurysms. J Thorac Cardiovasc Surg, 113: 87-100, 1997.
3）Kawaguchi M, Furuya H: Intraoperative spinal coad monitoring of motor function with myogenic motor evoked potentials: a consideration in anesthesia J Anesth, 18: 18-28, 2004.
4）飯田宏樹：脳脊髄循環からみた脊髄外科・大血管における脊髄保護．日臨麻会誌，31: 193-201, 2011.
5）山口恭子，住友正和：全静脈麻酔で術中wake up testを行った小児側彎症手術の1症例．麻酔，59: 1522-1525, 2010.
6）Sakamoto T, Kawaguchi M, Kakimoto M, et al.: The effect of hypothermia on myogenic motor-evoked potentials to electrical simulation with a single pulse and a train of pulses under propol/ketamine/fentanyl anesthesia in rabbits. Anseth Analy, 96: 1692-1697, 2003.

まとめのチェック

■脊髄誘発電位測定

□□	1	脊髄誘発電位測定を行う際の感度を述べよ。	▸▸ 1	20 μV/div
□□	2	HI-CUT，LO-CUTフィルタの周波数を述べよ。	▸▸ 2	3 kHz，20 Hz
□□	3	脊髄誘発電位測定の刺激幅を述べよ。	▸▸ 3	0.2 msec
□□	4	刺激強度を述べよ。	▸▸ 4	2〜10 mA
□□	5	刺激周波数を述べよ。	▸▸ 5	17 Hz
□□	6	解析時間を述べよ。	▸▸ 6	2 msec/div

■運動誘発電位測定

□□	1	運動誘発電位測定を行う際の感度を述べよ。	▸▸ 1	200 μV/div
□□	2	HI-CUT，LO-CUTフィルタの周波数を述べよ。	▸▸ 2	1.5〜3 kHz，5〜20 Hz
□□	3	出力電圧はどのくらいから開始するか述べよ。	▸▸ 3	400 V
□□	4	解析時間を述べよ。	▸▸ 4	10 msec/div
□□	5	運動誘発電位測定を行う手術手技を述べよ。	▸▸ 5	・脳幹腫瘍摘出術 ・頸動脈血栓内膜剥離術 ・脊髄腫瘍摘出術 ・側弯症矯正術 ・胸腹部大動脈瘤置換術

周術期患者管理機器のしくみと取り扱いの注意点

中嶋辰徳

DVT予防装置（間欠的空気圧迫装置）

深部静脈血栓症（Deep Vein Thrombosis：DVT）とは

深部静脈の血流が停滞することによって血栓を形成し，静脈環流に障害を与えてしまう病態である。この血栓が肺にまで運ばれてしまうと肺血栓塞栓症を引き起こしてしまう。血栓の発生頻度が高い部位は下肢の静脈であり，肺血栓塞栓症の90 %以上は下肢の深部静脈血栓症に起因している。なかでもひらめ筋静脈にはとくに血栓が発生しやすい。

そのため予防策として，薬物療法以外に早期離床と積極的な運動，弾性ストッキングの着用，間欠的空気圧迫法があり，これらは下肢静脈の血流の停滞を減少させることが目的である。

補足

静脈血栓の要因は，

①血液凝固能の亢進
②血流の停滞
③血管内皮の損傷

の3つである。これら3つの要因がさまざまな程度で個々の危険因子に関与し，複数の危険因子が作用して発症する。危険因子には静脈血栓塞栓症の既往，悪性腫瘍，肥満，妊娠，脱水，心不全，下肢骨折・麻痺，下肢ギプス包帯固定，下肢静脈瘤，長期臥床，中心静脈カテーテルの留置などがある。

補足

早期離床に向けては，歩行によって下肢を動かすことで下腿のポンプ機能を活性化させることができ，ベッド上で動くことのできない場合には足関節他動運動を行う[2]。弾性ストッキングは足先から大腿部へ段階的に圧迫する力を下げていくストッキングであり，下肢の表在静脈を圧排し静脈の総断面積を減少させることで深部静脈の血流を増加させる[2, 3]。

機器のしくみ

間欠的空気圧迫法におけるDVT予防装置の構成および原理を以下に示す。

DVT予防装置は，本体，チューブ，スリーブで構成され（▶図1），それぞれを接続し使用する。下肢に巻きつけるスリーブには，足底タイプ，膝丈タイプ，大腿丈タイプなどがあり，巻きつける部位に応じて適切なサイズのものを選択し，正しい方向に適切な巻き方（手指2本が入る程度）で装着しなければならない（▶図2）。

膝丈・大腿丈タイプのスリーブの内側には，空気の出入りが行われるチャンバが3～5個あり，足先から大腿部に向かって順に間欠的に加圧を繰り返すことで心臓に向かって下肢静脈の血液を戻し，停滞を減少させ，静脈内に血液を再充填させる。これにより下肢での静脈環流の改善を図ることができる[4]。

図1 DVT予防装置の構成

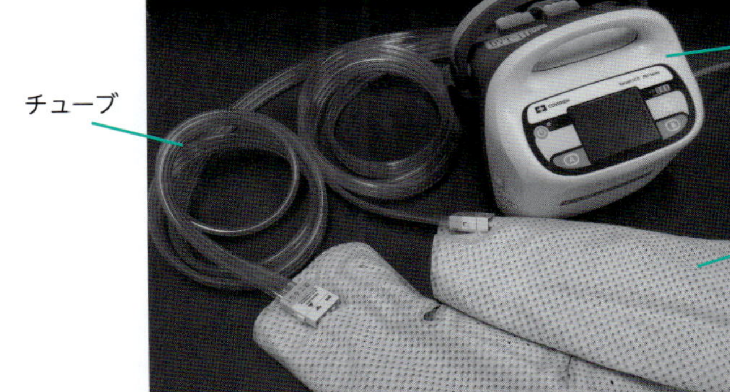

補 足

肺血栓塞栓症/深部静脈血栓症（静脈血栓塞栓症）予防ガイドラインでは，疾患や手術のリスクレベルに応じて，

①低リスク
②中リスク
③高リスク
④最高リスク

の4段階に分かれており，DVT予防装置は中リスク以上で使用される。周術期においては切れ目なく継続的に使用した方がよい。

図2 膝丈タイプのスリーブ

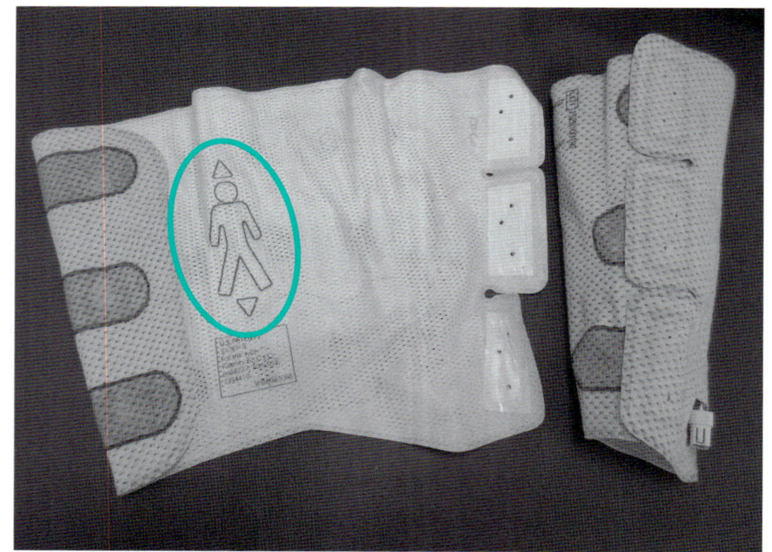

装着方法については，イラストを用いて足先と頭の方向が示されている。

スリーブに送られる空気は，本体内に吸気口から取り込まれ，コンプレッサにて加圧されている。空気はチューブからスリーブのそれぞれのチャンバに一定の時間（約10秒），送気・圧力を維持された後，送気を一時停止する間欠的なサイクル（約60秒）を左右交互に繰り返している。

| 取り扱いの注意点 |

DVT予防ポンプ本体の手術台のレールなどからの転落や，手術台のベース部分に置いてしまいベッド下降時に押しつぶすように破損させてしまうなどがある。また，寝具などにより本体が覆われてしまうことによる高温アラームなども発生する。しかし，トラブルとして最も多いものは，チューブのねじれや曲がり，コネクタ部分の破損や緩みによるリーク，そしてスリーブ装着に伴う皮膚トラブルである（▶図3）。

図3 膝丈タイプのスリーブの装着

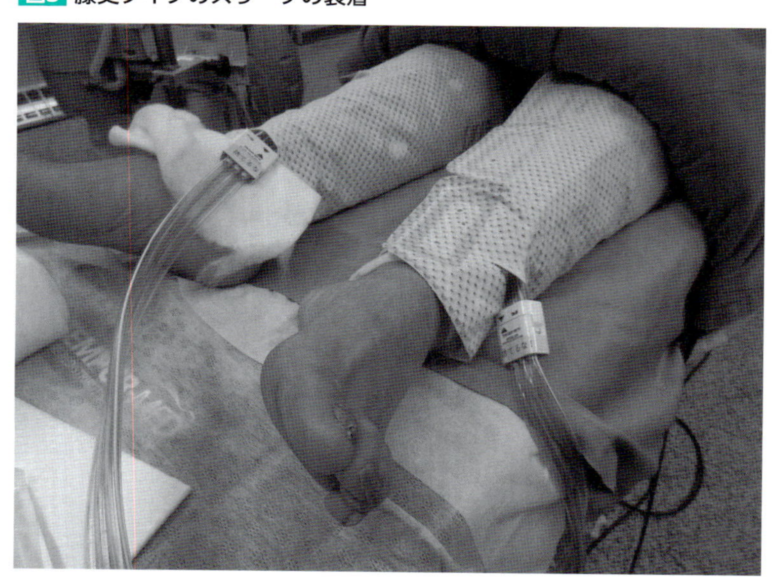

体温管理装置

手術室での体温管理は重要

日常生活では，寒ければ上着を着たりすることで寒さをしのぐことができる。しかし，手術室で全身麻酔をかけられてしまうと日常生活のような体温調節はできず，自律神経系の体温調節機能にも影響を与えてしまう。また，手術室内の空調により低く保たれた室温も影響してしまうため，適切な保温や加温が体表面から行われていなければ，中枢温は34～35 ℃の低体温に陥ってしまい，麻酔覚醒時に**シバリング**＊1を引き起こす原因となる[5]などの悪影響を与えてしまう。

用語アラカルト

＊1　シバリング
シバリングとは，全身の筋肉が小刻みに震える（**不随意運動**＊2）ことによって熱の産生を行う生理的な反応とされており，安静時の6倍の熱を産生することもできるが[6]，熱の産生には酸素が必要となるため，酸素消費量は安静時の2～3倍に増加する。

＊2　不随意運動
自らの意志とは関係なく動作や運動が起こる現象をいう。ちなみに，自らの意志で動作や運動が起こる現象は**随意運動**と呼ばれている。

体温管理装置のしくみと取り扱いの注意

体温の加温・冷却には，次のような装置がおもに用いられる。それぞれ8～15 VAの電力を消費するため，コンセントに接続する際には他の医療機器とのバランスを考慮しなければならない。

■温風式加温装置

室内の空気を本体の背面や底面からHEPAフィルタをとおして取り込み，ヒータで温めながら送気ファンで送風し，本体から伸びたホースをとおりブランケットに送られる。ブランケットは温風が流れると▶図4のように膨らみ，体表面から加温することができる。また，術式などに応じて数種類のブランケットがあり，適切なものを選択する。温度設定は32 ℃，38 ℃，43 ℃のように設定することが可能で，ファンの直後やホースの出口などにある温度センサの情報を用いてコントロールされている。

補足

HEPAフィルタ（High Efficiency Particulate Air Filter）は，0.3 μmの粒子に対して99.97 %以上のろ過効率をもっている高性能フィルタである。

図4 温風式加温装置のブランケット

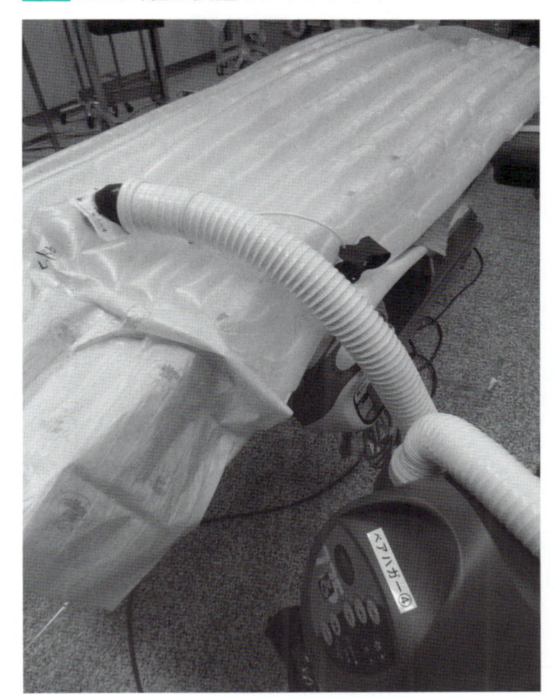

図5 患者の下に敷くタイプのブランケット

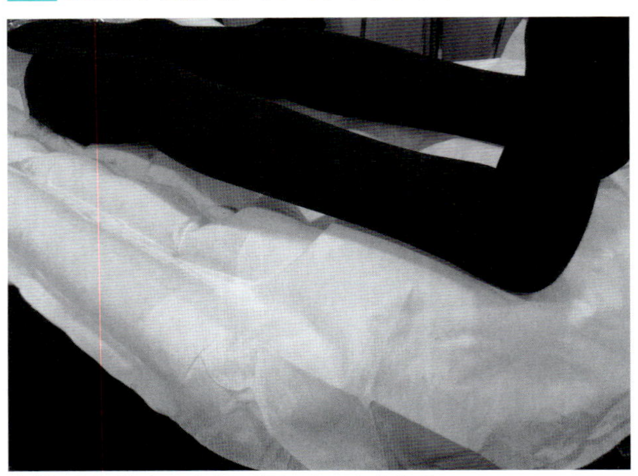

患者の下に敷くタイプのブランケットもある。

取扱上の注意点としては，本体を床に置いてしまうと空気の取込口に，より多くの塵挨が吸い寄せられる。また，定期的に取込口のフィルタ清掃を行わなければディスポーザブルの手術着などで使用されている不織布の繊維などで塞がれてしまい，オーバーヒートの原因となる。ブランケットからホースが抜けないように注意し，ホースからの温風が皮膚に当たらないようにするなどの注意も必要である。

使用時にはブランケットで体表面をできるだけ覆うと空気の層により熱の損失を減少することができる。

■高低体温維持装置

患者の下に敷かれたブランケットと本体はホースで接続されており，冷水・温水を循環させることで設定した温度に調整する装置である（▶図6）。

図6 高低体温維持装置のしくみ（模式図）

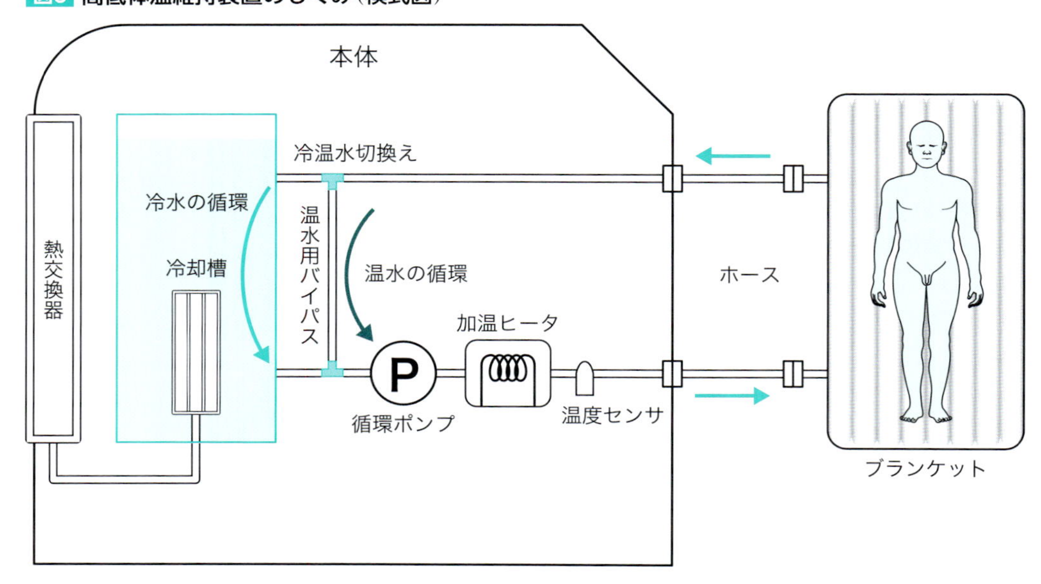

患者の中枢温を本体に入力すれば自動的に設定温度に調節可能である。

加温する場合には循環ポンプが作動し，循環する水はヒータで加温され，温度センサとの間でコントロールすることで設定温度に調節されながらブランケット内を通過し，再び本体へ戻り，温水用のバイパス回路を経由しながら循環する。

冷却する場合には冷却槽にある熱交換器で冷やされた水を循環ポンプに流し始め，温度センサとの間でコントロールすることで設定温度に調節されながらブランケット内を通過し，再び本体へ戻り，冷却槽を経由しながら循環する。

取扱上の注意点としては，温風式加温装置と同様，定期的に熱交換器のフィルタ清掃を行わなければオーバーヒートの原因となる。循環水には蒸留水やRO（Reverse Osmosis）水を使用し，微生物の繁殖を抑えるために定期交換や洗浄が必要である。

本体とホース，ホースとブランケットの接続不良やクレンメの開け忘れ，ホースの折れ曲がりによる循環不良とともに循環水のリークにも注意し，循環水の術野や負傷箇所への汚染は避けなければならない。

また，ブランケットと皮膚の間への薬液などの侵入，圧力や熱による皮膚障害にも注意しなければならない。

血液加温装置

血液加温が必要な理由

輸血用赤血球製剤は，専用の保冷庫で2～6 ℃で冷蔵保存され，新鮮凍結血漿は－20 ℃以下で凍結保存されている。成人の場合の輸血投与速度は最初の10～15分間は1 mL/分で開始し，その後，5 mL/分まで速度を上げることができる。そのため，通常の輸血であれば加温する必要はない。しかし，100 mL/分をこえるような急速輸血や30分以上にわたって50 mL/分をこえるような成人の急速輸血などにおいては，血液を加温しなければならない[7]。

また，1000 mL/時 以上の輸液でも必要である。なぜなら，これらの場合に加温せずに投与すると患者の体温低下は，酸素消費量増大，心収縮力低下，不整脈出現などの悪影響を招いてしまう[8]。

補足

手術中の体外への熱の損失は，
①放射
②伝導
③蒸散
④対流
の４つの原因がある。

機器のしくみ

加温を必要とするような輸血を行う場合には，血液加温装置が必要となる。血液加温装置には投与する輸液回路を加温するものが多く用いられ，加圧バッグや輸液ポンプにて投与されている。

補足

血液を加温する必要のある輸血は，これら以外に心肺バイパス術の復温期，新生児の交換輸血，15 mL/kg/時 をこえる小児の輸血，重症寒冷自己免疫性溶血性貧血患者への輸血の場合である[7]。

■ウォーターバス方式

輸液回路の一部にコイル状の加温回路を組み込み，一定の温度に保たれた水槽に入れて加温する方式である。

コイル状の加温回路が組み込まれることで回路が延長され，回路抵抗が増大してしまう。50 mL/分 以上の流量では十分な加温ができない[8]。

補足

大量輸血の副作用には，低体温のほかに，高カリウム血症，低カルシウム血症，アシドーシスなどが現れる場合がある。

■ドライヒーティング方式

加温用のプレートを通過する間に加温できる方式である。

輸液回路のチューブを2枚のパネルヒータで挟み，挟まれているチューブの部分を通過する間に加温されるもので，3 mL/分 程度の低流量でないと十分

補足

急速大量出血の場合の対応は，危機的出血への対応ガイドライン（社団法人日本麻酔科学会，有限責任中間法人日本輸血・細胞治療学会 2007年11月）を参考にする。

な温度に達しない[8]。そのため，流量が遅すぎても冷えてしまい，速すぎると十分な加温ができない。

しかし，▶図7のように専用の加温セットを輸液回路に組み込むことができるタイプのものであれば，設定温度41 ℃，最大流量500 mL/分（加圧バッグ使用）まで対応したものもある。この場合，気泡除去のためのエアベントを有している。

図7 加温セットを有したドライヒーティング方式の血液加温装置

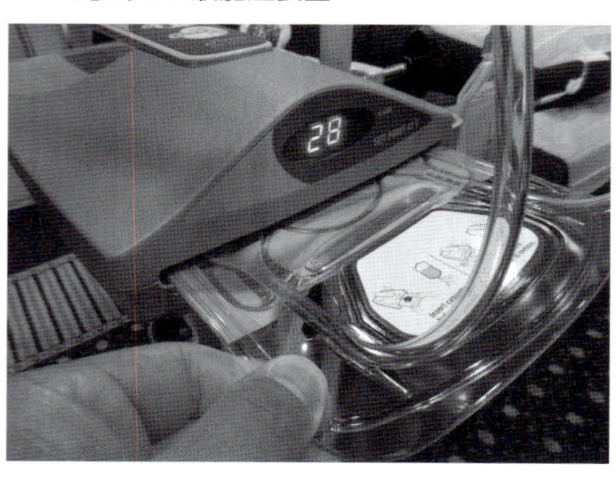

■2重構造チューブ方式（▶図8）

輸液回路に2重構造のチューブを追加し，内腔を流れる血液を外側のチューブ内を循環する42 ℃の温水にて加温する方式である。輸血回路の先端まで加温されているため，低流量でも温度低下がほとんどない。

■熱交換器方式（▶図9）

エアベントを有した専用の輸液回路を使用し，加圧バッグで押された血液バッグ内の血液は，アルミニウム製の熱交換器の内部を対向流にて循環している42 ℃の温水にて加温された後，2重構造チューブの内側を流れることで輸液回路の先端まで加温された状態で保たれる。流量は微量～500 mL/分であるが，投与は加圧バッグであるためカニューレの太さに依存する。急速大量輸血・輸液が可能な方式である（▶図8，9）。

図8 2重構造チューブ

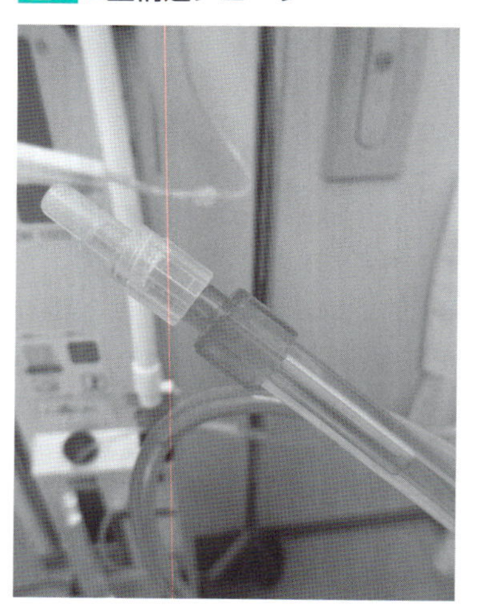

図9 熱交換器方式の血液加温装置

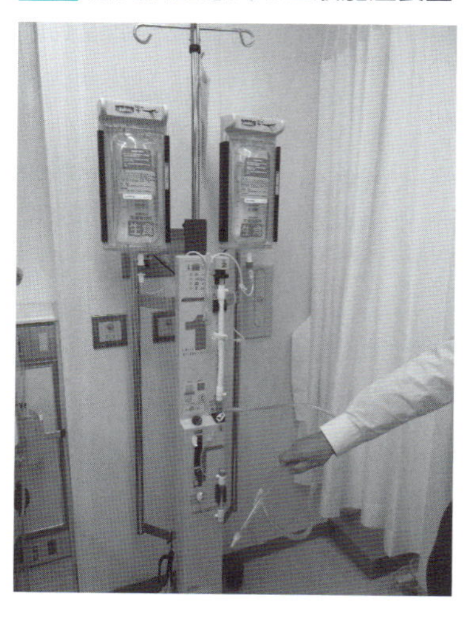

| 取り扱いの注意点 |

状況に応じて適切な血液加温装置を使用するが，血液加温だけでは体温低下を防止することはできないため，体温管理装置などの使用も必要である。また，使用する血液加温装置によっては輸液回路が長い場合や投与に時間がかかる場合は，温度の低下を招くため注意が必要である。

投与のために加圧バッグを使用している場合には，空気の誤注入への注意，輸血回路先端の抵抗の増大や閉塞による流量低下や加温バッグの損傷に注意しなければならない。

加温に循環水を使用する場合には，3 %過酸化水素水が添加された蒸留水の補充と定期的な消毒が必要である。また，血液加温装置については，サーモスタットの故障が原因で過熱された血液が患者に輸血されたと考えられる事故事例が過去にあるため，定期点検は重要となる[7)]。

● 文献

1) 循環器病の診断と治療に関するガイドライン（2008年度合同研究班報告），肺血栓塞栓症および深部静脈血栓症の診断，治療，予防に関するガイドライン（2009年度改訂版），10-12, 2009.
2) 循環器病の診断と治療に関するガイドライン（2008年度合同研究班報告），肺血栓塞栓症および深部静脈血栓症の診断，治療，予防に関するガイドライン（2009年度改訂版），50-53, 2009.
3) 日本麻酔科学会・周術期管理チームプロジェクト：周術期管理チームテキスト，第2版，364-367，公益社団法人日本麻酔科学会，2011.
4) 佐藤栄治：間欠的空気圧迫装置で起こり得る皮膚障害．Clinical Engineering. Vol.19 No.9, 970-974，2008.
5) 廣田和美：新戦略に基づく麻酔・周術期医学　麻酔科医のための体液・代謝・体温管理．初版，216-220, 中山書店，2014.
6) 日本麻酔科学会・周術期管理チームプロジェクト：周術期管理チームテキスト．第2版，503-506, 公益社団法人日本麻酔科学会，2011.
7) 輸血用血液製剤取り扱いマニュアル．2014年8月改訂版，6-10, 日本赤十字社，2014.
8) 島崎修次：重症救急患者管理とモニタリング．初版，165-168, 秀潤社，2004.

まとめのチェック

□□ 1	**深部静脈血栓症の病態と血栓の発生頻度が高い部位を述べよ。**	▸▸ 1 深部静脈の血流が停滞することによって血栓を形成し，静脈環流に障害を与えてしまう病態である。血栓は下肢のひらめ筋静脈が最も発生頻度が高い。
□□ 2	**DVT予防装置の動作原理と目的を述べよ。**	▸▸ 2 足先から大腿部に向かって順に間欠的に加圧を繰り返すことで心臓に向かって下肢静脈の血液を戻し，停滞を減少させ，静脈内に血液を再充填させることで下肢での静脈環流の改善を図る。
□□ 3	**手術室において体温管理が行われない場合には中枢温は何度になるか述べよ。**	▸▸ 3 中枢温は34～35 ℃の低体温に陥ってしまう。
□□ 4	**体温管理装置にはどのようなものがあり，どれくらいの消費電力を必要とするか述べよ。**	▸▸ 4 温風式加温装置と高低体温維持装置があり，8～15 VAの電力を消費する。
□□ 5	**血液加温装置のサーモスタットが故障するとどうなるか述べよ。**	▸▸ 5 加温のための温度制御ができなくなり，必要以上に過熱された血液が輸血されてしまう危険性がある。

INDEX

さ

し

と

な

に

ね

の

は

ひ

ふ

P

Q

R

S

T

V

W

人体のメカニズムから学ぶ臨床工学　**手術治療学**

2016年 12月 25日　第1版第1刷発行

■監　修　平田　哲　ひらた　さとし

■編　集　髙橋典彦　たかはし　のりひこ
加藤伸彦　かとう　のぶひこ

■発行者　鳥羽清治

■発行所　株式会社メジカルビュー社
〒162-0845 東京都新宿区市谷本村町2-30
電話　03(5228)2050(代表)
ホームページ　http://www.medicalview.co.jp/

営業部　FAX　03(5228)2059
E-mail　eigyo@medicalview.co.jp

編集部　FAX　03(5228)2062
E-mail　ed@medicalview.co.jp

■印刷所　シナノ印刷　株式会社

ISBN 978-4-7583-1713-9　C3347